医药卫生类高职高专基础医学教材

药理学

Pharmacology

（供临床医学、护理、药学、医学技术、卫生管理等专业用）

主　编　云天佑　符　健

中国医药科技出版社

内 容 提 要

本书依照教育部、卫生部相关文件要求，结合我国医学教育的发展特点，根据《药理学》教学大纲的基本要求和课程特点编写而成。

全书共分8篇，42章，各篇分别是：药理学总论，化学治疗药物药理，外周神经系统药物药理，中枢神经系统药物药理，应用于利尿及心血管系统药物药理，应用于血液及激素类药物药理，应用于抗组胺、消化系统及呼吸系统药物药理，处方知识。

本教材适合医药高职教育、成人教育等相同层次教学使用，也可作为医药行业培训和自学用书。

图书在版编目（CIP）数据

药理学/云天佑，符健主编. —北京：中国医药科技出版社，2010.4

医药卫生类高职高专基础医学教材．供临床医学、护理、药学、医学技术、卫生管理等专业用

ISBN 978-7-5067-4570-3

Ⅰ.①药…　Ⅱ.①云…　②符…　Ⅲ.①药理学-高等学校：技术学校-教材　Ⅳ.①R96

中国版本图书馆CIP数据核字（2010）第026980号

美术编辑　陈君杞
版式设计　郭小平

出版　中国医药科技出版社
地址　北京市海淀区文慧园北路甲22号
邮编　100082
电话　发行：010-62227427　邮购：010-62236938
网址　www.cmstp.com
规格　787×1092mm 1/16
印张　31½
字数　577千字
版次　2010年4月第1版
印次　2012年1月第2次印刷
印刷　北京地泰德印刷有限责任公司
经销　全国各地新华书店
书号　ISBN 978-7-5067-4570-3
定价　63.00元

编写说明

大力发展职业教育，既是当务之急，又是长远大计，是一项重大变革和历史任务。目前，高职高专教育已成为我国高等教育的“半壁江山”，在今后相当长时间内，我国经济建设和社会发展需要大批高职高专层次人才，医药卫生类高职高专教育具有广阔的发展前景。

高职高专教育的根本任务是培养具备“基础理论知识适度、技术应用能力强、职业道德良好”，适应生产、建设、管理、服务第一线需要的高等技术应用性人才，要达到高职高专教育人才培养目标，必须进行教学内容和课程体系以及教学方法和手段等方面的改革，而教材是体现教学内容和教学方法的载体。因此，高职高专教材建设对高等技术应用性人才的培养具有特别重要的意义。

目前，高职高专层次医药卫生类专业基础医学教材基本上按两种模式编写。一是按学科来组织编写，如人体解剖学、组织学与胚胎学、生理学等，具有给学生建立与常规学科体系接轨思维体系的优势。另一种是按重组方式来编写，如人体解剖生理学、病原生物学等，具有整体优化课程内容、淡化学科界线的优势。两种模式均值得探讨。

我们组织编写的这套医药卫生类高职高专教材，主要立足于挖掘传统优势，将传统优势应用到应用性人才培养之中。这套教材包括人体解剖学、组织学与胚胎学、生理学、生物化学、病原生物学与免疫学、病理学、病理生理学、药理学、细胞生物学和医学遗传学、法医学以及人体解剖学实验教程、基础医学实验教程，共 12 本。其中，为了突出技能的培养，特别编写了 2 本实验教程，其中基础医学实验教程基本涵盖了除人体解剖学以外的所有基础医学课程的实验内容。

这套教材的编写，内容以“必需、够用”为度，具有理论知识适度、技术应用能力强的特点，兼顾国家执业资格考试和职业技能考试的要求，以讲清概念、强化应用为重点，适当关照思维方法的启发性和理论的系统性。同时，注重教学方法和手段的改革，以跟上科技、教育发展和生产工作实际的需求。

海南医学院 1951 年起开展高职高专医学教育，在人才培养模式、教学改革、师资队伍等方面具有丰富积累，我们以该校长期在教学一线的骨干教师为主体，组织编写工作，以期将他们在教学实践中的经验编入教材之中，使高职高专医学人才的培养更贴近实际。

我们旨在通过这套教材的编写，深化高职高专医药卫生类专业教材建设的改革，推进高职高专医药卫生类人才培养模式改革，促进高职高专教育的发展，竭诚欢迎广大师生对这套教材提出宝贵意见。

医药卫生类高职高专基础医学教材
建设委员会
2009 年 10 月

药理学编委会

主　编　云天佑　符　健

副主编　曾祥周　邝少轶

编　委　（以姓氏笔画为序）

王九辉　王小蒙　云天佑　邝少轶

刘　嫱　刘月丽　李佩琼　林明琴

周祥富　符　健　韩　丽　曾祥周

前　言

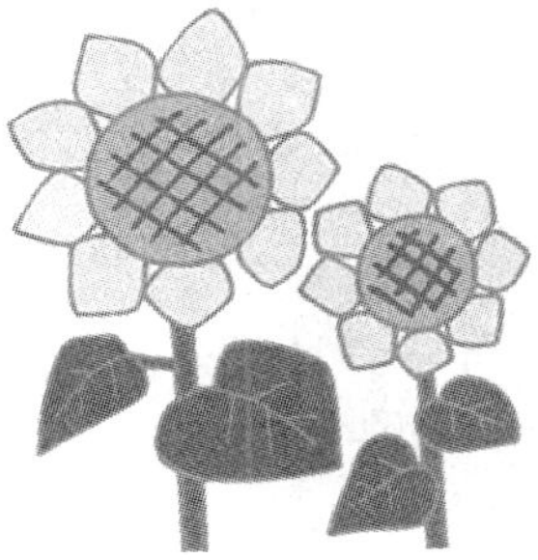

药理学是基础医学主要课程之一。在医药卫生类高职高专基础医学教材建设委员会的指导下，经主编和全体编写人员的辛勤工作，药理学教材终于诞生了。本教材编写除了贯彻思想性、科学性、先进性、启发性、适用性和注重文图水平外，强调“为农村和社区培养基层医学人才”的基本定位，体现以应用为目的，以“必需、够用”为度，以讲清概念、强化应用为教学重点，同时，注意与执业助理医师的考试大纲相衔接，以跟上生产工作实际的需求。

本教材的使用对象以医药卫生类高职高专学生为主，同时可供其他相关专业教学参考或使用。本版教材共42章，遵循循序渐进的原则，依次安排章节为：总论、化学治疗药物药理、外周神经系统药物药理、中枢神经系统药物药理、应用于利尿及心血管系统药物药理、应用于血液及激素类药物药理等，然后才安排影响各器官的药物药理章节，最后，还增加了处方知识章节。在各论各章节后提供了该类药物的制剂与用法，在实际用药时需参照药品说明书和药典。

本教材的编委为海南医学院药理学教研室讲师级以上教师，参编人员中有资深教授、编写教材经验丰富的教师、留学归国人员，也有初次参加编写教材的讲师。尽管层次参差不齐，但是在编写过程中编委们均发挥了最大的潜能，参阅了大量国内外最新教科书，认真、细致地对各项内容进行推敲，对选择各类图、表作了必要的修改。作为编写本书的秘书韩丽讲师做了许多编务工作。本教材的编写过程得到海南医学院和海南医学院高等职业教育学院领导的热情支持和协助，在此一并表示衷心的感谢。

限于我们的学识和水平，经验不足，时间紧迫，本教材无论从形式或内容等方面肯定存在许多不足或错误之处，恳请各位读者批评指正和提出宝贵意见，我们深表感谢！

云天佑

2010 年 2 月

目 录

第一篇 药理学总论

第二篇　化学治疗药物药理

第三篇　外周神经系统药物药理

第四篇　中枢神经系统药物药理

第五篇　应用于利尿及心血管系统药物药理

第六篇　应用于血液及激素类药物药理

第七篇　应用于抗组胺、消化系统及呼吸系统药物药理

第八篇 处方知识

第一篇　药理学总论

第一章 绪论

一、药理学的性质与任务

药物（drug）是指可以改变或查明机体的生理功能及病理状态，用以预防、诊断和治疗疾病的物质。药物与毒物之间没有本质的区别，毒物是指在较小剂量即对机体产生毒害作用，损害人体健康的化学物质。药物的大剂量使用或非合理使用可造成药物中毒；而针对特定情况使用特定剂量的某些毒物，能够产生治疗作用。

药理学（pharmacology）是研究药物与机体相互作用及其规律和作用机制的一门学科。药理学研究的主要内容有两方面：一是研究药物对机体的作用及作用机制，即药物效应动力学（pharmacodynamics），又称药效学；二是研究药物在机体的影响下所发生的变化及规律，即药物代谢动力学（pharmacokinetics），又称药动学，它包括药物在体内的吸收、分布、生物转化、排泄的过程，以及血药浓度随时间变化的规律。

药理学是基础医学与临床医学及医学与药学的桥梁学科。一方面药理学运用基础医学中的生理学、生物化学、病理学、病理生理学、微生物学、免疫学、分子生物学等理论阐明药物的作用及作用原理，另一方面为防治疾病、合理用药提供基本理论、基本知识和科学的思维方法。药理学的学科任务是：①阐明药物的作用及作用机制，为临床合理用药、发挥药物最佳疗效、防治不良反应提供理论依据；②研究开发新药，发现药物新用途；③为其他生命科学的研究探索提供重要的科学依据和研究方法。通过对药理学的学习，要掌握药理作用的基本规律和基本原理，用药理学知识指导临床合理用药，充分发挥药物的治疗作用，避免药物的不良反应。

药理学既是一门理论性科学又是一门实验性科学。药理学主要在整体、器官、组织、细胞、亚细胞、分子等水平研究药物的作用及其作用机制。根据实验的不同，药理学的实验方法可分为：①实验药理学方法：以清醒或麻醉的实验动物和正常器官、组织、细胞、亚细胞、受体分子和离子通道等作为实验对象，研究药物在体内和体外的药物效应动力学和药物代谢动力学；②实验治疗学方法：是以病理模型动物或组织器官为实验对象，观察药物对病理模型的影响，研究药物治疗疾病的效果，探讨毒性作用的靶器官。该方法既可在整体进行，也可用培养细菌、寄生虫及肿瘤细胞等方法在体外进行；③临床药理学方法：以健康志愿者或病人为对象，研究药物与人体相互作用的规律，研究内容包括药效学、药动学、新药临床实验、临床疗效评价、不良反应监测及药物相互作用等。临床药理学的研究为临床合理用药提供依据，是药物治疗学的基础。同时临床药理学可以促进新药的开发，对新药在人体的治疗作用与效果、药物的体内过程及安全性等作出评价。

二、药物与药理学的发展史

我国药物研究的历史可追溯到五、六千年以前，人们从生产、生活经验中认识到某些天然物质可以治疗疾病与伤痛，其中有不少流传至今，例如饮酒止痛、大黄导泻、楝实祛虫、柳皮退热等。公元一世纪前后著成的《神农本草经》是我国最早的一部药物学著作，收载药物365种，许多药物的作用和应用被现代医学承认。唐代的《新修本草》是我国第一部政府颁发的药典，收载药物884种。明朝李时珍的《本草纲目》是世界闻名的一部药物学巨著，历时27载，全书190万字，共52卷，收载药物1892种，方剂11000多条，已先后被译成英、日、德、朝、法、俄、拉丁语7种文字，成为世界上重要的药物学文献之一。

19世纪初，在化学和实验生理学发展的基础上，建立了实验药理学整体动物水平的研究方法，该方法的建立标志着现代药理学的正式问世。世界上第一位药理学教授R. Buchheim（1820～1879）在德国建立了第一个药理实验室，写出第一本药理教科书，标志着药理学发展成为一门独立的学科。19世纪20年代开始了器官药理学研究，如英国生理学家J. N. Langley于1878年根据阿托品与毛果芸香碱对猫唾液分泌的拮抗作用研究，提出了受体概念，为受体学说的建立奠定了基础。有机化学和实验医学的发展使药物的研究和开发进入了一个崭新的阶段。从具有治疗作用的植物中分离得到有效成分是这一阶段的突出成就。德国化学家F. W. Serturner（1783～1841）首先从罂粟中分离提纯出吗啡，1823年又从金鸡纳树皮中分离得到奎宁，1833年从颠茄及杨金花中提取到阿托品。

进入20世纪后，人工合成的化合物及改造天然有效成分的分子结构作为新的药物来源，以发展新的、更有效的药物。20世纪30年代到50年代是新药发展的黄金时代。现在临床上常用的药物，如磺胺类药物、抗生素、合成的抗疟药、抗组胺药、抗高血压药、抗精神失常药、抗癌药、激素类药物以及维生素类中许多药物均是在这一时期问世的。

分子生物学的迅猛发展使药物发展进入到生物药物阶段。1953年DNA双螺旋结构的发现标志着生物科学的发展进入了分子生物学阶段。利用分子生物学的理论和研究手段，药理学在研究和认识生命现象的本质及其药物和生物大分子之间的相互作用方面取得了重大发展。基因工程药物是指利用基因工程技术生产的药品。应用DNA重组生产的基因工程药物如重组链激酶、人胰岛素、干扰素类、白介素类、人生长素、细胞因子、组织纤溶酶原激活剂、促红细胞生成素、乙肝疫苗、嗜血性流感嵌合疫苗等，在疾病治疗过程中发挥了越来越大的作用。随着分子生物学和细胞生物学的发展，药理学的研究还将取得更深层次的发展。

自然科学技术的迅速发展，使人们对生命物质的结构与功能有了深入的了解。生理学、生物化学、细胞生物学、分子生物学等学科，特别是单克隆技术、基因重组技术及基因敲除技术等技术的进展推动了药理学的发展。药理学由过去的只与生理学有联系的单一学科发展成为与生物化学、生物物理学、免疫学、遗传学和分子生物学等诸多学科密切联系的综合学科。并随之出现了许多新的分支，如生化药理学、分子药理学、免疫药理学、遗传药理学、临床药理学等。临床药理学特别是药动学的发展使临床用药从单凭经验发展为科学计算，并促进了生物药学的发展。生化药理学和分子药理学的发展把药物作用机制的研究从宏观引入到微观，即从原来的系统、器官水平进入到分子水平。

20 世纪 20 年代，我国开展了中药麻黄、防己、常山、鸦胆子等方面的药理学研究并取得了一定的成绩，但进展十分缓慢。新中国成立以后，政府重视对医药的研究，并利用现代化的研究手段，在发掘祖国医学遗产及研制新药方面取得巨大成就。在中草药药理的研究中，研制出羊角拗苷和黄夹苷等强心苷；罗通定等镇痛药；山莨菪碱等抗胆碱药；粉防己碱等钙拮抗剂；五味子等治疗乙肝辅助用药；防己科植物等肌松药；喜树碱、紫杉醇等抗肿瘤药；青蒿素等抗疟药。在血吸虫病药物方面，对沿用已久的酒石酸锑钾的药效学和药动学进行了更系统的研究，制定了合理的治疗方案，提高了疗效，减少了中毒病例的发生；同时研制了安全有效并可口服的非锑剂抗血吸虫病药呋喃丙胺，这些工作均为治疗和消灭血吸虫病做出了贡献。在药理学理论研究方面，20 世纪 60 年代我国药理工作者最早发现吗啡镇痛的作用部位是第三脑室周围灰质，对镇痛作用原理的研究起了重要作用。我国虽然在药理学研究中取得了不少成就，但随着现代科学技术的迅速发展和国际交流的增加，必将进一步促进我国药理学向纵深方面的发展。

三、新药开发与研究

新药是指化学结构、药品组分或药理作用不同于现有药品的药物。我国《药品管理法》规定“新药指未曾在中国境内上市销售的药品”；“已上市药品改变剂型、改变给药途径、增加新的适应证亦属新药范围”。

新药开发是一个非常严格而复杂的过程，各药虽然不同，但都离不开药理研究。临床有效的药物都具有相应的药理效应，但具有药理效应的药物却不一定都是临床有效的药物。如抗高血压药物都能降低血压，但能降低血压的药物并不都是抗高血压药。因此对新药开发必须有逐步选择与淘汰的过程。为了确保药物对病人的治疗效果与安全性，新药开发不仅需要可靠的科学实验结果，还必须对新药生产上市制定相应的审批和管理法规，对人民健康及工商业经济权益予以法律保障。

新药研究过程大致可分为临床前研究、临床研究和上市后药物监测（post - marketing surveillance）三个阶段。

临床前研究由药物化学和药理学两部分内容组成，前者包括药物制备工艺路线、理化性质及质量控制标准等，后者包括以符合《实验动物管理条例》（1998 年，中华人民共和国科技部）的实验动物为研究对象的药效学、药代动力学及毒理学研究，目的在于保证用药的安全、有效、可控。通过临床前研究可以基本掌握新药的作用及可能发生的毒性反应，临床前药理研究是整个新药评价系统工程中不可逾越的桥梁阶段，其所获结论对新药从实验研究过渡到临床应用具有重要价值。但由于人和动物对药物的反应性存在明显的种属差异，且一些难以量化的药物不良反应由于目前检测手段的限制，难以或无法在动物实验中准确观察，因此最终必须依靠以人为研究对象的临床药理研究才能对药物做出准确的评估。

新药的临床研究一般分为四期。Ⅰ期临床试验是在正常成年志愿者身上进行初步的临床药理学及人体安全性评价试验，在 20 ~ 30 例正常成年志愿者身上观察人体对新药的耐受程度和药动学，为制定给药方案提供依据。Ⅱ期临床试验为随机双盲对照临床试验，观察病例不少于 100 对，主要是对新药的有效性及安全性做出初步评价，并推荐临床给药剂量。Ⅲ期临床试验是新药批准上市前，试生产期间，扩大的多中心临床试验，应按随机对照原则，进一步评价新药的有效性、安全性，一般不应少于 300 例。新药通过该期临床试验后，方能被批准生产、上市。Ⅳ期临床试验是上市后的监测，也叫售后调研，是指新药问世后进行的社会性考查与评价，重点是了解该药长期使用后出现的不良反应和远期疗效，该期对最终确立新药的临床价值有重要意义。

思考题

1. 药理学和毒理学有何联系和区别？
2. 临床前研究和临床药理研究在新药开发中有何意义？

（符　健　刘　嫱）

第二章

药物代谢动力学

药物进入机体后，在机体的影响下，可以发生吸收、分布、代谢和排泄一系列的体内过程（图2－1），导致药物的血浆浓度每时每刻都处于变化中。药物代谢动力学（pharmacokinetics）简称药动学，就是研究药物在体内的吸收、分布、代谢和排泄过程及体内药物浓度随时间变化的规律。利用药动学规律科学地计算出药物的给药剂量和间隔时间以达到安全有效的血药浓度，取得较好的临床疗效。

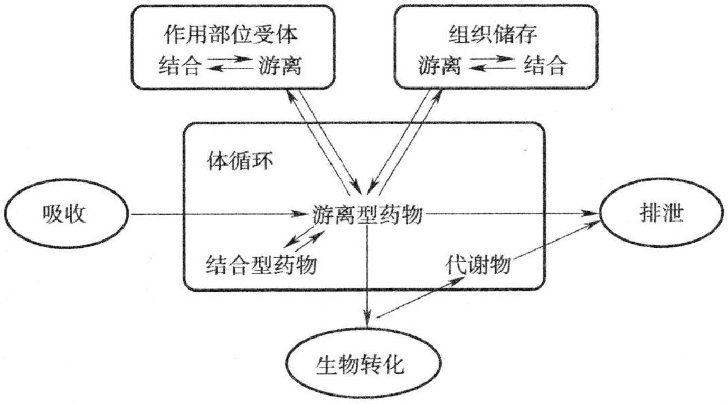

图2－1　药物体内过程示意图

第一节　药物的跨膜转运

药物在体内的吸收、分布、代谢、排泄过程均需通过体内的各种细胞膜，尽管各种细胞膜结构不同，但转运的方式相似，主要有被动转运和主动转运两种。

一、被动转运

被动转运（passive transport）又称下山转运，是指药物依赖于膜两侧的浓度差从高浓度的一侧向低浓度的一侧转运，当膜两侧的药物处于动态平衡状态时，转运停止。该过程不需要消耗能量，转运速度与膜两侧的浓度差成正比。它又可分为简单扩散、滤过和易化扩散等3种方式。

（一）简单扩散

非极性药物分子以其所具有的脂溶性溶解于细胞膜的脂质层，顺浓度差通过细胞膜称简单扩散（simple diffusion），又称被动扩散。其特点是不消耗能量，不需要载体，无饱和现象和各药物间无竞争性抑制，扩散速度与膜两侧的浓度差和脂溶性成正比。绝大多数药物以此方式转运。

简单扩散受药物的理化性质和膜两侧的 pH 影响。药物分子的大小、脂溶性、极性和解离度都会影响药物的简单扩散。绝大多数药物均为弱酸性或弱碱性电解质，在体液中均有不同程度的解离，以解离型和非解离型两种形式存在。解离型药物的脂溶性小、极性大，不容易通过细胞膜；而非解离型脂溶性大、极性小，容易通过细胞膜。解离型和非解离型两者的比值决定于体液的 pH 及药物本身的 pK_a 值（表 2 – 1）。它们之间的关系可用 Handerson – Hasselbalch 公式说明。

$$\text{弱酸性药物：} pH - pK_a = \lg \frac{[A^-]}{[HA]}$$

$$\text{弱碱性药物：} pK_a - pH = \lg \frac{[BH^+]}{[B]}$$

式中，A^- 为弱酸性药物解离型，HA 弱酸性药物非解离型。BH^+ 为弱碱性药物解离型，B 为弱碱性药物非解离型。pK_a 表示药物的解离性，是指弱酸性或弱碱性药物在 50% 解离时溶液的 pH，各种药物有固定的 pK_a 值。

通常弱酸性药物在酸性体液中不易解离，在碱性环境中易解离，故弱酸性药物在酸性环境中容易吸收，但在碱性环境中不易吸收；弱碱性药物在酸性环境中易解离，在碱性环境中难以解离，故弱碱性药物在碱性环境中容易吸收，但在酸性环境中不易吸收。在 pH 变化较大的体内对药物的转运的影响非常重要。胃液 pH 变化范围为 1.5 ~7.0，尿液为 5.5 ~8.0. 如苯巴比妥的清除在碱性尿内比在酸性尿内快 7 倍。

表 2 – 1　药物解离度与 pH 及 pK_a 的关系

$pH - pK_a$	弱酸性药物 非解离型:解离型	弱碱性药物 非解离型:解离型
–3	1000:1	1:1000
–2	100:1	1:100
–1	10:1	1:10
0	1:1	1:1
1	1:10	10:1
2	1:100	100:1
3	1:1000	1000:1

（二）滤过

药物分子借助于流体静压或渗透压随体液通过细胞膜的水性通道由细胞膜的一侧

到另一侧的过程称为过滤（filtration）。只有分子直径小于膜孔直径的水溶性的极性或非极性物质可以通过水性通道。如肾小球的滤过作用。

（三）易化扩散

易化扩散（facilitated diffusion）是指药物的转运需要细胞膜上的载体的帮助而扩散，该过程顺浓度梯度进行，不耗能，但存在饱和现象。维生素 B_{12}经胃肠道吸收、葡萄糖进入红细胞内、甲氨蝶呤进入白细胞等均以易化方式转运。

二、主动转运

主动转运（active transport）又称上山转运或逆浓度梯度转运，是指药物从浓度低的一侧向浓度高的一侧转运。这种转运的特点是需要消耗能量，需要生物膜提供载体，载体对药物具有特异的选择性；与药物结合的载体数量有限，因此具有饱和性；结构相似的药物或内源性物质可竞争同一载体而具有竞争性，并可发生竞争性抑制。主动转运对药物在体内的不均匀分布和肾排泄影响较大，如丙磺舒和青霉素自肾小管分泌过程出现的竞争性抑制，可延长青霉素的体内作用时间。

第二节　药物的体内过程

一、吸收

吸收（absorption）是指药物从给药部位进入血液循环的过程。药物吸收速率主要与给药途径、药物的理化性质、剂型、剂量、吸收环境有关，影响药物吸收的主要因素如下。

（一）给药途径

1. 胃肠道给药

口服给药是最常用的给药途径。小肠是口服给药的主要吸收部位，由于小肠内 pH 接近中性，黏膜吸收表面积大，小肠的缓慢蠕动增加了药物与黏膜接触的机会等因素有利于药物的吸收。药物吸收后通过门静脉进入肝脏。有些药物通过肠黏膜及肝脏就发生转化，减少进入体循环量，这叫做首关消除（first pass elimination），也称首关代谢或首关效应。多数药物口服虽然方便安全，但吸收较慢，不够完全，故口服给药不适用于在胃肠破坏的，对胃刺激大的，首关消除多的药物，也不适用于昏迷及婴儿等不能口服的病人。

舌下（sublingual）及直肠（per rectum）给药在一定程度上可以避免首关消除。如硝酸甘油口服给药时 90% 被肝脏所代谢失活，而舌下给药可直接进入全身循环，药物吸收迅速。直肠给药时约 50% 的药物可以绕过肝脏直接进入体循环，经肛门灌肠（如水合氯醛）或给予栓剂，其吸收途径不经过肝门静脉，可避免首关消除。

2. 注射给药

静脉注射（intravenous，iv）可使药物直接进入体循环，没有吸收过程，可很快达到较高的血药浓度。肌内注射（intramuscular，im）及皮下注射（subcutaneous，sc）药物也可全部吸收，一般较口服快。吸收速度受药物的脂溶性及注射部位的血流量的影响，水溶液吸收迅速，油剂、混悬剂或胶体制剂吸收慢，作用时间持久。局部热敷或按摩可加速吸收，注射液中加入少量缩血管药则可延长药物的局部作用。动脉注射（intraarterial，ia）和鞘内注射为特殊给药途径，可使药物在特定的靶器官产生较高的浓度以减少全身反应。例如将纤溶药直接用导管注入冠状动脉以治疗心肌梗死。

3. 呼吸道给药

肺泡表面积大，血流量丰富，药物只要能到达肺泡，吸收极其迅速。气体、挥发性药物可直接进入肺泡迅速被吸收。药物溶液需要分散为微粒，气雾剂可将药液雾化成为直径达5μm左右的微粒到达肺泡而吸收，直径2~5μm以下的微粒可重新被呼出，直径10μm及以上微粒可在小支气管沉积。后者可用于异丙肾上腺素治疗支气管哮喘。较大雾粒的喷雾剂（nebula）只能用于鼻咽部的局部治疗，如抗菌、消炎、祛痰等。

4. 局部用药

局部用药的目的是在皮肤、眼、鼻、咽喉和阴道等部位产生局部作用。皮肤黏膜完整吸收能力差，但脂溶性药物可以缓慢通透，氮酮等促皮剂可与药物制成贴皮剂以达到持久的全身疗效，如硝酸甘油贴皮剂。直肠给药可用于局部治疗，如直肠或乙状结肠局部有病变时，给予栓剂或灌肠剂。

（二）药物的理化性质

一般来说，分子小、脂溶性大或非解离型比率高的药物容易吸收。分子量大或极性大（季铵类）或非解离型比率低的药物难吸收。

（三）药物的制剂

制剂的类型可影响吸收。供口服的药物，溶液剂的吸收比片剂或胶囊剂快。片剂和胶囊剂口服后，剂型的崩解及药物的溶解是限速步骤。供肌内或皮下注射的药物制剂，水溶剂的吸收较快，油剂或混悬液在局部形成一个小型储库，吸收较慢，但作用持久。

（四）吸收环境

胃的排空、服药时饮水量、是否空腹、胃肠道的pH、肠蠕动的快慢以及同时服用的食物或其他药物均可影响吸收。例如四环素饭后服，或与乳制品、抗酸药等同时服用，则吸收率大为减少。注射给药时用药部位的血液循环对吸收的影响很大，皮下组织的血液供应不如肌肉丰富，因此皮下注射比肌内注射吸收慢。当病人处于休克状态时，全身循环很差，此时肌内注射或皮下注射难以吸收，故应采用静脉给药。

二、分布

分布（distribution）是指药物吸收后从血循环到达机体各个部位和组织的过程。药物在体内的分布受很多因素的影响，包括药物的脂溶性、毛细血管通透性、器官和组织的血流量、与血浆蛋白和组织蛋白结合能力、药物的 pK_a 和局部的 pH、药物转运载体的数量和功能状态、特殊组织膜的屏障作用等。

（一）血浆蛋白结合

大多数药物在血浆中与血浆蛋白结合，该部分称为结合型药物，未结合的部分称游离型药物。药物与血浆蛋白的结合是可逆的，与游离型药物保持着平衡。弱酸性药物主要与白蛋白结合，弱碱性药物除与白蛋白结合外，还常与脂蛋白及 α_1 - 酸性糖蛋白结合。结合型药物不能通过生物膜，仅游离型药物可以通过生物膜到达作用部位产生药理效应。由于与血浆蛋白结合的可逆性，当血浆中游离型药物的浓度随着分布、消除而降低时，结合型药物可释放出游离型药物。

药物与血浆蛋白结合的特异性低，药物之间可在血浆蛋白结合部位上发生相互竞争。如口服抗凝血药华法林 99% 与血浆蛋白结合，当与保泰松合用时，结合型华法林被置换出来，使血浆内游离型药物浓度明显增加，抗凝作用增强，可造成严重的出血，甚至危及生命。这种相互作用只对于少数与血浆蛋白结合率高、分布容积小、消除速率慢及治疗指数低的药物才有临床意义。

（二）器官血流量

体内各组织器官血流量的分布是不均匀的，肝、肾、脑、心等脏器的血流量最丰富，吸收入血的药物首先向这些血流量大的器官分布，然后向血流量小的组织转移，这种现象称为再分布（redistribution）。如静脉注射麻醉药硫喷妥先在血流量大的脑中发挥效应，然后由于其脂溶性高又向血流量少的脂肪组织转移，以致病人迅速苏醒。经过一段时间后血药浓度趋向“稳定”，分布达到“平衡”，但各组织及血浆药物浓度并不均等，血浆药物浓度与组织内浓度也不相等。这是由于药物与组织蛋白亲和力不同所致。

（三）组织细胞结合

药物与某些组织细胞具有较高的亲和力，使药物分布具有一定的选择性，如碘主要在甲状腺浓集，氯喹在肝内分布浓度高。某些药物可以分布到脂肪、骨质等无生理活性组织形成储库，这是药物在体内的一种贮存方式。有些药物与组织发生不可逆的结合而引起毒性反应，如四环素与钙形成络合物沉积于骨骼和牙齿中，导致小儿生长抑制和牙齿变黄或畸形。

（四）体液 pH 与药物的 pK_a

生理情况下，细胞内液 pH 为 7.0，细胞外液为 7.4，弱酸性药物在细胞外液中解离多不易进入细胞内，因而细胞外液浓度高于细胞内液，升高血液 pH 可使弱酸性药物由细胞内向细胞外转运，降低血液 pH 可使弱酸性药物向细胞内转运，弱碱性药物则相反。弱酸性药物苯巴比妥中毒时，口服碳酸氢钠碱化血液及尿液，可使脑细胞中药物向血浆转移并加速药物自尿排泄，是重要救治措施之一。

（五）体内屏障

1. 血脑屏障

脑组织内毛细血管内皮细胞间紧密联接，内皮细胞之间无间隙，且基底膜外还有一层星状细胞包围，这种特殊结构形成了血浆与脑脊液之间的屏障。该屏障可阻止许多大分子量、水溶性或解离型药物进入脑组织，有利于维持中枢神经系统内环境稳定。脂溶性较高的药物可通过简单扩散方式通过血脑屏障（blood－brain barrier）。新生儿血脑屏障发育尚未完善，中枢神经易受某些药物影响。脑膜炎时血脑屏障通透性改变，如青霉素在健康人很难进入脑脊液，而在脑膜炎患者的脑脊液则可达到有效治疗浓度。

2. 胎盘屏障

胎盘屏障（placenta barrier）是指胎盘绒毛与子宫血窦间的屏障。事实上胎盘对药物的转运并无屏障作用，其通透性与一般毛细血管无显著差别，只是到达胎盘的母体血流量少，进入胎儿循环慢一些。例如孕妇注射磺胺嘧啶 2 小时后才能与胎儿达到平衡，因此在胎儿分娩前短时间内注射镇静镇痛药物，新生儿不会受到影响。几乎所有药物都能穿透胎盘屏障进入胚胎循环，在妊娠期间应禁用引起畸胎或对胎儿有毒性的药物。

3. 血眼屏障

血眼屏障（blood－eye barrier）是指循环血液与眼球内组织液之间的屏障。它使全身给药时吸收入血的药物在房水、晶状体和玻璃体等组织难以达到有效浓度。故作用于眼的药物多以局部应用为好。与血脑屏障相似，脂溶性药物容易通过血眼屏障。

三、代谢

代谢又称生物转化，是指机体对药物的化学处理的过程。肝是最主要的药物代谢器官，此外胃肠道、肺、皮肤、肾也可不同程度地代谢某些物质。大多数药物经代谢后药理作用降低或完全消失，但也有经代谢后药理作用或毒性增高的。

（一）药物代谢的步骤

药物代谢通常分为Ⅰ相和Ⅱ相反应。

1. Ⅰ相反应

主要有氧化、还原和水解反应，可使原形药物生成极性增高的代谢产物，易被肾脏排泄。大多数药物的代谢产物为无活性的，但也有一些仍然具有活性。如阿司匹林分解为有活性的水杨酸。

2. Ⅱ相反应

药物的代谢产物（或原形药）可与内源性物质葡萄糖醛酸、硫酸、醋酸、甘氨酸等结合。一般来说，结合后活性降低或消失，极性增强，水溶性增加易被肾脏排泄。如阿司匹林水解为水杨酸后，大部分与甘氨酸结合而排泄。药物代谢具有多样化，各种药物是否经生物转化、经一种或几种途径进行转化，不尽相同。

（二）与药物生物转化有关的酶系统

机体中有许多酶可促使药物的转化，主要包括专一性酶和非专一性酶，专一性酶如乙酰胆碱酯酶、单胺氧化酶。非专一性酶为肝脏微粒体混合功能氧化酶系统，又称为肝药酶，它与药物转化特别密切。

肝药酶是一组混合酶系统，该系统中主要的酶为细胞色素 P450（cytochrome P450，CYP），因其一氧化碳结合物的吸收光谱峰在 450nm 处，故名 P450。它与胞浆中辅酶Ⅱ（NADPH）形成氧化还原系统。NADPH 提供电子、经黄蛋白等传递给氧化型 P450，使之还原再生，后者接受一分子氧，其中一个氧原子氧化药物，另一个氧原子形成一分子水，没有产生相应的还原物，故此酶又名单加氧酶（图 2－2）。

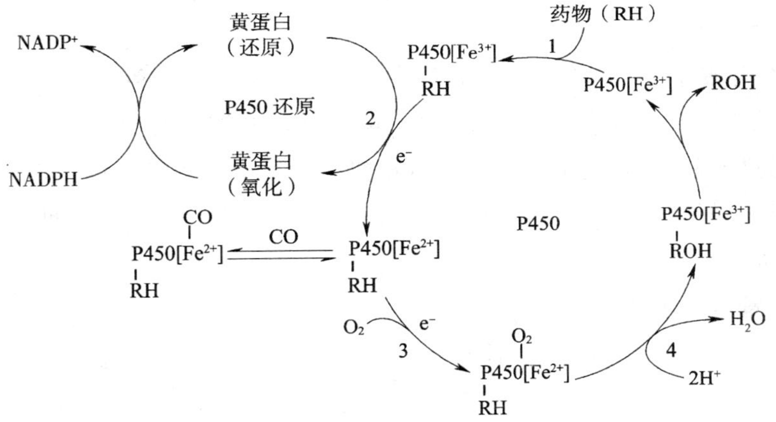

图 2－2 细胞色素 P450 酶系统对药物氧化过程示意图

CYP 是一个基因超家族，可将其分为家族、亚家族和单个同工酶。家族以阿拉伯数字表示，亚家族以英文字母表示，单个同工酶以阿拉伯数字表示，如 CYP2D6 中，2 是家族，D 是亚家族，6 是单个酶。体内绝大多数药物都是由 CYP1、CYP2、CYP3 代谢。尤其是 CYP3A 代谢一半以上的药物。CYP 催化底物具有一定的特异性，不同的 CYP 能催化同一底物。

（三）肝药酶的诱导和抑制

某些药物可使肝微粒体酶的活性增强或减弱，因而影响药物作用的疗效及与其他药物的相互作用。能增加肝药酶活性或促进肝药酶合成的药物称为肝药酶诱导剂。肝药酶诱导剂与可被酶转化的药物合用时，可使该药的代谢加快，药理作用和毒性反应增强或减弱。如苯巴比妥可诱导肝药酶，使抗凝血药双香豆素代谢加速。有些药物本身就是它们所诱导的药物代谢酶的底物，它们应用时可以加快自身的代谢，这一作用称自身诱导。自身诱导作用使其用量越来越大而使该药产生耐药性。能抑制肝药酶活性或减少肝药酶合成的药物称为肝药酶抑制剂。肝药酶抑制剂与其他底物合用时，可抑制其他底物的代谢，如氯霉素、异烟肼可抑制华法林的代谢。

四、排泄

药物及其代谢产物由机体排到体外的过程称为排泄（excretion）。肾是主要的排泄器官，胆道、肺、汗腺、乳腺及肠道也可以排出某些药物。

（一）肾脏排泄

肾脏排泄药物的过程包括肾小球滤过，肾小管分泌和重吸收。

1. 肾小球滤过

肾小球毛细血管膜孔较大，游离型药物及其代谢产物可经肾小球滤过，滤液中药物浓度与血浆中游离药物浓度相等。

2. 肾小管分泌

近曲小管细胞能以主动转运方式将药物自血浆分泌入肾小管内。除了特异性转运机制分泌葡萄糖、氨基酸外，还有两种非特异性转运系统分别转运弱酸性和弱碱性药物。前者转运的弱酸性药物有青霉素、丙磺舒等，后者转运的弱碱性药物有苯丙胺、奎宁等。经同一机制分泌的药物相互间可发生竞争性抑制，如丙磺舒抑制青霉素排泄可延长并增强其药效。

3. 肾小管重吸收

随着原尿水分在肾小管内逐渐再吸收，近曲小管向尿内主动分泌药物，药物在原尿中浓度逐渐增加，直至远远高于血浆浓度，因此药物在肾小管内可通过被动扩散的方式向血浆转运。血、尿内 pH 可影响药物的重吸收，弱酸性药物在碱性尿中解离多，重吸收少，排泄快；在酸性尿中解离少，重吸收多，排泄慢。弱碱性药物则相反。

肾功能不全时，主要经肾脏排泄的药物消除速率减慢，容易在体内蓄积，因此给药量应相应减少。

（二）消化道排泄

肠道也是许多药物及其代谢产物的主要排泄途径之一。胆汁内的药物及其代谢产物可由胆道及胆总管进入肠腔，另外位于肠上皮细胞上的 P－糖蛋白可直接将药物及其代谢产物从血液内分泌排入肠道然后随粪便排出体外。如地高辛、红霉素、奎宁、苯妥因等药物均有肠道排泄。

经胆汁排入肠腔的药物部分可再经小肠上皮细胞吸收经肝脏进入血液，这种肝脏、胆汁、小肠间的循环称肝肠循环（enterohepatic）。肝肠循环可延长药物的半衰期和作用时间。

（三）其他途径排泄

药物自乳汁排泄属于被动扩散转运。由于乳汁酸度较血浆高，碱性药物如吗啡、奎宁等较易进入乳汁，达到比血浆高数倍的浓度。对于可能引起婴幼儿不良反应的药物，哺乳期妇女应慎用，例如抗甲状腺药丙硫氧嘧啶会抑制乳儿的甲状腺功能。

某些药物还可从肺、唾液、汗液和泪液排泄。某些药物在唾液中的浓度与血浆浓度平行，故唾液药物浓度测定可用于临床治疗药物检测。

皮肤和毛发中药物排泄量微量，但对于某些有毒物质如有毒金属的检测是有意义的。如微量的汞和砷在毛发中是可以检测的。

第三节　药物代谢动力学的基本概念及重要参数

一、血药浓度-时间曲线

给药后，药物的血浆浓度随时间的推移而变化，以血浆药物浓度为纵坐标，时间为横坐标作图，即得血药浓度-时间曲线（concentration-time curve，药时曲线）。由一次口服给药后的药时曲线可反映药物的吸收、分布、代谢、排泄之间与血药浓度变化的关系（图2-3）。

潜伏期是指用药后到开始发生疗效的一段时间，主要反映药物的吸收分布过程，静脉注射时一般没有潜伏期。持续期是指药物维持最低有效浓度或维持基本疗效的时间，其长短取决于药物吸收及消除速度。某些药物虽然已经降至最低有效浓度以下，但尚未自体内完全消除，这段时间叫残留期。

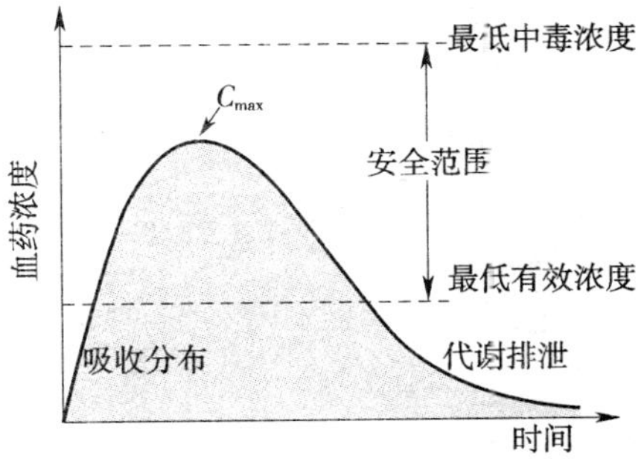

图2-3　单次口服给药的时量曲线

口服药物的血药浓度-时间曲线升段是以吸收为主的吸收相，吸收快的升段坡度陡；血药浓度-时间曲线的降段是以消除为主的消除相，消除快的下降较快。

药物在体内的吸收与消除实际是同时进行的，血药浓度-时间曲线实际上是吸收、分布与消除之间消长的反映。

血药浓度-时间曲线下所覆盖的面积称曲线下面积（area under the curve，AUC），其大小反映进入体循环药物的总量。它可由积分求得，也可用梯形面积法求得。

二、药动学基本参数

（一）血药峰值浓度

血药浓度 - 时间曲线的最高点称峰浓度（peak concentration，C_{max}），此时吸收速度与消除速度相等，从给药时至峰浓度的时间称为达峰时间（peak time，T_{max}）。C_{max} 高度除与剂量及吸收百分率有关外，还与吸收速度有关，吸收快的 C_{max} 高，吸收慢的 C_{max} 低。首次给药后的 C_{max} 与多次给药后的 C_{max} 不同。后者即稳态血药浓度（steady - state concentration，C_{ss}），它与给药间隔时间和单位时间内给药量有关。如果间隔一个血浆半衰期给药一次的话，则连续给药的 C_{max} 为首次给药的 C_{max} 的 2 倍。

（二）房室概念

药物进入机体后，其吸收、分布、代谢、排泄等过程是同时进行的，药物在体内的浓度随着时间的变化而不断变化，为了使复杂的生物过程简化，将机体视为一个系统，根据药物在体内的转运速度把机体分为若干房室即房室概念，它是抽象的数学概念，并无实际存在的房室解剖学空间。如果给药后体内血药浓度和全身各组织器官部位浓度迅速达到平衡，可看作一室模型。但大多数情况下，部分血流丰富的器官药物浓度可以迅速与血液中的浓度达到平衡，被认为是中央室，随后达到平衡的器官被认为是周边室，因此可把机体看作二室模型（图 2 -4）。若周边室的转运速度也不同，也可设想为多室模型。

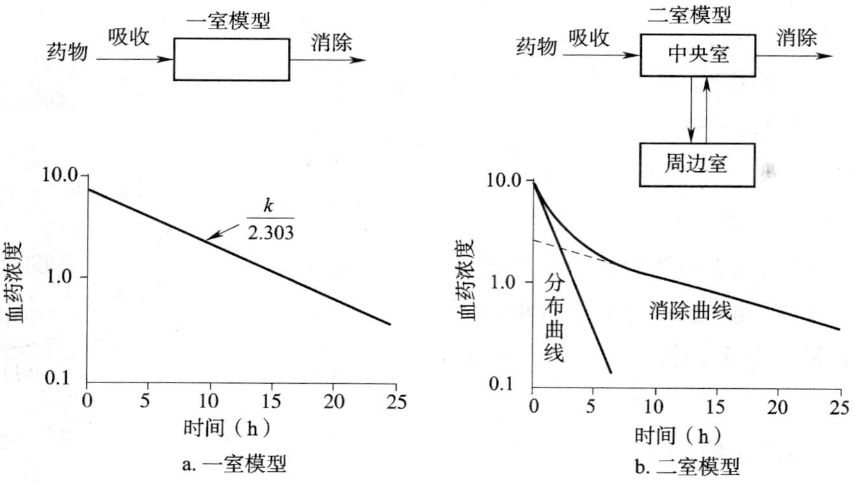

图 2 -4　一室及二室模型示意图

（三）消除半衰期

消除半衰期（half life，$t_{1/2}$）是血浆药物浓度下降一半所需要的时间，是反映体内药物消除速度的重要参数，大多数药物按一级动力学规律消除，其 $t_{1/2}$ 是一个常数，与血浆药物浓度无关。

临床用药多采用多次间隔给药，给药间隔时间一般根据半衰期而定。通常给药间隔时间约为一个半衰期，某些药物半衰期很短，而且毒性作用很低，可加大剂量并使给药间隔时间长于半衰期，这样既可避免给药过频，又可在两次给药间隔内仍保持较高的血液浓度。例如青霉素的半衰期为 1 小时，但通常每 6～12 小时给以大剂量治疗。

（四）清除率

清除率（clearance，*Cl*）是指单位时间内有多少毫升血浆中所含药物被机体清除，用 ml/min 或 L/h 表示。它是肝脏、肾脏和其他所有消除器官清除药物的总和。清除率可通过下式计算：

$$Cl = \frac{A}{\mathrm{AUC}}$$

式中，*A* 为体内药物总量；AUC 为药时曲线下面积。

（五）表观分布容积

表观分布容积（apparent volume of distribution，V_d）是指药物分布在体内达到平衡时，体内药物按此时的血浆药物浓度在体内分布时所需体液容积。

$$V_d = \frac{A}{C_0}$$

式中，*A* 为体内药物总量；C_0 为药物分布达到平衡时的血浆药物浓度。

表观分布容积并不代表体内真正的容积数值，只是按血浆药物浓度均匀分布时所需的容积。

利用药物的表观分布容积 V_d 值可算出达到某一血浆浓度所需的药物剂量，还可以估计药物的分布范围及组织中的摄取程度。例如甘露醇的 V_d 约为 14L，与成人细胞外液的容量相近，表明甘露醇不能通过细胞膜；有些药物与血浆蛋白结合率高，但与组织蛋白的亲和力低，给药后药物大多停留在血内，其分布容积与血浆容积相近，例如乙醇的 V_d 为 41L，与成人总体液量相似，表明乙醇分布于全身体液；有些药物集中分布于某种组织，其分布容积常大于总体液容积，例如地高辛主要分布与肌肉和脂肪组织，有的人 V_d 可高达 700L，远大于体液总量。

（六）生物利用度

生物利用度（bioavailability）是指经任何给药途径给予一定剂量的药物后到达全身血循环内药物的百分率，用 *F* 表示。

$$F = \frac{A}{D} \times 100\%$$

式中，*A* 为体内药物总量；*D* 为用药剂量。

生物利用度可分为绝对生物利用度和相对生物利用度。通常将静脉注射药物的生物利用度作为 100%，血管外途径给药时的 AUC 与静脉注射时的 AUC 的比值为绝对生物利用度。口服给药的首关消除高时，生物利用度则较低。同一血管外给药途径的不同制剂的 AUC 与相同的标准制剂的 AUC 的比值为相对生物利用度。

$$\text{绝对生物利用度}(F)=\frac{AUC_{\text{血管外给药}}}{AUC_{\text{静脉给药}}}\times 100\%$$

$$\text{相对生物利用度}(F)=\frac{AUC_{\text{受试制剂}}}{AUC_{\text{标准制剂}}}\times 100\%$$

生物利用度除了反映进入体循环药物量的多少，还有一个因素就是药物进入体循环的速度，即生物利用度表示药物进入体内的速度和数量。一般来说，应用不同剂型的药物后，在血液内达到最高浓度的时间快慢反映了生物利用度的速度差异。同一药物的制剂由于不同药厂的生产工艺不同，甚至同一药厂生产批号不同，生物利用度也会有所不同，其原因有晶体、颗粒大小或药物的其他物理特性以及处方和生产质量控制不同，这些因素可影响制剂的崩解和溶解，从而改变药物的吸收速度和程度。

三、药物消除动力学

将机体视为一室模型，药物在体内随时间变化可用下列基本通式表达：

$$\frac{dC}{dt}=-kC^n$$

式中，C 为血药浓度；k 为消除速率常数；t 为时间。n = 0 时为零级消除动力学（zero－order elimination kinetics），n = 1 时为一级消除动力学（first－order elimination kinetics）。

（一）一级消除动力学

一级消除动力学的计算公式为：

$$\frac{dC}{dt}=-kC$$

$$t_{1/2}=\lg 2\times\frac{2.303}{k}=\frac{0.693}{k}$$

式中，k 为一级消除速率常数，每一药物有其特定的 k 值，它的大小反映药物瞬时消除的速率，而不是单位时间内消除的实际分量。

绝大多数药物的消除过程是按一级动力学规律进行的，它有以下特点：

（1）恒比消除　体内药物在单位时间内消除的药物百分率不变，即单位时间内消除的药物量与血浆药物浓度成正比，血药浓度高，单位时间内消除的药量多，当血药浓度降低后，药物消除速度也按比例下降。

（2）药时曲线　在普通坐标图上呈曲线，在半对数坐标图上则为直线（图 2－5）。

（3）血浆半衰期　血浆 $t_{1/2}$ 为一个常数，不受药物初始浓度和给药剂量的影响，仅取决于 k 值大小。

（4）药物恒定　不因血药浓度高低而变化，也不受给药途径影响，一次用药后约

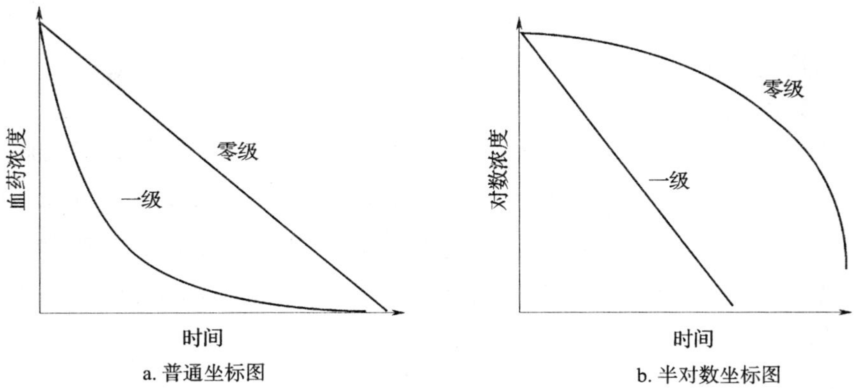

图 2－5　一级消除动力学和零级消除动力学的药时曲线

经 5 个 $t_{1/2}$ 体内药物可基本消除，恒速静脉滴注（或按固定剂量、固定间隔时间）给药时，约经 4～5 个 $t_{1/2}$ 后血药浓度达到稳态血药浓度（C_{ss}）（表 2－2）。

表 2－2　药物 $t_{1/2}$ 与其体内存留量及排泄量的关系

$t_{1/2}$ 数	药物体内存留量	药物体内蓄积量
1	100% ×1/2 =50%	50%
2	100% × (1/2)^2 =25%	75%
3	100% × (1/2)^3 =12.5%	85.5%
4	100% × (1/2)^4 =6.25%	93.8%
5	100% × (1/2)^5 =3.13%	96.9%
6	100% × (1/2)^6 =1.56%	98.4%
7	100% × (1/2)^7 =0.78%	99.2%

（二）零级消除动力学

$$\frac{\mathrm{d}C}{\mathrm{d}t} = -k$$

$$t_{1/2} = \frac{0.5C_0}{k}$$

式中，k 为零级消除速率常数。

零级消除动力学有以下特点：

（1）恒量消除　某些药物剂量过大，机体消除能力达到饱和，体内药物以恒定的速率消除，即不论血浆药物浓度高低，单位时间内消除的药物量不变。

（2）药时曲线　在普通坐标图上为直线，在半对数坐标图上下降部分呈曲线，又称非线性动力学（图 2－5）。

（3）血浆半衰期　血浆 $t_{1/2}$ 与血浆药物初始浓度成正比，即给药剂量越大，$t_{1/2}$

越长。

(4) 多次用药时增加剂量可以超比例地升高血药浓度，理论上没有 C_{ss}，消除时间大大延长，易致蓄积中毒。

一些药物在体内可表现为混合消除动力学，在低浓度是按一级动力学消除，而达到一定的高浓度时，因消除能力饱和，单位时间内消除的药物量不再改变，则按零级动力学消除，如阿司匹林、乙醇、苯妥英钠、水杨酸等。口服小剂量阿司匹林（1g 以下）时，按一级动力学消除，$t_{1/2}$ 为 2 ~ 3 小时；当口服大剂量阿司匹林（1g 以上）时，按零级动力学消除，$t_{1/2}$ 可高达 15 ~ 30 小时。

四、多次给药的药时曲线和稳态血药浓度

临床用药大多是采用多次间隔给药或是持续滴注，目的是使药物达到治疗药物浓度水平，并维持较长的时间。

(1) 恒速静脉滴注药物溶液时，药物血浆浓度没有波动地逐渐上升，经约 4 ~ 5 个半衰期达到相对稳定（图 2 - 6），此时从体内消除的药物量和进入体内的药物量相等，体内药物总量不再增加而达到稳定状态，故此时的血浆药物浓度称为稳态浓度（steady - state contration，C_{ss}）。

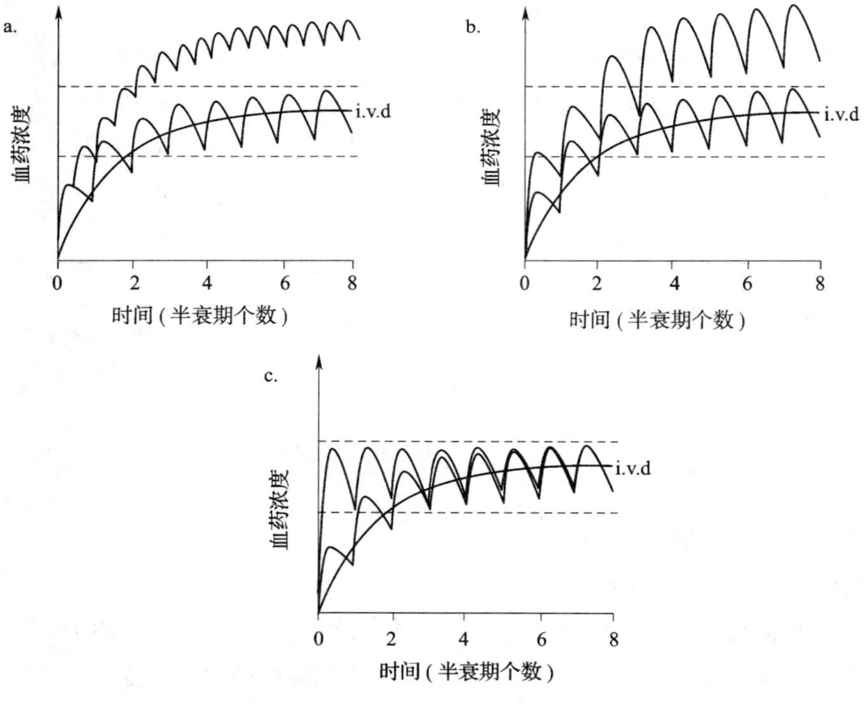

图 2 - 6　三种不同给药方案对稳态浓度的影响

a. 缩短给药间隔时间；b. 增加给药剂量；c. 负荷量给药

（2）多次口服给药，在药物剂量和给药间隔时间不变时，经过约4～5个半衰期才能达到稳定状态，但血药浓度有波动。在达到稳态浓度时，峰浓度与谷浓度之间的距离称为波动度。多次给药后达到稳态浓度的时间仅与药物的消除半衰期有关，提高给药频率或增加给药剂量均不能使稳态浓度提前达到（图2－6a、b）。在剂量不变时，加快给药频率时体内的药物总量增加，峰谷浓度之差缩小（图2－6a）；延长给药间隔时间使体内药物总量减少，峰谷浓度之差加大。

口服给药时，平均稳态浓度（C_{ss}）的计算式为：

$$C_{ss}=\frac{F\cdot D}{Cl\cdot \tau}$$

式中，F为生物利用度；D为给药剂量；Cl为清除率；τ为两次给药间隔时间。

（3）无论恒速静滴还是分次给药，在到达C_{ss}后，如中途改变给药速度，则需经过约4～5个半衰期才能达到新的C_{ss}。

（4）负荷剂量（loading dose）是指首次剂量加大，然后给予维持剂量，使血药浓度迅速达到C_{ss}（图2－6c），立即使体内药物达到稳态浓度所需的剂量即为负荷剂量。

当静脉滴注时，第1个半衰期内的静滴药量的1.44倍即负荷剂量，将之静滴后即可达稳态浓度。

定时定量多次给药时，如果每隔一个血浆半衰期给药一次时，采用首次剂量加倍法，可使血浆浓度迅速达到稳态浓度。

负荷剂量用于急需达到稳态治疗浓度以迅速控制病情的病人。

思考题

1. 某人过量服用苯巴比妥（酸性药）中毒，有何办法加速脑内药物排至外周，并从尿内排出？
2. 试述药物主动转运和被动转运的特点。
3. 试述溶液pH对酸性药物被动转运的影响。
4. 试述肝药酶对药物转化以及与药物相互作用的关系。
5. 试述药代动力学在临床用药方面的重要性。

（符　健　刘　嫱）

第三章

药物效应动力学

药效学研究药物对机体的作用、作用机制以及药物剂量与效应之间相互作用规律。它是指导临床合理用药，发挥药物的最佳疗效，避免或减少药物不良反应发生的重要理论基础。

第一节　药物的基本作用

一、药物作用与药理效应

药物作用（drug action）是指药物对机体的初始作用，是动因。药理效应（pharmacological effect）是药物作用的结果，是机体反应的表现。例如去甲肾上腺素对血管的作用是激活血管平滑肌细胞的受体，其效应是导致血管收缩、血压升高。二者意义接近，习惯上常把它们互相通用。

药理效应是机体器官原有功能水平的改变，功能的提高称为兴奋（excitation），如升高血压、精神振奋等；功能的降低称为抑制（inhibition），如降压、镇静催眠等；过度兴奋转入衰竭（failure），如尼可刹米可兴奋呼吸中枢，但大量中毒时，则可抑制呼吸，这就是过度兴奋而导致衰竭造成的。

药物作用具有特异性，这是由药物的化学结构决定的。如阿托品特异性地阻断 M 胆碱受体，而对其他受体影响不大。

药物的作用还有选择性。有些药物可影响机体的多种功能，有些药物只影响机体的一种功能这就是药物作用的选择性，前者选择性低，作用范围广，临床应用较广，但副作用也较多；后者选择性高，临床应用针对性强，治疗效果好。药物作用特异性强的药物不一定引起选择性高的药理效应，二者不一定平行。例如阿托品特异性阻断 M 胆碱受体，但药理效应选择性并不高，对心脏、血管、平滑肌、腺体及中枢神经功能都有影响，而且有的兴奋、有的抑制。药物的选择性作用是相对的，有些药物小剂量时只作用于某一组织器官，大剂量时则引起较广泛的全身作用。例如巴比妥类药物在治疗剂量时产生中枢神经抑制作用，剂量增大时，则产生全身性抑制作用。

产生药物选择性的原因，一方面与药物化学结构的特异性有关，另一方面也与药物的组织中分布、组织器官对药物的亲和力及机体对药物的反应性高低有关。一般地说，药物分布在某器官浓度高，或与组织亲和力大，易对该器官呈现出选择作用。例如碘与甲状腺组织有很强的亲和力，在该组织中可达很高的浓度，因而用放射性碘治疗甲状腺功能亢进。

二、药物作用的两重性

临床用药治疗疾病时既可产生有利的治疗作用（therapeutic action），也可产生不良反应（adverse reaction），这就是药物作用的两重性：药物既能治病也能致病。

（一）治疗作用

凡符合用药目的或能达到防治疾病效果的作用称为治疗作用。根据治疗作用的效果，可将其分为对因治疗（etiological treatment）和对症治疗（symptomatic treatment）。前者用药目的在于消除原发致病因子，彻底治愈疾病，故又称治本，例如抗生素消除体内致病菌。而后者目的在于改善症状，故又称治标。对症治疗不能根除病原，但在病因未明暂时无法根治的情况下，对症治疗对维持重要生命指标，赢得对因治疗的时机非常重要。如对休克、心力衰竭、脑水肿、惊厥等危重急症进行抢救多属对症治疗。临床用药时，应根据病人的具体情况按“急则治其标，缓则治其本，标本兼治”的原则，妥善处理对症治疗和对因治疗的关系。

（二）不良反应

凡不符合用药目的并为病人带来不适或痛苦的反应统称为药物不良反应。药物不良反应主要有以下几类。

1. 副反应

由于药理效应选择性低，涉及多个效应器官，当某一效应用作治疗目的时，其他效应就成为副反应（side reaction，通常也称副作用）。副反应是药物固有的药理作用，常在治疗剂量时出现。一般不太严重并可以预料，而且是可以恢复的功能性变化。例如阿托品有松弛平滑肌和抑制腺体分泌的作用，用于解除胃肠痉挛时，将会引起口干、心悸、便秘等副反应。

2. 毒性反应

毒性反应（toxic reaction）指在剂量过大或药物在体内蓄积过多时发生的危害性反应。一般比较严重，但是可以预知且应该避免发生的。例如治疗慢性心功能不全的药物地高辛过量可引起心律失常。因用药量过大，立即发生的毒性称为急性毒性（acute toxicity），急性毒性多损害循环、呼吸及神经系统功能；长期用药蓄积后逐渐发生的毒性称为慢性毒性（chronic toxicity），慢性毒性多损害肝、肾、骨髓、内分泌等功能。另外致癌（carcinogenesis）、致畸胎（teratogenesis）、致突变（mutagenesis）通称为三致反应，也属于慢性毒性范畴。

3. 后遗效应

后遗效应（residual effect）指停药后血药浓度已降至阈浓度以下时残存的药理效应。此效应可能短暂，例如服用巴比妥类催眠药后，次晨出现的乏力、困倦等现象；也可能较长，如长期应用肾上腺皮质激素类药物引起肾上腺皮质萎缩，一旦停药，表现出肾上腺皮质功能低下，数月内难以恢复。

4. 停药反应

停药反应（withdrawal reaction）指突然停药后原有疾病的加剧，又称回跃反应（rebound reaction），例如长期服用可乐定降血压，停药次日血压将激烈回升。

5. 变态反应

变态反应（allergic reaction）是一类免疫反应。非肽类药物作为半抗原与机体蛋白结合为抗原后，经过接触10天左右敏感化过程而发生的反应，又称过敏反应。常见于过敏体质病人。药物本身、药物的代谢产物、制剂中的杂质或辅料均可成为致敏原，停药后反应逐渐消失，再次与抗原接触时可能再发。反应性质与药物原有效应无关。反应严重程度与剂量也无关，故不可预知。反应程度因药因人而异，轻者可有轻微的皮疹、发热，重者造血系统抑制，肝肾功能损害，甚至引起过敏性休克等。

6. 特异质反应

少数特异体质病人对某些药物反应特别敏感，反应性质也可能与常人不同，但与药物固有药理作用基本一致，反应严重度与剂量成比例，药理拮抗药救治可能有效。特异质反应（idiosyncrasy）与遗传因素有关，例如先天性血浆胆碱酯酶缺乏的病人对琥珀胆碱高度敏感，极易出现中毒。

第二节　药物剂量与效应关系

药理效应与剂量在一定范围内成比例，这就是量效关系（dose - effect relationship）。以药理效应的强度为纵坐标，药物剂量或浓度为横坐标作图表示，即为量效曲线（dose - effect curve）。药理效应按性质可分为量反应和质反应两种情况。

一、量反应的量效曲线

效应的强弱呈连续增长的变化，可以用数或量表示者称为量反应（graded response），例如血压的升降、平滑肌舒缩等。以效应强度为纵坐标、药物浓度为横坐标作图得长尾S形的量效曲线，如采用对数剂量呈典型的对称S形曲线（图3－1）。

从量反应的量效曲线可以看出以下几个特点位点：

最小有效量（minimal effective dose）即能引起药理效应的最小剂量，也称阈剂量。

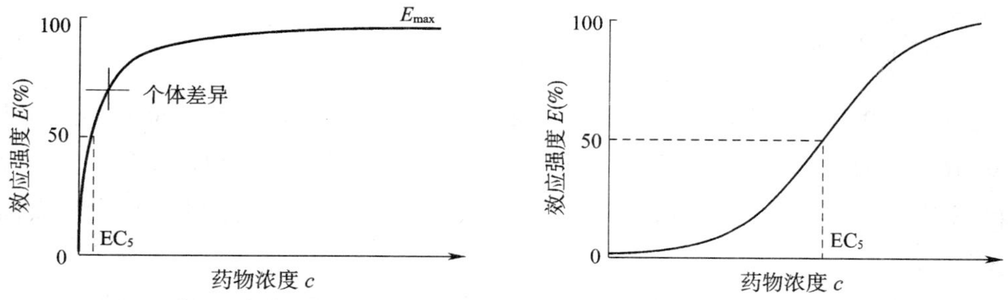

a. 药量用真数剂量表示　　b. 药量用对数剂量表示

图 3－1　药物作用的量效曲线图

极量（maximal dose） 即能引起最大效应而不发生中毒的剂量。

最小中毒量（minimal toxic dose） 即大于此剂量能引起中毒的剂量。

最小致死量（minimum lethal dose） 指增加此剂量能引起死亡的剂量。

个体差异（interindividual variability） 药理效应的个体差异普遍存在，对于同一药物的同一剂量，不同的个体产生的效应强度有差异；反之，产生相同的效应强度，不同的个体需要服用不同剂量的药物。在量效曲线上的某个点是一组实验动物产生效应的平均值。

半最大效应浓度（concentration for 50% of maximal effect，EC_{50}） 指能引起 50% 最大效应的浓度。

效能（efficacy） 指当效应增加到一定程度后，如再继续增加浓度或剂量而效应不再继续增强，这一最大效应又称为效能。此后如再增加剂量，效应不但不再增强，反而可能引起毒性反应。

效价强度（potency） 是指能引起等效反应（一般采用 50% 效应量）的相对浓度或剂量，其值越小则强度越大。药物的效能与效价强度含义完全不同，如氢氯噻嗪排钠利尿作用的效价强度大于呋塞米，而强 100 倍。但呋塞米的最大效能比噻嗪类都高，属强效利尿剂。因此比较同类药物作用强弱时，必须说明效能和效价强度。药物效能与效价的比较如图 3－2 所示。

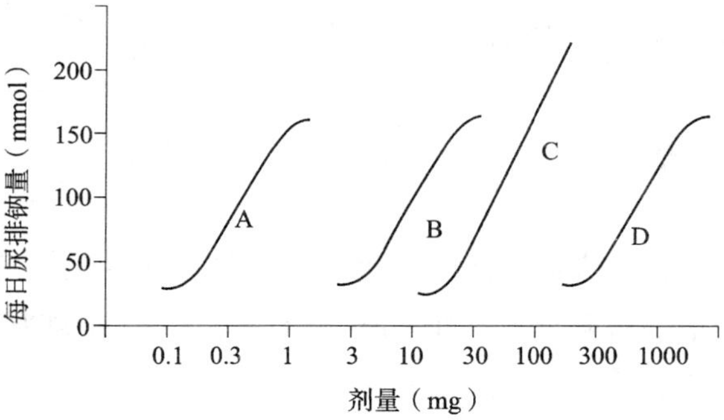

图 3－2　A、B、C、D 4 种药物的效能与效价比较

效价强度比较：A > B > C > D；效能比较：C > A = B = D

二、质反应的量效曲线

药理效应用阳性或阴性（全或无）表示称为质反应（all - or - none response 或 quantal response），如死亡与生存、惊厥与不惊厥等，必需用多个动物或多个实验标本以阳性率表示。用累加阳性率对数剂量（或浓度）作图也呈典型对称 S 形量效曲线（图 3 -3）。

从质反应的量效曲线可以看出的特定位点为半数有效量（median effective dose, ED_{50}），即能引起 50% 阳性反应的药物剂量（图 3 -3），该指标较为准确地反映药物的作用强度。引起半数动物死亡的剂量，称为半数致死量（median lethal dose，LD_{50}），可作为药物毒性大小的指标（图 3 -4），LD_{50}越小表示药物毒性越大。

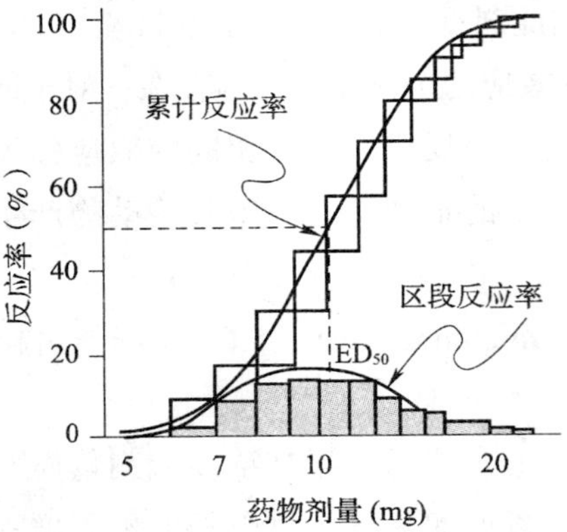

图 3 -3　质反应的量效曲线

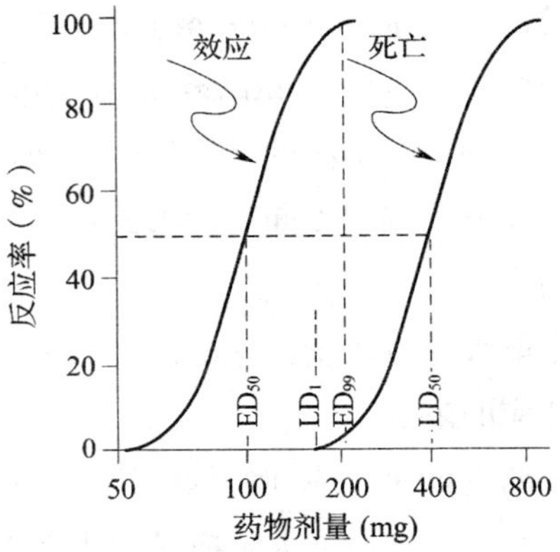

图 3 -4　药物效应和毒性的量效曲线

药物的安全度常用治疗指数和安全范围来估计。通常将药物的 LD_{50}/ED_{50}的比值作为治疗指数（therapeutic index，TI），用以衡量药物的安全性，指数越大药物也越安全。但如果某药的量效曲线与其剂量毒性曲线首尾有重叠，则治疗指数不能完全表示药物安全性的差异，故有人用 ED_{95}与 TD_5 或 ED_{99}与 TD_1 之间的距离即一般称为安全范围（margin of safety）来衡量药物的安全性，此距离越大越安全。

第三节　药物作用机制

药物的作用机制是解释药物如何起作用、在何处起作用的理论。目前有些药物的作用原理可以部分或全部解释清楚，但仍有不少药物作用机制尚不清楚。一般来说，药物产生效应的作用机制有以下几方面。

1. 改变理化性质

通过改变细胞周围环境的理化性质，例如用抗酸药中和胃酸；静脉注射甘露醇高渗溶液产生脱水和利尿作用，临床上用于脑水肿及急性肾功能衰竭的预防。

2. 影响细胞物质代谢过程

通过补充生命代谢物质，以治疗相应缺乏症，如铁剂治疗缺铁性贫血；胰岛素治疗糖尿病等。

3. 影响酶的活性

有些化学药物结构与机体代谢物相似，通过影响酶的活性而干扰代谢过程以起到药理作用。如磺胺药物其化学结构与致病菌生长繁殖必需物质对氨苯甲酸相似，两者竞争二氢叶酸合成酶，阻止二氢叶酸合成，从而抑制细菌生长繁殖。

4. 影响细胞膜离子通道

药物通过影响细胞膜离子通道干扰 Na^+，Ca^{2+}，K^+，Cl^- 离子转运过程起到药理作用。如局部麻醉药抑制 Na^+ 通道而阻滞神经冲动传导；维拉帕米阻断 Ca^{2+} 通道而抗心律失常。另外细胞膜还有屏障和保护功能，有些药物如多粘菌素类能损害细菌的胞浆膜，使膜通透性增加而产生杀菌作用。

5. 影响生理递质的释放、激素的分泌

药物可通过影响神经递质的合成、摄取、释放、灭活等过程改变递质在体内或作用部位的量引起机体的功能改变。例如麻黄素不仅能作用于肾上腺素受体，还能促进去甲肾上腺素能神经末梢释放去甲肾上腺素产生拟肾上腺素作用。药物也可以通过增减激素分泌的量而发挥作用，如甲苯磺丁脲可促进胰岛素的分泌而使血糖降低。

6. 作用于受体

药物作用于受体可引起相应的药理作用，详见下节叙述。

第四节　药物与受体

药物的作用机制十分复杂，已知它涉及到受体、酶、离子通道、核酸、载体、免疫系统、基因等。在此重点介绍药物作用的受体机制。

一、受体的概念和特性

受体的概念是 Ehrlich 和 Langley 于 19 世纪末和 20 世纪初在实验室研究的基础上提出来的。它是由两个完全不同的试验路线得来的。Langley 在研究阿托品及毛果芸香碱对猫唾液分泌具有拮抗作用，以及研究箭毒对骨骼肌的影响中发现这些物质既非作用于神经，也不作用于腺体和肌肉，而是在腺细胞和神经末梢中可能存在一种能与药物结合的物质，并将这种物质称之为接收物质，药物必须与这种接收物质结合才能发挥效应。随后，在 1910 年发现肾上腺素在去交感神经的动物仍呈现作用，又一次证实了接收物质的存在。

1908 年 Ehrlich 首先提出了受体（receptor）的概念，并指出药物可与其进行可逆性或非可逆性的结合，才能产生作用。同时也提出了受体应具有两个基本特点，一是具有特异性识别与之结合的配体或药物的能力，二是药物－受体复合物可引起生物效应，即类似锁与钥匙的特异性关系。1972 年 Sutherland 发现环磷腺苷（cAMP）及其与 β 肾上腺素间的关系，创立了第二信使学说，为研究神经递质、激素等与受体相互作用及信号转导机理开辟了新的途径，填补了药物与受体结合后与产生效应之间的空白。

科学技术的发展使得对受体的分离和鉴定成为可能，经过 100 多年的研究，大量受体结构和作用机制已被阐明，其结果不仅促进了药理作用机制的研究，而且还推动了整个生命科学和医学的发展。

受体是存在于细胞膜上、胞浆内或细胞核内，能识别并选择性地和一定的生物活性物质结合引起一定的生理效应的大分子物质。凡能与受体特异性结合的体内神经递质、激素、自体活性物质或药物统称为配体，也称第一信使。受体具有如下特性。

1. 灵敏性（sensitive）

受体只需与很低浓度的配体结合就能产生显著的效应。

2. 特异性（specificity）

因受体具有严格的立体结构专一性，它能准确识别配体。与化学结构非常相似的同一类型受体结合的配体，不同光学异构体的反应可以完全不同。

3. 饱和性（saturability）

受体数目是一定的，当其全部与配体结合后，达到饱和程度，此时再增加药物浓度，不可能有更多的受体被结合。作用于同一受体的配体之间存在竞争现象。

4. 可逆性（reversibility）

药物与受体通过化学键，如共价键、离子键、氢键及范德华力结合而起作用，因结合不牢固，配体与受体复合物容易解离，故配体与受体的结合是可逆的，解离后可得到原来的配体而非代谢产物。

5. 多样性（multiple－variation）

同一受体可广泛分布到不同的细胞而产生不同效应，受体多样性是受体亚型分类的基础，受体受生理、病理及药理因素调节，经常处于动态变化之中。

二、药物与受体的相互作用

药物与受体结合成复合物而引起效应，效应强弱遵循质量作用定律，即药物作用强弱与药物占领受体数目多少成正比，可用下列公式表示：

$$D + R \underset{k_2}{\overset{k_1}{\rightleftharpoons}} DR \longrightarrow E$$

式中，D 为药物；R 为受体；DR 为药物受体复合物；E 为效应；k_1 和 k_2 为结合与解离常数。

药物与受体结合产生效应不仅需要亲和力，而且还需要有内在活性。亲和力是指药物与受体的结合能力，它反映药物的作用强度（效价强度），内在活性是指药物与受体结合时能激动受体产生效应的能力，它反映药物的最大效应（效能），可以用 α 表示，0≤α≤1。当两药亲和力相等时其效应强度取决于内在活性强弱，当内在活性相等时则取决于亲和力大小（图 3-5）。

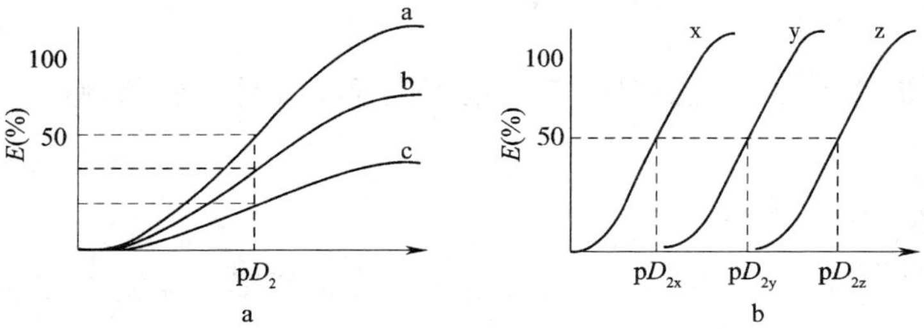

图 3-5　3 种激动药与受体亲和力及内在活性的比较

a. 亲和力：a=b=c；内在活性：a>b>c

b. 亲和力：x>y>z；内在活性：x=y=z

三、作用于受体的药物分类

根据药物与受体结合后所产生效应的不同，习惯上将作用于受体的药物分为激动药、部分激动药和拮抗药 3 类。

（一）激动药

对受体既有较强亲和力又有较强的内在活性（α=1）的药物为完全激动药（full agonist）。对受体有较强亲和力但只有较弱的内在活性（α<1）的药物为部分激动药（partial agonist），部分激动药单独使用时有较弱的激动作用，当与激动药并用时可拮抗激动药的部分效应，如完全激动药（如吗啡）可产生较强的效应，而部分激动药（如喷他佐辛）只引起较弱的效应，有时还可以拮抗激动药的部分效应，即表现为阻断作用。

（二）拮抗药

对受体有较强亲和力但缺乏内在活性（α=0）的药物为受体拮抗药（agonist），它本身不引起药理效应，但能阻断激动药与受体结合，从而拮抗激动药的作用。如肾上腺素为完全激动药，普萘洛尔能阻断肾上腺素受体与肾上腺素的结合，故普萘洛尔为受体拮抗药。

根据拮抗药与受体的结合是否可逆可将其分为竞争性拮抗药（competitive antagonist）和非竞争性拮抗药（noncompetitive antagonist）。竞争性拮抗药与激动药竞争相同的受体，其结合是可逆的。通过增加激动药的剂量与拮抗药竞争结合部位，最终可使量效曲线的最大效能与原来相同。当存在不同浓度的竞争性拮抗药时，只能使激动药的量效曲线平行右移，但最大效能不变。非竞争性拮抗药是指拮抗药与受体的结合非常牢固，产生不可逆性结合，它能引起受体构型的改变，从而干扰激动药与受体的正常结合，非竞争性拮抗药可使激动药与受体的亲和力与内在活性均降低，即不仅使激动药的量效曲线右移，而且最大效能也降低。

四、受体类型

根据受体蛋白结构、信息传导过程、效应性质、受体位置等特点，受体大致可分为下列 5 类。

（一）G 蛋白偶联受体

这一类受体种类最多，包括生物胺、激素、多肽激素及神经递质等的受体。G 蛋白有许多类型，常见的有兴奋性 G 蛋白（G_s），激活腺苷酸环化酶（AC）；抑制性 G 蛋白（G_i），抑制 AC；磷脂酶 C 型 G 蛋白（G_p），激活磷脂酰肌醇特异的 PLC；转导素 G_t 及 G_o。受体被激动后可使细胞内的第二信使 cAMP 增加或减少，或使磷脂酰肌醇二磷酸（PIP_2）或甘油二酯（DG），通过钙动员或蛋白磷酸化，从而产生生物效应。

（二）配体门控通道型受体

离子通道按生理功能分类，可分为配体门控离子通道和电压门控离子通道。配体门控通道型受体存在于快速反应细胞的膜上，由配体结合部位及离子通道两部分组成，当配体与其结合后，受体变构使通道开放或关闭，改变细胞膜离子流动状态，从而传递信息。如 N 型乙酰胆碱受体与配体乙酰胆碱结合后，钠离子通道开放，胞外钠离子内流、细胞膜去极化、肌肉收缩，这一过程在若干毫秒内完成。这一类受体还包括甘氨酸、谷氨酸、天门冬氨酸、γ－氨基丁酸（GABA）受体等。

（三）具有酪氨酸激酶活性的受体

胰岛素及一些生长因子的受体本身具有酪氨酸蛋白激酶的活性，称为酪氨酸蛋白激酶受体。这些受体都是跨膜糖蛋白，细胞外侧与配体结合；中间是一段跨膜结构；细胞内侧为酪氨酸激酶活性区域，可使自身和细胞内底物的酪氨酸磷酸化，激活胞内蛋白激酶，引起一系列细胞内信息传递。

（四）细胞内受体

甾体激素受体存在于细胞浆内，与相应甾体结合形成复合物后，进入细胞核中发挥作用。甲状腺素受体存在于细胞核内，功能与甾体激素大致相同。受体被激活后可通过转录而促进一些活性蛋白的合成。

（五）其他酶类受体

鸟苷酸环化酶（GC）也被认为是一类具有酶活性的受体，存在两类 GC，一类为膜结合酶，另一类存在于胞浆中，心钠肽可兴奋鸟苷酸环化酶，使三磷酸鸟苷（GTP）

转化为环磷鸟苷（cGMP）而产生生物效应。cGMP 可调节血管平滑肌和肾功能。

五、细胞内信号转导

1. 第一信使

第一信使是指多肽类激素、神经递质及细胞因子（包括白介素和生长因子两大类）等细胞外信使物质。大多数第一信使不能进入细胞，而是与靶细胞表面的特异性受体结合，进而改变受体的构象。激活的受体能引起细胞某些生物学特性的改变，如膜对某些离子通透性及膜上某些酶活性的改变，从而调节细胞功能。

2. 第二信使

第二信使是第一信使作用于靶细胞后在胞浆内产生的信息分子，是胞外信息与胞内效应之间必不可少的中介物。第二信使将获得的信息增强、分化、整合并传递给效应器才能发挥其特定的生理功能或药理效应。最早发现的第二信使是环磷腺苷（cAMP），其他还有环磷鸟苷（cGMP）、细胞膜肌醇磷脂代谢产物（IP_3、DG）以及 Ca^{2+} 离子。

（1）环磷腺苷（cAMP）　cAMP 是 ATP 经 AC 作用的产物。β 受体、D_1 受体、H_2 受体等激动药通过 G_s 作用使 AC 活化，ATP 水解而使细胞内 cAMP 增加。α 受体、D_2 受体、M_2 受体、阿片受体等激动药通过 G_i 作用抑制 AC，细胞内 cAMP 减少。cAMP 受磷酸二酯酶（phosphodiesterase，PDE）水解为 5′-AMP 后灭活。茶碱抑制 PDE 而使胞内 cAMP 增多。cAMP 能激活蛋白激酶 A（PKA）而使胞内许多蛋白酶磷酸化（ATP 提供磷酸基）而活化，例如磷酸化酶、脂酶、糖原合成酶等活化而产生能量。钙离子通道磷酸化后激活，钙离子内流而使神经、心肌、平滑肌等兴奋。

（2）环磷鸟苷（cGMP）　cGMP 是 GTP 经鸟苷酸环化酶（GC）作用的产物，也受 PDE 灭活。cGMP 作用与 cAMP 相反，使心脏抑制、血管舒张、肠腺分泌等。cGMP 可以独立作用而不受 cGMP 制约。cGMP 可激活蛋白酶 G 而引起各种效应。

（3）肌醇磷脂（phosphatidylinositol）　细胞膜肌醇磷脂的水解是另一类重要的受体信息转导系统。α、H_1、5-HT_2、M_1、M_3 等受体激动药与其受体结合后通过 G 蛋白介导激活磷脂酶 C（PLC），PLC 使 4，5-二磷酸肌醇磷脂（PIP_2）水解为二酰甘油（DAG）及 1，4，5-三磷酸肌醇（IP_3）。DAG 在细胞膜上激活蛋白激酶 C（PKC），使许多靶蛋白磷酸化而产生效应，如腺体分泌，血小板聚集，中性粒细胞活化及细胞生长、代谢、分化等效应。IP_3 在促进细胞内钙池释放 Ca^{2+} 有重要的生理意义。

（4）钙离子　细胞内 Ca^{2+} 浓度在 1μmol 以下，不到血浆 Ca^{2+} 的 0.1%，对细胞功能有着重要的调节作用，如肌肉收缩、腺体分泌、白细胞及血小板活化等。细胞内 Ca^{2+} 可从细胞外经细胞膜上的钙离子通道流入，也可从细胞内肌浆网等钙池释放，两种途径互相促进。前者受膜电位、受体、G 蛋白、蛋白激酶 A（PKA）等调控，后者受 IP_3 作用而释放。细胞内 Ca^{2+} 激活蛋白激酶 C（PKC），与 DAG 有协同作用，共同促进其他信息传递蛋白及效应蛋白活化。很多药物通过对细胞内 Ca^{2+} 影响而发挥其药理效应，故对细胞内 Ca^{2+} 调控及其作用机制近年来受到极大的重视。

3. 第三信使

第三信使是指负责细胞核内外信息传递的物质，包括生长因子、转化因子等。它们传导蛋白以及某些癌基因产物，参与基因调控、细胞增殖和分化以及肿瘤的形成等过程。

六、受体的调节

受体数目的多少或反应性的高低可受到各种生理及药理因素的影响而发生改变。通常在激动药浓度过高，或长期应用激动药后，组织或细胞对激动药的敏感性和反应性下降，称为受体脱敏（receptor desensitization）。受体脱敏是机体对长期应用激动药后敏感性下降或产生耐受性的原因，如哮喘病人久用 β 受体激动药异丙肾上腺素治疗可产生疗效降低。反之激动药水平降低或长期应用拮抗药时，组织或细胞对激动药的敏感性和反应性增高，称为受体增敏（receptor hypersensitization）。如久用 β 受体阻断药普萘洛尔治疗高血压时，如突然停药，病人会出现心动过速、血压升高等停药综合征，这就是由于 β 受体的敏感性增高所致。

受体的调节可表现于同类受体，如 β 受体阻断剂或 β 受体激动剂可使 β 受体增敏或脱敏，是受体特异性的调节。也可表现于不同类受体，如细胞长期与去甲肾上腺素接触后，不仅对去甲肾上腺素的反应降低，而且对前列腺素的反应也降低，是为非特异性的调节。

若受体脱敏和增敏只涉及受体密度的变化，则分别称之为受体下调（down－regulation）和受体上调（up－regulation）。

思考题

1. 如何从药物的效应决定临床的用药方案？
2. 试述药物最主要的作用机制。
3. 试从药物与受体的相互作用论述激动药与拮抗药的特点。
4. 从药物的量效曲线上可以获得哪些与临床用药的有关资料？

（符　健　刘　嫱）

第四章

影响药物效应的因素

药物在机体内发挥效应是药物和机体相互作用的结果。药物虽有其固有的药效学特点，但给药途径、联合用药、年龄、性别、种族等药物和机体方面的因素也可影响其效应，使药物的效应增强或减弱，甚至发生质的改变。所以在临床用药时，应在了解影响药物效应的各种因素的基础上，针对病人的具体情况进行个体化用药，选择合适的药物及其制剂，制定合理的给药方案，以达到既有效又安全的用药目的。

第一节　药 物 因 素

一、药物剂型和给药途径

药物剂型及其制备工艺不同，可能显著影响药物的吸收和生物利用度。如相同剂量的各种地高辛片口服后血浆浓度可相差7倍之多，20mg的微晶螺内酯胶囊的疗效可相当于100mg普通晶体螺内酯。控缓释制剂可使药物缓慢、恒速或非恒速的释放，其作用比较持久。

同一药物由于剂型不同，采用的给药途径不同，所引起的药物效应也不同。不同给药途径药物吸收速度不同，一般规律是静脉注射 > 吸入 > 肌内注射 > 皮下注射 > 口服 > 经肛 > 贴皮。一般注射剂中的水溶性制剂比油剂和混悬剂吸收快、起效时间短。口服制剂中的溶液剂比片剂、胶囊剂容易吸收。不同的给药途径还可以影响某些药物的作用性质，例如硫酸镁口服不吸收，在胃肠道内可发挥其导泻作用，而注射给药则引起止痉、镇静和颅内压降低。

二、联合用药及药物相互作用

临床常联合应用两种或两种以上药物，除达到多种治疗目的外都是利用药物间的协同作用（synergism）以增加疗效或利用拮抗作用（antagonism）以减少不良反应。不恰当的联合用药往往由于药物间相互作用（interaction）而使疗效降低或出现意外的毒性反应。

（一）影响药动学的相互作用

1. 吸收

空腹服药吸收较快，饭后服药吸收较平稳。促进胃排空的药如甲氧氯普胺能加速药物吸收，抑制胃排空药如各种具有抗 M 胆碱作用药物能延缓药物吸收。对于吸收缓慢的灰黄霉素，加快胃排空反而减少其吸收；而在胃中易被破坏的左旋多巴减慢胃排空则使吸收减少。食物对药物吸收总的来说影响不大，因此基本上没有特异性禁忌。药物间相互作用影响吸收却不少见，如四环素与 Fe^{2+}、Ca^{2+} 等因络合而互相影响吸收。

2. 血浆蛋白结合

对于那些与血浆蛋白结合率高的、分布容积小的、安全范围窄的及消除半衰期较长的药物易受其他药物置换与血浆蛋白结合而致作用加强，如香豆素类抗凝药及口服降血糖药易受阿司匹林等解热镇痛药置换而分别产生出血及低血糖反应。

3. 肝脏生物转化

肝药酶诱导药如苯巴比妥、利福平、苯妥英及香烟、酒等能增加与其合用的底物的消除而使药效减弱。肝药酶抑制药如异烟肼、氯霉素、西咪替丁等能减慢其合用的底物的消除而使药效加强。

4. 肾排泄

利用离子障原理，碱化尿液可加速酸性药物自肾排泄，减慢碱性药物自肾排泄。反之，酸化尿液可加速碱性药物排泄，减慢酸性药物排泄。经同一机制自肾小管分泌的药物水杨酸盐竞争性抑制甲氨蝶呤自肾小管排泄而增加后者的毒性反应。

（二）影响药效学的相互作用

1. 生理性拮抗或协同

服用催眠镇静药后，饮酒会加重中枢抑制作用，喝浓茶或咖啡会减轻中枢抑制作用，影响疗效。抗凝血药华法林和抗血小板药阿司匹林合用可能导致出血反应。

2. 受体水平的协同与拮抗

许多抗组胺药、酚噻嗪类、三环抗抑郁药类都有抗 M 胆碱作用，如与阿托品合用可能引起精神错乱、记忆紊乱等不良反应。β 受体阻断药竞争性拮抗 β 受体激动药肾上腺素的作用，可能导致高血压危象等，这些都是非常危险的反应。

3. 干扰神经递质的转运

三环类抗抑郁药抑制儿茶酚胺再摄取，可增加肾上腺素及其拟似药如酪胺等的升压反应，而抑制可乐定及甲基多巴的中枢降压作用。

第二节 机体因素

一、年龄

1. 小儿

小儿正处在各器官的发育期间，特别是早产儿和新生儿，肝、肾、中枢神经系统的发育尚未完全，而使通过肝代谢、肾排泄的药物受影响。如早产儿及新生儿的肝脏对氯霉素代谢能力低下导致氯霉素在组织中蓄积而引起“灰婴”综合征。婴儿的血脑屏障发育不完善，而对吗啡特别敏感易出现呼吸抑制。新生儿体液占体重比例较大，水盐转换率较快，故对利尿药比较敏感，易致水盐代谢障碍或中毒；血浆蛋白总量较少，药物血浆蛋白结合率较低；新生儿肾功能只有成人的20%，庆大霉素在早产新生儿的血浆半衰期长达18h，为成人（2h）的9倍。

2. 老人

老人机体组成发生变化，脂肪在机体中所占比例增加，而体内水分比例减少，导致脂溶性药物分布容积增加。肝肾功能随年龄增长而自然衰退，故药物代谢和清除率逐年下降，各种药物血浆半衰期都有程度不同的延长，例如在肝灭活的地西泮可自常人的20~24h延长4倍，自肾排泄的氨基糖苷类抗生素可延长2倍以上。以药效学方面，老人对许多药物反应性发生改变，例如中枢神经药物易致精神错乱，心血管药易致血压下降及心律失常，抗M胆碱药易致尿潴留、大便秘结及青光眼发作等。老年人经常服用多种药物，发生药物相互作用的可能性增加。

二、性别

一般来讲，药物反应的性别差异不大。但女性病人在月经、怀孕、分娩、哺乳等时期，用药应予注意。例如，妇女月经期不宜服用泻药和抗凝药以免月经过多。妊娠期，进入母体内的药物均可进入胎儿体内，应禁用可引起畸胎或对胎儿有毒性的药物，特别在妊娠早期（第2周~3个月）为胚胎器官形成时期，对于已知的致畸药物如锂盐、乙醇、华法林、苯妥英及性激素等应严格禁用。对哺乳期的妇女，一些经乳汁排泄的药物易被乳儿摄入体内引起中毒，故用药要慎重。另外女性较男性有较高比例的脂肪和较低比例的水可影响药物的分布和作用。

三、遗传因素

遗传因素在药物代谢和效应中起着决定性的作用。遗传变异可引起的药物代谢酶、药物转运体和药物作用靶点功能异常，导致药物代谢和效应产生个体和群体差异。

1. 遗传多态性

遗传多态性是由同一正常人群中统一基因位点上具有多种等位基因引起的，并由此导致多种表型。基因的突变可引起所编码的药物代谢酶、转运蛋白和受体的活性和功能异常。常见药物代谢酶 *N*－乙酰基转移酶（N－acetyltransferase，NAT）、CYP2C9、CYP2C19 和 CYP2D6 等的遗传多态性可通过影响药物的血药浓度而影响其疗效和不良反应。如 NAT 活性在人群中一般分为快乙酰化型、慢乙酰化型和中间乙酰化型，在服用同样剂量的异烟肼后，快乙酰化者血药浓度较低，半衰期较短，其多发性外周神经炎的发生率也较少。受体的遗传多态性可通过影响其对药物的反应性而影响药物的治疗效应。如 β 受体的多态性改变 β 受体对激动药的敏感性而影响其药物效应。

2. 药物反应种族差异

不同种族由于具有不同的遗传背景和生活环境，对一些药物的代谢和反应存在着差异。如 NAT 慢乙酰化型在美国的白色人种和黑色人种中约占 50%，而黄色人种（中国人、日本人）仅占 10%～20%。服用普萘洛尔后，中国人的心血管反应较白色人种敏感，而黑色人种的反应敏感性最差。

3. 特异质反应

特异质反应是一类先天遗传异常所致。骨骼肌松弛药琥珀胆碱在血液中迅速被假性胆碱酯酶灭活，作用短暂，遗传性假性胆碱酯酶缺陷的病人，使用同样剂量琥珀胆碱后呼吸停止时间可达数小时，且易致死亡。又如 6－磷酸葡萄糖脱氢酶（G－6PD）缺陷是人类最常见的遗传病，G－6PD 是红细胞膜稳定因子，缺乏时患者红细胞膜容易破裂，当进食蚕豆或服用治疗量的阿司匹林、伯氨喹、磺胺药、砜类等抑制 G－6PD 的食物或药物时，易发生溶血性贫血。

四、疾病状态

疾病状态可以使效应器官对药物的反应性或是药物在体内的代谢转运发生改变，从而影响药物的作用。肝肾功能不良可使药物消除减少，血浆 $t_{1/2}$ 延长。例如庆大霉素在肾功能正常的人 $t_{1/2}$ 约为 2.3h，肾功能不良时 $t_{1/2}$ 可延长至 24h，此时必须延长给药间隔，否则易致药物的蓄积而中毒。神经功能抑制时，如巴比妥类中毒时能耐受较大剂量中枢兴奋药而不致惊厥，惊厥时却能耐受较大剂量苯巴比妥。回肠或胰腺疾病，或由于心衰或肾病综合征导致回肠黏膜水肿时，会因吸收障碍而使药物吸收不完全。体温过低（尤其是老年人更容易发生）可显著降低机体对许多药物的消除。此外要注意患者有无潜在性疾病影响药物疗效，例如氯丙嗪诱发癫痫，非甾体抗炎药激活溃疡病，氢氯噻嗪加重糖尿病等。

五、心理因素

患者的精神状态与药物疗效关系密切，医护人员的语言、态度及病人的乐观或悲观情绪均可影响药物的疗效。

安慰剂（placebo）是不具药理活性的中性物质如乳糖、淀粉等制成的外形似药的制剂，对于头痛、心绞痛、手术后痛、感冒咳嗽、神经官能症等能获得 30% ~50% 的疗效。安慰剂产生的效应称为安慰剂效应。安慰剂对心理因素控制的自主神经系统功能影响较大，如血压、心率、胃分泌、呕吐、性功能等。安慰剂效应主要由病人的心理因素引起，它来自病人对药物和医生的信赖。安慰剂在新药临床研究时双盲对照中极其重要，可用以排除阳性疗效或假阳性不良反应。安慰剂效应广泛存在，任何有效治疗都可以产生安慰剂效应，要予以充分利用。

六、昼夜节律

生物活动以 24h 为周期保持节律性变化。如体温、血压、肾上腺皮质激素的分泌等。人的肾上腺皮质激素分泌高峰出现在清晨，血浆浓度在早 8 时左右最高，此后逐渐下降，直到午夜零点降至最低值。临床可根据这种昼夜节律变化，采取隔日早晨一次用药，可提高疗效，减少不良反应。

七、机体对药物反应的变化

在连续用药一段时间后机体（包括病原体）对药物的反应可能发生改变，主要表现为以下几点。

1. 耐受性和耐药性

连续用药后机体对药物的反应性降低，增加剂量可恢复反应，这种现象叫做耐受性（tolerance）。易引起耐受性的药物有巴比妥类、亚硝酸类、麻黄碱、肼屈嗪等。病原体及肿瘤细胞等对化学治疗药物敏感性降低称为耐药性（drug resistance），也称抗药性。滥用抗菌药物是病原体产生耐药性的重要原因。在抗癌化学治疗中也有类似的耐药性问题。

2. 依赖性和停药综合征

依赖性（dependence）是在长期用药后机体在生理上或是精神上对药物产生了依赖和需求。如果产生了生理依赖性，停药后会出现严重的生理机能的紊乱，即停药综合征（withdrawal syndrome）。如果只是精神依赖性，停药不致对机体形成危害。药物滥用是造成依赖性的重要原因，吗啡、可卡因、大麻等麻醉药品容易出现依赖性，用药时应慎重。

思考题

1. 试述药效学的个体差异及其原因。
2. 如何在掌握药动学和药效学基础上理解临床合理用药原则？

（符　健　刘　嫱）

第二篇　化学治疗药物药理

第五章

化学治疗药概述

抗微生物药（antimicrobial drug） 是指用于治疗病原微生物所致感染性疾病的药物。主要包括抗菌药（antibacterial drugs）、抗真菌药（antifungal drugs）和抗病毒药（antiviral drugs）。抗菌药物是对病原菌具有抑制或杀灭作用，防治细菌感染性疾病的一类药物。对所有病原体，包括细菌和其他微生物、寄生虫及癌细胞所致疾病的药物治疗统称为化学治疗（chemotherapy），简称化疗。

在应用化疗药物治疗感染性疾病过程中，应注意机体、病原体与药物三者的相互关系（图5－1）。感染性疾病的罹患与康复是微生物与机体相互斗争的过程，因此病原微生物在疾病的发生上无疑起着重要作用。但病原体不能决定疾病的全过程，人体的反应性、免疫状态和防御功能对疾病的发生、发展与转归也有重要作用。当机体防御功能占主导地位时，就能战胜致病微生物，使它不能致病，或发病后迅速康复。抗菌药物的抑菌或杀菌作用是制止疾病发展与促进康复的外来因素，为机体彻底消灭病原体和促进疾病痊愈创造有利条件。另一方面，在某种条件下微生物可产生耐药性，而使药物失去抗菌效果；在治疗中药物的治疗作用是主要的，但使用不当时，药物可产生不良反应，影响患者健康，甚至使治疗失败。

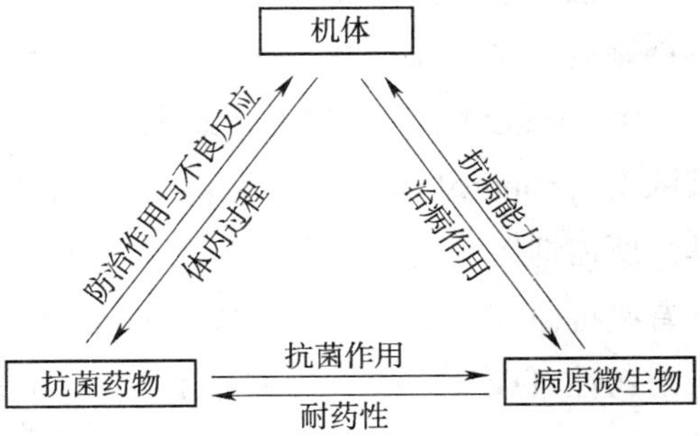

图5－1　机体、抗菌药物及病原微生物的相互作用关系

第一节　抗微生物药的常用术语

抗菌谱（antibacterial spectrum） 每种抗菌药物都有一定的抗菌范围，称为抗菌谱。某些抗菌药物仅作用于单一菌种或菌属称为窄谱抗菌药，如异烟肼只对结核杆菌有效。对多种病原微生物有效的抗菌药称为广谱抗菌药，如四环素和氯霉素，它们不仅对革兰阳性细菌和革兰阴性细菌有抗菌作用，且对衣原体、肺炎支原体、立克次体及某些原虫等也有抑制作用。

抑菌药（bacteriostatic drugs）是指仅有抑制细菌生长繁殖而无杀灭作用的药物，如四环素类、红霉素等。

杀菌药（bactericidal drugs）这类药不仅能抑制细菌生长繁殖，而且能将之杀灭，如青霉素类、头孢菌素类、氨基糖苷类等。

化疗指数（chemotherapeutic index，CI）是评价化学治疗药物安全性及应用价值的指标，一般以动物半数致死量（LD_{50}）和治疗感染动物的半数有效量（ED_{50}）之比，或5%致死量（LD_5）与95%有效量（ED_{95}）的比来衡量。化疗指数愈大，药物的毒性愈小，临床应用的价值也可能愈高。理想的化疗药物一般必须具有对宿主体内病原微生物有高度选择性的毒性，而对宿主无毒性或毒性很低，最好还能促进机体防御功能并能与其他抗菌药物联合应用消灭病原体。但化疗指数高者并不是绝对安全，例如化疗指数很大的青霉素却能引起过敏性休克甚至死亡。

抗菌活性（antibacterial activity）是指抗菌药抑制或杀灭病原微生物的能力。可用体外药敏试验和体内实验治疗法测定。体外药敏实验对临床用药具有重要参考意义。能够抑制培养基内细菌生长的最低浓度为最低抑菌浓度（minimal inhibitory concentration，MIC）；能够杀灭培养基内细菌或使活菌总数减少99%或99.5%以上，称为最低杀菌浓度（minimal bactericidal concentration，MBC）；在一批实验中能抑制50%或90%受试菌所需抑菌浓度，分别称为MIC_{50}及MIC_{90}。抗菌药的抑菌作用和杀菌作用是相对的，有些抗菌药在低浓度时呈抑菌作用，而高浓度则呈杀菌作用。

耐药性（resistance）是指在长期应用化疗药物后，病原体对化疗药物产生的耐受性。

抗生素后效应（post antibiotic effect，PAE）指细菌与抗生素短暂接触，当抗生素浓度下降，低于MIC或消失后，在一定时间范围内细菌生长受到持续抑制的现象。

第二节 抗菌药概述

一、抗菌药物的作用机制

抗菌药物的作用机制现多以干扰细菌的生化代谢过程来解释。简要介绍以下几种主要方式（图5-2）。

1. 影响叶酸及核酸代谢

磺胺类与甲氧苄啶（TMP）可分别抑制二氢叶酸合成酶与二氢叶酸还原酶，干扰叶酸代谢，导致核酸代谢障碍，从而抑制细菌的生长和繁殖（见第十章）；喹诺酮类药物能抑制细菌DNA的复制而产生杀菌作用；利福平与依赖DNA的RNA多聚酶的β亚单位结合，抑制细菌RNA的合成而杀灭细菌。

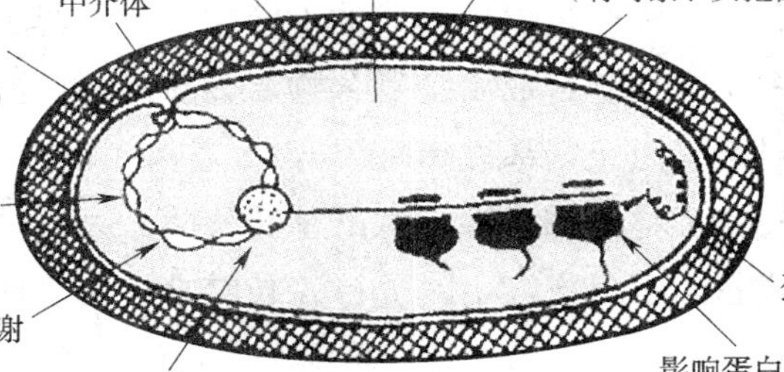

图5－2 细菌结构与抗菌药作用部位示意图

2. 抑制细菌细胞壁合成

细菌细胞膜外是一层坚韧的细胞壁，保护细菌不被菌体内的高渗透压破坏，具有维持细菌正常形态的功能。细菌细胞壁主要结构成分是胞壁粘肽，由*N*－乙酰葡萄糖胺（GNAc）和*N*－乙酰胞壁酸（MNAc）重复交替联结而成。胞壁粘肽的生物合成可分为胞浆内、胞浆膜与胞浆外3个阶段。胞浆内粘肽前体的形成可被磷霉素与环丝氨酸所阻碍。磷霉素抑制有关酶系阻碍*N*－乙酰胞壁酸的形成；环丝氨酸通过抑制D－丙氨酸的消旋酶和合成酶阻碍了*N*－乙酰胞壁酸五肽的形成。胞浆膜阶段的粘肽合成可被万古霉素和杆菌肽所破坏，它们能分别抑制MNAc－五肽与脂载体结合并形成直链十肽二糖聚合物和聚合物转运至膜外受体的过程及脱磷酸反应。

青霉素与头孢菌素类抗生素则能阻碍直链十肽二糖聚合物在胞浆外的交叉联接过程。青霉素等的作用靶点是胞浆膜上的青霉素结合蛋白（PBPs），表现为抑制转肽酶的转肽作用，从而阻碍了交叉联接。能阻碍细胞壁合成的抗生素可导致细菌细胞壁缺损，由于菌体内的高渗透压，在等渗环境中水分不断渗入，致使细菌膨胀、变形，在自溶酶影响下，细菌破裂溶解而死亡。

3. 影响胞浆膜的通透性

细菌胞浆膜主要是由类脂质和蛋白质分子构成的一种半透膜，具有渗透屏障和运输物质的功能。多粘菌素类抗生素可影响胞浆膜的生物活性，其亲水基团与细菌胞浆膜中的磷脂结合形成复合物，使膜功能受损；制霉菌素和两性霉素B等多烯类抗生素可与真菌胞浆膜中的麦角固醇结合，使膜通透性改变；氨基糖苷类抗生素通过离子吸附作用与菌体胞浆膜结合，使通透性增加。胞浆膜受损后，膜通透性增加，细菌内的生命物质外漏，从而使细菌死亡。

4. 抑制蛋白质合成

细菌核糖体为70S，由30S和50S亚基组成，哺乳动物是真核细胞，其核糖体为80S，由40S与60S亚基构成，因而它们的生理、生化与功能不同，抗菌药物对细菌的核糖体有高度的选择性毒性，而不影响人体细胞的功能。多种抗生素能抑制细菌的蛋白质合成，分别作用于细菌蛋白质合成的不同阶段：①起始阶段：如氨基糖苷类抗生素阻止30S亚基和70S亚基合成始动复合物。②肽链延伸阶段：四环素类抗生素能与核糖体30S亚基结合，阻止氨基酰tRNA与30S亚基A位结合，阻碍了肽链的形成，产生抑菌作用；氯霉素和林可霉素抑制肽酰基转移酶；大环内酯类抑制移位酶。③终止阶段：氨基糖苷类抗生素阻止终止因子与A位结合，使合成的肽链不能从核糖体释放出来，致使核糖体循环受阻，因而具有杀菌作用。

二、细菌的耐药性

细菌的耐药性又称抗药性，一般是指细菌与药物多次接触后，对药物的敏感性下降甚至消失，致使药物对耐药菌的疗效降低或无效。耐药性产生机制主要有以下几方面。

1. 产生灭活酶

灭活酶有两种，一是水解酶，如β-内酰胺酶可水解青霉素或头孢菌素。二是钝化酶，如氨基糖苷类抗生素钝化酶（乙酰转移酶、磷酸转移酶、核苷转移酶），可催化某些基团结合到抗生素的OH基或NH_2基上，致使抗生素失活。

2. 降低细菌外膜通透性

细菌可通过各种途径使抗菌药物不易进入菌体，如革兰阴性杆菌的细胞外膜对青霉素G等有天然屏障作用；铜绿假单胞菌对某些广谱抗菌药天然耐药；其他革兰阴性杆菌细胞壁水孔或外膜非特异性通道功能改变引起细菌对一些广谱青霉素类、头孢菌素类包括某些第三代头孢菌素的耐药。

3. 细菌体内靶位结构的改变

链霉素耐药株的细菌核蛋白体30S亚基上链霉素作用靶位P10蛋白质发生改变；利福平的耐药性是由于细菌RNA多聚酶的β亚基发生改变，使其与药物的结合力降低而耐药。由质粒介导的对林可霉素和红霉素的耐药性，是由于细菌核蛋白体23S亚基的腺嘌呤甲基化，使药物不能与细菌结合所致。某些肺炎球菌、淋球菌对青霉素G耐药，以及金黄色葡萄球菌对甲氧西林耐药，是因经突变引起青霉素结合蛋白（PBPs）改变，使药物不易与之结合。这种耐药株往往对其他青霉素（如苯唑西林或氯唑西林）和头孢菌素类也都耐药。

4. 其他

细菌对磺胺类的耐药，可能是由于对药物具拮抗作用的底物PABA的产生增多所致；也可能通过改变对代谢物的需要等途径。

三、抗菌药的合理使用

随着抗菌药物的广泛使用，特别是滥用，给治疗带来许多新问题，如毒性反应、过敏反应、二重感染、细菌产生耐药性等。因此，合理使用抗菌药物日益受到重视。

（一）抗菌药临床应用的基本原则

1. 严格按照适应证选药

每一种抗菌药物各有不同抗菌谱与适应证。临床诊断、细菌学诊断和体外药敏试验可作为选药的重要参考。此外，还应根据病人全身情况，肝、肾功能，感染部位，药物代谢动力学特点，细菌产生耐药性的可能性、不良反应和价格等方面因素综合考虑。

2. 控制抗菌药剂量

剂量要适当，疗程应足够。剂量过小，不但无治疗作用，反而易使细菌产生耐药性；剂量过大，不仅造成浪费，还会带来严重的不良反应。疗程过短易使疾病复发或转为慢性。

3. 对于病毒性感染和发热原因不明者

感冒、上呼吸道感染等病毒性疾病，发病原因不明者（除病情严重并怀疑为细菌感染外）不宜用抗菌药，否则可使临床症状不典型和病原菌不易被检出，以致延误正确诊断与治疗。

4. 皮肤黏膜等局部感染

应尽量避免局部应用抗菌药，因其易发生过敏反应和耐药菌的产生。

5. 预防应用及联合应用

对此均应严格掌握适应证，抗菌药物的预防应用仅限于少数情况，如经临床实践证明确有效果者。联合用药，也必须谨慎掌握指征、权衡利弊。

（二）抗菌药的联合应用

1. 抗菌药联合应用的意义

联合用药的主要优点是：①发挥药物的协同抗菌作用以提高疗效；②延迟或减少耐药菌的出现；③对混合感染或不能作细菌学诊断的病例，联合用药可扩大抗菌范围；④联合用药可减少个别药剂量，从而减少不良反应。

抗菌药物的不合理联合应用，可能产生不利后果：如增加不良反应发生率；容易出现二重感染；耐药菌株更加增多；浪费药物；给人一种虚假的控制感染，延误正确治疗。

2. 联合用药的指征

联合用药的指征有：①病原菌未明的严重感染；②单一抗菌药物不能控制的严重混合感染，如肠穿孔后腹膜炎的致病菌常有多种需氧菌和厌氧菌等；③单一抗菌药物不能有效控制的感染性心内膜炎或败血症；④长期用药细菌有可能产生耐药者，如结核、慢性尿路感染、慢性骨髓炎等；⑤用以减少药物毒性反应，如两性霉素 B 和氟胞嘧啶合用治疗深部真菌，前者用量可减少，从而减少毒性反应；⑥细菌感染所致的脑膜炎和骨髓炎；临床感染一般用二药联用即可，常不必要三药联用或四药联用。

（三）肝肾功能损害时抗菌药的应用

1. 肾功能减退的影响

肾功能减退时，应用主要经肾排泄的药物宜减量或延长给药间隔时间。对肾有毒的药物，如两性霉素B、万古霉素及氨基糖苷类等，宜避免使用。对肾功能无损害或损害不大的药物，一般情况下可按常规给药，但要求肝功能必须正常。

肾功能轻、中和重度减退的给药量分别为正常剂量的2/3 ~ 1/2、1/2 ~ 1/5和1/5 ~ 1/10。

2. 肝功能减退的影响

肝功能减退者，应避免使用或慎用氯霉素、林可霉素、红霉素、利福平、四环素类等。早产和新生儿的肝脏对氯霉素的解毒功能较低，易造成灰婴综合征，应禁用。

小结 化学治疗是指对所有病原体，包括细菌和其他微生物、寄生虫及癌细胞所致疾病的药物治疗的统称。化疗药主要包括抗菌药、抗真菌药和抗病毒药。在化疗药中，最常用的就是抗菌药物。抗菌药物主要通过影响叶酸及核酸代谢、抑制细菌细胞壁合成、影响胞浆膜的通透性、抑制蛋白质合成等作用机制来干扰细菌的生化代谢过程，达到抑制或杀灭细菌的作用。细菌与药物多次接触后，对药物的敏感性下降甚至消失，即耐药性。细菌主要通过产生灭活酶、降低细菌外膜通透性、细菌体内靶位结构的改变等途径而产生耐药。因此应用抗菌药物一定要合理，根据细菌对各种抗菌药的敏感度与耐药性的变迁，选择适当的药物进行治疗。

思考题

1. 名词解释：抑菌药、杀菌药、抗菌谱、抗菌活性，最低杀菌浓度、化学疗效、化疗指数。

2. 抗菌药物的作用机制有哪些？

（刘 嫱 符 健）

第六章

β－内酰胺类抗生素

第一节 分类、抗菌机制和耐药机制

β－内酰胺类抗生素（β－lactam antibiotics）是指化学结构中含有β－内酰胺环的一类抗生素（图6－1），包括青霉素类、头孢菌素类、非典型β－内酰胺类和β－内酰胺酶抑制剂等。该类抗生素抗菌活性强、毒性低、适应证广，且品种多，是临床最为常用的一类抗菌药物。

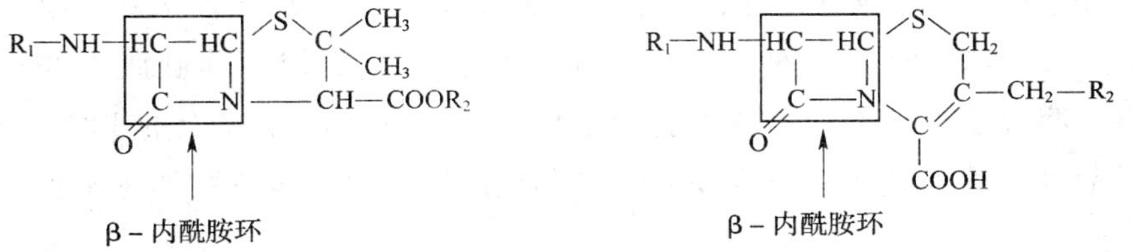

a. 青霉素类　　　　b. 头孢菌素类

图6－1 β－内酰胺类抗生素的基本结构

一、β－内酰胺类抗生素分类

1. 青霉素类

按抗菌谱和耐药性分为5类：

（1）窄谱青霉素类 以注射用青霉素G和口服用青霉素V为代表。

（2）耐酶青霉素类 以注射用甲氧西林和口服、注射用氯唑西林、氟氯西林为代表。

（3）广谱青霉素类 以口服用阿莫西林和口服、注射用氨苄西林为代表。

（4）抗铜绿假单胞菌广谱青霉素类 以注射用羧苄西林和哌拉西林为代表。

（5）抗革兰阴性杆菌青霉素类 以口服用匹美西林和注射用美西林为代表。

2. 头孢菌素类

按抗菌谱、耐药性和肾毒性分为一、二、三、四代。

（1）第一代头孢菌素　以口服用头孢氨苄和注射、口服用头孢拉定为代表。

（2）第二代头孢菌素　以口服用头孢克洛和注射用头孢呋辛为代表。

（3）第三代头孢菌素　以口服用头孢克肟和注射用头孢哌酮、头孢噻肟为代表。

（4）第四代头孢菌素　以注射用头孢匹罗为代表。

3. 其他β－内酰胺类

包括碳青霉烯类、头霉素类、氧头孢烯类、单环β－内酰胺类。

4. β－内酰胺酶抑制药

包括克拉维酸（棒酸）和舒巴坦类。

5. β－内酰胺类抗生素的复方制剂

β－内酰胺酶抑制药与其他β－内酰胺类抗生素制成复方制剂可以起到抑酶增效的作用。

二、抗菌作用机制

所有β－内酰胺类抗生素的作用机制基本相同，即高活性的β－内酰胺环与敏感菌细胞膜上的青霉素结合蛋白（penicillin binding proteins，PBPs）结合，抑制其转肽酶活性，阻止细胞壁黏肽的合成，造成细胞壁缺损而产生抗菌作用。由于菌体内渗透压高，细胞壁缺损使外环境水分不断渗入，致使菌体肿胀、变形；同时激发细菌自溶酶活性，导致菌体细胞裂解而死亡。细菌细胞膜上的PBPs种类、数目和分子量因菌种不同而有很大差异，故不同细菌对β－内酰胺类抗生素的敏感性不同。

哺乳动物无细胞壁结构，所以β－内酰胺类抗生素对人和动物的毒性很小。因β－内酰胺类抗生素对已合成的细胞壁无影响，故对繁殖期细菌的作用较静止期强。因革兰阳性（G^+）菌细胞壁黏肽含量高，故β－内酰胺类抗生素对G^+菌的作用强，而对革兰阴性（G^-）菌的作用则较弱。

三、耐药机制

β－内酰胺类抗生素之间存在完全交叉耐药性和部分交叉耐药性。细菌对β－内酰胺类抗生素产生耐药的机制包括以下几种：①产生灭活酶，即β－内酰胺酶（包括青霉素酶和头孢菌素酶）。β－内酰胺酶可使β－内酰胺环水解裂开而使药物失去抗菌活性。②与药物结合。某些β－内酰胺类抗生素对β－内酰胺酶稳定，不被水解灭活，但可与酶迅速结合，使药物停留在胞膜外间隙中，不能到达作用靶位——PBPs而产生耐药性。③PBPs结构改变。④细胞壁外膜通透性改变。⑤增强药物外排。⑥自溶酶缺乏。

第二节 青霉素类抗生素

青霉素类抗生素由母核6－氨基青霉烷酸（6－aminopenicillanic acid，6－APA）和侧链 R_1 组成，母核由β－内酰胺环和噻唑环骈合而成（图6－1a），而母核中的β－内酰胺环为抗菌活性的最基本结构，一旦被破坏，抗菌活性即消失。根据其来源不同，青霉素类抗生素可分为天然青霉素和半合成青霉素两类。

一、天然青霉素

青霉素G

青霉素G（Penicillin G）又名苄青霉素（Benzylpenicillin），是最早应用于临床的抗生素。1929年由Fleming首次报道发现，1940年Florey与Chain从青霉菌的培养液中分离提纯成功，获得大量的青霉素。青霉素G是从青霉菌培养液中提取获得的5种青霉素（F，G，K，X，双H）之一，因其化学性质相对较稳定，产量高，作用强，毒性低，价格低廉，故常用。青霉素G为一有机酸，常用其钠盐或钾盐，其干燥粉末在室温下保存数年仍有抗菌活性，但其水溶液极不稳定，遇酸、碱、醇、重金属离子、氧化剂等易被分解破坏，且不耐热，在室温下放置24h大部分会降解失效，并产生具有抗原性的致敏物质，故应在临用前配制。

【体内过程】

青霉素G不耐酸，不耐酶，口服吸收少且不规则。肌内注射吸收迅速且完全，注射后约15～30min血药浓度即达峰值。故青霉素G常规肌内注射或静脉滴注给药。青霉素G的血浆蛋白结合率为55%～60%，主要分布于细胞外液，能广泛分布于全身各关节腔、浆膜腔、间质液、淋巴液、精液、中耳液及肝、胆、肾、肺、肠道、横纹肌等各组织。该药因脂溶性低，细胞内含量较少；房水与脑脊液中含量亦较低，但炎症时药物较易进入，可达有效浓度。青霉素G几乎全部以原形经肾脏排泄，约10%经肾小球滤过，90%经肾小管主动分泌排出，$t_{1/2}$约为0.5～1h。

青霉素G的钠盐或钾盐水溶液为短效制剂，为延长其作用时间，可肌内注射难溶的混悬制剂普鲁卡因青霉素（Procaine Penicillin，双效西林）和苄星青霉素（Benzathine Penicillin；长效西林，Bicillin）。前者一次注射40万单位，可维持24h；后者一次注射120万单位，可维持15d。因两药血药浓度均很低，仅用于轻症病人或预防感染。丙磺舒与青霉素G可竞争肾小管有机酸分泌载体，使之排泄减慢，血药浓度提高，两者配伍使用时可使青霉素G的药效增强，作用时间延长，可用于少数重症感染。

【抗菌作用】

青霉素G对敏感致病菌有强大的杀菌作用。在细菌繁殖期低浓度表现为抑菌，高浓度则呈现出杀菌效果。敏感致病菌包括：①大多数的G^+菌（球菌和杆菌），如溶血性链球菌、肺炎链球菌、草绿色链球菌、不产酶的金黄色葡萄球菌和表皮葡萄球菌等，以及白喉棒状杆菌、炭疽杆菌、单核细胞增多性李斯特菌、破伤风杆菌、产气荚膜杆菌、败血梭状芽孢杆菌、肉毒杆菌、乳酸杆菌等；②G^-球菌，如脑膜炎双球菌、敏感的淋球菌等；③少数G^-杆菌，如流感杆菌、百日咳杆菌等；④各种螺旋体、放线菌，如钩端螺旋体、梅毒螺旋体、包柔螺旋体、回归热螺旋体、鼠咬热螺旋体、衣氏放线菌等。对大多数G^-杆菌作用较弱，对肠球菌不敏感，对阿米巴原虫、支原体、立克次体、衣原体、真菌、病毒无效。金黄色葡萄球菌、淋球菌、肺炎球菌、脑膜炎球菌等对本品极易产生耐药性。

【临床应用】

青霉素G为治疗敏感的G^+球菌和杆菌、G^-球菌、螺旋体及放线菌所致感染的首选药物，主要适应证有：

1. G^+球菌感染 如A组β－溶血性链球菌引起的咽炎、化脓性关节炎、肺炎、猩红热、蜂窝织炎、产褥热及败血症，B组β－溶血性链球菌、草绿色链球菌、敏感的肺炎链球菌和肠球菌引起的呼吸道感染、心内膜炎、脑膜炎和败血症，以及敏感的金黄色葡萄球菌引起的疖、痈等，均首选青霉素G。草绿色链球菌和肠球菌所致心内膜炎等重症感染一般需与氨基糖苷类合用。

2. G^+杆菌感染 如破伤风、气性坏疽、白喉、炭疽等，首选青霉素G。因青霉素G对细菌产生的外毒素无效，同时加用抗毒素血清以中和外毒素。

3. G^-球菌感染 如脑膜炎双球菌引起的流行性脑脊髓膜炎，首选青霉素G。近年淋球菌耐药菌明显增多，对淋病的治疗需根据药敏试验来决定是否选用青霉素G，治疗量亦需根据药敏程度确定。

4. 螺旋体感染 如钩端螺旋体病、梅毒、回归热等，为首选药。

5. 放线菌病 治疗宜大剂量、长疗程。

【不良反应】

青霉素G毒性很低，最常见的不良反应为过敏反应。

1. 过敏反应 为青霉素类的主要不良反应，发生率约为3%～10%，在各类药物中居首位。反应程度从皮疹、接触性皮炎、血清病样反应到过敏性休克等均可发生。其中过敏性休克最为严重，发生率占用药人数的0.4/10000～4/10000，死亡率约为0.1/10000。过敏性休克的病人临床表现主要为循环衰竭、呼吸衰竭和中枢抑制，抢救不及时可致死亡。

为防止过敏反应的发生，使用青霉素时必须做到以下几点：①询问过敏史，对青霉素过敏者禁用，对其他药物过敏或具有过敏体质者慎用；②做皮肤过敏试验（包括初次使用、用药间隔 24h 以上以及更换厂家或批号者），用 500U/ml 皮试液皮内注射 0.05ml，20min 后观察反应。注意：皮试液应新鲜配制，若冰箱中保存，最长不能超过 7 天；③备好急救药物（如肾上腺素）和设备，不在没有急救药物和设备的条件下使用；④避免饥饿时使用；⑤用药后需观察 30min，无反应者方可离去；⑥注射液需临用现配。

一旦发生过敏性休克，应分秒必争，就地抢救：①首先让患者头低位躺下；②立即肌内或皮下注射 0.1% 肾上腺素 0.5ml，若症状无改善，30min 后重复注射一次或稀释后缓慢静脉注射或输液内加肾上腺素静滴；③迅速建立静脉输液通道；④ 必要时加用糖皮质激素、抗组胺药、氨茶碱等药物；⑤保温及其他急救措施。

2. 赫氏反应（Herxheimer reaction） 应用青霉素 G 首次治疗梅毒、钩端螺旋体病、鼠咬热等感染时，会出现全身不适、肌痛、咽痛、寒战、发热、心动过速及局部病变加重等现象，称为赫氏反应。此反应可能是大量病原体被杀死后释放的内毒素所致，多见于用药后 6～8h、12～24h。初次小剂量或静脉滴注给药，一般可避免此反应。

3. 其他 肌内注射因局部刺激可产生局部疼痛、红肿或硬结，尤以钾盐为甚。鞘内注射可致脑膜或神经刺激症状。大剂量静脉滴注青霉素钾盐或钠盐可引起高钾或高钠血症，甚至引起心脏功能抑制，特别是在肾功能下降时。

二、半合成青霉素

青霉素 G 虽杀菌力强、价格低廉、毒性小，但抗菌谱窄、不耐酸、不耐酶。人们通过对其侧链进行改造，得到了多种具有耐酸、耐酶、广谱、抗铜绿假单胞菌及抗革兰阴性菌等特性的半合成青霉素。半合成青霉素与青霉素 G 之间存在交叉过敏反应，用药前必须做皮肤过敏试验（可用青霉素 G 或同种制剂作为皮试液）。根据抗菌谱及其他特性，半合成青霉素可分为 5 类。

（一）耐酸青霉素类

本类药物有青霉素 V（Penicillin V，苯氧甲青霉素）、非奈西林（Phenethicillin，苯氧乙青霉素）、丙匹西林（Propicillin，苯氧丙青霉素）等。该类青霉素耐酸，口服吸收好；抗菌谱同青霉素 G，但作用稍弱，仅用于敏感菌引起的轻度感染、感染复发的预防及恢复期的巩固治疗。

（二）耐酶青霉素类

本类药物目前常用的有甲氧西林（Methicillin）、苯唑西林（Oxacillin）、氯唑西林（Cloxacillin）、双氯西林（Dicloxacillin）、氟氯西林（Flucloxacillin）等。它们的抗菌谱同青霉素 G，但抗菌活性较低，不及青霉素 G。主要用于耐青霉素的金黄色葡萄球菌感染，其中以双氯西林和氟氯西林作用较强。它们共同的特点是耐酶，除甲氧西林外，其他药物还具有耐酸的特性。甲氧西林因不耐酸，只能肌内注射或静脉滴注给药，其他药物可口服和注射给药。金黄色葡萄球菌对甲氧西林可呈现出特殊耐药，一旦耐药，该菌株将对所有β－内酰胺类抗生素产生耐药性，称为耐甲氧西林金黄色葡萄球菌（methicillin resistant staphylococcus auresus，MRSA），其耐药的原因与β－内酰胺酶无关，系因产生了新的PBPs（如$PBP_{2\alpha}$）所致。

（三）广谱青霉素类

本类药物有氨苄西林（Ampicillin）、阿莫西林（Amoxycillin）、匹氨西林（Pivampicillin）等。它们的共同特点是：①耐酸，可口服；②抗菌谱广，对G^+菌和G^-菌均有杀菌作用，对G^+菌作用较青霉素G弱，但对肠球菌作用优于青霉素G；对G^-菌有较强的抗菌作用，但对铜绿假单胞菌不敏感；③不耐酶，对耐药金黄色葡萄球菌感染无效；④可引起二重感染；⑤口服主要用于治疗敏感菌所致轻症病例，如呼吸道感染、伤寒、副伤寒、胆道感染、肠道感染、尿路感染等；静脉滴注给药用于治疗重症病例，如败血症、脑膜炎、心内膜炎等，严重病例需与氨基糖苷类抗生素合用。

（四）抗铜绿假单胞菌广谱青霉素类

本类药物为广谱抗生素，抗菌谱与氨苄西林相似，对G^+菌作用与青霉素G相似，对G^-菌作用强，尤其是对铜绿假单胞菌有特效。代表药物有羧苄西林（Carbenicillin）、替卡西林（Ticarcillin）、哌拉西林（Piperacillin）等。该类药物不耐酸，仅能注射给药；不耐酶，故对产酶的金黄色葡萄球菌感染无效，临床上主要用于铜绿假单胞菌及其他敏感的G^-菌感染的治疗。

（五）窄谱抗革兰阴性杆菌青霉素类

本类药物有美西林（Mecillinam）、匹美西林（Pivmecillinam）、替莫西林（Temocillin），特点是对G^-杆菌作用强，但对铜绿假单胞菌无效；对G^+菌作用甚微。该类药物为抑菌药，作用靶位为PBP_2，与作用于其他PBPs的抗菌药有协同作用。主要用于G^-杆菌感染的治疗。

第三节　头孢菌素类抗生素

头孢菌素类（cephalosporins）抗生素是由真菌培养液中提取的头孢菌素C，水解得到母核7－氨基头孢烷酸（7－aminocephalosporanic acid，7－ACA）接上不同侧链而获得的一类广谱半合成抗生素。本类抗生素的抗菌活性基团也是β－内酰胺环（图6－1b），与青霉素类抗生素有着相似的理化特性、抗菌活性、作用机制和临床应用。与青霉素类相比，本类药物具有抗菌谱广、杀菌力强、过敏反应少及对β－内酰胺酶稳定性高等诸多优点，是目前临床抗感染治疗中应用最广泛的一类安全有效的抗菌药物。根据头孢菌素的抗菌谱、抗菌强度、对β－内酰胺酶的稳定性及对肾脏的毒性，本类药物可分为四代（表6－1）。

表6－1　常用头孢菌素类药物的分类及主要特点

分代	药物	给药途径	主要特点
第一代	头孢噻吩（Cefalothin，先锋霉素Ⅰ）	i. m，i. v	①对 G^+ 菌（包括对青霉素G敏感或耐药的金黄色葡萄球菌）作用较第二、三、四代头孢菌素强，对 G^- 菌的作用较弱，对铜绿假单胞菌、厌氧菌无效；②对青霉素酶稳定，但可被 G^- 菌产生的β－内酰胺酶破坏；③肾毒性较大
	头孢噻啶（Cefaloridine，先锋霉素Ⅱ）	i. m，i. v	
	头孢氨苄（Cefalexine，先锋霉素Ⅳ）	p. o	
	头孢唑林（Cefazolin，先锋霉素Ⅴ）	i. m，i. v	
	头孢拉定（Cefradine，先锋霉素Ⅵ）	p. o，i. m，i. v	
	头孢乙腈（Cefacetrile，先锋霉素Ⅶ）	i. m，i. v	
	头孢匹林（Cefapirin，先锋霉素Ⅷ）	i. m，i. v	
	头孢羟氨苄（Cefadroxil）	p. o	
第二代	头孢呋辛（Cefuroxime）	i. m，i. v	①对 G^+ 菌的作用较第一代稍逊，对 G^- 菌的作用明显增强，对厌氧菌有一定作用，对铜绿假单胞菌无效；②对多种β－内酰胺酶稳定；③肾毒性较小
	头孢克洛（Cefaclor）	p. o	
	头孢孟多（Cefamandole）	i. m，i. v	
	头孢呋辛酯（Cefuroxime axetil）	p. o	
第三代	头孢噻肟（Cefotaxime）	i. m，i. v	①对 G^+ 菌的作用较第一、二代弱，但仍有相当抗菌活性，对 G^- 菌的作用更强，对肠杆菌科、铜绿假单胞菌、厌氧菌均有较强抗菌作用；②对β－内酰胺酶的稳定性增强；③对肾脏基本无毒
	头孢他啶（Ceftazidine）	i. m，i. v	
	头孢曲松（Ceftriaxone）	i. m，i. v	
	头孢哌酮（Cefoperazone，先锋必）	i. m，i. v	
	头孢唑肟（Ceftizoxime）	i. m，i. v	
	头孢甲肟（Cefmenoxime）	i. m，i. v	
	头孢克肟（Cefixime）	p. o	
	头孢地尼（Cefdinir）	p. o	
第四代	头孢吡肟（Cefepime）	i. m，i. v	①对 G^+ 菌和 G^- 菌均高效（对 G^+ 菌的抗菌作用增强，对 G^- 菌，包括铜绿假单胞菌的作用优于第三代）；②对β－内酰胺酶高度稳定；③几无肾毒性
	头孢匹罗（Cefpirome）	i. m，i. v	
	头孢利定（Cefolidin）	i. v	
	头孢噻利（Cefoselis）	i. v	

注：i. m为肌内注射；i. v为静脉注射；p. o为口服。

【体内过程】

凡能口服的头孢菌素类抗生素均具有耐酸性，胃肠道吸收好；其余均不耐酸，需注射给药。吸收后分布较广，能透入各组织中，易透过胎盘，在滑囊液、心包积液中均可获较高浓度。第三、四代头孢菌素类穿透力更强，多能分布至前列腺、眼房水、脑脊液和胆汁中，并可达有效浓度。头孢菌素类主要经肾脏排泄，尿中浓度高，凡能影响青霉素排泄的药物同样可影响该类药物的排泄，如丙磺舒。头孢哌酮、头孢曲松主要随胆汁排泄，胆汁中浓度高。多数头孢菌素类药物的 $t_{1/2}$ 较短（0.5～2h），第三代较长，其中头孢曲松的 $t_{1/2}$ 长达 8h。

【抗菌作用】

抗菌谱广，对多数 G^+ 菌和 G^- 菌有效，但各代的抗菌强度不同（表 6－1）。头孢菌素类抗生素和青霉素类抗生素度之间存在着部分交叉耐药现象。

【临床应用】

1. 第一代头孢菌素 主要用于产青霉素酶的金黄色葡萄球菌及其他敏感菌所致轻、中度感染，包括呼吸道、泌尿道及皮肤软组织感染，常用药物有头孢噻吩、头孢唑林、头孢氨苄，其中头孢唑林还常用于预防外科手术感染及术后感染的治疗。

2. 第二代头孢菌素 主要用于敏感菌（特别是产酶耐药 G^- 杆菌）所致呼吸道感染、胆道感染、骨关节感染、泌尿道感染、皮肤软组织感染及菌血症等。一般 G^- 杆菌感染可作为首选药，常用药物有头孢呋辛、头孢孟多、头孢克洛。

3. 第三代头孢菌素 主要用于尿路重症感染，以及危及生命的败血症、肺炎、脑膜炎等严重感染的治疗。抗铜绿假单胞菌感染多选用之，其中头孢他啶是目前抗铜绿假单胞菌活性最强的抗生素。肠杆菌属细菌所致成人脑膜炎、新生儿脑膜炎可选用头孢曲松和头孢他啶。

4. 第四代头孢菌素 主要用于对第三代头孢菌素耐药的 G^- 菌感染。

【不良反应】

头孢菌素类抗生素毒性较低，不良反应较少。

1. 过敏反应 较常见，主要表现为皮疹，过敏性休克罕见，头孢菌素与青霉素类有部分交叉过敏反应，有青霉素过敏史者应慎用。

2. 肾毒性 第一代头孢菌素大剂量可致近曲小管细胞损害，肾损害较大；第二代肾损害较之减轻。与其他有肾毒性的药物合用可使肾损害加剧，用药时需注意。肾功能不全者应禁用。

3. 胃肠道反应 口服或某些注射用头孢菌素可引起胃部不适、恶心、呕吐、腹泻等。

4. 二重感染 第二、三、四代头孢菌素偶见二重感染，如假膜性肠炎等。

5. 其他 头孢呋辛、头孢孟多、头孢哌酮等静脉给药可引起静脉炎或出血倾向，后者可同服维生素 K 预防。部分头孢菌素与乙醇同服可产生“醉酒样反应”，故用药期间或停药 3 天内应禁酒或禁服含乙醇的制剂。大剂量使用偶可致头痛、头晕、抽搐等中枢神经系统症状。

第四节 非典型 β－内酰胺类抗生素

非典型 β－内酰胺类包括碳青霉烯类、头霉素类、氧头孢烯类和单环类。这些抗生素无 6－APA 或 7－ACA 的基本结构，而含有 β－内酰胺环和另一杂环（单环类除外）。

单环类仅有β-内酰胺环，故称为单环类。

一、碳青霉烯类

碳青霉烯类（carbopenems）具有抗菌谱广、抗菌活性强、对β-内酰胺酶高度稳定（但可被某些细菌产生的金属酶水解）、抑酶等诸多特点。对G^+球菌、G^-球菌、肠杆菌科G^-杆菌、铜绿假单胞菌、不动杆菌等非发酵G^-菌和厌氧菌均有强大的抗菌活性，但MRSA、肠球菌对本类药物天然耐药。

亚胺培南（Imipenem，亚胺硫霉素）可经特殊的外膜通道快速透过细胞壁作用于细胞膜上的PBPs，故杀菌作用强大。本药不耐酸，故不能口服，在体内易被肾脱氢肽酶迅速灭活而失效，故临床所用的制剂是与等量脱氢肽酶抑制剂西司他丁（Cilastatin）制成的复方制剂，称为泰能（Tienam），仅供注射用。临床主要用于敏感菌所致骨髓炎、呼吸道、泌尿系统、皮肤软组织、妇产科及腹腔感染等。常见不良反应为胃肠道反应、药疹、静脉炎、一过性转氨酶升高等；大剂量使用可致肾损害，以及惊厥、头痛、意识障碍等严重中枢神经系统反应。

美罗培南（Meropenem）对肾脱氢肽酶稳定，因此不需与脱氢肽酶抑制剂配伍使用。帕尼培南（Panipenem）易在肾皮质中积蓄致肾脏损害，而倍他米隆（Betamipron，一种氨基酸衍生物）可抑制其在肾皮质中的蓄积，故临床上帕尼培南常与等量倍他米隆组成复方制剂使用。厄他培南（Ertapenem）$t_{1/2}$较长，约为4h，据病情可每日给药1次或2次，但对铜绿假单胞菌和不动杆菌作用较其他碳青霉烯类差。

二、头霉素类

头霉素类（cepharmycins）自链霉菌获得，其抗菌活性大多与第二代头孢菌素相仿，个别品种具有第三代头孢菌素的特点。头孢西丁（Cefoxitin）为该类药的代表药物，具有广谱抗菌活性，但对革兰阳性菌和革兰阴性菌的作用较弱，不及第二代注射用头孢菌素，对铜绿假单胞菌无效。主要特点是对厌氧菌（包括革兰阳性和革兰阴性厌氧菌）有良好的抗菌作用；对β-内酰胺酶高度稳定，故对耐青霉素的金黄色葡萄球菌和头孢菌素耐药菌仍有较强的抗菌作用。临床主要用于厌氧菌与需氧菌引起的盆腔、腹腔及妇科的混合感染。不良反应与头孢菌素相似。本类药物还有头孢美唑（Cefmetazole）、头孢米诺（Cefminox）、头孢替坦（Cefotetan）、头孢拉宗（Cefbuperazone）等。

三、氧头孢烯类

氧头孢烯类（oxacephalosporins）的代表药物为拉氧头孢（Latamoxef），抗菌作用与第三代头孢菌素相似。拉氧头孢的抗菌作用特点是对革兰阴性杆菌（除铜绿假单胞菌外）和厌氧菌（包括脆弱拟杆菌）有强大的抗菌作用，优于第三代头孢菌素；对β

－内酰胺酶极稳定。可用于敏感菌所致泌尿道、呼吸道、腹腔、妇科、胆道、皮肤软组织、骨关节感染，以及脑膜炎和败血症等。临床主要用于革兰阴性杆菌感染或革兰阴性杆菌与厌氧菌的混合感染。不良反应以皮疹多见。本类药物还有氟氧头孢（Flomoxef）。

四、单环β－内酰胺类

氨曲南（Aztreonam）是第一个应用于临床的单环β－内酰胺类（monobactams）药物，为抗革兰阴性菌的窄谱抗生素。对G^-需氧菌包括铜绿假单胞菌有强大的抗菌作用，对G^+菌、厌氧菌无效，并具有耐酶、低毒、体内分布广等特点。临床主要用于大肠埃希菌、铜绿假单胞菌、淋球菌等G^-需氧菌所致呼吸道、腹腔、盆腔、尿道、皮肤软组织、妇科感染及淋病等的治疗。不良反应少而轻，偶见皮疹、血清转氨酶升高、胃肠道不适等。本类药物还有卡芦莫南（Carumonam）。

第五节　β－内酰胺酶抑制药及其复方制剂

β－内酰胺酶抑制药（β－lactamase inhibitors）本身没有或只有很弱的抗菌活性，但与其他β－内酰胺类抗生素联用或制成复方制剂则可起到抑酶、增效的作用，使对β－内酰胺酶不稳定的青霉素类和头孢菌素类抗生素的抗菌作用增强、抗菌谱扩大。常用的β－内酰胺酶抑制药有克拉维酸、舒巴坦和他唑巴坦等。

克拉维酸（Clavulanic Acid，棒酸）是从链霉菌培养液中提取获得的β－内酰胺酶抑制药，只有很弱的抗菌活性，常与多种β－内酰胺类抗生素联合使用以增强抗菌效果。临床常用的复方制剂有克拉维酸/阿莫西林、克拉维酸/替卡西林，主要用于产酶的金黄色葡萄球菌、肠杆菌、淋球菌、肺炎杆菌、变形杆菌和脆弱拟杆菌等敏感菌所致感染的治疗。

舒巴坦（Sulbactam，青霉烷砜）为人工半合成的β－内酰胺酶抑制药，本身对某些细菌有一定抗菌活性，抗菌作用较克拉维酸略强，对金黄色葡萄球菌和G^-杆菌产生的β－内酰胺酶有不可逆的强大抑制作用。与β－内酰胺类抗生素联用可产生明显的协同抗菌作用。临床常用的复方制剂有舒巴坦/氨苄西林、舒巴坦/头孢哌酮等。舒巴坦/氨苄西林主要用于产β－内酰胺酶的金黄色葡萄球菌、淋球菌、肠杆菌属、流感杆菌及脆弱拟杆菌等所致感染的治疗；而舒巴坦/头孢哌酮主要用于产β－内酰胺酶的肠杆菌、铜绿假单胞菌和厌氧菌等感染的治疗。

他唑巴坦（Tazobactam，三唑巴坦）为舒巴坦的衍生物，是不可逆的β－内酰胺酶抑制药，本身抗菌活性很弱，但其抑酶作用强于克拉维酸与舒巴坦。复方制剂为他唑巴坦/哌拉西林，该制剂对耐哌拉西林的大肠埃希菌、不动杆菌、肺炎克氏菌、奇异变形杆菌等G^-杆菌及各类厌氧菌均有良好的抗菌作用。可被选择用来救治危重、难治、

G^-杆菌耐药菌所致感染的治疗，在病原学诊断不明时亦可作为重症感染经验治疗药物之一。

小结

1. β－内酰胺类抗生素（β－lactam antibiotics）是指化学结构中含有β－内酰胺环的一类抗生素，包括青霉素类、头孢菌素类、非典型β－内酰胺类和β－内酰胺酶抑制药等。该类抗生素抗菌活性强、毒性低、适应证广，且品种多，是临床最为常用的一类抗菌药物。

2. β－内酰胺类抗生素作用机制相同：主要通过与细菌细胞膜上的青霉素结合蛋白（PBPs）结合，抑制细菌细胞壁合成而产生抗菌作用。

3. β－内酰胺类抗生素的抗菌特点：①对哺乳动物的毒性很小；②为繁殖期杀菌剂，对繁殖期的细菌作用强，静止期的作用弱；③对G^+菌的作用强，对G^-菌的作用弱。

4. β－内酰胺类抗生素之间存在完全交叉耐药和部分交叉耐药现象。

5. 青霉素类抗生素的特点是：毒性低、抗菌谱窄、易耐药、易发生严重的过敏反应（过敏性休克）。

6. 头孢菌素类抗生素的特点是：抗菌谱广、杀菌力强、毒性低、对胃酸及对β－内酰胺酶稳定、过敏反应少且轻（与青霉素类仅有部分交叉过敏），与青霉素类之间无完全的交叉耐药现象。

思考题

1. 简述青霉素G的抗菌机制、不良反应及防治措施。

2. 为何氟氯西林用于耐药金黄色葡萄球菌感染，而氨苄西林则对革兰阴性菌作用较强？

3. 试述半合成青霉素类抗生素的分类及其抗菌特点。

4. 试比较第一、二、三、四代头孢菌素的抗菌作用及临床应用特点。

5. 试述青霉素类和头孢菌素类的异同点。

制剂与用法

青霉素G钠盐或钾盐（Sodium Penicillin G or Potassium Penicillin G） 临用前配成溶液，一般40万～80万U/次，肌内注射，普通感染2次/d，严重感染4次/d，必要时每日总量可再增大。严重感染时可静脉滴注（注意：钾盐忌静脉推注），静脉滴注时要计算含钾量（每60万U青霉素G钾盐含钾离子39mg），并注意滴注速度，以防血钾过高。用量较大或病人肾功能不全时，则应改用钠盐滴注。

普鲁卡因青霉素（Procaine Penicillin） 注射剂：40万U/次，1次/d，肌内注射，必要时可适当增量。

苄星青霉素（Benzathine Penicillin） 注射剂：成人1～2次/月，儿童1次/月，60万～120万U/次，肌内注射。

青霉素V钾（Penicillin V Potassium） 口服，成人125～500mg（20万～80万U）/次，每6～8h 1次。儿童每4h 1次，每次2.5～9.3mg（4000～14 880U）；每6h 1次，每次3.75～14mg（6000～22 400U）/kg；每8h 1次，每次5～18.7mg（8000～29 920U）/kg。

非奈西林钾（Phenethicillin Potassium） 口服，0.25～0.5g/次，每6h 1次。宜饭前服。

丙匹西林钾（Propicillin Potassium） 口服，0.5～1.5g/d，分4次服。

甲氧西林钠（Methicillin Sodium） 注射剂：0.25g，0.5g。1.5～3g/次，4次/d，肌内注射或静脉滴注。

苯唑西林（Oxacillin） 成人0.5～1.0g/次，4～6g/d，儿童50～100mg/(kg·d)，分4～6次用。宜在饭前1h或饭后2h服用，以免食物干扰吸收。肌内注射剂量同口服；静脉滴注，成人4～6g/d，儿童每日50～100mg/kg。

氯唑西林（Cloxacillin） 胶囊剂：0.25g。成人250～500mg/次，2～4次/d；儿童，30～60mg/（kg·d），分2～4次口服。粉针剂：0.25g，0.5g。肌内注射剂量同口服。

氟氯西林钠（Flucloxacillin Sodium） 口服、肌内注射或静脉滴注，0.25g/次，4次/d。

双氯西林钠（Dicloxacillin Sodium） 口服、肌内注射或静脉滴注，0.5～1g/次，4次/d。

氨苄西林钠（Ampicillin Sodium） 成人0.25～1g/次，4次/d；儿童20～80mg/(kg·d)，分4次服。肌内注射剂量同口服。静脉注射或静脉滴注，成人2～6g/d，儿童50～150mg/（kg·d）。

阿莫西林钠（Amoxycillin Sodium） 成人0.3～0.6g/次，每日3～4次口服，儿童10岁以下，并病情轻者0.15g/次，3次/d，口服。

盐酸匹氨西林（Pivampicillin Hydrochloride） 口服。轻、中度感染：成人1.5～2.0g/d；严重感染：3～4g/d，儿童40～80mg/kg，3～4次分次服用。

羧苄西林钠（Carbenicillin Sodium） 肌内注射，成人4g/d，儿童100mg/(kg·d)，分4次。静脉注射或静脉滴注用于铜绿假单胞菌感染，成人10～20g/d，儿童100～400mg/（kg·d）。

替卡西林钠（Ticarcillin Sodium） 注射剂：1g，3g，6g。肌内注射或静脉注射，剂量同羧苄西林或磺苄西林。

磺苄西林钠（Sulbenicillin Sodium） 成人2~4g/d，严重者可用8~12g/d，分4次肌内注射、静脉注射或静脉滴注，儿童每日40~160mg/kg。

哌拉西林钠（Piperacillin Sodium） 静脉滴注，1~4g/次，4次/d。

美西林（Mecillinam） 静脉滴注，0.4~0.6g/d，4次/d。

匹美西林（Pivmecillinam） 口服，轻症0.25g/次，2次/d，必要时可用4次，重症用量加倍。

替莫西林钠（Temocillin Sodium） 静脉注射或肌内注射，0.5~2g/次，2次/日，肌内注射可用0.25%~0.5%利多卡因注射液作溶剂，以减轻疼痛。

美洛西林钠（Mezlocillin Sodium） 静脉注射或静脉滴注，也可肌内注射。成人一般感染150~200mg/（kg·d）或2~3g/次，每6h 1次；重症感染200~300mg/(kg·d)或3g/次，每4h 1次；极重感染可用到24g/d。

头孢噻吩钠（Cefalothin Sodium） 成人0.5g/次，4次/d，肌内注射；严重感染2~4g/d，静脉注射或静脉滴注。

头孢氨苄（Cefalexine） 成人1~4g/d，分3~4次服用。

头孢唑林钠（Cefazolin Sodium） 成人500mg/次，2~4次/d，肌内注射或静脉注射，病情严重或耐药菌感染，剂量可增大为3~5g/d。儿童剂量为20~100mg/d。

头孢拉定（Cefradine） 口服，0.25~0.5g/次，3~4次/d。肌内注射或静脉滴注，0.5~1g/次，4次/d。

头孢乙腈钠（Cefacetrile Sodium） 肌内注射或静脉滴注，0.5~2g/次，2~4次/d。

头孢匹林钠（Cefapirin Sodium） 肌内注射或静脉滴注，0.5~2g/次，2~4次/d。

头孢羟氨苄（Cefadroxil） 口服，0.5~1g/次，2次/d。

头孢呋辛钠（Cefuroxime Sodium，Zinacef，西力欣） 肌内注射，成人2~2.5g/d；儿童30~60mg/（kg·d），分3~4次。静脉注射，成人4.5~6g/d，儿童50~100mg/(kg·d)，分2~4次。

头孢克洛（Cefaclor） 成人2~4g/d，分4次口服。

头孢孟多（Cefamandole） 肌内注射，成人2~4g/d；儿童50~100mg/（kg·d），分3~4次。静脉注射，成人8~12g/d，儿童100~200mg/（kg·d），分2~4次。

头孢呋辛酯（Cefuroxime Axetil，Zinnat，新菌灵） 口服，0.125~0.5g/次，2次/d。

头孢噻肟钠（Cefotaxime Sodium） 肌内注射，成人2~6g/d，儿童50~100mg/(kg·d)，分3~4次。静脉注射，成人2~8g/d，儿童50~150mg/（kg·d），分2~4次。

头孢他啶（Ceftazidine） 成人1.5~6g/d，儿童50~100mg/（kg·d），分3~4次静脉注射、快速静脉滴注或肌内注射。肌内注射时，一般溶于1%利多卡因0.5ml，深部注入。

头孢曲松钠（Ceftriaxone Sodium） 肌内注射，1g/d，溶于利多卡因注射液3.5ml，深部注入。静脉滴注，成人0.5～2g/d，一次溶于生理盐水或5%葡萄糖注射液中，30min滴完。

头孢哌酮钠（Cefoperazone Sodium） 成人2～4g/d，儿童50～150mg/（kg·d），分2～3次静脉滴注、静脉注射或肌内注射。

头孢唑肟钠（Ceftizoxime） 静脉滴注，0.5～1.5g/次，2～3次/d。

盐酸头孢甲肟（Cefmenoxime Hydrochloride） 肌内注射或静脉滴注，0.5～2g/次，2次/d。

头孢克肟（Cefixime） 片剂：100mg。口服，200～400mg/次，1～2次/d。

头孢地尼（Cefdinir） 口服，0.1g/次，3次/d。

头孢吡肟（Cefepime） 粉针剂：0.5g，1g，2g。静脉滴注或肌内注射，1～2g/次，2次/d。

头孢匹罗（Cefpirome） 粉针剂：0.25g，0.5g，1g，2g。静脉滴注或肌内注射，1～2g/次，2次/d。

头孢利定（Cefolidin） 粉针剂：1g。静脉滴注，2g/d，2次/d，重症可增加到4g/d，用5%～10%葡萄糖注射液溶解并稀释后静脉滴注。

头孢替坦二钠（Cefotetan Disodium） 肌内注射或静脉滴注，0.5～2g/次，2次/d。

亚胺培南（Imipenem） 粉针剂：0.25g，0.5g。静脉注射，成人1～2g/d，分4次，应与脱氢肽酶抑制剂西司他丁（Cilastatin）合用。

泰能（Tienam） 亚胺培南与西司他丁的复方制剂。粉针剂，每瓶两者的含量为0.25g，0.5g，1g。肌内注射或静脉滴注，用量以亚胺培南计，根据病情0.25～1.0g/次，2～4次/d，中度感染一般可用1.0g/次，2次/d。

头孢西丁钠（Cefoxitin） 肌内注射或静脉滴注，1～2g/次，3～4次/d。

头孢米诺钠（Cefminox Sodium） 静脉滴注，1～1.5g/次，3～4次/d。

头孢拉宗钠（Cefbuperazone Sodium） 静脉滴注，0.5～1g/次，2次/d。

拉氧头孢（Latamoxef） 成人1～2g/d，分2次静脉注射、静脉滴注或肌内注射，重症者4g/d或更高剂量。儿童40～80mg/（kg·d），严重者可增至150mg/（kg·d），分2～4次注射。

氨曲南（Aztreonam） 注射剂：0.5g，1g。成人1.5～6g/d，分3次，肌内注射、静脉注射或静脉滴注，药物加入100ml生理盐水中，于30min内滴完。

阿莫西林－克拉维酸（Augmentin） 阿莫西林－克拉维酸钾片是2∶1（重量）组成的复方片剂，一般感染用2∶1组成（含阿莫西林0.25g）。片剂，1片/次，每8h 1次。注射剂是按5∶1组成，每瓶含阿莫西林1g，静脉注射或静脉滴注用。

替卡西林－克拉维酸（Timentin） 替卡西林－克拉维酸钾是按3∶0.1组成的复方

制剂，每瓶含替卡西林1.5g或3.0g，1瓶/次，每4～6h 1次，溶于13ml 0.9%氯化钠注射液或注射用水中，缓慢静脉推注，或溶于适量溶剂中静脉滴注，30min内滴注完毕。

氨苄西林－舒巴坦（Unasyn）　氨苄西林－舒巴坦钠是按2∶1（重量）组成的复方片剂，每瓶含氨苄西林0.5g或1g。轻度、中度感染可肌内注射、静脉注射或静脉滴注，1瓶/次，1次/d。重度感染静脉注射或静脉滴注，1瓶/次（总重量），3～4次/d。

头孢哌酮－舒巴坦（Augmentin）　头孢哌酮－舒巴坦钠是按1∶1组成的复方片剂，每瓶含头孢哌酮1g或2g。静脉注射或静脉滴注，1～2瓶/d，分2次给予。

哌拉西林－他唑巴坦钠（Piperacillin/Tazobactam Sodium）　哌拉西林－他唑巴坦钠是按4∶1或8∶1组成的复方片剂，每瓶含哌拉西林2g或3g或4g。静脉滴注，1瓶/次，4～6次/d。

（韩　丽　刘月丽）

第七章

大环内酯类、林可霉素类及多肽类抗生素

第一节 大环内酯类抗生素

大环内酯类抗生素（macrolides）是一类具有14、15和16元大内酯环结构的抗生素。本类药物的抗菌作用、抗菌谱、作用机制及体内过程等基本相同。以红霉素为代表的第一代药物（包括乙酰螺旋霉素、交沙霉素、麦迪霉素、吉他霉素等），抗菌谱窄，但较青霉素略广，常用作需氧G^+球菌和杆菌、厌氧菌与G^-球菌等感染的首选药，以及对β-内酰胺类抗生素过敏者的替代品。该类药疗效确切，无严重不良反应，但口服吸收不完全，生物利用度低，且不良反应较多。以罗红霉素、阿奇霉素、克拉霉素为代表的第二代药物，耐酸，生物利用度高，不良反应减少，抗菌谱扩大，抗菌活性增强，并具有良好的抗生素后效应，现已广泛用于临床。

一、临床常用大环内酯类

（一）红霉素

红霉素（Erythromycin）是1952年从红链霉菌培养液中获得的14元环碱性晶体，为本类中第一个用于临床的药物。不耐酸，在酸性条件（$pH<5$）下易破坏，在碱性条件下抗菌作用明显增强，故治疗尿路感染时常需碱化尿液。

【体内过程】

红霉素不耐酸，口服易被胃酸破坏，吸收少。临床所用红霉素多为肠溶片、酯化物或盐制剂。口服用肠溶片在小肠崩解后被吸收，酯化制剂或盐制剂耐酸能力强且易于吸收。红霉素碱，味苦，一般外包抗酸肠溶薄膜制成肠溶衣片，口服后在肠道中溶解吸收。食物可延缓其吸收。依托红霉素（Erythromycin Estolate，无味红霉素）为红霉素丙酸酯的十二烷基硫酸盐，耐酸，口服吸收较其他制剂好，无味，适于儿童用。硬脂酸红霉素（Erythromycin Stearate），为盐制剂，对酸较稳定，口服后在肠道中水解并以盐基形式被吸收入血。琥乙红霉素（Erythromycin Ethylsuccinate，红霉素琥珀酸乙酯），对胃酸稳定，在肠壁经酯酶水解后被吸收。乳糖酸红霉素（Erythromycin Lactobionate）为注射剂，易溶于水，主要用于静脉滴注给药。红霉素穿透力强，吸收后易

扩散进入细胞内，故组织中浓度相对较高，肝、肾、脾、肺、胆汁、痰、皮下等组织和体液内浓度明显高于血药浓度。能广泛分布到除脑脊液和脑组织外的各种体液和组织，在扁桃体、乳汁、胸水、腹水、前列腺和精液中均可达有效浓度。口服后2~4h达血药峰浓度，$t_{1/2}$为2h，肾功能不全者可延长到6h。主要在肝脏代谢。大部分经肝浓缩后排入胆汁，并随胆汁排出，故胆汁中浓度高，约为血药浓度的10~40倍，仅少量随尿排出。

【抗菌作用】

红霉素为快速抑菌药，高浓度也有杀菌作用。对金黄色葡萄球菌（包括产酶的金黄色葡萄球菌、MRSA）、表皮葡萄球菌、各组链球菌等需氧G^+球菌以及白喉棒状杆菌、产单核细胞李斯特菌等需氧G^+杆菌有强大的抗菌作用；对部分G^-菌如淋球菌、脑膜炎球菌、卡他莫拉菌、流感杆菌、百日咳杆菌、布鲁杆菌、嗜肺军团菌、弯曲菌、幽门螺杆菌等亦有较强抗菌作用；对螺旋体、肺炎支原体、立克次体、衣原体等也有抗菌作用；对除脆弱拟杆菌和梭杆菌属外的厌氧菌亦有相当的抗菌活性。对大多数G^-需氧杆菌不敏感，对真菌和病毒无效。

【抗菌机制与耐药性】

大环内酯类抗生素的作用机制相同，主要是通过与细菌核蛋白体的50S亚基不可逆地结合，抑制肽酰基转移酶和移位酶，阻止转肽作用和mRNA位移，阻碍细菌蛋白质合成而产生抗菌作用。由于细菌核蛋白体为70S，由30S和50S亚基构成，而哺乳动物核蛋白体为80S，由40S和60S亚基构成，因此，本类药物对哺乳动物核蛋白体几无影响。细菌对红霉素易产生耐药，但一般停药数月后，又可恢复对其敏感性。细菌对大环内酯类产生耐药的方式主要有：①通过染色体突变或质粒传播获得耐药基因，介导合成甲基化酶，改变靶位结构；②产生多种灭活大环内酯类的酶；③改变细胞膜成分或产生外排泵。

【临床应用】

红霉素的抗菌效力不及青霉素，临床上主要用于治疗耐青霉素的G^+球菌（特别是金黄色葡萄球菌）感染和对青霉素过敏者的替代品。可用于上述敏感菌所引起的呼吸道、皮肤软组织、胃肠道感染，以及中耳炎、骨髓炎、炭疽、气性坏疽、破伤风、梅毒、放线菌病、厌氧菌引起的口腔感染等的治疗。在以下几种情况，红霉素可作为首选药物：军团菌肺炎、肺炎支原体肺炎、肺炎衣原体肺炎、白喉和百日咳杆菌的带菌者及感染者、沙眼衣原体引起的新生儿结膜炎或婴儿肺炎、弯曲菌所致肠炎和败血症、杜克雷嗜血杆菌引起的软下疳、结肠术前预防感染等。

【不良反应】

红霉素严重不良反应很少见。

1. 胃肠道反应 常见，如恶心、呕吐、腹痛、腹泻、纳差等，为患者停药的常见原因。口服和注射剂均可发生，这与红霉素的局部刺激作用和促胃肠运动有关。

2. 血栓性的静脉炎 高浓度静脉滴注乳糖酸红霉素时可出现。静滴速度应缓慢，浓度不应超过0.1%。

3. 肝损害 少见，大剂量或长期应用（特别是酯化红霉素制剂）时，可引起胆汁淤积、肝肿大、转氨酶升高等，一般停药数日后可自行恢复。

4. 暂时性耳聋 偶见，大剂量（≥4g/d）时，尤其肝、肾疾病或老年患者，可引起听力减退，大多停药后可恢复。

5. 心脏损害 静脉滴注过快时，少数患者可出现恶性心律失常、尖端扭转性室性心动过速，主要表现为心电图复极异常、QT间期延长，可出现晕厥或猝死。

6. 假膜性肠炎 口服制剂可引起，偶见。

7. 过敏反应 包括皮疹、发热、嗜酸性粒细胞增多等，发生率约0.5%～1%。

8. 药物相互作用 红霉素为肝药酶抑制剂，可抑制许多药物的代谢，与药物合用时可使药物的毒性增强。

（二）罗红霉素

罗红霉素（Roxithromycin）为红霉素衍生物，属14元环半合成大环内酯类。只有口服制剂。抗菌谱与红霉素相似，对G^+菌和厌氧菌作用与红霉素相仿；对肺炎支原体、肺炎衣原体作用较强；对流感杆菌、弯曲菌作用较弱。对酸稳定性较红霉素好，口服吸收良好，生物利用度高，约为72%～85%，血药浓度与组织浓度均较红霉素高，$t_{1/2}$长达12～14h，每日给药1～2次即可。临床应用同红霉素。不良反应主要是胃肠道反应，但发生率低，且多轻微，偶见皮疹、头痛、头晕等症状，个别患者可出现一过性转氨酶升高和白细胞减少。

（三）克拉霉素

克拉霉素（Clarithromycin）为红霉素衍生物，亦属14元环半合成大环内酯类。只有口服制剂。抗菌谱与红霉素相似，对G^+菌、嗜肺军团菌、肺炎衣原体、溶脲脲原体的作用是大环内酯类抗生素中最强者；对沙眼衣原体、肺炎支原体、流感杆菌和厌氧菌作用较红霉素强2～4倍；对肠球菌、脑膜炎球菌、淋球菌作用与红霉素相近。对胃酸稳定且易吸收，但首关消除明显，生物利用度仅有55%。食物可延缓其吸收，但不影响峰浓度。主要在肝脏代谢，代谢产物14－羟克拉霉素具有和母体相似的抗菌活性，其在组织和细胞内浓度亦高于血浆浓度。原形及代谢产物主要经肾脏排泄。临床主要用于呼吸道、皮肤软组织及泌尿生殖道感染。常用剂量下很少发生不良反应，主要是胃肠道反应。

（四）阿奇霉素

阿奇霉素（Azithromycin）是目前唯一半合成的15元环大环内酯类，亦为红霉素衍生物。有口服和注射制剂两种。抗菌谱较红霉素广，对G^-菌的作用明显增强，对大肠埃希菌、沙门菌属、志贺菌属等在内的G^-菌的作用明显强于红霉素；对流感杆菌、淋球菌的抗菌活性亦较红霉素强，对 G^+ 菌的作用较红霉素略差。耐酸，口服吸收好，食物可显著降低其生物利用度。其独特的药动学特点是组织内药物浓度高，且释放缓慢，组织中浓度较同期血药浓度高 10 ~ 100 倍，特别是痰、肺泡、巨噬细胞、中性粒细胞中，药物浓度为血浆浓度的 66.5 倍；$t_{1/2}$ 为 35 ~ 48h，为大环内酯类中最长者，组织半衰期则长达 68 ~ 76h，每日仅需给药 1 次。不被代谢，大部分以原形自胆汁分泌排出，少部分随尿排出。临床应用同克拉霉素。不良反应轻，常见有胃肠道反应和皮疹，但绝大多数患者均能耐受，轻、中度的肝肾功能不全者仍可以应用，且其药代动力学特征无明显改变。

二、其他大环内酯类

包括 14 元环大环内酯类如地红霉素和 16 元环大环内酯类如乙酰螺旋霉素、罗他霉素、麦迪霉素、麦白霉素、米卡霉素等。

乙酰螺旋霉素（Acetylspiramycin）抗菌谱与红霉素相仿，但抗菌作用较弱，主要特点是对其他大环内酯类抗生素耐药的部分链球菌对本药敏感。耐酸，口服吸收迅速。主要用于敏感菌所致的呼吸道感染、口腔及耳鼻喉科较轻的感染。不良反应与红霉素相似，但较红霉素轻且发生率低。

麦迪霉素（Medecamycin）与麦白霉素（Meleumycin）均从链丝菌培养液中提得，麦白霉素因含有较多白霉素而得名。此二药口服有效，抗菌作用与红霉素相当或略差，但对红霉素耐药菌仍有效。可替代红霉素用于敏感菌所致呼吸道、皮肤软组织、肠道等感染的治疗。

米卡霉素（Miokamycin）为麦迪霉素的衍生物，与麦迪霉素相比，口服吸收好，血药浓度高，作用时间长，且味不苦，适于儿童用。

第二节　林可霉素类抗生素

林可霉素类抗生素（lincomycin group antibiotics）包括林可霉素和克林霉素，此类药物与大环内酯类抗生素在化学结构上并无相关性，但这两类药物在抗菌谱、作用机制和细菌耐药机制等方面有很多相似之处。

林可霉素（Lincomycin）从链丝菌中提得，克林霉素（Clindamycin，氯林可霉素）为林可霉素的半合成衍生物。两药抗菌谱和抗菌机制相同，但克林霉素口服吸收好、抗菌活性更强、临床疗效好且毒性小，故常用。

【体内过程】

林可霉素口服吸收差，食物可干扰其吸收，生物利用度仅为 20% ~ 35%，克林霉素口服吸收迅速且完全，不受食物影响，生物利用度可达 90%。与林可霉素相比，克林霉素达峰时间快，血药浓度高。两药体内分布广泛，可分布到全身各组织和体液并达有效浓度。能有效地透入骨组织并在骨髓中高浓度积聚，此为该类药物的一大特点。乳汁中浓度与血药浓度相近。能透过胎盘屏障，但不易透过血脑屏障，脑膜发炎时脑组织中可达有效治疗浓度。主要在肝脏代谢，经胆汁和粪便排泄，故胆汁中药物浓度高，仅少量以原形由肾排出。林可霉素 $t_{1/2}$ 为 4 ~4.5h，克林霉素 $t_{1/2}$ 为 2.5h。

【抗菌作用】

本类药属窄谱抑菌药。抗菌谱与红霉素相似。对各类厌氧菌包括脆弱类杆菌和艰难梭菌均有强大的抗菌活性；对多数需氧 G^+ 球菌，如耐青霉素的金黄色葡萄球菌、各组链球菌有显著的抗菌作用；对部分需氧 G^- 球菌、人型支原体、沙眼衣原体、钩端螺旋体、恶性疟原虫、鼠弓形体也有一定的抑制作用。对肠球菌、多数 G^- 杆菌、肺炎支原体、MRSA 无效。

【抗菌机制与耐药性】

抗菌机制与大环内酯类相同，能不可逆地结合到细菌核蛋白体 50S 亚基上，抑制细菌蛋白质合成。因两类抗生素与 50S 亚基的结合位点相同或相近，故两类药物合用时可产生拮抗作用。两类药物的耐药机制亦相同，克林霉素与林可霉素之间存在完全交叉耐药性，与大环内酯类存有部分交叉耐药性。

【临床应用】

主要用于厌氧菌引起的口腔、腹腔及盆腔感染。还可用于需氧 G^+ 球菌所引起的败血症、心内膜炎及呼吸道、胆道、骨和软组织等感染。其中，克林霉素为金黄色葡萄球菌引起的急、慢性骨髓炎及关节炎的首选药物。

【不良反应】

1. 胃肠道反应 常见，口服给药比注射给药更多见，主要为不同程度的腹泻，一般较轻微，不需停药；严重时可引起假膜性肠炎，可致死，这与长期口服用药致使耐药的艰难梭菌大量繁殖有关，如出现严重的水样或血水样便应立即停药，同时口服万古霉素或甲硝唑及调节正常菌群的制剂。

2. 过敏反应 皮疹、药热、嗜酸性粒细胞增多等，偶见。

3. 其他 偶见黄疸及肝损伤。静脉滴注速度过快偶可致心跳骤停。偶见中性粒细胞及血小板减少、粒细胞缺乏症，用药期间应定期做血常规检查。

第三节 多肽类抗生素

多肽类抗生素（polypeptide antibiotics）具有窄谱、抗菌作用强（属杀菌药）、疗效好、肾毒性明显等特点，因本类药物毒性较大，故临床应用应严格掌握适应证，除对其他抗菌药耐药的敏感菌所引起的严重感染外，本类药物一般不作为首选用药。

一、万古霉素类

包括万古霉素（Vancomycin）、去甲万古霉素（Norvancomycin）和替考拉宁

(Teicoplanin)，均属糖肽类抗生素。万古霉素是从链霉菌培养液中提取而得，去甲万古霉素是从诺卡菌属培养液中提取而得，两药化学结构相似，性质相同，均很稳定，但刺激性强，肌内注射可引起局部剧烈疼痛与组织坏死。去甲万古霉素较万古霉素少一甲基，作用略强。替考拉宁从游动放线菌培养液中提得，化学结构与万古霉素相似，但半衰期更长，毒性较低，且无明显刺激性。本类药物因毒性大过去已很少使用，近年却发现其能杀灭对多种抗菌药具有耐药性的 MRSA 和耐甲氧西林表皮葡萄球菌(MRSE)而重新被广泛应用。

【体内过程】

口服不吸收，万古霉素和去甲万古霉素因刺激性强，多不采用肌内注射，一般稀释后缓慢静脉滴注给药；替考拉宁刺激性小，肌内注射和静脉给药均可。能广泛分布到全身各组织和体液中，不易进入脑脊液和眼房水，但炎症时通透性增加，仍可达有效治疗浓度，可透过胎盘进入胎儿体内。不被代谢，主要以原形经肾脏排泄。万古霉素和去甲万古霉素的 $t_{1/2}$ 为 6h，替考拉宁因脂溶性较万古霉素高 50～100 倍，故更易透入组织和细胞内，$t_{1/2}$ 可长达 45～70h。

【抗菌作用】

万古霉素类属繁殖期杀菌药，抗菌谱窄。对 G^+ 菌（包括需氧菌和厌氧菌）具有强大的杀菌作用，尤其是对 MRSA、MRSE、艰难梭菌、肠球菌等对其他多种抗菌药耐药的细菌有很好的抗菌作用。对肠球菌需与氨基糖苷类抗生素合用才呈现杀菌效果。由于糖肽类化合物极性大，不易穿过革兰阴性菌外膜，故本类药物对 G^- 菌无效。

【抗菌机制与耐药性】

抗菌作用机制是与细菌细胞壁前体肽聚糖结合，阻碍细胞壁黏肽的合成，造成细胞壁缺损而杀灭细菌，尤其是对繁殖期的细菌具有快速杀菌作用。万古霉素和去甲万古霉素还可改变细菌细胞膜渗透性，并对胞浆内 RNA 合成具有选择性抑制作用。细菌对本品很少耐药，且与其他抗生素之间无交叉耐药性。但耐万古霉素肠球菌（VRE）目前在很多国家已屡有报道，耐万古霉素金黄色葡萄球菌（VRSA）也有报道。产生耐药的机制可能是由于细菌产生了一种能修饰细胞壁前体肽聚糖的酶，阻碍了药物与前体肽聚糖的结合而产生耐药。

【临床应用】

主要用于：①严重的 G^+ 菌感染，特别是对其他抗菌药耐药的 MRSA、MRSE、肺炎链球菌和肠球菌所引起的感染，如心内膜炎、脑膜炎、败血症等；②口服给药用于消化道感染及其他抗生素引起假膜性肠炎；③对 β－内酰胺类抗生素过敏者 G^+ 菌引起的严重感染。

【不良反应】

万古霉素和去甲万古霉素毒性较大，替考拉宁较小。

1. 耳毒性　可引起耳鸣、听力减退，甚至耳聋，大剂量应用，特别是肾功能不全、老年人、新生儿尤易发生，及早停药可恢复，但少数病人可发展为永久性耳聋。

2. 肾毒性 与肾小管损害有关，表现为血尿、蛋白尿、管型尿、尿少，甚至尿毒症。替考拉宁常规剂量给药很少发生耳、肾毒性，但因其半衰期长，大剂量多次给药易在体内蓄积，亦可发生。

3. 过敏反应 偶见皮疹、瘙痒、药热等症状，也可致过敏性休克。快速静脉滴注万古霉素时，可出现面部、颈部及上身皮肤潮红、红斑、荨麻疹、心动过速、血压下降等特征性症状，称为红人综合征（red man syndrome），这与组胺释放引起血管扩张有关，及时停药，给予抗组胺药和糖皮质激素治疗有效。去甲万古霉素和替考拉宁很少见。

4. 其他 口服给药可引起恶心、呕吐、纳差等胃肠道反应，少数病人静脉滴注时可致局部疼痛和血栓性静脉炎。

二、多粘菌素类

多粘菌素B（Polymyxin B）和多粘菌素E（Polymyxin E）从多粘杆菌培养液中分离获得。两药具有相似的药动学特点和药理作用，是一类选择性作用于G^-杆菌的窄谱多肽类抗生素。

【体内过程】

口服不吸收，也不能经黏膜和创面组织吸收。肌内注射后2h达峰浓度，多粘菌素E的甲磺酸盐制剂的水溶性较硫酸盐制剂好，适合肌内注射。可分布至全身如心、肝、肾、肺、肌肉等组织，但由于本类药物分子量较大，穿透力弱，故脑脊液、胸腔、关节腔和感染灶内浓度均很低。体内代谢缓慢，主要以原形经肾脏缓慢排泄，给药后最初12h内排泄很慢，仅有0.1%随尿液排出，之后排泄才逐渐增加，故连续用药可因药物在体内蓄积而使毒性加大。$t_{1/2}$约为6h，肾功能不全者可延长至2~3天。

【抗菌作用】

对繁殖期和静止期细菌均有杀菌作用，为慢效杀菌药。对G^-杆菌如大肠埃希菌、肺炎克雷伯埃希菌、流感杆菌、志贺菌属、沙门菌属、百日咳杆菌、嗜肺军团菌、不动杆菌属等，尤其是对铜绿假单胞菌具有强大的抗菌作用。对专性厌氧菌、G^-球菌、G^+菌、变形杆菌、布鲁杆菌、沙雷菌和真菌无效。多粘菌素B的抗菌活性较多粘菌素E高。

【抗菌机制】

主要作用于细菌细胞膜。多粘菌素为阳离子型表面活性剂，具表面活性，其带正电荷的游离氨基能与细菌细胞膜磷脂中带负电荷的磷酸根结合，使细菌细胞膜面积扩大、表面张力降低，膜通透性增加，菌体内重要成分大量外漏，从而导致细菌死亡。

【临床应用】

因全身用药毒性大，主要为局部应用。但因本类药抗菌活性强、细菌耐药少，故目前仍被用于对其他抗菌药耐药的 G^- 杆菌感染，包括：①铜绿假单胞菌引起的败血症、尿路和烧伤创面感染；②大肠埃希菌、肺炎杆菌等其他 G^- 杆菌引起的脑膜炎、败血症等全身感染；③口服用于肠道术前准备和肠炎；④局部用于五官、皮肤黏膜创面感染。

【不良反应】

常用量下即可出现明显不良反应，总发生率高达25%，主要为肾毒性和神经毒性。

1. 肾毒性　主要损伤肾小管，可引起蛋白尿、血尿、管型尿，严重时可致急性肾功能衰竭。常发生于用药后4天，及时停药可部分恢复，血液透析可清除部分药物。

2. 神经毒性　大剂量或肾功能不全时可发生，轻者表现为眩晕、恶心、呕吐、面部麻木和周围神经炎，重者可出现精神错乱、昏迷、共济失调、神经肌肉阻滞等，停药后可恢复。新斯的明抢救无效，人工呼吸可奏效，钙剂可能有效。

3. 过敏反应　如皮疹、药热、瘙痒等，发生率低。

4. 其他　偶见粒细胞减少、肝损害、肌注局部疼痛，少数病人静脉给药还可致静脉炎。

三、杆菌肽类

杆菌肽（Bacitracin）是从枯草杆菌培养液中提取而得，A组分为其主要抗菌活性成分。

【体内过程】

口服不吸收，局部应用也很少吸收，全身用药只能注射给药，主要经肾脏排泄。

【抗菌作用】

本品属慢性杀菌药。抗菌谱与青霉素相似，对 G^+ 菌如金黄色葡萄球菌（包括产酶菌）、各组链球菌等有强大的抗菌作用；对脑膜炎球菌、淋球菌等 G^- 球菌、螺旋体、放线菌等也有一定的作用。对 G^- 杆菌不敏感。

【抗菌机制】

选择性抑制细菌细胞壁合成过程中的脱磷酸化反应，阻碍线性肽聚糖链形成，使细胞壁合成受阻，造成细胞壁缺损；同时损伤细胞膜，使胞浆内生命物质外漏，导致细菌死亡。细菌对本品耐药性产生缓慢，耐药菌株少见。

【临床应用】

因毒性大，目前仅限于局部应用，主要用于 G^+ 菌引起的皮肤感染如疖、痈、溃疡等及五官科感染。

【不良反应】

全身用药可致严重的肾损害；肌内注射可致局部疼痛、硬结；偶见皮疹、瘙痒等过敏反应。局部用药因很少吸收，故毒性很小。

小结

1. 大环内酯类抗生素为快速抑菌药。抗菌谱窄，与青霉素相似，但略广，对耐青霉素的细菌仍有效。

2. 大环内酯类抗生素通过抑制细菌蛋白质的合成而产生抗菌作用。

3. 大环内酯类抗生素严重不良反应很少，以胃肠道反应最常见。

4. 临床常用大环内酯类包括红霉素、罗红霉素、克拉霉素、阿奇霉素。红霉素主要用于耐青霉素的G^+球菌（特别是金黄色葡萄球菌）感染和对青霉素过敏的患者的替代品；还可替代青霉素治疗炭疽、气性坏疽、放线菌病、梅毒等。其他常用大环内酯类临床应用同红霉素。

5. 林可霉素类抗生素属窄谱抗菌药。抗菌谱与红霉素相似，最主要的特点是对各类厌氧菌有强大抗菌作用。其抗菌机制和耐药机制与大环内酯类相同。主要用于厌氧菌引起的口腔、腹腔及盆腔感染。可引起胃肠道反应、假膜性肠炎、过敏反应、肝损害等不良反应。

6. 多肽类抗生素包括万古霉素类、多粘菌素类和杆菌肽类。此类抗生素通过增加细菌细胞膜的通透性而产生杀菌作用。因毒性大，临床应用应严格掌握适应证，除对其他抗菌药耐药的敏感菌所致的严重感染外，一般不作为首选用药。

7. 万古霉素和杆菌肽类通过抑制细菌细胞壁合成而起到杀菌作用。

思考题

1. 简述大环内酯类抗生素的共性。

2. 简述大环内酯类抗生素的代表药物红霉素的抗菌作用、临床应用和不良反应。此类药物近年有何新进展？

3. 简述林可霉素和万古霉素的特点，多粘菌素B的作用机制。

4. 本书中具有肾毒性、耳毒性的药物有哪些？引起假膜性肠炎的药物有哪些，如何治疗？

制剂与用法

红霉素（Erythromycin）　口服，0.25～0.5g/次，3～4次/d。外用，1%软膏，0.5%眼膏。

依托红霉素（Erythromycin Estolate，无味红霉素）　口服，0.125～0.25g/次，3～4次/d。

硬脂酸红霉素（Erythromycin Stearate）　口服，0.25～0.5g/次，3～4次/d。

琥乙红霉素（Erythromycin Ethylsuccinate，红霉素琥珀酸乙酯）　口服，0.25～

0.5g/次，3～4次/d。

乳糖酸红霉素（Erythromycin Lactobionate）　静脉滴注，0.25～0.5g/次，3～4次/d。以5%葡萄糖注射液稀释后静滴。

罗红霉素（Roxithromycin）　口服，0.15g/次，2次/d或0.3g/次，1次/d。

克拉霉素（Clarithromycin，甲红霉素）　口服，0.25～0.5g/次，2次/d。

阿奇霉素（Azithromycin）　口服，0.5g/次，1次/d。

硫酸阿奇霉素（Azithromycin Sulfate），门冬氨酸阿奇霉素（Azithromycin Aspartate），乳糖酸阿奇霉素（Azithromycin Lactobionate）　静脉滴注，0.5g/次，1次/d。

地红霉素（Dirithromycin）　口服，0.5g/次，1次/d。

竹桃霉素（Oleandomycin）　口服，0.25～0.5g/次，3～4次/d。

硫酸竹桃霉素（Oleandomycin Phosphate）　肌内注射，0.25～0.5g/次，3～4次/d；静脉滴注，0.4g/次，2次/d。

米卡霉素（Acetylmedecamycin，Miokamycin，乙酰麦迪霉素）　口服，0.1～0.3g/次，3次/d。

吉他霉素（Kitasamycin，Leucomycin，柱晶白霉素）　口服，0.2～0.3g/次，3～4次/d。

酒石酸吉他霉素（Kitasamycin Tartrate）　静脉滴注，0.2～0.4g/次，2～3次/d。

乙酰吉他霉素（Acetylkitasamycin）　口服，0.2～0.3g/次，3～4次/d。

交沙霉素（Josamycin）　口服，0.2～0.3g/次，3～4次/d。

螺旋霉素（Spiramycin）　口服，0.5g/次，4次/d。

乙酰螺旋霉素（Acetylspiramycin）　口服，0.2g/次，4次/d。

罗他霉素（Rokitamycin）　口服，0.2～0.4g/次，3～4次/d。

麦迪霉素（Medecamycin）　口服，0.2～0.3g/次，3～4次/d。

盐酸林可霉素（Lincomycin Hydrochloride）　口服，0.25～0.5g/次，饭后服，3～4次/d；肌内注射，0.25～0.5g/次，3～4次/d；静脉滴注，0.25～0.5g/次，溶于100ml以上注射用液体中，滴注时间不少于1h，2～3次/d。

盐酸克林霉素（Clindamycin Hydrochloride）　口服，0.15～0.3g/次，3～4次/d。

盐酸棕榈酸酯克林霉素（Clindamycin Palmitate Hydrochloride）　供儿童用。口服，每日8～12mg/kg，分3～4次服。

磷酸克林霉素（Clindamycin Phosphate）　肌注及静滴，0.15～0.3g/次，3～4次/d，超过0.6g要静滴，溶于100ml以上注射用液体中，滴注时间不少于20min。

克林霉素磷酸酯（Clindamycin Phosphate）　静脉滴注，成人0.6～2.7g/d，分2～4次给药；儿童15～40mg/（kg·d），分2～4次给药。

盐酸万古霉素（Vancomycin Hydrochloride）　口服，0.5g/次，4次/d，疗程5～7天。静脉滴注，0.5～1g/次，每克至少加注射用液体200ml，1h以上缓慢滴入，疗程

2周。

盐酸去甲万古霉素（Norvancomycin Hydrochloride） 口服，0.4g/次，4次/d，疗程5～7天；静脉滴注，0.4～0.5g/次，每克至少加注射用液体200ml，1h以上缓慢滴入，疗程2周。

替考拉宁（Teicoplanin） 口服，0.1～0.5g/次，2～4次/d，疗程10天；肌内注射或静脉滴注，首次6～12mg/（kg·次），以后3～6mg/（kg·次），2次/d。

硫酸多粘菌素B（Polymyxin B Sulfate） 口服，25～50mg/次，3～4次/d；肌内注射或静脉滴注，25万～50万U/次，2次/d，疗程不超过7～14天；鞘内注射，每次1万U；局部用药，配成0.1%～0.1%的溶液。

硫酸多粘菌素E（Polymyxin E Sulfate） 口服，50万～100万U/次，饭前服，3次/d；肌内注射或静脉滴注，50万～100万U/次，2次/d，疗程不超过7～14天；外用，生理盐水溶液，浓度为1万～5万U/ml。

甲磺酸多粘菌素E（Polymyxin E Methanesulfonate） 肌内注射或静脉滴注，50～100mg/次，1～2次/d。喷雾，1%溶液气雾吸入，剂量同肌内注射。

杆菌肽（Bacitracin） 口含，500～1000U/次，4～6次/d；外用，软膏500～1000U/g，溶液冲洗500～1000U/ml。

杆菌肽锌（Bacitracin Zinc） 外用，软膏500U/g。

（韩 丽 刘月丽）

第八章

氨基糖苷类抗生素

氨基糖苷类抗生素（aminoglycosides）是由氨基环醇与一个或多个氨基糖分子通过糖苷键相连而成的苷，因此而得名。该类抗生素化学结构相似，抗菌谱、体内过程、不良反应亦存在很多相似之处，临床上主要用于需氧 G^- 杆菌所致感染的治疗。按其来源不同，氨基糖苷类抗生素可分为天然品和半合成品两大类。前者包括由链霉菌培养液中提取的链霉素、卡那霉素、新霉素、大观霉素、妥布霉素，以及从小单孢菌培养液中提取的庆大霉素、西索米星、小诺米星等；后者包括阿米卡星、奈替米星、阿贝卡星等。

一、氨基糖苷类抗生素的共性

【体内过程】

1. 吸收 氨基糖苷类抗生素为强极性化合物，水溶性好而脂溶性低，口服很难吸收，在肠内成高浓度，故可用于肠道感染和胃肠道消毒。肌内注射吸收迅速而完全，注射后 30～90min 即可达峰浓度。静脉内给药血药浓度随剂量而异，一般静脉滴注 20～30min 后，血药浓度与肌内注射者相同。临床多采用肌内注射给药。

2. 分布 除链霉素外，血浆蛋白结合率均很低，多在 10% 以下。主要分布于细胞外液，组织细胞中浓度很低。在肾皮质及内耳内、外淋巴液中有高浓度蓄积，为耳、肾毒性的主要原因。可透过胎盘屏障进入胎儿体内，但不能透过血脑屏障，即使在脑膜发炎时脑脊液中也很难达有效治疗浓度。

3. 代谢与排泄 不被代谢，大部分以原形经肾脏排泄，尿液中浓度高，适用于泌尿道感染，碱化尿液可使抗菌作用明显增强。$t_{1/2}$ 约为 2～3h。

【抗菌作用】

本类药对 G^- 杆菌抗菌谱很广，对大多数需氧 G^- 杆菌包括大肠埃希菌、铜绿假单胞菌、克雷伯菌属、变形杆菌属、志贺菌属、肠杆菌属、枸橼酸杆菌属等有强大的抗菌活性，对沙雷菌属、沙门菌属、产碱杆菌属、嗜血杆菌属、不动杆菌属等也有一定抗菌作用；对淋球菌、脑膜炎球菌等 G^- 球菌作用较差；对 G^+ 菌中葡萄球菌属抗菌作用较强，对 MRSA、MRSE 有较好的抗菌活性，对链球菌属、肠球菌属均不敏感。此外，氨基糖苷类抗生素必须在一种有氧的环境下才能进入菌体内发挥抗菌作用，Ca^{2+}、

Mg^{2+}等2价阳离子、缺氧或厌氧环境均可阻断或抑制药物进入菌体内，故厌氧菌对氨基糖苷类天然耐药。某些药物还对结核杆菌有效。

【抗菌机制】

氨基糖苷类为快速杀菌药，对繁殖期和静止期细菌均有很强的作用。其作用机制是多环节抑制细菌蛋白质的合成，使其合成受阻或造成蛋白质合成紊乱，同时破坏细菌细胞膜的完整性，造成细菌死亡。蛋白质合成过程和有关抗生素作用环节如图8－1所示。

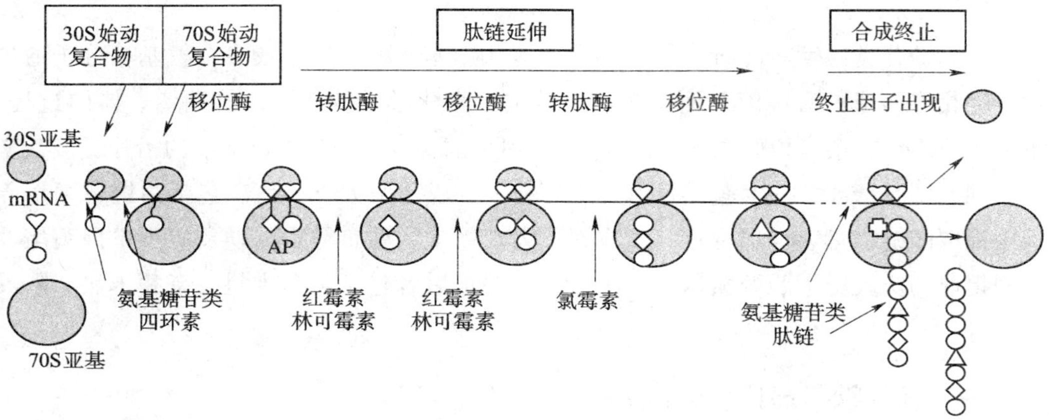

图8－1 蛋白质合成过程和有关抗生素作用环节图解

细菌蛋白质合成在核蛋白体进行，分为始动阶段、肽链延伸阶段、终止阶段。本类药物对蛋白质合成的影响包括有以下几个方面：①始动阶段：与核蛋白体30S亚基结合，抑制30S和70S始动复合物的形成，进而阻碍蛋白质合成。②肽链延伸阶段：选择性地与30S亚基上的靶位蛋白（P_{10}蛋白）结合，造成A位歪曲，使携带氨基酸的tRNA识别mRNA上的“三联密码”发生错误，造成密码错译，导致异常或无功能的蛋白质合成。这种蛋白质若掺入到细胞膜中，可使细胞膜发生缺损，造成重要物质外漏而使细菌迅速死亡。③终止阶段：阻止肽链释放因子进入A位，影响肽链的释放；同时阻止核蛋白体70S复合物的解离，使核蛋白体循环利用受阻。氨基糖苷类抗生素通过多环节抑制蛋白质的合成，可对细菌造成严重损害，从而产生强大的杀菌作用。

【耐药性】

细菌对氨基糖苷类产生耐药的机制包括：

1. 产生钝化酶 包括乙酰化酶、腺苷化酶、磷酸化酶，这些钝化酶可分别将乙酰基、腺苷、磷酸转移到氨基糖苷类的羟基或氨基上，使药物不能与靶蛋白结合而失去抗菌活性。此为细菌耐药的主要机制。每种钝化酶可有多种异构酶，此三类钝化酶的异构酶目前已知有20余种。不同的异构酶可以灭活不同的氨基糖苷类抗生素，有的可灭活多种药物，有的仅能灭活一种药物。故细菌对各种氨基糖苷类抗生素的耐药可表现为单向耐药和双向交叉耐药两种情况。

2. 改变外膜通透性　外膜膜孔蛋白数量减少、孔径变小或结构功能发生改变，使外膜对氨基糖苷类抗生素的通透性降低，导致菌体内药物浓度下降而耐药。

3. 靶位改变　如细菌对链霉素的耐药，是由于细菌核蛋白体30S亚基靶蛋白上S_{12}蛋白的一个氨基酸被取代，使靶蛋白对链霉素的亲和力下降所致。

【不良反应】

主要是耳毒性和肾毒性，所有氨基糖苷类均可引起，尤其在儿童、老人和肾功能不全者中更易发生。

1. 耳毒性　指第八对脑神经损害，包括前庭神经损害和耳蜗听神经损害。前者与前庭感受细胞损伤有关，表现为眩晕、恶心、呕吐、眼球震颤、平衡失调等，其发生率依次为新霉素＞卡那霉素＞链霉素＞西索米星＞阿米卡星≥庆大霉素≥妥布霉素＞奈替米星。后者与耳蜗柯蒂器毛细胞损害有关，表现为耳鸣、听力减退，严重者可致永久性耳聋，可发生于停药数周之后，其发生率为新霉素＞卡那霉素＞阿米卡星＞西索米星＞庆大霉素＞妥布霉素＞奈替米星＞链霉素。耳毒性的发生与内耳淋巴液中药物高浓度蓄积有关，氨基糖苷类可干扰内耳毛细胞的糖代谢及能量的产生与利用，过高的药物浓度可引起细胞膜上Na^+，K^+－ATP酶功能障碍，最终导致毛细胞发生退行性或永久性改变。耳毒性的大小与用药剂量和疗程有关。

为防止和减少耳毒性的发生，用药期间应做到：①经常询问患者是否有眩晕、耳鸣等早期症状；②定期进行听力检查，并根据肾功能情况调整用量和用药间隔时间；③避免与其他有耳毒性的药物合用，抗组胺药可掩盖耳毒性症状，要慎用；④孕妇尽量不用，以免影响胎儿。

2. 肾毒性　氨基糖苷类对肾组织有极高亲和力，当药物经肾小球滤过后，原形药物通过细胞膜吞饮方式而大量积聚在肾皮质细胞内，导致肾小管，特别是近曲小管上皮细胞溶酶体肿胀破裂，线粒体损害，轻则引起肾小管肿胀、空泡变性，重则可致肾小管急性坏死。临床可见蛋白尿、管型尿、血尿等，严重者可致氮质血症、无尿，甚至肾衰。绝大部分的肾脏损害停药后可恢复，但这种损害可导致肾排泄药物减弱而加重毒性反应，应提高警惕。常用剂量下，肾毒性的发生率依次为新霉素＞卡那霉素＞庆大霉素＞妥布霉素＞阿米卡星＞链霉素＞奈替米星。为防止和减少肾毒性的发生，用药期间应定期检查肾功能，如出现管型尿、蛋白尿、血液尿素氮、肌酐值升高，尿量每8h少于240ml等情况应立即停药；同时应避免与有肾毒性的药物合用；肾功能减退或年老者因药物排泄速率减慢，要慎用；有条件的地方应做血药浓度监测。

3. 神经肌肉麻痹　与剂量和给药途径有关，大剂量腹膜内或胸膜内给药或静脉滴注过快时最易发生，偶见于肌内注射后。临床上大多数发作与同时使用肌松药或全麻药有关。表现为四肢软弱无力、心肌抑制、血压下降、呼吸困难，甚至呼吸停止。临床表现类似过敏性休克，应注意鉴别。其机理可能是氨基糖苷类与组织液内的 Ca^{2+} 结合，使组织内游离钙含量降低，或是由于药物与突触前膜上的“钙通道”结合，阻碍钙离子参与乙酰胆碱的释放所致。此毒性反应虽少见，但后果严重，一旦发生，应立即静脉注射新斯的明和葡萄糖酸钙抢救，并按过敏性休克抢救原则处理。血钙过低、重症肌无力患者应避免使用此类药物。不同氨基糖苷类引起神经肌肉麻痹的严重程度依次为：新霉素 > 链霉素 > 卡那霉素 > 奈替米星 > 阿米卡星 > 庆大霉素 > 妥布霉素。

4. 过敏反应 皮疹、发热、血管神经性水肿、口周面部发麻、嗜酸性粒细胞增多等常见，严重者可致过敏性休克，尤其是链霉素最易发生，发生率仅次于青霉素，防治措施同青霉素，抢救时还应常规给予钙剂。局部应用新霉素最常见的过敏反应为接触性皮炎。

二、各种氨基糖苷类抗生素的特点及应用

（一）庆大霉素

庆大霉素（Gentamicin）为氨基糖苷类的代表药。抗菌谱广，对多种 G^+ 菌和 G^- 菌均有较好的抗菌作用，包括金黄色葡萄球菌、铜绿假单胞菌等，是目前最为常用的广谱氨基糖苷类抗生素。本品与β－内酰胺类合用时，多数可获得协同抗菌作用。$t_{1/2}$ 为 2 ~3h。临床主要用于：①严重的 G^- 杆菌感染，如肺炎、脑膜炎、心内膜炎、骨髓炎及败血症等，为首选药，但需与其他抗菌药合用；②与β－内酰胺类或其他抗菌药联合用于治疗严重的葡萄球菌、肠球菌、肺炎链球菌、草绿色链球菌感染；③口服用于肠道感染、肠道术前准备及术后消毒；④局部用于皮肤、黏膜感染及眼、耳、鼻部感染。肾毒性最常见；前庭功能损害亦多见；偶见皮疹、皮肤瘙痒等过敏反应，也可发生过敏性休克；神经肌肉麻痹较少见。

（二）链霉素

链霉素（Streptomycin）为最早应用的氨基糖苷类抗生素，也是第一个用于治疗结核病的药物。血浆蛋白结合率高（35%），$t_{1/2}$ 为 5 ~6h。对结核杆菌有强大的抗菌作用，对鼠疫杆菌、土拉菌有特效，对金黄色葡萄球菌等 G^+ 球菌作用较差，对铜绿假单胞菌和厌氧菌不敏感。临床主要用作抗结核病一线药；鼠疫与土拉菌病首选治疗药物，前者常与四环素类合用，后者可单用；与青霉素联合治疗草绿色链球菌、溶血性链球菌、肠球菌等引起的心内膜炎。不良反应以耳毒性最常见，以损害前庭功能为主；其次为神经肌肉麻痹；皮疹、口周面部发麻等过敏反应亦多见，本类中发生率最高；肾毒性少见。

（三）卡那霉素

卡那霉素（Kanamycin）抗菌谱与链霉素相似，对多数 G^- 杆菌有效，对结核杆菌作用较链霉素弱，但对链霉素耐药菌株仍有效，对铜绿假单胞菌不敏感。$t_{1/2}$ 为 2～3h。因其耳、肾毒性均较大，仅次于新霉素，临床已少用。目前主要与其他抗结核药合用，用于治疗对一线药物耐药的结核杆菌患者；还可口服用于肠道术前准备及肝昏迷的辅助治疗。其耳毒性以耳蜗听神经损害多见。

（四）妥布霉素

妥布霉素（Tobramycin）的抗菌活性、不良反应、药代动力学特征与庆大霉素相似，为目前临床应用较多的氨基糖苷类抗生素。本品对肺炎克雷伯杆菌、铜绿假单胞菌、肠杆菌属、变形杆菌属的抗菌作用较庆大霉素强 2～4 倍，且对庆大霉素耐药的铜绿假单胞菌仍敏感；对其他 G^- 杆菌的抗菌作用较庆大霉素弱；在 G^+ 菌中仅对葡萄球菌敏感。可用于铜绿假单胞菌所致的各种感染，常需与抗铜绿假单胞菌的 β－内酰胺类抗生素合用；亦可用于其他 G^- 杆菌所引起的严重感染。

（五）阿米卡星

阿米卡星（Amikacin，丁胺卡那霉素）为卡那霉素的衍生物，在本类中抗菌谱最广，对多数的 G^- 菌（包括铜绿假单胞菌）、G^+ 菌（包括金黄色葡萄球菌）及分枝杆菌属均有较强的抗菌活性。最大的特点是对肠道 G^- 杆菌和铜绿假单胞菌产生的多种钝化酶稳定。临床主要用于其他氨基糖苷类耐药菌的感染，常作为首选药。不良反应与卡那霉素相似，耳毒性较庆大霉素多见，肾毒性较庆大霉素相似或略低，偶见神经肌肉麻痹和过敏反应；因本药抗菌谱广，亦可诱发二重感染。

（六）西索米星

西索米星（Sisomicin）的抗菌谱、抗菌活性、适应证及疗效与庆大霉素相似。因本品在氨基糖苷类抗生素中无特殊优势，临床已少用。

（七）奈替米星

奈替米星（Netilmicin）是西索米星的半合成衍生物，为本类中公认的好品种。在某些发达国家，奈替米星已有取代庆大霉素的趋势。本品抗菌谱广，对多数 G^- 菌（包括铜绿假单胞菌）有良好的抗菌活性；对葡萄球菌和其他 G^+ 球菌的作用强于其他氨基糖苷类抗生素。本品对多种钝化酶稳定，故对耐其他氨基糖苷类的 G^- 杆菌、MRSA、MRSE 及某些头孢菌素耐药菌仍有良好的抗菌活性。主要用于治疗各种敏感菌所致严重感染；口服可用于新生儿、小儿和成人肠道感染。其耳、肾毒性发生率为本类中最低，但仍应提高警惕。

（八）小诺米星

小诺米星（Micronomicin）的抗菌谱和抗菌活性与庆大霉素相似，本品特点是对氨基糖苷乙酰转移酶（AAC6′）稳定，该酶能使庆大霉素、卡那霉素、阿米卡星等钝化，故本品对产此酶的耐药菌敏感。其耳、肾毒性仅为庆大霉素的1/4。除用于G^-菌所致全身感染外，还可局部用于眼部感染。

（九）新霉素

新霉素（Neomycin）因耳、肾毒性大，已禁止全身使用。口服吸收少，故可用于肠道术前消毒和肠道感染，但近年亦少用。目前主要局部用于眼部及局部创面感染。

（十）大观霉素

大观霉素（Spectinomycin，壮观霉素）又称淋必治，对淋球菌有高度抗菌活性，对其他细菌仅有微弱的抗菌活性。淋球菌对本药易产生耐药性。本品临床上仅用于对青霉素耐药对大观霉素敏感的淋球菌所致尿道炎、子宫颈炎等无并发症的淋病患者，及对青霉素过敏的淋病患者。不良反应少，偶见皮疹、恶心、头痛等。

三、应用注意

（1）老年患者由于肾功能下降，且可能因生理性耳聋的存在而掩盖耳毒性症状，故对于老年人的G^-杆菌感染，应首选头孢菌素或广谱青霉素，严重时可联合本类药物，但应减少剂量；儿童患者因表述不清，不能及早发现不良反应，而一旦发现可能已非常严重，应避免使用。

（2）注意早期中毒症状，有条件可进行电测听监测；开始治疗前及治疗期间应定期检查肾功能；孕妇应慎用；有腹泻、脱水的患者尽量避免用，否则毒性会明显增加。

（3）治疗尿路感染时，应给予碳酸氢钠碱化尿液，以增强抗菌效果。

（4）避免合用肾毒性、耳毒性的药物及抗组胺药。

（5）氨基糖苷类与β－内酰胺类合用有协同抗菌作用，但两类药物合用时不能混合于同一容器中。因为本类药物为有机碱，而β－内酰胺类为有机酸，两类药物混合时有体外灭活作用，可导致药效降低。

小结

1. 氨基糖苷类为强极性化合物，水溶性好而脂溶性低，口服难吸收，肠道内浓度高；肌内注射吸收好，临床多采用此途径给药。主要分布于细胞外液，但脑脊液中含量少；肾皮质及内耳内、外淋巴液中有高浓度蓄积，此为耳、肾毒性的主要原因。大部分以原形经肾排泄，尿药浓度高。本类药在碱性尿液中抗菌作用增强。

2. 本类药对大多数需氧G^-杆菌有良好的抗菌活性；对G^-球菌作用较差；对G^+菌中葡萄球菌属包括MRSA、MRSE有较好的抗菌作用，对链球菌属、肠球菌属不敏感；对厌氧菌无效；某些药物对结核杆菌有效。

3. 氨基糖苷类为静止期杀菌药，其抗菌机制是多环节抑制蛋白质的合成，使其合成受阻或造成蛋白质合成紊乱，同时破坏细菌细胞膜的完整性，造成细菌死亡。

4. 细菌对氨基糖苷类产生耐药性的主要机制是产生钝化酶。

5. 氨基糖苷类主要不良反应是耳毒性、肾毒性、神经肌肉麻痹和过敏反应。

思考题

1. 简述氨基糖苷类抗生素与β-内酰胺类抗生素合用时抗菌作用增强的药理学基础。

2. 庆大霉素为什么是治疗革兰阴性杆菌的首选药？

3. 氨基糖苷类抗生素有哪些共同特点？

4. 哪些药物忌与氨基糖苷类抗生素合用？

5. 为什么氨基糖苷类不宜与呋塞米联合应用？

制剂与用法

硫酸庆大霉素（Gentamicin Sulfate）　口服，80~160mg/次，3~4次/d；肌内注射或静脉滴注，80mg/次，2~3次/d；外用，0.5%软膏，0.5%滴眼液。

硫酸链霉素（Streptomycin Sulfate）　肌内注射，1g/次，1次/d。

硫酸卡那霉素（Kanamycin Sulfate）　口服，1g/h，连服4次；肌内注射，0.5g/次，1~2次/d。

硫酸妥布霉素（Tobramycin Sulfate）　肌内注射或静脉滴注，80mg/次，2~3次/d，疗程不超过10天。

硫酸阿米卡星（Amikacin Sulfate）　肌内注射或静脉滴注，0.5g/次，2~3次/d，疗程不超过10天。

硫酸西索米星（Sisomicin Sulfate）　肌内注射或静脉滴注，0.15g/d，分2~3次给药，疗程不超过7~10天。

硫酸奈替米星（Netilmicin Sulfate）　肌内注射或静脉滴注，4~6mg/（kg·次），1次/d。

硫酸小诺米星（Micronomicin Sulfate）　口服，80mg/次，3次/d；肌内注射，60~80mg/次，必要时可用至120mg，2~3次/d；静脉滴注，60mg/次，加入氯化钠注射液100ml中恒速滴注，于1h滴完。

硫酸新霉素（Neomycin Sulfate）　口服，1g/次，4次/d；外用，0.5%软膏，0.5%滴眼液。

硫酸大观霉素（Spectinomycin Sulfate）　肌内注射，2g/次，1~2次/d，临用前，每2g加入0.9%苯甲醇注射液3.2ml，振摇，使成混悬液后给药。

硫酸异帕米星（Isepamicin Sulfate） 肌内注射或静脉滴注，400mg/d，分1～2次给药。

硫酸依替米星（Etimicin Sulfate） 静脉滴注，0.1～0.15g/次，2次/d，稀释于100ml的氯化钠注射液或0.5%葡萄糖注射液中1h滴完，疗程为5～10天。

硫酸核糖霉素（Ribostamycin Sulfate） 肌内注射，1～2g/d，分2次给药。

硫酸巴龙霉素（Paromomycin Sulfate） 口服，0.5～0.75g/次，3次/d。

（韩 丽 刘月丽）

第九章

四环素类及氯霉素类

四环素类抗生素是由放线菌产生的一类广谱速效抑菌药，包括天然品和半合成品。由于耐药菌株的日益增多以及药物的不良反应，天然四环素临床应用及治疗范围受到限制，主要治疗特殊病原体引起的感染性疾病。半合成四环素类较天然品的抗菌作用强而持久，可首选治疗衣原体、支原体、螺旋体等引起的全身感染。本类药物长期应用，易引起二重感染及影响儿童骨骼和牙齿发育。氯霉素类的抗菌作用与四环素类相似，但对伤寒和副伤寒杆菌作用较强，可引起骨髓抑制等严重不良反应。

第一节　四环素类

四环素类（tetracyclines）药物因其结构中均含有氢化并四苯母核而得名，为酸、碱两性物质，在酸性溶液中较稳定，临床用其盐酸盐。此类药物包括天然品和半合成衍生物。天然品有四环素（Tetracycline）、金霉素（Chlortetracycline）、土霉素（Oxytetracycline）和地美环素（Demeclocycline）；半合成衍生物有多西环素（Doxycycline）、美他环素（Methacycline）和米诺环素（Minocycline）。本类药物的抗菌谱、作用机制和临床应用均相似。抗菌活性为：米诺环素＞多西环素＞美他环素＞地美环素＞四环素＞土霉素。

【体内过程】

不同药物口服吸收差别较大。天然四环素类口服吸收不完全，易与食物或药物中的二价和三价金属离子结合，形成不吸收的络合物。半合成品口服吸收快而完全。吸收后广泛分布于各种组织中，易沉淀于骨和牙组织，抑制胎儿、幼儿骨骼发育。本类药物不易透过血脑屏障，但能通过胎盘，影响胎儿，也能由乳汁分泌。除米诺环素外其他四环素类药物在脑脊液中均难达到有效浓度。除多西环素主要经胆汁排泄外，其余大部分以原形经肾排泄。

【抗菌作用】

属广谱速效抑菌药。对革兰阳性菌、革兰阴性菌和某些厌氧菌有较强的抑制作用，对肺炎支原体、立克次体、衣原体、螺旋体、放线菌、阿米巴原虫等也有作用，但对铜绿假单胞菌、变形杆菌、结核分枝菌、伤寒沙门菌、真菌和病毒无效。

【抗菌机制】

本类药物通过与细菌核糖体30S亚单位的A位特异性结合，阻止tRNA在该位点上的联结，阻止肽链延伸，从而抑制蛋白质合成；此外，可引起细菌细胞膜通透性增加，使胞内核苷酸和其他重要物质外漏，从而抑制细菌DNA的复制。

【耐药性】

细菌对本类药物的耐药为渐进型，天然品间存在交叉耐药，对天然品耐药的菌株对半合成品仍敏感。主要耐药机制有4种：①细菌产生核糖体保护蛋白，使细菌蛋白质合成过程不受药物影响；②细菌产生排出因子，主动外排药物；③细菌染色体突变，导致细胞壁的外膜孔蛋白OmpF减少，进入菌体的药物减少；④细菌产生灭活酶，使药物失活。

【临床应用】

使用本类药物时，首选多西环素。目前主要用于：

1. 立克次体感染 首选四环素类。对流行性斑疹伤寒、地方性斑疹伤寒、恙虫病、Q热等立克次体病均有特效。

2. 衣原体感染 首选四环素类或青霉素类。用于治疗鹦鹉热衣原体引起的鹦鹉热，肺炎衣原体引起的肺炎，沙眼衣原体引起的非特异性尿道炎、子宫颈炎、性病淋巴肉芽肿、包涵体结膜炎和沙眼等。

3. 支原体感染 首选四环素类或大环内酯类。对肺炎支原体引起的非典型肺炎以及溶脲支原体引起的非特异性尿道炎疗效好。

4. 螺旋体感染 治疗回归热螺旋体引起的回归热。

5. 其他 四环素类可首选用于鼠疫、布鲁菌病、霍乱、幽门螺杆菌引起的消化性溃疡，肉芽肿鞘杆菌引起的腹股沟肉芽肿。

【不良反应】

1. 胃肠道反应 口服可刺激胃黏膜引起上腹部不适，如恶心、呕吐、腹胀、腹痛等。

2. 二重感染 又称菌群交替症，是指长期使用广谱抗生素后，敏感菌株的生长受到抑制，不敏感菌株乘机大量繁殖，从而引起新的感染。常见有白色念珠菌引起的鹅口疮或耐药葡萄球菌在肠道、尿路及肺部过度繁殖所致感染，特别是耐四环素的难辨梭菌引起的伪膜性肠炎，表现为肠壁坏死，剧烈腹泻，体液渗出，导致脱水甚至休克，危及生命，一旦发生立即停药，并口服万古霉素或甲硝唑治疗。

3. 影响牙和骨骼生长 本类药物能与新形成的骨、牙中沉积的钙结合，引起牙齿釉质变黄和骨骼发育不全。孕妇、哺乳期妇女及8岁以下儿童禁用。

4. 其他 肝毒性、肾毒性、光敏反应、前庭反应、过敏反应等不良反应。

四环素

口服吸收不完全，易受食物和金属离子的影响，空腹吸收较好。口服后2 ~4h血药浓度达峰值，$t_{1/2}$为6~12h。蛋白结合率为55%~70%。可在肝内积聚，由胆汁排入肠道，形成肝肠循环。一次口服超过0.5g时，不提高其血药浓度，只增加其在粪便中的排出量。主要以原形从尿中排泄，有利于尿路感染的治疗。本药现因耐药菌株的日益增多以及药物的不良反应，一般不作为首选药使用。

多西环素

口服吸收迅速、完全，不受食物影响，吸收率达90%~95%。口服后2h血药浓度达峰值。$t_{1/2}$为14~22h，为长效半合成四环素类。血浆蛋白结合率为80%~93%。吸收后广泛分布于体内组织和体液，组织穿透力较强，在胸导管淋巴液、腹水、肠组织、眼和前列腺组织中均有较高浓度，约为血药浓度的60%~75%，在胆汁中浓度可达血药浓度的10~20倍。大部分药物随胆汁进入肠腔排泄，主要为无活性的结合物或络合物，很少引起腹泻或二重感染。抗菌活性较四环素强2~10倍，抗菌作用具有强效、速效、长效的特点。可作为四环素类各种适应证的首选药物。

米诺环素

又称二甲胺四环素，在四环素类药物中抗菌作用最强，对耐四环素菌株也有良好抗菌作用。口服吸收迅速且完全，吸收率接近100%。口服后2~3h血药浓度达峰值，$t_{1/2}$为14~18h。血浆蛋白结合率为76%~83%。组织穿透力较多西环素强，易渗透入多种组织和体液中，如甲状腺、肺、脑和前列腺等。在胆汁和尿中的浓度比血药浓度高10~30倍，在唾液和泪液中的浓度比其他四环素类抗生素高。主要经肝代谢，大部分由肾和胆汁排出，在尿中排泄的原形药物远低于其他四环素类。本药对革兰阳性菌的作用强于革兰阴性菌，尤其对葡萄球菌的作用更强。对肺炎支原体、沙眼衣原体和立克次体等也有较好抑制作用。主要用于沙眼衣原体所致的性病、淋病、奴卡菌病和酒糟鼻等，因极易穿透皮肤，特别适合于治疗痤疮。但对耐药肺炎球菌、变形杆菌、铜绿假单胞菌、克雷伯菌属、沙门菌属和志贺菌无作用。不良反应同其他四环素类，但前庭功能障碍较其他四环素类多见。

第二节 氯霉素类

氯霉素

氯霉素（Chloramphenicol）为广谱抗生素，最早由委内瑞拉链霉菌产生，也可人工合成。由于抑制骨髓造血系统，引起再生障碍性贫血，临床应用受到限制。

【体内过程】

口服后吸收迅速、完全，吸收率80%~90%，给药后1~3h血药浓度达峰值。吸收后广泛分布于全身组织和体液中，可透过血脑屏障、血眼屏障。亦可分泌至乳汁、唾液、腹水、胸水以及骨膜液中。蛋白结合率约为50% ~60% 。$t_{1/2}$约为2.5h，肝肾功能损害时延长。90%的药物在肝内与葡萄糖醛酸结合生成无活性产物，经肾小管分泌排出；5% ~10%的原形药物从肾小球滤过由尿液排泄，在尿中可达有效治疗浓度。棕榈氯霉素和琥珀氯霉素为氯霉素的前体药物，在体内转化为氯霉素发挥作用。

【抗菌作用】

能有效抑制各种细菌及其他病原微生物如立克次体、螺旋体、衣原体、支原体等，但对分枝杆菌、真菌、病毒和原虫无作用。对革兰阴性菌的作用较革兰阳性菌强，对铜绿假单胞菌无作用。低浓度时即对流感杆菌、脑膜炎球菌和淋球菌具有强大杀菌作用。对厌氧菌也有相当的抗菌活性，包括脆弱杆菌、梭形杆菌、产气荚膜杆菌、破伤风杆菌等。

【抗菌机制】

氯霉素能与细菌核糖体50S亚基上的肽酰基转移酶作用位点可逆性结合，阻止P位上肽链的末端羧基与A位上氨酰基tRNA的氨基发生反应，抑制肽链延伸，从而阻止蛋白质的合成。

【耐药性】

细菌对氯霉素的耐药性主要是通过产生氯霉素乙酰转移酶，使药物转化为无抗菌活性的乙酰化产物。革兰阳性菌和阴性菌均可通过突变、接合或转导机制，获得氯霉素耐药基因，但耐药性产生较慢。铜绿假单胞菌、沙雷菌及大肠埃希菌对氯霉素的耐药则与细胞膜通透性发生改变有关，由于细菌染色体突变使外膜特异性蛋白质缺失，致外膜对氯霉素的通透性降低，药物无法进入胞内发挥作用。

【临床应用】

因可对造血系统产生致命的毒性作用，一般不作首选药使用。用药期间应定期检查血常规。

1. 耐药菌诱发的严重感染 用于对多药耐药的流感嗜血杆菌感染以及无其他低毒性抗菌药可替代的敏感菌所致的各种严重感染的治疗。

2. 伤寒、副伤寒 可用于敏感菌株所致伤寒、副伤寒的治疗。

3. 立克次体感染 用于洛矶山斑疹热和Q热等立克次体感染的治疗。

4. 厌氧菌感染 与其他抗菌药联合使用治疗厌氧菌引起的腹腔或盆腔感染。

5. 其他 局部用药治疗敏感菌引起的眼、耳部等浅表感染。

【不良反应】

1. 抑制骨髓造血功能

（1）可逆性血细胞减少 较常见，表现为贫血、白细胞或血小板减少症，发生率和严重程度与剂量或疗程有关。

（2）不可逆性抑制 表现为再生障碍性贫血，极少见，发生晚，但死亡率高。与剂量无明显关系，可能是一种变态反应。

2. 灰婴综合征 氯霉素用于早产儿和新生儿，剂量过大时可致中毒，表现为腹胀、呕吐、呼吸不规则、进行性血压下降，面色苍白、紫绀、循环衰竭等症状，称为灰婴综合征。

3. 其他 口服可出现恶心、呕吐、腹泻等症状。少数患者有过敏反应，视神经炎、视力障碍，多发性神经炎、神经性耳聋以及严重失眠等症状。长期口服可因肠道菌群被抑制而使维生素K合成受阻，诱发出血倾向。还可引起二重感染。

小结 四环素类属广谱速效抑菌剂，抗菌活性为米诺环素 > 多西环素 > 美他环素 > 地美环素 > 四环素 > 土霉素。抗菌作用机制为与核糖体30S亚基的A位特异性结合，阻止tRNA进入A位，阻碍肽链延长和蛋白质合成。还可使细菌细胞膜通透性改变，导致胞内核苷酸及其他重要物质外漏，抑制细菌DNA的复制。主要耐药机制有4种：①产生核糖体保护蛋白；②产生排出因子；③染色体突变；④产生灭活酶。可首选用于立克次体感染、衣原体感染、支原体感染以及某些螺旋体感染。此外还可首选用于鼠疫、布鲁菌病、霍乱、幽门螺杆菌引起的消化性溃疡，肉芽肿鞘杆菌引起的腹股沟肉芽肿。在使用四环素类药物时，首选多西环素。不良反应有：胃肠道反应；二重感染；影响牙和骨骼生长；肝毒性、肾毒性、光敏反应、前庭反应、过敏反应等。

氯霉素为广谱抗菌药，但因对造血系统可产生致命的毒性作用，临床限用于无其他安全有效抗菌药控制的敏感菌引起的感染及局部用于敏感菌引起的眼、耳部等感染的治疗。骨髓造血功能的抑制是其最重要的毒性反应，此外，对早产儿和新生儿可致灰婴综合征。

思考题

1. 什么是二重感染？
2. 什么是灰婴综合征？
3. 新生儿腹泻能否用氯霉素治疗？为什么？

制剂与用法

盐酸四环素（Tetracycline Hydrochloride） 片剂，口服，成人常用量：一次0.25～0.5g，每6h 1次。8岁以上儿童常用量：一日25～50mg/kg，分4次服用。注射剂，静脉注射，1.0g/次，1～2次/d。

多西环素（Doxycycline） 片剂，口服，首剂0.2g/次，以后0.1g/次，1～2次/d。8岁以上儿童首剂4mg/kg，以后2～4mg/（kg·次），1～2次/d。

米诺环素（Minocycline） 片剂，口服，首剂0.2g/次，以后0.1g/次，1～2次/d。

氯霉素（Chloramphenicol） 片剂，口服，1.5g/次，4次/d；注射剂，静脉滴注或注射，0.5～1.0g/次，2次/d。

（林明琴 王小蒙）

第十章

人工合成抗菌药

人工合成抗菌药是临床应用的重要抗感染药物，包括喹诺酮类、磺胺类、甲氧苄啶及硝基咪唑类等。喹诺酮类已发展到第四代，第一代因抗菌谱窄、不良反应多已被淘汰；第二代主要对革兰阴性菌有效；第三代为氟喹诺酮类，具广谱抗菌作用，不良反应少；第四代为 20 世纪 90 年代后期研制的新喹诺酮类药物，抗菌谱更广。磺胺类药不良反应多，细菌易耐药，部分用途已被其他类抗菌药取代，但因其抗菌谱较广、性质稳定、使用方便、价格低廉等优点目前仍应用。甲氧苄啶为抗菌增效剂，主要与多种抗菌药物合用，增加抗菌效应，产生协同作用。硝基呋喃类对部分革兰阴性菌和革兰阳性菌均有作用，但对铜绿假单胞菌、变形杆菌、产气杆菌等不敏感，现已少用。

第一节　喹诺酮类

一、概述

喹诺酮类是一类化学结构中含有 4－喹诺酮基本结构的人工合成抗菌药。1962 研制的萘啶酸为第一代喹诺酮类，因抗菌谱窄，口服吸收差，不良反应多，现已不用。1973 年合成第二代药物吡哌酸（Pipemidic Acid）抗菌活性强于萘啶酸，该药虽口服吸收良好，但因在体内易被代谢，作用时间短，而尿中药物浓度高，故仅限用于治疗泌尿道和肠道感染。1979 年合成诺氟沙星（Norfloxacin），随后又合成一系列含氟的喹诺酮类药，通称为氟喹诺酮类（fluoroquinolones），属第三代喹诺酮类。20 世纪 90 年代后期研制的新喹诺酮类药物，如莫西沙星、加替沙星为第四代喹诺酮类。

氟喹诺酮类具有抗菌谱广、高效、可口服、不良反应少等特点，尤其是对铜绿假单胞菌、厌氧菌具有强大抗菌作用，是当前临床使用较广的重要抗感染药物。

【构效关系】

4－喹诺酮母核引入不同的基团，可形成各具特点的药物（图 10－1）。C_6 引入氟原子同时 C_7 引入哌嗪基，抗菌活性显著提高，抗菌谱明显扩大，药动学性质显著性改善；以甲基哌嗪基取代哌嗪基则脂溶性增加，肠道吸收增强，细胞的穿透性提高，半衰期延长，如培氟沙星；C_8 引入氟或氯，可进一步提高肠道吸收，延长半衰期，同时也增强了药物的光敏反应，如洛美沙星等；以甲氧基取代 C_8 的氟或氯，可降低光敏反应，如莫西沙星；N_1 以环丙基团（环丙沙星）或噁嗪基（氧氟沙星）修饰可扩大抗菌谱，增强对衣原体、支原体及分枝杆菌（结核杆菌与麻风杆菌等）的抗菌活性，噁嗪基还可提高水溶性，使药物在体内不被代谢，以原形经尿排泄；N_1 引入2，4－二苯氟基（曲伐沙星）可增强药物的肝毒性，此外可能与替马沙星综合征有密切关系；C_5 引入甲基可增强药物的心脏毒性，如格帕沙星。

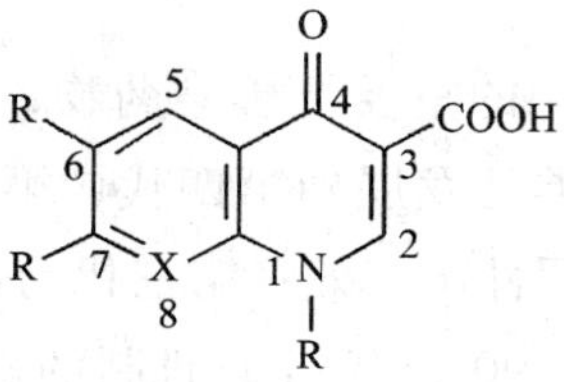

图 10－1　喹诺酮类基本结构

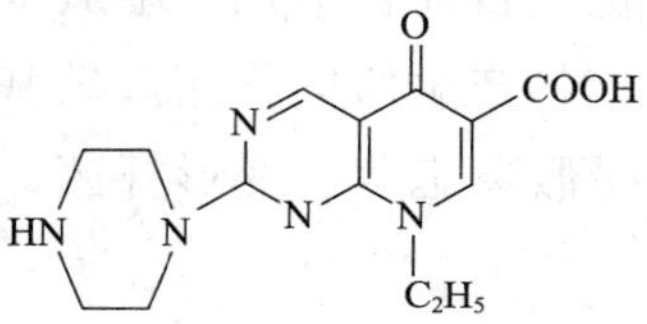

吡哌酸

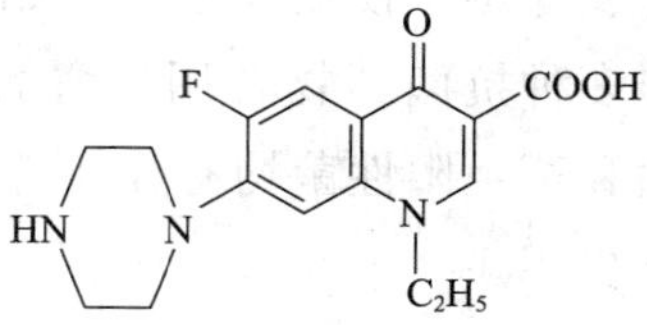

诺氟沙星

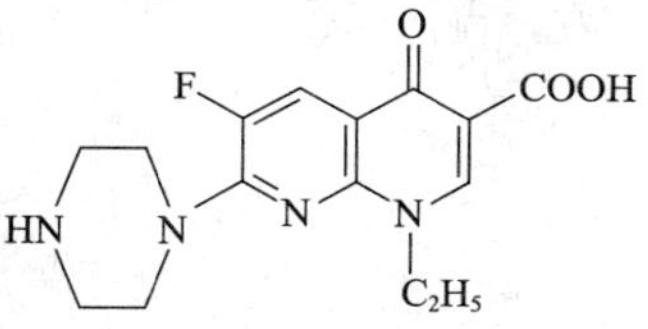

依诺沙星

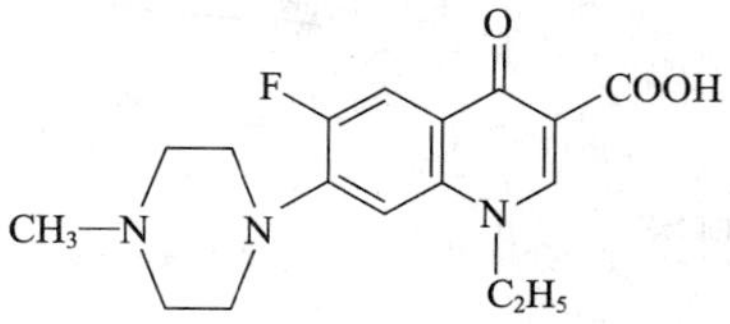

培氟沙星

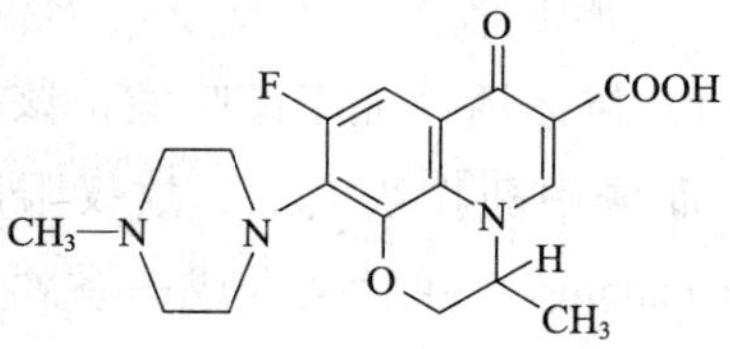

氧氟沙星

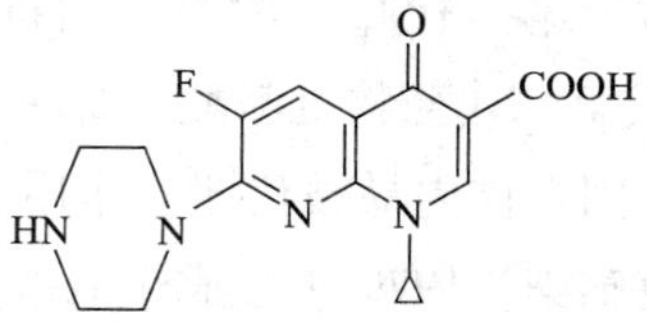

环丙沙星

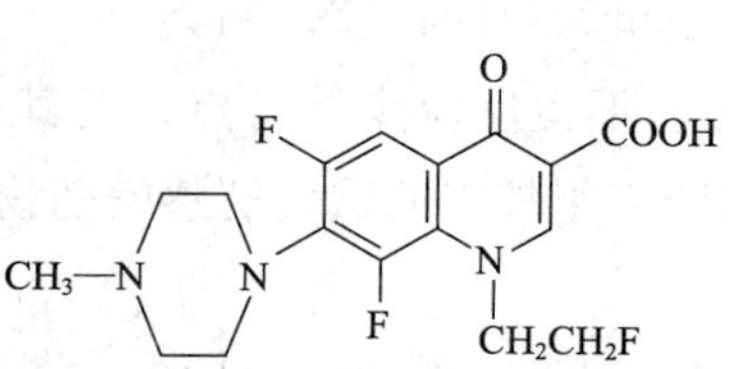

氟罗沙星

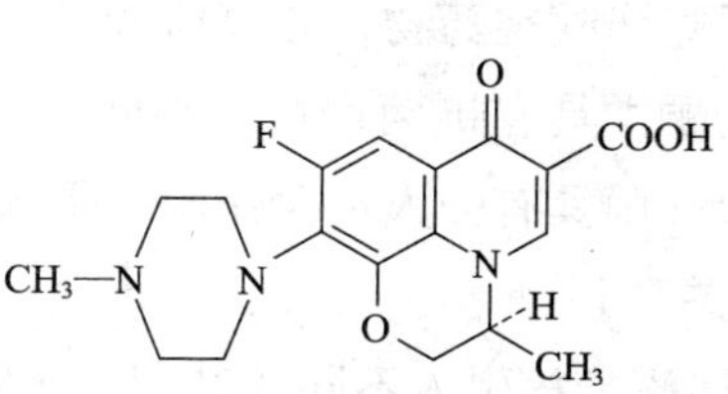

左氧氟沙星

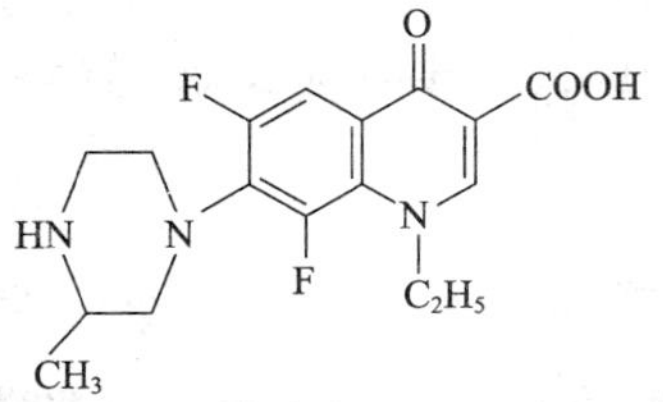

洛美沙星

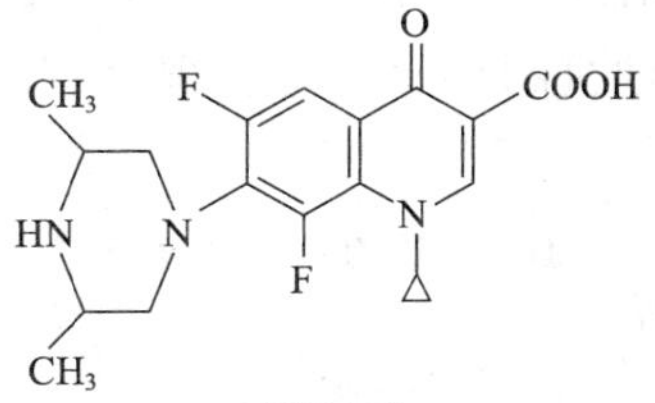

司氟沙星

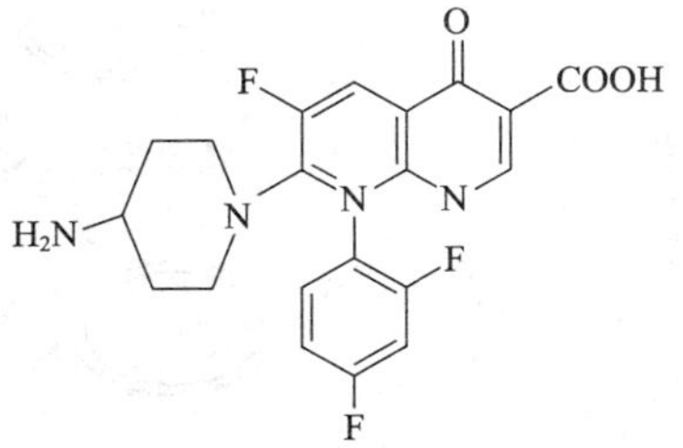

托氟沙星

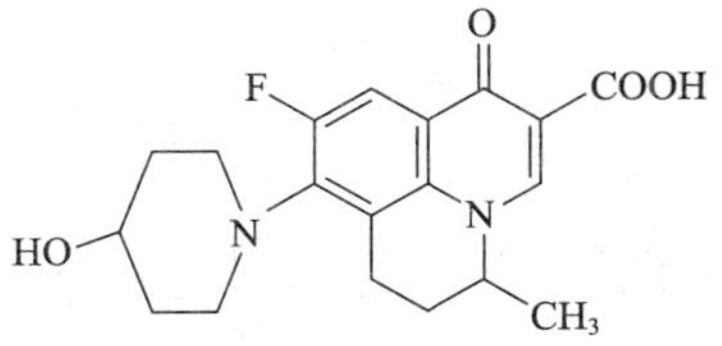

那氟沙星

图 10-2 喹诺酮类药物的化学结构

【体内过程】

口服吸收良好，食物一般不影响吸收，但富含 Fe^{2+}、Ca^{2+}、Mg^{2+} 的食物可降低药物的生物利用度。血浆蛋白结合率低，一般为 14% ~30%。药物在体内分布广，组织中可达有效抑菌或杀菌水平；血浆半衰期大多在 3h 以上。多数药物经尿排泄，尿中浓度高。

【抗菌作用】

为广谱抗菌药。对革兰阴性杆菌包括铜绿假单胞菌有强大的杀菌作用，对金黄色葡萄球菌及产酶金黄色葡萄球菌有良好抗菌作用；对结核杆菌、支原体、衣原体及厌氧菌也有作用。对于铜绿假单胞菌以环丙沙星的杀菌作用最强。

【抗菌机制】

1. 抑制 DNA 回旋酶 DNA 回旋酶是喹诺酮类抗革兰阴性菌的主要靶点（图 10-3a）。大肠埃希菌的 DNA 回旋酶是由 2 个 A 亚单位与 2 个 B 亚单位组成四聚体蛋白酶，细菌在合成 DNA 过程中，DNA 回旋酶的 A 亚单位将染色体 DNA 正超螺旋的一条单链（后链）切开，接着 B 亚单位使 DNA 的前链后移，A 亚单位再将切口封住，最终使正超螺旋变为负超螺旋，使转录或复制过程顺利完成。喹诺酮类药物与 DNA 双链中非配对碱基结合，抑制 DNA 回旋酶的 A 亚单位，使 DNA 超螺旋结构不能封口，DNA 单链暴露，导致 mRNA 与蛋白合成受阻，最后细菌死亡。

2. 抑制拓扑异构酶Ⅳ 拓扑异构酶Ⅳ是喹诺酮类抗革兰阳性菌的重要靶点（图 10-3b）。该酶在 DNA 复制过程中发挥重要作用，其通过它的解除 DNA 结节、解环连体和松弛超螺旋的功能，协助子代染色体分配到子代细菌。喹诺酮类通过对拓扑异构酶Ⅳ的抑制作用，干扰细菌 DNA 复制。

3. 其他机制 抑制细菌 RNA 及蛋白质合成，诱导菌体 DNA 错误复制以及抗菌后效应等。

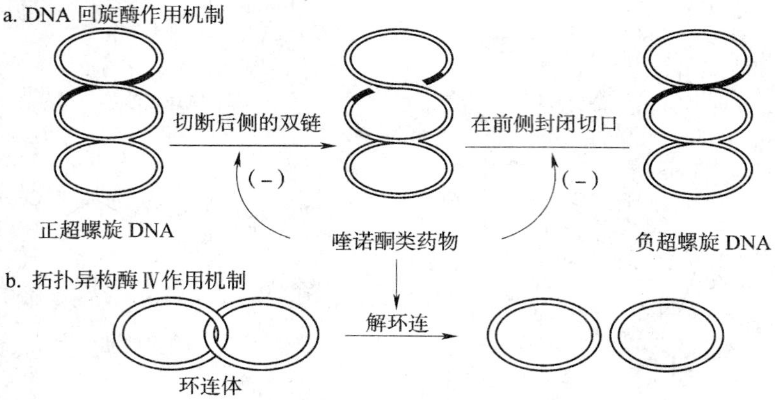

图 10－3 喹诺酮类药物作用机制示意

【耐药性】

同类药物间有交叉耐药。主要耐药机制：①基因突变导致细菌 DNA 回旋酶结构改变，使酶与药物的亲和力下降；②膜孔蛋白通道的改变或缺失，使药物无法通过膜通道进入菌体；③药物通过主动外排机制从菌体内泵出增多。

【临床应用】

适用于敏感病原菌所致的呼吸道感染、泌尿生殖道感染、肠道感染与伤寒等。

【不良反应】

1. 消化道反应 恶心、呕吐、食欲减退、腹痛、腹泻等，一般不严重，患者可耐受。

2. 中枢神经系统反应 有头晕、头痛、情绪不安、烦躁、失眠、眩晕等。

3. 光敏反应 在紫外线的激发下，药物氧化生成活性氧，激活皮肤的成纤维细胞中的蛋白激酶 C 和酪氨酸激酶，引起皮肤炎症。

4. 心脏毒性 罕见。可见 QT 间期延长、尖端扭转型室性心动过速、室颤等。

5. 软骨损害 对幼年动物可引起轻度软骨组织损害，不宜用于妊娠期妇女和骨质未发育完全的幼儿。

6. 其他 跟腱炎、肝毒性、替马沙星综合征、过敏反应等。

二、常用喹诺酮类药物

吡哌酸

吡哌酸（Pipemidic Acid，PPA）对革兰阴性菌的抗菌作用较萘啶酸强，对革兰阳性菌和部分铜绿假单胞菌有一定作用。在体内不被代谢，尿中浓度高，主要用于治疗尿路和肠道感染。

诺氟沙星

诺氟沙星（Norfloxacin）为第一个氟喹诺酮类药，抗菌谱广，抗菌作用强，对革兰阳性和阴性菌在低浓度呈杀菌作用，抗菌活性明显优于吡哌酸。口服吸收率约35%～45%；血浆蛋白结合率为14%，体内分布广，组织浓度高，$t_{1/2}$为3～5h。临床主要用于泌尿道和胃肠道感染。不良反应少见，有胃肠道刺激作用。

氧氟沙星

氧氟沙星（Ofloxacin）对革兰阳性菌（包括MRSA）和革兰阴性菌（包括铜绿假单胞菌）均有较强作用；对肺炎支原体、奈瑟菌、厌氧菌及结核杆菌也有一定活性。口服吸收快而完全，体内分布广，血药浓度高且持久，尤以痰中浓度较高，主要经肾排泄，$t_{1/2}$为5～7h。临床主要用于敏感菌所致呼吸道感染，如肺炎、急慢性支气管炎、尿路感染、肠道感染、骨和关节感染、耳鼻喉和眼的感染、皮肤和软组织感染。不良反应与诺氟沙星相似。

依诺沙星

依诺沙星（Enoxacin）抗菌谱及抗菌活性与诺氟沙星相似，对厌氧菌作用较差。口服吸收好，不受食物影响，血药浓度介于诺氟沙星与氧氟沙星之间，口服后约50%～65%由肾排泄，$t_{1/2}$为3.3～5.8h。临床适用于敏感菌引起的泌尿生殖系统感染、呼吸道感染、胃肠道感染、伤寒、骨和关节感染、皮肤软组织感染、败血症等。不良反应以消化道反应为主，偶有中枢神经系统毒性反应。

环丙沙星

环丙沙星（Ciprofloxacin）抗菌谱广，为当前喹诺酮类中体外抗菌活性最强的药物。对耐药铜绿假单胞菌、MRSA、产青霉素酶淋球菌、产酶流感杆菌等均有良好的抗菌作用，对肺炎军团菌及弯曲菌亦有效，一些对氨基糖苷类、第三代头孢菌素等耐药的革兰阴性和阳性菌对本药仍然敏感。口服生物利用度为38%～60%，体内分布广，但血药浓度较低，静脉滴注可弥补此缺点。$t_{1/2}$为3.3～5.8h。主要用于对其他抗菌药耐药的革兰阴性杆菌所致的呼吸道、泌尿生殖道、消化道、骨与关节和皮肤组织感染。本药可诱发跟腱炎和跟腱撕裂，老年人和运动员慎用。

洛美沙星

洛美沙星（Lomefloxacin）抗菌谱广，体外抗菌作用与诺氟沙星相似，但比环丙沙星弱；体内抗菌活性比诺氟沙星强，但不及氟罗沙星。口服吸收好，生物利用度为

85%，血药浓度高而持久，体内分布广，主要经肾排泄，$t_{1/2}$约7h。用于敏感菌所致的各种感染。动物实验显示该药对小鼠有光致癌作用，患者用药时和用药期间应避免日光。

氟罗沙星

氟罗沙星（Fleroxacin）抗菌谱广，体外抗菌活性略逊于环丙沙星，但体内抗菌活性强于现有各喹诺酮类药。口服吸收好，生物利用度接近100%，体内分布广，主要经肾排泄，$t_{1/2}$约为9h。临床主要用于治疗敏感菌所致的呼吸系统、泌尿生殖系统、妇科、外科的感染性疾病。

左氧氟沙星

左氧氟沙星（Levofloxacin）为氧氟沙星的左旋体，抗菌谱广，抗菌活性是氧氟沙星的2倍。口服生物利用度高，组织渗透性较好，尿液中浓度高，以原形自尿中排出。适用于敏感菌引起的各种急性、慢性感染及难治感染。不良反应较轻，主要为胃肠道不适如腹泻、软便、嗳气、恶心等；药疹过敏症状，还有失眠、头痛、头重等神经症状。

第二节 磺胺类抗菌药

一、概述

磺胺类药物是人类最早用于治疗全身性感染的人工合成抗菌药。其主要优点是抗菌谱较广、性质稳定、使用方便、价格低廉、对某些感染疾病（如流脑、鼠疫）疗效好，尤其是与抗菌增效剂——甲氧苄啶（TMP）联合应用，可进一步增强其抗菌作用并扩大治疗范围。目前临床虽然已有大量抗菌药物问世，但磺胺类药仍是重要的化疗药物。

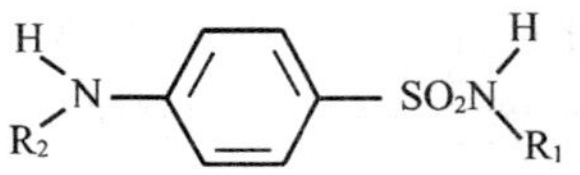

图10－4 磺胺类药的基本化学结构

【结构与分类】

本类药物基本化学结构是对氨基苯磺酰胺，简称磺胺（SN）。结构中的对位氨基或磺酰胺基上氢原子被不同基团取代（图10－4），可得到口服吸收难易不同的磺胺类药。按主要用途和口服吸收的难易程度磺胺类药物可分为3大类。

1. 治疗全身感染的磺胺类药 本类药物口服易吸收，按$t_{1/2}$长短分为：①短效类：

$t_{1/2}$ <10h，如磺胺异噁唑（Sulfisoxazole，SIZ）。②中效类：$t_{1/2}$为 10～24h，如磺胺嘧啶（Sulfadiazine，SD）和磺胺甲噁唑（Sulfamethoxazole ，SMZ）。③长效类：$t_{1/2}$ >24h，如磺胺多辛（Sulfadoxine，SDM，周效磺胺）。目前临床应用的主要是中效磺胺药。

2. 治疗肠道感染的磺胺类药　属口服难吸收类，如柳氮磺吡啶（Sulfasalazine，SASP）。

3. 局部外用的磺胺类药　如磺胺嘧啶银（Sulfadiazine Silver，SD－Ag）、磺胺米隆（Sulfamylone，SML）、磺胺醋酰（Sulfacetamide，SA）。

【体内过程】

肠道易吸收的磺胺类药口服后吸收快而完全，2～4h 血药浓度达峰值，血浆蛋白结合率为 25%～95%；体内分布广泛，在全身组织、体液、渗出液中的药物浓度为血药浓度的 50%～80%，易透过胎盘与血脑屏障；主要在肝内乙酰化而失效，代谢产物与原形药物经肾排泄，尿中浓度高。不同磺胺类药物的乙酰化率不尽相同，乙酰化物的溶解度一般都较低，经肾排泄时易在中性或酸性尿液中析出结晶，造成肾损害。口服难吸收的磺胺类药在肠腔内解离后发挥抗菌作用，其吸收量很少，主要在小肠下段及结肠处保持较高浓度，故适用于肠道感染的治疗。肠道难吸收的磺胺药主要随粪便排出体外。

【抗菌作用】

抗菌谱较广，高度敏感的革兰阳性菌有溶血性链球菌、肺炎球菌；中度敏感的有葡萄球菌和产气杆菌等；对金黄色葡萄球菌不敏感。高度敏感的革兰阴性菌有脑膜炎球菌、淋球菌、鼠疫杆菌、流感杆菌；其次为其他变形杆菌和沙门菌等。磺胺嘧啶银及磺胺米隆局部应用可抗铜绿假单胞菌感染。此外，磺胺类药对沙眼衣原体、少数真菌（放线菌及奴卡菌）、少数原虫（疟原虫和弓形虫）也较敏感，但对螺旋体、支原体、病毒感染无效。对立克次体不仅无效，反而能刺激其生长。

磺胺类药通过抑制二氢蝶酸合成酶而抑制细菌生长繁殖。细菌的生长繁殖需要叶酸，对氨基苯甲酸（PABA）是合成叶酸必需的物质，PABA 与蝶啶在二氢蝶酸合成酶作用下合成二氢蝶酸，二氢蝶酸与谷氨酸在二氢叶酸合成酶作用下生成二氢叶酸，二氢叶酸再在二氢叶酸还原酶作用下形成四氢叶酸，四氢叶酸活化后作为一碳单位转移酶的辅酶，参与嘌呤与嘧啶的合成。磺胺类药在结构上与 PABA 相似，可与 PABA 竞争二氢蝶酸合成酶，最终使细菌不能利用 PABA 合成生长所必需的四氢叶酸，从而影响核酸的生成，使细菌生长繁殖受到抑制，最后被机体的防御功能消灭。哺乳动物及对磺胺天然耐药的细菌可以直接利用外源性叶酸，故不受磺胺类药物的影响。

根据磺胺类药作用机制，应用时应注意：①PABA 对二氢蝶酸合成酶的亲和力比磺胺类药强约万倍，使用时应首剂加倍，保证足够的剂量迅速有效抑制细菌；②在脓液和坏死组织中含有大量 PABA，必须排脓和清洗后再使用本类药物；③局部麻醉药普鲁卡因等在体内水解产生 PABA，可减弱磺胺类药的作用，但磺胺米隆例外；④细菌对各类磺胺药间有交叉耐药性。

【不良反应】

1. 肾损害 磺胺类药物代谢形成的乙酰化物，因在中性或酸性尿中溶解度低，易在肾小管形成结晶，对肾小管产生机械性损害及阻塞，引起血尿、结晶尿、尿少、尿闭以及腰痛等症状。故用药过程应多饮水，必要时同服等量碳酸氢钠碱化尿液。

2. 过敏反应 以皮疹、药热较常见，可引起光敏性皮炎，极少数患者出现剥脱性皮炎。

3. 造血系统反应 长期大量应用可出现骨髓抑制，血细胞减少，血小板减少，粒细胞缺乏及再生障碍性贫血。先天性葡萄糖－6－磷酸脱氢酶缺乏症患者，可致急性溶血性贫血。

4. 其他反应 恶心、呕吐、轻微头痛、头晕、乏力等，用药期间避免高空作业和驾驶。口服易吸收磺胺类药，均可穿过胎盘进入胎儿体内，由于磺胺类药可与胆红素竞争血浆蛋白结合部位，而新生儿的乙酰转移酶系统未发育完善，用药后可使血浆游离胆红素升高，引起或加重新生儿黄疸，故孕妇、新生儿、早产儿不宜用本类药物。

二、常用磺胺类药

磺胺嘧啶

磺胺嘧啶（Sulfadiazine，SD）口服易吸收，3～4h 血药浓度达峰值，$t_{1/2}$为 10～13h，血浆蛋白结合率为 45%。体内分布广泛，易透过血脑屏障，当脑膜有炎症时，脑脊液中药物浓度可达血药浓度的 80%～90%，故临床作为治疗和预防流行性脑脊髓膜炎的首选药物，对放线菌病、弓形虫病，尤其对弓形虫性脑膜炎有特效，亦可作为其他敏感菌所致感染性疾病的治疗药。磺胺嘧啶的乙酰化代谢产物溶解度低，较易在尿中析出结晶，引起泌尿系统不良反应，故一般主张同服等量碳酸氢钠，碱化尿液。此外尚有过敏反应、血液系统反应及中枢神经系统反应等。

磺胺异噁唑

磺胺异噁唑（Sulfisoxazole，SIZ）口服吸收好，体内分布广，$t_{1/2}$约为 6h，乙酰化率较低，不易形成结晶尿；因尿中原形药物浓度高，临床主要用于泌尿系统感染，亦可用于流脑和细菌性痢疾等。不良反应与磺胺嘧啶相似，但本品不易引起泌尿系统不良反应。

磺胺甲噁唑

磺胺甲噁唑（Sulfamethoxazole，SMZ）口服吸收迅速、完全，$t_{1/2}$为 10～12h，给药后 2～4h 血药浓度达峰值，血浆蛋白结合率为 60%～70%，可透过血脑屏障，脑膜有炎症时，脑脊液中可达有效抗菌浓度。本药乙酰化率为58%，在酸性尿中易析出结晶而损害肾脏，应用时注意碱化尿液。因半衰期与甲氧苄啶相近，二者常组成复方制剂（称复方磺胺甲噁唑，又称复方新诺明），扩大抗菌谱的同时又增强了抗感染作用，其对敏感菌株所致伤寒、副伤寒的疗效不亚于氨苄西林。不良反应与磺胺嘧啶相似。

柳氮磺吡啶

柳氮磺吡啶（Sulfasalazine，SASP）口服难吸收，药物随肠蠕动进入远端小肠和结肠，在碱性环境中，被分解为5－氨基水杨酸和磺胺吡啶，后者有一定的抗菌作用，前者有抗炎、抗菌和免疫抑制作用。临床适用于治疗溃疡性结肠炎。长期服用主要不良反应为恶心、呕吐、药疹、药热、白细胞减少等，肝肾功能不全者慎用；可影响精子活动而致男性不育。

磺胺嘧啶银

磺胺嘧啶银（Sulfadiazine Silver，SD－Ag）抗菌谱广，对革兰阳性菌、阴性菌及酵母菌均有良好抗菌活性，对铜绿假单胞菌有强大抑制作用，对氨基苯甲酸对其无拮抗作用。所含银盐有收敛作用，促使创面干燥、结痂、早期愈合。临床主要用于治疗Ⅱ度或Ⅲ度烧烫伤创面感染，常用2%乳膏或软膏涂布于创面，或用上述制剂制成纱布包扎于创面。用药时局部可有一过性疼痛，无其他不良反应。

磺胺米隆

磺胺米隆（Sulfamylone，SML，甲磺灭脓）抗菌谱广，对各种革兰阳性菌及阴性菌，如肺炎球菌、链球菌、葡萄球菌、破伤风杆菌、大肠埃希菌、铜绿假单胞菌等均有抗菌作用，且不受脓液、坏死组织、对氨苯甲酸等的影响，并能迅速渗入创面和焦痂，适用于创伤感染及化脓创面的治疗。不良反应为局部刺激性强，应用时有疼痛及烧灼感，偶见过敏反应。在较大创面应用时不宜用其盐酸盐，否则可能产生酸血症，宜选用其醋酸盐。

磺胺醋酰

磺胺醋酰（Sulfacetamide，SA）钠盐水溶液（15%～30%）呈中性，刺激性小，组织穿透力强，用于敏感菌所致眼部感染，如浅表性结膜炎、角膜炎等；也用于沙眼及其他衣原体感染的局部辅助治疗。滴眼时有轻度刺痛感，一般不需停药。

第三节 其他合成抗菌药

甲氧苄啶

甲氧苄啶（Trimethoprim，TMP）是细菌二氢叶酸还原酶抑制剂，可与多种抗菌药物合用，增加抗菌效应，故有抗菌增效剂之称。

【体内过程】

口服后吸收迅速、完全，血药浓度约2h达峰值，血浆蛋白结合率40%，体内分布广泛，可透过血脑屏障，在脑脊液中药物浓度是血药浓度的50%以上。$t_{1/2}$约10h，与SMZ、SD相近。主要以原形经肾排泄，尿中药物浓度高。

【抗菌作用】

抗菌谱与磺胺类药物相似。其抗菌作用机制是抑制细菌二氢叶酸还原酶，使四氢叶酸生成受阻从而抑制细菌生长繁殖（图10－5）。与磺胺类药物合用，可使细菌体内叶酸代谢受到双重阻断，抗菌作用可增加数倍至数十倍，甚至由抑菌变为杀菌；与磺胺药合用还可减少耐药菌株出现，并扩大抗感染范围。

$$\text{PABA}+\text{蝶啶}\xrightarrow[\text{二氢蝶酸合成酶}]{\text{磺胺类药（－）}}\text{二氢蝶酸}+\text{谷氨酸}\xrightarrow[\text{二氢叶酸合成酶}]{}\text{二氢叶酸}$$

$$\xrightarrow[\text{二氢叶酸还原酶}]{\text{甲氧苄啶（－）}}\text{四氢叶酸}\xrightarrow{+\text{一碳基团}}\text{嘌呤嘧啶}$$

图10－5 磺胺类药和甲氧苄啶抗菌作用机制示意

【临床应用】

常与磺胺组成复方制剂，如双嘧啶片、增效联磺片、复方新诺明片等，治疗肺部感染、急慢性支气管炎、尿路感染、肾盂肾炎、菌痢、肠炎、伤寒、副伤寒、疟疾等。此外，与其他多种抗生素合用，也可产生协同抗菌作用。

【不良反应】

长期大剂量服用可影响患者体内叶酸的代谢和利用，可致巨幼红细胞性贫血、再生障碍性贫血、中性粒细胞减少，急性血小板减少等，停药后可恢复正常。必要时注射四氢叶酸治疗。长期用药应定期检查周围血常规，严重肝肾疾病患者、血液病患者禁用本药。动物实验发现，甲氧苄啶有致畸作用。本药可穿过胎盘到达胎儿体内，孕妇禁用本药。

呋喃妥因和呋喃唑酮

属硝基呋喃类药物，抗菌谱广，对多种革兰阳性和革兰阴性菌如葡萄球菌、肠球菌、淋球菌、大肠埃希菌、痢疾杆菌、脆弱拟杆菌、霍乱弧菌等有抑菌或杀菌作用。

抗菌机制可能是药物进入细菌体内，产生的高活性物质，使 DNA 双链或单链断裂而产生杀菌作用。细菌对本类药不易产生耐药性。

呋喃妥因（Nitrofurantoin）口服吸收快，但大部分在组织内被破坏，其余部分很快由尿液排泄，尿中药物浓度高，可达有效治疗水平，主要用于敏感菌所致急性尿路感染如膀胱炎、尿道炎等，酸化尿液可增强其抗菌效果。不良反应为消化道反应，量大或用药时间过长可致周围神经炎。先天性葡萄糖-6-磷酸脱氢酶缺乏症者用药可发生溶血性贫血。

呋喃唑酮（Furazolidone）口服吸收差，肠道内药物浓度高，临床主要用于细菌性痢疾、肠炎、霍乱、伤寒、副伤寒，也用于幽门螺旋杆菌所致胃窦炎的治疗，与其他抗消化性溃疡病药物合用，治疗消化性溃疡。不良反应为消化道反应、过敏反应及外周神经炎等。

小结　喹诺酮类通过抑制 DNA 回旋酶或拓扑异构酶Ⅳ，阻碍 DNA 合成而致细菌死亡。氟喹诺酮类具有抗菌谱广、抗菌活性强、口服吸收良好、与其他类别的抗菌药之间无交叉耐药等特点。临床广泛应用于尿路、肠道感染，呼吸道、皮肤软组织感染以及骨关节感染等。

磺胺类药物通过抑制细菌的二氢蝶酸合成酶从而抑制细菌生长繁殖。抗菌谱广，分为全身用、肠道用以及外用 3 类。口服易吸收者，血药浓度高，分布广，在肝内经乙酰化灭活，由肾排泄。乙酰化代谢物溶解度低，在酸性尿中易析出结晶损害肾。磺胺药对流行性脑脊髓膜炎、鼠疫等感染性疾病疗效显著，在抗感染治疗中仍占有一定的位置。

甲氧苄啶（TMP）是细菌二氢叶酸还原酶抑制药。细菌对 TMP 极易产生耐药，故不单独用药，常与磺胺药或某些抗生素合用，有增效作用。与磺胺药合用后通过双重阻断机制，协同抑制四氢叶酸合成。合用时抗菌活性可增加数倍至数十倍，甚至呈现杀菌作用，抗菌谱扩大，耐药菌减少。

硝基呋喃类药抗菌谱广。呋喃妥因血药浓度低，尿中浓度高，主要用于敏感菌引起的尿路感染；呋喃唑酮口服吸收少，主治肠炎、菌痢及消化性溃疡的抗菌治疗。

思考题

1. 氟喹诺酮类药物的作用特点及主要的临床用途有哪些？
2. 简述喹诺酮类药物的抗菌作用机制。
3. 试述复方新诺明的药物组成及抗菌机制。

制剂与用法

吡哌酸（Pipemidic Acid） 片剂：0. 25g。0. 25 ~0. 5g/次，4 次/d。

诺氟沙星（Norfloxacin） 片剂或胶囊剂，0. 1 ~0. 2g/次，3 ~4 次/d；注射液，静脉滴注，200mg/次，2 ~3 次/d。

氧氟沙星（Ofloxacin） 片剂，0. 1 ~ 0. 3g/次，2 次/d；注射液，静脉滴注，400mg/次，1 次/12h，以适量液体稀释，滴注 1h。

左氧氟沙星（levofloxacin） 片剂，200mg/次，2 次/d。

培氟沙星（Pefloxacin） 片剂，0. 25g/次，2 次/d；注射液，静脉滴注，100 ~ 200mg/次，2 次/d，预先用等渗氯化钠或葡萄糖注射液适量稀释，滴注时间不少于 30min。

洛美沙星（Lomefloxacin） 片剂或胶囊剂，0. 2g/次，2 次/d。

氟罗沙星（Fleroxacin） 片剂，0. 4g/次，1 次/d。

磺胺异噁唑（Sulfafurazole） 片剂，1 g/次，4 次/d，首剂加倍。

磺胺嘧啶（Sulfadiazine，SD） 片剂，口服，1g/次，2 次/d。治疗脑膜炎，1g/次，4 次/d。注射液，静脉注射，1 ~1. 5g/次，3 次/d。

柳氮磺吡啶（Sulfasalazine） 片剂，1 ~1. 5g/次，3 ~4 次/d。

甲氧苄啶（Trimethoprim） 片剂，口服，0. 1 ~0. 2g/次，2 次/d。

呋喃妥因（Nitrofurantoin） 片剂，0. 05 ~0. 1g/次，4 次/d。

呋喃唑酮（Furazolidone） 片剂，0. 1g/次。3 ~4 次/d。

（林明琴　王小蒙）

第十一章

抗结核病药

结核病是由结核杆菌感染引起的慢性传染病。结核杆菌可侵犯人体各个器官，其中主要是肺脏。结核病曾经是危害人类的主要杀手，夺去了数亿人的生命。自20世纪50年代以来，不断发现有效的抗结核病药，使结核病得到一定的控制。但近年来，随着环境污染和艾滋病的传播，结核病又卷土重来，发病率不断升高，因此结核病的控制工作任重道远。化疗对结核病的治疗起着决定性的作用，而且对消灭结核病的传染源也有极其重要的作用，是控制和消灭结核病的重要手段。

抗结核病药根据疗效、不良反应和患者耐受情况可分为两大类。第一线抗结核病药，包括异烟肼、利福平、乙胺丁醇、链霉素和吡嗪酰胺，这类药物的特点是疗效高，不良反应少，患者较易接受；第二线抗结核病药，包括对氨基水杨酸、乙硫异烟胺、卡那霉素、阿米卡星等，这类药物的抗菌作用弱或毒性较大，主要作为备选药物使用，用于细菌对第一线抗结核药产生耐药或无法使用第一线药物的患者。

一、常用抗结核病药

异烟肼

异烟肼（Isoniazid）又名雷米封，是异烟酸的酰肼类化合物。本药性质稳定，易溶于水。具有疗效高、毒性小、口服方便、价廉等优点，是治疗结核病的首选药。

【体内过程】

口服吸收快且完全，吸收率为90%，服药后血药浓度1～2h达峰值。蛋白结合率低，体内分布广泛，在脑脊液、胸腹水、关节腔、肾、纤维化或干酪样病灶和淋巴结中含量较高。在体内主要通过乙酰化代谢，代谢物及少量原形药经肾排泄。

异烟肼乙酰化的速率受遗传差异影响，人群可分为快乙酰化者与慢乙酰化者，两者半衰期有显著差异，慢代谢型患者肝中乙酰化酶活性低，服药后异烟肼血药浓度较高，尿中游离异烟肼较多，$t_{1/2}$为2～3h，而快代谢者$t_{1/2}$为0.5～1.5h。

【抗菌作用】

异烟肼对结核分枝杆菌具有高度选择性，抗菌活性强，对生长旺盛的繁殖期结核杆菌有强大的杀灭作用。对静止期的结核杆菌，提高药物浓度或延长接触时间亦有杀菌作用。对细胞内外的结核杆菌具有同等的杀灭作用。对其他细菌无作用。本药与其他抗结核病药无交叉耐药性，单用易产生耐药性，联合用药可延缓耐药性产生，并增强疗效。

异烟肼的抗菌机制尚未完全阐明，可能机制为：①抑制分枝菌酸的合成，使分枝杆菌细胞壁的合成受阻导致细菌死亡；②抑制结核杆菌 DNA 的合成而发挥抗菌作用；③异烟肼与敏感分枝杆菌菌株中的一种酶结合，引起细菌代谢紊乱而死亡。

【临床应用】

对各型结核病的治疗均为首选药物。常与其他抗结核病药联合应用，以增强疗效和减少耐药性的产生。

【不良反应】

不良反应发生率与用药剂量及疗程有关，一般治疗量下发生率低。

1. 神经系统毒性 常见反应为周围神经炎，多见于剂量大、维生素 B_6 缺乏者及慢乙酰化型患者。表现为四肢感觉异常、反射迟钝、共济失调、肌肉轻瘫和精神失常。发生机制为异烟肼与维生素 B_6 结构相似，二者竞争同一酶系或结合成腙，促进维生素 B_6 从肾脏排泄，导致机体维生素 B_6 缺乏所致。维生素 B_6 缺乏可使中枢 GABA 减少，引起中枢兴奋、失眠、烦躁不安，甚至惊厥、诱发精神分裂症和癫痫发作。同服维生素 B_6 可治疗或预防此种反应。有癫痫、嗜酒、精神病史者慎用。

2. 肝毒性 大剂量异烟肼可损伤肝细胞，使转氨酶升高。快乙酰化、35 岁以上及嗜酒者较易发生。用药期间，应定期检查肝功能，肝病患者慎用。本药与利福平合用时可增加肝毒性。

3. 其他 可发生过敏反应如发热、皮疹、狼疮样综合征以及胃肠道反应、粒细胞减少和溶血性贫血。异烟肼是肝药酶抑制剂，可抑制苯妥英钠羟化而导致苯妥英钠中毒，在慢代谢型者更常见。

利福平

利福平（Rifampicin）为利福霉素的半合成衍生物，为橘红色结晶性粉末，是目前治疗结核病最有效的药物之一。

【体内过程】

空腹口服吸收迅速而完全，服药后血药浓度 2～4h 达峰值，体内分布广，可进入巨噬细胞、结核空洞、痰液及胎儿体内。脑膜炎时，脑脊液中可达有效治疗浓度。在体内主要经肝代谢为脱乙酰基利福平，该代谢物仍有一定的抗菌活性，原形药物及代谢产物呈橘红色，服药后患者尿、粪、唾液、泪液、汗液和痰等均可染成橘红色或棕红色。利福平主要从胆汁排泄并形成肝肠循环，60%～65% 随粪便排泄，30% 从尿中排泄。$t_{1/2}$ 约为 1.5～5h，肝功能不全者 $t_{1/2}$ 延长。对氨基水杨酸影响本药吸收，联合用药时应错开服药时间 8～12h。

【抗菌作用】

抗菌谱广，对结核杆菌和其他分枝杆菌均有明显的杀菌作用；对大多数革兰阳性细菌，特别是金黄色葡萄球菌和脑膜炎奈瑟菌均有强大抗菌作用；对某些革兰阴性细菌、沙眼衣原体、沙眼病毒亦有抑制作用。其抗结核病作用与异烟肼相近，较链霉素强。在体外，利福平能增强链霉素及异烟肼的抗结核菌活性。抗菌机制为特异性地抑制敏感菌依赖 DNA 的 RNA 多聚酶，与其 β 亚单位结合，阻碍 mRNA 的合成。对人体细胞的此酶无影响。单用利福平易产生耐药性，需与其他药物合用，既增强疗效，又延缓耐药性产生。本药与其他抗结核病药无交叉耐药性。

【临床应用】

主要与其他抗结核病药合用治疗各种类型结核病；与耐酶青霉素或万古霉素联合治疗表皮链球菌或金黄色葡萄球菌引起的骨髓炎和心内膜炎；用于预防脑膜炎奈瑟菌、流感嗜血杆菌引起的脑膜炎；也用于麻风病及耐药金黄色葡萄球菌感染。局部应用治疗沙眼。

【不良反应】

本药不良反应较多，但发生率不高。较常见的有恶心、呕吐、腹痛、腹泻等胃肠道反应；少数病人因肝毒性而出现黄疸，原有慢性肝病者、酒精成瘾者或与肝毒性药物如异烟肼合用易致严重肝损害；可见皮疹、药热等过敏反应。大剂量间歇给药（每周 2 次以下）可发生“流感样综合征”，应避免此种给药方式。利福平为肝药酶诱导剂，连续应用可加快自身及其他药物的代谢，如与抗凝血药、避孕药、地高辛、普萘洛尔、酮康唑、维拉帕米、氟康唑、磺酰脲类、皮质激素类等合用，可使各药的 $t_{1/2}$ 缩短，药效明显减弱。孕妇及肝功能不良者慎用。

利福喷汀和利福定

利福喷汀（Rifapentine）和利福定（Rifandin）均为利福霉素衍生物。抗菌谱同利福平，但抗菌活性分别比利福平强 8 倍和 3 倍以上，两药的 $t_{1/2}$ 分别为 18h 及 1.5 ~ 5h。利福喷汀治疗剂量与利福平相同，但每周仅用药 1 ~ 2 次；利福定的治疗剂量仅为利福平的 1/2 ~ 1/3。与其他抗结核药如异烟肼、乙胺丁醇、链霉素等有协同作用。主要用于肺结核和其他结核病、麻风病、化脓性皮肤病、结膜炎、沙眼等的治疗。利福定因稳定性差，现已少用。

乙胺丁醇

乙胺丁醇（Ethambutol）为人工合成抗结核病药。对结核分枝杆菌有较强的抗菌作用，但作用比异烟肼、利福平和链霉素弱，对其他微生物几乎无作用。抗菌机制可能为与二价离子 Mg^{2+} 结合，干扰细菌 RNA 合成。口服易吸收，吸收率约 80%，口服后血药浓度 2 ~ 4h 达峰值。约 75% 的药物以原形经尿排出，$t_{1/2}$ 约为 3h。临床用于治疗各型结核病，对异烟肼和链霉素耐药的菌株仍有效。单用可产生耐药性，但较缓慢，与其他抗结核病药无交叉耐药，常用量不良反应发生率低于2%。较严重的毒性反应为球后视神经炎，表现为弱视、视野缩小、红绿色盲等，其发生率与剂量相关，停药可恢复。皮疹和药热的发生率分别为0.5%和0.3%。

链霉素

链霉素（Streptomycin）是一种从链霉菌的培养液中提取得到的氨基糖苷类抗生素，为最早用于抗结核病的药物。口服无效，需注射给药。在体内仅有抑菌作用，对快速繁殖菌有效。穿透力差，不易渗入细胞、纤维化及干酪化病灶，主要对细胞外结核杆菌有效；也不易透过血脑屏障，故对结核性脑膜炎疗效较差。结核杆菌对本药易产生耐药性，长期使用耳毒性发生率高，临床主要与其他抗结核病药联合使用治疗重症结核病，如播散性结核、结核性脑膜炎等。

吡嗪酰胺

吡嗪酰胺（Pyrazinamide，PZA）为人工合成的烟酰胺衍生物，性质稳定，微溶于水。在酸性环境中具有抑菌或杀菌作用。本药口服易吸收，2h血药浓度达峰值。体内分布广泛，脑脊液药物浓度与血药浓度相近。在体内经肝代谢为吡嗪酸后发挥作用，主要经肾排泄，血浆$t_{1/2}$为9～10h。临床主要用于治疗其他抗结核病药疗效不佳的患者，常采用低剂量、短疗程进行三联或四联用药。结核杆菌对单用吡嗪酰胺极易产生耐药性，本药与其他抗结核病药无交叉耐药现象。本药最常见的不良反应是肝损害，用药期间应定期检查肝功能，肝功能异常者禁用。本药抑制尿酸的排泄，可诱发痛风。

对氨基水杨酸

对氨基水杨酸（*para*－Aminosalicylic Acid，PAS）为窄谱抗菌药，仅对结核杆菌有抑制作用，作用弱于异烟肼、利福平和链霉素。作用机制为竞争性抑制二氢叶酸合成酶，干扰结核分枝杆菌叶酸合成。口服吸收快而完全，体内分布广，但不易进入脑脊液及细胞内。主要由肝脏代谢，原形药及乙酰化代谢产物随尿液快速排泄。本药单用价值不大，与其他药物联合应用可增强疗效和延缓耐药性产生。临床主要作为其他抗结核病药的辅助药物用于治疗结核病。常见不良反应为胃肠道反应及过敏反应。细菌对本药不易产生耐药性。

二、抗结核病药应用原则

抗结核病药的应用应遵循早期、联合、足量、规律和全程用药5项原则。

1. 早期用药

此时细菌生长繁殖旺盛，代谢活跃，对药物敏感；病灶供血丰富，药物容易渗入病灶发挥作用；同时患者身体抵抗力也强，及早用药病变易控制，有利于治愈。

2. 联合用药

可防止或延缓耐药性的发生，此外可增强疗效，提高治愈率、降低复发率和降低毒性。

3. 足量、规律和全程用药

结核病为慢性病，需长期治疗。为充分发挥药物疗效，避免病变的迁延和复发，必须按病情需要，确定用药的剂量、用法与疗程，有规律地用药。药物剂量不足，组织内药物浓度过低，达不到有效药物浓度，难以有效地抑制结核杆菌的生长繁殖，且易产生耐药性，导致治疗失败。剂量过大，则易发生严重不良反应，影响治疗进行。在治疗过程中不可随意改变给药品种或剂量，否则难以保证疗效。结核病易复发，过早停药或不彻底治疗，被抑制的结核杆菌可能再度繁殖或迁延，导致治疗失败。

小结 抗结核病药按疗效、不良反应和患者耐受情况分一线抗结核病药和二线抗结核病药，前者疗效高，不良反应少，患者较易接受，后者抗菌作用弱或毒性较大，用于无法使用一线抗结核病药的患者。异烟肼是治疗结核病最常用而有效的药物，杀菌力强、可口服、毒性小、剂量小、可长期服用且价格便宜，作为抗结核的首选药而用于治疗各种类型的活动性结核病，但易出现耐药性，所以常同其他抗结核药合并应用。链霉素为常用的抗结核病药之一，有明显抑制结核菌生长的作用，疗效与异烟肼相似，单独应用易产生耐药性，应与异烟肼合用。对氨基水杨酸钠只能抑制结核菌生长繁殖，对结核病的疗效较异烟肼、链霉素差，但不容易产生耐药性。利福平为半合成的新抗菌素，有强大的抗结核杆菌作用。主要与其他抗结核药如异烟肼等合用。合理应用抗结核病药，是防治结核病的关键。合理用药原则是早期、联合、足量、规律及全程用药。

思考题

1. 试列出“一线”抗结核病药，并比较其特点和临床应用。
2. 简述异烟肼不良反应及应用注意事项。
3. 概述抗结核病药临床应用原则。

制剂与用法

异烟肼（Isoniazid） 片剂，口服，5mg/kg，限量0.3g/d，顿服；儿童10～20mg/kg，顿服。注射剂，静脉滴注，用于重症不能口服者，0.3～0.6g/d。

利福平（Rifampicin） 片剂或胶囊剂，口服，0.2～0.3g/d，顿服。

利福定（Rifandin） 胶囊剂：0. 15g。口服，0. 25g/次，2 ~ 3 次/d。注射剂，静脉注射（缓慢），0. 5g/次，2 ~ 3 次/d。

乙胺丁醇（Ethambutol） 片剂：0. 25g。口服，15mg/kg，顿服。13 岁以下不宜应用。

吡嗪酰胺（Pyrazinamide） 片剂或胶囊剂，口服，0. 25 ~ 0. 5g/次，3 次/d。

对氨基水杨酸（*para* – Aminosalicylic Acid） 片剂：0. 5g。口服，8 ~ 12g/次，3 ~ 4 次/d。注射剂，静脉滴注，4 ~ 12g/d。

（林明琴　王小蒙）

第十二章

抗真菌药与抗病毒药

真菌病是由真菌引起的感染性疾病。分浅表真菌病和深部真菌病两类。浅表真菌病由各种癣菌引起，主要侵犯皮肤、毛发、指（趾）甲等，按发病部位命名，如头癣、体癣、股癣、手癣和足癣等；深部真菌病主要由念珠菌、曲霉菌、隐球菌及毛霉菌等引起，一般按致病菌命名，如着色芽生菌病、念珠菌病等，主要侵犯内脏器官和深部组织，病死率高，危害性大。近年来由于广谱抗生素、肾上腺皮质激素和免疫抑制剂的大量应用，真菌感染明显增长。抗真菌药物治疗是有效控制真菌病的重要手段。

病毒性疾病具有高度传染性，严重影响人类健康，目前临床应用的抗病毒药极其有限。抗病毒药物按主要用途不同分为抗 HIV 药、抗疱疹病毒药、抗肝炎病毒药物和抗流感病毒药物。

第一节　抗 真 菌 药

抗真菌药物是指能够抑制或杀死真菌生长或繁殖的药物。常用的抗真菌药根据化学结构特点可分为：抗生素类（antibiotic），包括两性霉素 B、制霉菌素、灰黄霉素等；唑类（azole），包括氟康唑、酮康唑、伊曲康唑、益康唑、咪康唑等；丙烯胺类（allylamine），如萘替芬、特比萘芬、布替萘芬等；棘白霉素类（echincandins），如卡泊芬净、米卡芬净、阿尼芬净等；嘧啶类（pyrimidine），如氟尿嘧啶；其他类，如阿莫罗芬、碘化钾、环吡酮胺等。

一、抗生素类抗真菌药

抗生素类抗真菌药包括多烯类抗生素（如两性霉素 B、制霉菌素）和非多烯类抗生素（如灰黄霉素）。其中两性霉素 B 抗真菌活性最强，是治疗深部真菌感染和皮下真菌感染最有效的多烯类药物，其他多烯类仅限于局部应用治疗浅部真菌感染。

两性霉素 B

两性霉素 B（Amphotericin B，庐山霉素，Fungilin）是治疗各种严重真菌感染的首选药之一。目前已有 3 种两性霉素 B 的改良剂型，包括脂质体、脂质体复合物和胶体分散剂。这些新剂型的产生，既提高了两性霉素 B 的疗效，又降低了其毒性。

【体内过程】

口服吸收少，生物利用度仅 5%，肌内注射难吸收。血浆蛋白结合率为 90%～95%，不易进入脑脊液。主要由肝脏代谢，代谢产物及少量的原形药物经肾缓慢排出。

【抗菌作用】

属广谱抗真菌药。对多种深部真菌如新型隐球菌、白色念珠菌、皮炎芽生菌及组织胞浆菌等有强大抑菌作用，高浓度有杀菌作用。作用机制为选择性与真菌细胞膜的麦角固醇相结合形成孔道，从而增加膜的通透性，导致细胞内重要物质外漏使真菌死亡。细菌的细胞膜不含固醇类物质，故对细菌无效。

【临床应用】

静脉滴注用于治疗全身性深部真菌感染；口服治疗肠道真菌感染；局部应用治疗皮肤、指甲及黏膜等浅表真菌感染。

【不良反应】

不良反应较多，可出现发热、发冷、寒战、恶心及呕吐、腹痛、腹泻、头痛、肌肉与关节痛、低血压、低血钾、低血镁、焦虑、血栓性静脉炎，肝、肾功能损害等。应定期检查血尿常规、肝肾功能和心电图等以便及时调整剂量。

制霉菌素

制霉菌素（Nystatin）为四烯类抗真菌药，抗菌作用和机制与两性霉素 B 相似。口服不易吸收，对全身真菌感染无治疗作用，几乎全部服药量自粪便内排出。局部外用亦不被皮肤和黏膜吸收。临床口服可治疗消化道念珠菌肠炎；局部应用治疗口腔、皮肤黏膜和阴道的念珠感染。口服可发生恶心、呕吐、腹泻等胃肠道反应。注射给药毒性大，不宜注射用。局部应用不良反应少见，可能引起过敏性接触性皮炎。

灰黄霉素

灰黄霉素（Griseofulvin）是第一个发现并用于临床的抗真菌药物，为非多烯类抗生素。

【体内过程】

口服吸收不规则，高脂肪饮食可明显增加吸收。蛋白结合率约为 80%，吸收后分布于全身各组织，以皮肤、肝脏、脂肪组织和骨骼含量较高，可沉积在皮肤、毛发、指（趾）甲的角质层，并与其角蛋白相结合，防止癣菌等对敏感皮肤的继续侵入。主要在肝代谢，代谢产物从尿排泄，$t_{1/2}$ 为 14～24h。

【抗菌作用】

对各种皮肤癣菌如表皮癣菌属、小孢子菌属、毛发癣菌属等有良好抗菌作用，而对深部真菌及细菌无效。作用机制是抑制鸟嘌呤进入 DNA 分子从而干扰真菌细胞 DNA

的合成。此外，亦能干扰真菌的微管蛋白聚合成微管，抑制其有丝分裂。

【临床应用】

主要用于各种皮肤癣菌的治疗。因毒性反应大，临床已少用。

【不良反应】

常见有恶心、呕吐、腹泻、食欲减退等消化道反应；皮肤瘙痒、皮疹、荨麻疹、药热、光敏性皮炎等过敏反应；头痛、头晕、嗜睡、共济失调，少数人可出现精神症状；动物实验中有致畸胎和致癌作用，禁用于孕妇。

二、唑类抗真菌药

唑类抗真菌药包括咪唑类（imidazoles）和三唑类（triazoles）。咪唑类常用的有酮康唑、克霉唑、咪康唑、益康唑、联苯苄唑等；三唑类常用的有氟康唑、伊曲康唑、特康唑、伏立康唑等。此类药物通过抑制细胞色素 P450 依赖酶，干扰真菌细胞膜的主要成分麦角固醇的生物合成，增加其通透性，抑制真菌细胞的生长繁殖。三唑类抗真菌药对人体细胞色素 P450 的亲和力低，对肝药酶影响小，与其他药物相互作用较咪唑类少，半衰期长、药动学特性好、抗真菌作用强、毒性低，已逐渐取代咪唑类。

酮康唑

【体内过程】

口服易吸收，约 1 ~ 2h 血药浓度达峰值，胃 pH 升高可使吸收减少。$t_{1/2}$为 6.5 ~ 9h，血浆蛋白结合率为 80%，体内分布广泛，可进入肝、肾、腺体组织、皮肤黏膜以及头发、指、趾甲的角质层，但不易穿透血脑屏障。大部分药物经肝代谢，胆汁排泄，少部分以原形经肾排泄。

【抗菌作用】

属广谱抗真菌药，对多种皮肤癣菌、酵母菌、球孢子菌、分枝孢子菌、组织荚膜孢浆菌均有良好的抗菌活性；对曲霉菌、申克孢子丝菌、毛霉菌作用较弱。

【临床应用】

临床用于浅表真菌病和深部真菌病的治疗。本药在脑脊液中的浓度较低，不宜单独用于真菌性脑膜炎的治疗。

【不良反应】

常见恶心、呕吐、食欲减退、腹部不适等胃肠道反应，以及皮疹、头晕、头痛、嗜睡、畏光、感觉异常、白细胞和血小板减少症、贫血、脱发等，偶见肝毒性。

克霉唑

克霉唑（Clotrimazole）为广谱抗真菌药。口服吸收不规则，血药浓度低，$t_{1/2}$为 3.5 ~ 5.5h，代谢产物大部分由胆汁排出，少量经肾脏排出。目前作为局部外用药，治疗各种浅部真菌感染。

咪康唑

咪康唑（Miconazole）为高效、安全的广谱抗真菌药。口服吸收差，生物利用度25%～30%，不易透过血脑屏障，$t_{1/2}$为20～30h，主要经肝代谢灭活，约10%以代谢物自尿中排出，50%以原形自粪中排泄。口服用于肠道真菌感染；外用可治疗各种皮肤真菌感染；静脉滴注治疗深部真菌病，用于两性霉素B无效或不能耐受的患者。不良反应以静脉炎多见，常见还有皮肤瘙痒、恶心、发热、寒战、眩晕、皮疹、呕吐等。

联苯苄唑

联苯苄唑（Bifonazole）为高效的广谱抗真菌药。通过双重阻断真菌细胞膜成分麦角固醇的合成而产生抗真菌作用。能很好地透过被感染的皮肤，在真皮内活性可持续48h。临床用于治疗皮肤癣菌病。不良反应包括局部红斑、瘙痒、龟裂、灼热感或刺痛感，偶可发生接触性皮炎。

氟康唑

氟康唑（Fluconazole）为广谱抗真菌药。抗菌谱与酮康唑相似，但体内抗菌活性比酮康唑强5～20倍。口服易吸收，生物利用度为95%，血浆蛋白结合率为11%，体内分布广，对正常和炎症脑膜均有强大穿透力，脑脊液浓度可达血药浓度的50%～60%。主要以原形从尿中排泄。临床主要用于阴道念珠菌病、鹅口疮、萎缩性口腔念珠菌病、真菌性脑膜炎、肺部真菌感染、腹部感染、泌尿道感染及皮肤真菌感染等，是治疗艾滋病患者隐球菌性脑膜炎的首选药，与氟胞嘧啶合用可增强疗效。不良反应发生率低，常见有恶心、呕吐、腹痛或腹泻、皮疹等。可致胎儿缺陷，禁用于孕妇。

伊曲康唑

伊曲康唑（Itraconazole）为广谱抗真菌药，具有疗程短、疗效高、安全性大、不良反应少等特点。口服生物利用度约55%，口服后约3～4h血药浓度达峰值，血浆蛋白结合率为99.8%。主要在肝脏代谢，$t_{1/2}$为20～27h。可有效治疗深部、皮下及浅表真菌感染，是治疗罕见真菌如组织胞浆菌感染和芽生胞浆菌感染的首选药。不良反应主要为胃肠道反应、头痛、头晕和过敏反应，肝毒性明显低于酮康唑。

三、丙烯胺类抗真菌药

本类药物抗真菌谱广、杀菌作用强、毒性小，与其他药物相互作用小。临床常用的有萘替芬、特比萘芬、布替萘芬等。作用机制为抑制真菌角鲨烯环氧化酶，干扰真菌细胞麦角固醇的生物合成，使真菌细胞损伤或死亡而起到杀菌或抑菌作用。

萘替芬

萘替芬（Naftifine）为局部抗真菌药。对皮肤真菌，如毛癣菌属、小孢子菌属、表皮癣菌属有杀菌作用，对马拉色菌属、念珠菌属及其他酵母菌有抑菌作用。适用于敏感真菌所引起的皮肤真菌病如体股癣、手足癣、头癣、甲癣、花斑癣、浅表念珠菌病以及皮肤皱褶部的糜烂性真菌病。不良反应罕见，少数患者有局部刺激，如红斑、烧灼感及干燥感、瘙痒等感觉，个别患者可发生接触性皮炎，无全身不良反应。

特比萘芬

特比萘芬（Terbinafine）是通过对萘替芬进行结构改造发现的抗真菌活性更高、毒性更低的丙烯胺类衍生物。可供口服和局部使用，为广谱抗真菌药。对皮肤真菌有杀菌作用，对白色念珠菌起抑菌作用。适用于浅表真菌引起的皮肤、指甲感染的治疗。不良反应少且轻微，主要表现为腹胀、食欲减退、恶心、轻度腹痛、腹泻等胃肠道反应；皮疹、瘙痒、局部刺激、红斑、烧灼感和干燥感等皮肤反应；偶见味觉改变或味觉丧失、经期失调、肝胆功能不全、白细胞减少。

布替萘芬

布替萘芬（Butenafine）为广谱抗真菌药。抗真菌活性与特比萘芬相似或更强，同时具有较强的抗炎作用。临床用于治疗体癣、股癣、足癣及花斑癣等多种皮肤真菌感染。常见的不良反应包括用药部位轻度烧灼感、刺痛感、红斑及瘙痒等，均不影响继续治疗。

四、棘白霉素类抗真菌药

棘白霉素类抗真菌药是一类新型抗真菌药，通过非竞争性抑制 β－(1,3)－D－糖苷合成酶，破坏真菌细胞壁糖苷的合成而起杀菌作用。已上市的产品包括卡泊芬净、阿尼芬净和米卡芬净等。

卡泊芬净

卡泊芬净（Caspofungin）为广谱抗真菌药，是棘白霉素类第一个上市品种。对耐氟康唑的念珠菌、曲霉菌、孢子菌等有较好的抗菌活性。只能静脉滴注给药，蛋白结合率约为97%，$t_{1/2}$为9～11h，主要在肝脏代谢为非活性产物，从粪便及尿液排出。临床可用于念珠菌菌血症、食管念珠菌病及其他念珠菌引起的深部真菌感染，此外还可用于其他抗真菌药治疗无效或不能耐受的侵袭性曲霉菌病。不良反应包括发热、恶心、呕吐以及与静脉注射相关的并发症、蛋白尿、嗜酸性粒细胞升高、转氨酶升高和组胺类反应。

米卡芬净

米卡芬净（Micafungin）为广谱抗真菌药，抗菌谱同卡泊芬净，但抗菌活性较后者强。体内分布广泛，血浆和组织药物浓度较高，$t_{1/2}$为10～16h，主要在肝脏代谢，经胆汁排泄。本药具有很好的耐受性。目前临床主要用于治疗念珠菌属和曲霉菌属所致的深部真菌感染。不良反应同卡泊芬净。

五、嘧啶类抗真菌药

氟胞嘧啶

氟胞嘧啶（Flucytosine）属人工合成抗真菌药。

【体内过程】

口服吸收快且完全，血浆蛋白结合率低，体内分布广泛，能透过血脑屏障，脑膜有炎症时脑脊液中浓度可达血药浓度的60%～90%。体内代谢较少，80%～90%以原形经肾排泄，$t_{1/2}$为3～6h，肾功能不全者$t_{1/2}$明显延长。

【抗菌作用】

抗真菌谱较窄，对隐球菌属、念珠菌属和拟酵母菌有较高抗菌活性；对着色真菌属、少数曲霉菌也有一定抗菌作用，对其他真菌作用弱。抗菌作用机制为通过真菌细胞的渗透系统进入细胞内，转换为氟尿嘧啶，替代尿嘧啶进入真菌的DNA中，从而干扰核酸合成。

【临床应用】

临床用于治疗上述敏感真菌所致肺部感染、尿路感染、皮肤软组织感染及败血症、心内膜炎、脑膜炎等。深部真菌感染较严重时，应与两性霉素B合用，既增强疗效，又克服单用本药时易产生耐药性的缺点。

【不良反应】

常见有恶心、呕吐、腹泻等消化道反应；过敏反应以皮疹多见；有骨髓抑制作用，导致红细胞减少、白细胞减少或血小板减少，偶见再生障碍性贫血。动物实验显示本药有致畸作用，故孕妇禁用。

第二节 抗病毒药

病毒是一类结构简单，由蛋白质和核酸组成的非细胞型微生物，包括RNA和DNA病毒。病毒自身缺乏完整的酶系，必须寄生在宿主细胞内，依赖宿主细胞代谢系统进行复制生殖。病毒的增殖过程大致可分为连续的5个阶段：吸附、侵入、增殖、成熟（装配）、裂解（释放）。凡能阻止病毒增殖过程任一阶段的药物，均可用于预防和治疗病毒感染。

抗病毒药物按主要用途不同分为抗 HIV 药、抗疱疹病毒药、抗肝炎病毒药物和抗流感病毒药物。作用机制主要有：①与病毒竞争细胞表面的受体，阻止病毒的吸附；②阻碍病毒穿入和脱壳；③阻碍病毒生物合成；④增强宿主抗病能力，如干扰素能激活宿主细胞的某些酶，降解病毒的 RNA，抑制蛋白的合成、翻译和装配。

一、抗 HIV 药

HIV 是一种反转录病毒，主要有两型 HIV－1 和 HIV－2。目前临床使用的抗 HIV 药物主要通过抑制反转录酶或 HIV 蛋白酶发挥作用，包括核苷反转录酶抑制剂（NRTIs）、非核苷类反转录酶抑制剂（NNRTIs）和蛋白酶抑制剂（protease inhibitors，PIs）3 类。核苷反转录酶抑制剂结构与核苷类似，为双脱氧核苷衍生物，均为人工合成品，包括齐多夫定、扎西他滨、司他夫定、拉米夫定和去羟肌苷等。此类药物具有相同的作用机制，可与细胞内核苷竞争性地结合逆转录酶，从而终止逆转录反应。非核苷类反转录酶抑制剂包括地拉韦定、奈韦拉平和依法韦伦等。本类药物因单用易产生耐药性，临床需与 NRTIs 和 PIs 合用起协同抗 HIV 作用。蛋白酶抑制剂包括利托那韦、奈非那韦、沙奎那韦、英地那韦和安普那韦等，PIs 通过抑制 HIV 编码的蛋白酶，阻止 HIV 增殖后期前体蛋白的裂解，导致未成熟的非感染性病毒颗粒的堆积而产生抗病毒作用。此类药物与 NRTIs 或 NNRTIs 合用可显著减少 HIV 病毒量，减慢它的临床发展进程。

齐多夫定

齐多夫定（Zidovudine，AZT）是第一个用于治疗艾滋病和 HIV 感染的药物，为首选药。无杀灭病毒作用，在很高的剂量下也只能延缓疾病进展和病毒复制。

【体内过程】

口服吸收快，生物利用度为 52%～75%。血浆蛋白结合率为 35%，可分布于全身多种组织和体液中，可透过血脑屏障，脑脊液中药物浓度可达血药浓度的 60%～65%。在肝内与葡萄糖醛酸结合而失活，主要经肾脏排泄。$t_{1/2}$为 0.5～3h。

【临床应用】

用于 HIV 感染者的治疗，可降低发病率，延长患者存活期；对于已受孕的 HIV 感染者，从受孕第 14 周起用药至第 34 周，可显著减少胎儿感染 HIV 发生率；对由 HIV 诱发的痴呆、血栓性血小板减少症也有效。常与米拉夫定或去羟肌苷合用，与司他夫定合用可产生拮抗作用，不能合用。

【不良反应】

最常见的有骨髓抑制、贫血、中性粒细胞减少症、胃肠道反应、头痛等；剂量过大可出现焦虑、精神错乱、震颤等。肝功能不全者易发生毒性反应。

扎西他滨

扎西他滨（Zalcitabine，ddC）为胞嘧啶核苷类似物，具有抗 HIV－1 和 HIV－2 活性，包括对齐多夫定耐药的病毒。吸收后在细胞内经脱氧胞苷激酶作用转化为单磷酸扎西他宾，在其他细胞酶的作用下进一步代谢成有活性的三磷酸双去氧胞嘧啶核苷（ddCTP），竞争性地抑制 HIV 逆转录酶，从而终止病毒 DNA 的延伸，自身转变为三磷酸去氧胞嘧啶核苷（dCTP）。三磷酸双去氧胞嘧啶核苷（ddCTP）也是细胞 DNA 多聚酶抑制剂。ddCTP 在细胞中的 $t_{1/2}$ 约为 2～3h。

【体内过程】

口服生物利用度约为 80%，食物影响吸收。血浆蛋白结合率低。脑脊液中的药物浓度约为血浆浓度的 15%～20%。静注后约 75% 以原形经肾脏排泄。$t_{1/2}$ 为 1～3h，肾功能不全的病人 $t_{1/2}$ 延长。

【临床应用】

用于 HIV 感染的治疗，与其他药物联合使用比单用效果好，可用于齐多夫定无效的艾滋病患者。

【不良反应】

主要为剂量依赖性的外周神经病、口炎和皮疹。

拉米夫定

拉米夫定（Lamivudine，3TC）为脱氧胞苷类似物，对乙型肝炎病毒（HBV）有强的抑制作用，也可抑制免疫缺陷病毒（HIV）的复制。

【体内过程】

口服吸收好，食物不影响吸收，约 1h 血药浓度达峰值，生物利用度不低于 80%。蛋白结合率为 36%，分布于全身体液中，易透过血脑屏障和胎盘屏障。$t_{1/2}$ 为 5～7h，主要以原形经肾排泄。

【临床应用】

与齐多夫定或司他夫定合用治疗 HIV 感染；治疗乙型肝炎，是目前治疗 HBV 感染最有效的药物之一，与干扰素合用治疗 HBV 感染有协同作用。

【不良反应】

主要表现为上呼吸道感染样症状，如乏力、发热、头痛、身体不适、咳嗽、腹痛、腹泻、咽部不适等，一般症状较轻并可自行缓解。

司他夫定

司他夫定（Stavudine，d4T）为胸苷核苷类似物，对 HIV－1 和 HIV－2 均有抗病毒活性，可抑制 HIV 病毒在人体细胞内的复制。口服吸收迅速，约 1h 达到血浆峰浓度。适用于HIV感染者的联合用药，但不能与齐多夫定合用。常用于不能耐受齐多夫定或对齐多夫定反应不佳的患者。不良反应有外周神经炎、过敏反应、消化道反应、寒颤、发热、头痛、胰腺炎、肝毒性等。

去羟肌苷

去羟肌苷（Didanosine）为腺苷核苷类似物。口服吸收迅速，给药后一般在0.25～1.5h内达血药峰浓度。首选用于治疗严重HIV感染，适用于不能耐受齐多夫定或齐多夫定治疗无效患者。不良反应有外周神经病变、胰腺炎、腹泻、肝炎、心肌炎及消化道和中枢神经反应。

二、抗疱疹病毒药

碘苷

碘苷（Idoxurdine）又名疱疹净，是碘化胸腺嘧啶衍生物。能抑制DNA病毒，对RNA病毒无效。碘苷是最早用于抗疱疹病毒药物，因全身应用毒性大，故仅限于局部应用，治疗单纯疱疹角膜炎、单纯疱疹、带状疱疹。局部不良反应有疼痛、痒、结膜炎或水肿等。

阿糖腺苷

阿糖腺苷（Vidarbine，Ara－A）为腺膘呤核苷类似物，为广谱抗病毒药。对DNA病毒（如痘疹病毒、疱疹病毒）有显著抑制作用，对腺病毒、EB病毒、牛痘病毒、巨细胞病毒也有作用，对RNA病毒无效。作用机制为在宿主细胞内转化为三磷酸活性代谢物，与病毒DNA聚合酶结合，抑制其活性，影响病毒DNA的合成。临床用于治疗单纯疱疹病毒（HSV）引起的感染；也可用于HSV脑炎、新生儿HSV感染、HSV角膜炎、急性HSV角膜－结膜炎。对乙型病毒性肝炎也有一定的疗效。不良反应较少，常见的有震颤、共济失调、眩晕等神经系统反应，恶心、呕吐、厌食、腹泻等消化道反应。较大剂量时对造血系统可有轻度抑制，有致畸胎和致突变作用，孕妇、婴儿禁用，哺乳期妇女慎用。

阿昔洛韦

阿昔洛韦（Acyclovir，ACV，无环鸟苷）是一种人工合成的无环嘌呤核苷酸类似物。

【体内过程】

口服吸收少，生物利用度为15%～20%。静脉滴注后血药浓度可显著增高。体内分布广，易透过生物膜，脑脊液和眼球房水中的浓度可达血浆浓度的1/3～1/2。血浆蛋白结合率低，部分经肝代谢，主要以原形自肾排出，$t_{1/2}$为2.5～3h。

【药理作用】

为广谱抗病毒药，对疱疹病毒，特别是对单纯疱疹病毒（HSV）Ⅰ型和Ⅱ型及水痘－带状疱疹病毒（VZV）有较强的抑制作用和高度的选择性；对EB病毒、乙型肝炎病毒亦有抑制作用；高浓度时能抑制巨细胞病毒，对RNA病毒无效。其抗病毒活性依赖于感染细胞内转化成的三磷酸衍生物。疱疹病毒可在受感染的细胞内产生一种特殊的胸腺嘧啶激酶，而阿昔洛韦易被感染疱疹病毒的细胞所吸收，依靠胸腺嘧啶激酶的作用，形成阿昔洛韦三磷酸盐，从而竞争性抑制鸟嘌呤三磷酸盐，抑制病毒DNA聚合酶的活性，终止DNA链延长，阻滞了HIV的DNA复制。阿昔洛韦对正常细胞几乎无影响。HSV或VZV可通过改变胸腺嘧啶激酶或DNA多聚酶性质对阿昔洛韦产生耐药性。

【临床应用】

本药是治疗各种疱疹病毒感染的首选药。也可用于乙型肝炎的治疗和生殖器疱疹的预防。

【不良反应】

常见的有胃肠道功能紊乱、头痛和斑疹。

伐昔洛韦

伐昔洛韦（Valaciclovir，VCV）是无环鸟苷的前体药。口服易吸收，在体内迅速转化为无环鸟苷，可使阿昔洛韦的生物利用度增加3～5倍。抗病毒谱、作用机制、耐药性及不良反应与阿昔洛韦相同。与阿昔洛韦相比其优点在于减少服药次数。

更昔洛韦

更昔洛韦（Genciclovir，GCV）作用机制与阿昔洛韦相同，但对HSV胸苷激酶的亲和性高于阿昔洛韦，磷酸化速度快。其抗巨细胞病毒（CMV）活性比阿昔洛韦强100倍。临床用于预防及治疗巨细胞病毒感染。不良反应主要是剂量相关的骨髓抑制。

膦甲酸

膦甲酸（Foscarner）为焦磷酸类似物，是非核苷类广谱抗病毒药物，通过抑制病毒DNA聚合酶而抗病毒。可抑制HSVⅠ型和Ⅱ型、VZV、CMV、乙型肝炎病（HBV）、EB病毒。口服吸收差，需静脉给药。临床主要用于免疫缺陷者发生的巨细胞病毒性视网膜炎的治疗，也可用于对阿昔洛韦耐药的免疫缺陷者的皮肤黏膜单纯疱疹病毒感染或带状疱疹病毒感染。主要不良反应是肾功能损害。

喷昔洛韦

喷昔洛韦（Penciclovir，PCV）是阿昔洛韦嘌呤衍生物，其结构、抗菌活性和作用机制与阿昔洛韦相似。口服很难吸收，仅供外用。喷昔洛韦的磷酸化率、稳定性、磷酸盐衍生物浓度及对病毒 DNA 多聚酶的亲和力均高于阿昔洛韦。临床可用于口唇或面部单纯疱疹、生殖器疱疹等。不良反应偶见用药局部灼热感、疼痛、瘙痒等。

泛昔洛韦

泛昔洛韦（Famciclovir，FCV）是喷昔洛韦的前体药。口服吸收快，生物利用度为 77%，主要经肾排出，$t_{1/2}$约为 2h。临床用于治疗带状疱疹和原发性生殖器疱疹。常见不良反应是头痛和恶心。

三、抗肝炎病毒药物

干扰素

干扰素（Interferon，IFN）是机体细胞在病毒感染或其他诱因刺激下产生的一类具有生物活性的糖蛋白，具有广谱抗病毒活性。干扰素通过作用于细胞表面的干扰素特异受体，激活宿主细胞的某些酶，降低病毒 mRNA 转录，抑制病毒蛋白的合成、翻译与装配；同时干扰素还可以增强自然杀伤细胞（NK 细胞）、巨噬细胞和 T 淋巴细胞的活力，起到免疫调节作用，从而增强机体抗病毒能力。临床使用基因工程制得的干扰素作为治疗药物。主要用于病毒性肝炎、小儿病毒性肺炎、病毒性脑膜炎以及带状疱疹、上呼吸道感染、尖锐湿疣、慢性宫颈炎等病毒感染性疾病的治疗，也可用于免疫缺乏合并其他病毒感染引起的感冒等。用药后少数患者可出现发热、寒战、乏力、肌痛、厌食等，偶有引起骨髓抑制、肝功能障碍，但停药后可消退。

聚肌胞

聚肌胞（Polyinosinic）为干扰素诱导剂，有类似干扰素的作用，具有广谱抗病毒和免疫增强功能。局部用药治疗单纯性带状疱疹性皮肤感染和扁平苔藓，滴眼可治疗单纯疱疹性角膜炎，肌内注射治疗慢性活动性、迁延性乙型肝炎等。不良反应少见，偶有头痛、头晕和一般过敏反应。

四、抗流感病毒药物

金刚烷胺

金刚烷胺（Amantadine）为人工合成的饱和三环癸烷的氨基衍生物，能特异地阻止甲型流感病毒进入宿主细胞，干扰宿主细胞中病毒 RNA 脱壳及转录。口服吸收良好，主要以原形经肾排泄，$t_{1/2}$为 12 ~ 17h。临床主要用于甲型流感的防治及帕金森病治疗。不良反应包括恶心、厌食、头晕、失眠、共济失调等。驾驶员及高空作业者慎用；剂量过大可致惊厥。有致畸作用，孕妇禁用。

利巴韦林

利巴韦林（Ribavirin）又名病毒唑，为人工合成的鸟苷类衍生物，为广谱抗病毒药。

【体内过程】

口服吸收迅速，约1～1.5h血药浓度达峰值，生物利用度约为45%。药物吸收后不易透过血脑屏障，呼吸道分泌物中药物浓度较高。$t_{1/2}$约为24h，主要经肝代谢，约1/3药物由肾排泄，约15%可经粪便排泄。

【药理作用】

对多种RNA、DNA病毒有效。敏感的DNA病毒为疱疹病毒、腺病毒和痘病毒；敏感的RNA病毒为甲型、乙型流感病毒、呼吸道合胞病毒、副流感病毒、麻疹病毒等。抗病毒机制可能是三磷酸利巴韦林（RTP）能选择性地抑制某些病毒的RNA聚合酶、GMP转移酶等，影响mRNA的合成，使mRNA的翻译功能降低，从而阻碍多种病毒核酸的合成。

【临床应用】

用于流行性出血热、甲、乙型流感、疱疹、麻疹、腺病毒肺炎及甲型肝炎等的防治。

【不良反应】

腹泻、白细胞减少及可逆性贫血等。孕妇禁用。

小结 真菌病分浅表真菌病和深部真菌病两类。制霉菌素和两性霉素B为多烯类抗深部真菌药，可选择性与细胞膜的麦角固醇结合使膜通透性破坏而杀菌。两性霉素B是治疗深部真菌病的主要药物，口服、肌内注射难吸收，全身应用需静脉给药，毒性较大。制霉菌素毒性大，不宜注射给药，局部使用治疗消化道念珠菌病和口腔、皮肤、阴道的念珠菌感染。唑类药物通过抑制细胞膜麦角固醇形成，改变真菌细胞膜通透性使真菌死亡，是临床重要的广谱抗真菌药。克霉唑、咪康唑用于局部治疗浅表真菌感染和皮肤黏膜及阴道的念珠菌感染。氟康唑和伊曲康唑，具有高效、广谱、低毒的特点，临床较常用。

阿昔洛韦、利巴韦林是常用的抗病毒药。前者是治疗各种疱疹病毒感染的首选药，也可用于乙型肝炎的治疗和生殖器疱疹的预防。后者为广谱抗病毒药，主要用于流行性出血热、甲、乙型流感、疱疹、麻疹、腺病毒肺炎及甲型肝炎等的防治。抗艾滋病药常用的有齐多夫定、拉米夫定、司他夫定、奈韦拉平。单一用药易产生耐药性，常联合用药。

思考题

1. 唑类抗真菌药包括哪两类？各举一代表药并试述其临床用途。
2. 简述阿昔洛韦抗病毒作用特点及临床应用。
3. 试述干扰素抗病毒作用机制及临床用途。

制剂与用法

两性霉素 B（Amphotericin B） 注射剂，静脉用药，开始静脉滴注时先试以 1～5mg 或按体重一次 0.02～0.1mg/kg 给药，以后根据患者耐受情况每日或隔日增加 5mg，当增至一次 0.6～0.7mg/kg 时即可暂停增加剂量，此为一般治疗量。成人最高一日剂量不超过 1mg/kg，每日或隔 1～2 日给药 1 次，累积总量 1.5～3.0g，疗程 1～3 个月，也可长至 6 个月。鞘内给药，首次 0.05～0.1mg，以后渐增至每次 0.5mg，最大量一次不超过 1mg，每周给药 2～3 次。

制霉菌素（Nystatin） 片剂，口服，成人一次 50～100 万 U，一日 3 次；小儿每日按体重 5～10 万 U/kg，分 3～4 次服。

灰黄霉素（Griseofulvin） 片剂，口服，成人：甲癣和足癣，一次 500mg，每 12h 1 次；头癣、体癣或股癣，一次 250mg，每 12h 1 次，或一次 500mg，每日 1 次。小儿：2 岁以上体重 14～23kg 者，一次 62.5～125mg，每 12h 1 次，或 125～250mg，每日 1 次。小儿体重大于 23kg 者，一次 125～250mg，每 12h 1 次，或 250～500mg，每日 1 次。

酮康唑（Ketoconazole） 片剂、胶囊剂、混悬液，成人每日 0.2～0.4g，顿服或分 2 次服。儿童 15kg 以下者，每日 3 次，一次 20mg；15～30kg 的儿童，每日 1 次，一次 100mg。

克霉唑（Clotrimazole） 片剂，口服，一次 0.25～1g，一日 0.75～3g。小儿按体重一日 20～60mg/kg，分 3 次服用。

咪康唑（Miconazole） 注射剂，静脉滴注，0.2～0.4g/次，3 次/d；1 岁以上儿童，20～30mg/（kg·次），2 次/d，每次量不超过 15mg/kg。

氟康唑（Fluconazole） 片剂或胶囊剂。播散性念珠菌病：首次剂量 0.4g，以后一次 0.2g，一日 1 次，至少 4 周，症状缓解后至少持续 2 周。食管念珠菌病：首次剂量 0.2g，以后一次 0.1g，一日 1 次，持续至少 3 周，症状缓解后至少持续 2 周。根据治疗反应，也可加大剂量至一次 0.4g，一日 1 次。口咽部念珠菌病：首次剂量 0.2g，以后一次 0.1g，一日 1 次，疗程至少 2 周。念珠菌外阴阴道炎：单剂量，0.15g。预防念珠菌病：有预防用药指征者 0.2～0.4g，一日 1 次。注射剂，静脉滴注，每 100ml（0.2g）滴注时间为 30～60min。

伊曲康唑（Itraconazole） 胶囊剂，0.1～0.2g/次，顿服。

特比萘芬（Terbinafine） 片剂或胶囊剂，口服，0.25g/次，顿服。软膏剂，外用，2次/d，涂于患处。

卡泊芬净（Caspofungin） 注射剂，成人首次静注70mg，维持量为50mg/d，

米卡芬净（Micafungin） 注射剂，静滴，50mg/d，连续使用5天后根据病人的耐受情况可以将剂量加大到100mg/d，甚至有病人可以耐受200mg/d的剂量，疗程可以长达6周。

齐多夫定（Zidovudine，AZT） 片剂或胶囊剂，成人口服200mg/次，每4h 1次。注射剂，静脉滴注，50～200mg/次，3次/d。

司他夫定（Stavudine，d4T） 片剂或胶囊剂，口服。成人：≥60kg患者，一次40mg，每日2次；<60kg患者，一次30mg，每日2次。

拉米夫定（Iamivudine，3TC） 片剂，成人口服每次100mg，1次/d。

阿糖腺苷（Vidarbine，Ara－A） 注射剂，临用前每瓶加2ml灭菌生理盐水溶解后肌内注射，成人每日5 ～ 10mg/kg；静滴每日10mg/kg，用葡萄糖注射液配成0.04%浓度缓慢静滴。

阿昔洛韦（Acyclovir，ACV，无环鸟苷） 片剂，口服，200mg/次，每4h 1次。注射剂，静脉滴注，每次5mg/kg，1次/8h。眼膏剂，霜剂，供外用。

伐昔洛韦（Valaciclovir，VCV） 片剂、胶囊剂或颗粒剂，口服，300mg/次，2次/d。

更昔洛韦（Genciclovir，GCV） 片剂或胶囊剂，口服，成人一次0.25g，每8h 1次。注射剂，5mg/kg，每日1次。

膦甲酸（Foscarner） 注射剂，一次90mg/kg，每12h一次。

泛昔洛韦（Famciclovir，FCV） 片剂、胶囊剂或颗粒剂，口服，成人一次0.25g，每8h 1次。

金刚烷胺（Amantadine） 片剂、胶囊剂，口服，0.1g/次，2次/d；儿童，1.5mg/（kg·次），2次/d。

利巴韦林（Ribavirin） 片剂，口服，0.2～0.5g/次，4次/d；儿童2.5mg/(kg·次)，4次/d。注射剂，静脉滴注，1g/次，2次/d。

（林明琴　王小蒙）

第十三章

抗寄生虫病药

本章内容包含抗疟原虫、阿米巴原虫、阴道毛滴虫、血吸虫、丝虫、肠道寄生蠕虫及其囊虫等化疗药。每种寄生虫感染的疾病都与该虫的生活史及其引起人体内的病理分不开，因而在了解化疗药物之前须再了解寄生虫的生活史及病理。如疟原虫从按蚊传播到人体后，先在肝细胞内发育阶段（发病潜伏期），后在红细胞内发育的发病阶段；间日疟原虫又有速发型虫株和迟发型虫株 2 种，速发型虫株在肝细胞内发育阶段短（10～20 日），迟发型虫株在肝细胞内发育阶段长（6 个月以上），因此在化疗时不仅需要杀灭红细胞内期的疟原虫以消除症状，同时还需杀灭肝内的迟发型虫株以避免“复发”。

第一节　抗　疟　药

一、疟原虫生活史、疟疾发病及抗疟药分类

疟疾是由按蚊传播的疟原虫所引起的传染病。致病的疟原虫主要有恶性疟、间日疟和三日疟，后两者又称良性疟。疟原虫的生活史可分为雌性按蚊体内的有性生殖阶段和人体内的无性生殖阶段（图 13－1）。抗疟药（antimalarial drugs）作用于疟原虫生活史的不同环节，可治疗或预防疟疾。

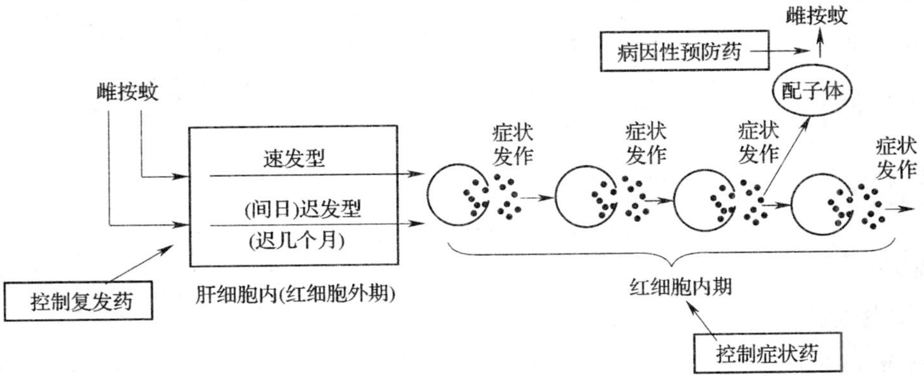

图 13－1　疟原虫生活史与致病机制示意图

（一）疟原虫生活史与疟疾发病

1. 疟原虫在人体内无性生殖阶段

（1）红细胞外期（肝细胞内） 受疟原虫感染的雌性按蚊叮咬人时，子孢子随唾液进入人体，随即侵入肝细胞发育、繁殖，形成大量裂殖体。间日疟原虫子孢子有两种遗传表现型，即速发型子孢子与迟发型子孢子（休眠子）。速发型子孢子潜伏期短（10～20 日），侵入肝细胞即开始裂体增殖；迟发型子孢子潜伏期长（6 个月或以上），在肝细胞内经过一段休眠期后才开始发育、繁殖成裂殖体。疟疾发病停止后再间隔若干个月，由迟发型休眠子疟原虫进入血液红细胞而引起的再发热称为复发，所以这种迟发型休眠子疟原虫是间日疟复发的根源。恶性疟和三日疟原虫不存在迟发型子孢子，故不引起复发。

（2）红细胞内期 红细胞外期形成的裂殖体分裂成数以万计的裂殖子，致肝细胞破坏而释出，部分被吞噬细胞吞噬消灭，部分侵入红细胞内，经滋养体发育成裂殖体、裂殖子，破坏红细胞并释放出大量裂殖子及其代谢物，以及红细胞破坏产生的大量变性蛋白，刺激机体引起临床寒战、高热等症状，即疟疾发作。小部分裂殖子再侵入其他红细胞重复进行裂体增殖，引起周期性临床症状反复发作。恶性疟的周期为 36～48h，间日疟为 48h，三日疟为 72h。如果药物杀灭虫体不够彻底，残存于红细胞内的疟原虫再繁殖到一定数量时可引起再发热，称为“再燃”。

2. 疟原虫在雌性按蚊体内有性生殖阶段

红细胞内期疟原虫经裂体增殖几个周期后，细胞内裂殖子部分发育成雌、雄配子体。雌按蚊在刺吸疟原虫感染者血液时，红细胞内发育的各期疟原虫随血液入蚊胃，仅雌、雄配子体能继续发育，两者结合成合子，进一步发育产生子孢子，移行至唾液腺内，成为感染人的直接传染源。

（二）抗疟药的分类

（1）主要用于控制症状的药物 代表药为氯喹、奎宁、甲氟喹、青蒿素等。

（2）主要用于控制远期复发和传播的药物 代表药为伯氨喹。

（3）主要用于病因预防的药物 代表药为乙胺嘧啶。

二、控制症状药

该类药物主要杀灭红细胞内期疟原虫。

氯喹

【体内过程】

氯喹（Chlorquine）为人工合成的 4－氨基喹啉类衍生物，口服吸收快而完全。在红细胞中的浓度为血浆浓度的 10～20 倍，受感染的红细胞中浓度又比正常红细胞高约

25倍。在肝、脾、肾、肺等组织内的浓度更高，是血浆浓度的200～700倍。在脑组织及脊髓的浓度约为血浆浓度的10～30倍。氯喹在肝代谢，其代谢物亦有部分抗疟作用，仅小部分的氯喹原形经肾排泄，酸化尿液可加速排泄。氯喹的$t_{1/2}$为2.5～10日。

【药理作用与临床应用】

1. 抗疟作用 对间日疟和三日疟原虫，以及敏感的恶性疟原虫的红细胞内期裂殖体有杀灭作用。其特点是起效快、疗效高。多数病例在用药后24～48h内发作停止，48～72h内血中疟原虫消失。能迅速治愈恶性疟，有效地控制间日疟的症状发作，也可用于症状抑制性预防。对红细胞外期（肝细胞内）无效，既不能作病因性预防，也不能根治间日疟。

抗疟作用机制复杂。氯喹可插入疟原虫DNA双螺旋链之间，形成DNA－氯喹复合物，影响DNA复制和RNA转录，并使RNA断裂，从而抑制疟原虫的分裂繁殖；氯喹为弱碱性药物，当该药大量进入疟原虫体内后，必然使虫细胞液的pH增高，形成对蛋白质分解酶不利的环境，使疟原虫分解和利用血红蛋白的能力降低，导致必需氨基酸缺乏，也可干扰疟原虫的繁殖。

2. 抗肠外阿米巴病作用 对阿米巴痢疾无效。但由于氯喹在肝组织内分布的浓度比血药浓度高数百倍，对阿米巴肝脓肿有效。

3. 其他作用 偶尔用于类风湿性关节炎，也可用于蝶形红斑狼疮。

【不良反应】

氯喹用于治疗疟疾时，一般能良好耐受，仅有轻度头晕、头痛、胃肠不适和皮疹等，停药后迅速消失。大剂量、长疗程用药可引起视力障碍，以及肝、肾损害。孕妇禁用。

奎宁

奎宁（Quinine）是从金鸡纳树皮中提得的一种生物碱，曾是治疗疟疾的主要药物。自氯喹等药物应用后，奎宁已不作抗疟首选药。但由于氯喹的耐药性问题日趋严重，因而奎宁又被重视。

【体内过程】

口服吸收快，分布于肝、肾中，大部分在肝内氧化分解失效。奎宁及其代谢物从肾脏排出，24h后几乎全部消除。

【药理作用与临床应用】

奎宁对各种疟原虫的红细胞内期滋养体有杀灭作用，能控制临床症状。但疗效不及氯喹，而且毒性较大。主要用于耐氯喹或耐多药的恶性疟，尤其是严重的脑型疟。对红细胞外期无效，对配子体亦无明显作用。

【不良反应】

1. 金鸡纳反应 表现为恶心、呕吐、耳鸣、头痛、听力和视力减弱，甚至发生暂时性耳聋。因为奎宁来自金鸡纳树皮，金鸡纳树的其他生物碱也有此反应，故称金鸡纳反应。

2. 心肌抑制作用 奎宁可降低心肌收缩力、减慢传导和延长不应期。但不及其D－异构体（奎尼丁）的作用明显。静脉给药速度过快时可致严重低血压和致死性心律失常。用于危急病例时，静脉滴注速度应缓慢。

3. 特异质反应 少数恶性疟患者即使应用很小剂量也能引起急性溶血，发生寒战、高热、背痛、血红蛋白尿（黑尿）和急性肾功能衰竭，甚至死亡。

4. 子宫兴奋作用 奎宁对妊娠子宫有兴奋作用，故孕妇忌用。

5. 中枢神经抑制 可引起头晕、精神不振等症状。

甲氟喹

甲氟喹（Mefloquine）为人工合成的4－喹啉－甲醇衍生物，是杀灭疟原虫红细胞内期滋养体的药物，具有长效抗疟作用。用于控制症状，起效较慢。目前，已发现恶性疟对此药产生耐药性，但与奎宁和氯喹之间无交叉耐药。单独或与长效磺胺和乙胺嘧啶合用，对耐多药恶性疟虫株感染有一定疗效。甲氟喹 $t_{1/2}$ 较长（约30日），可能是其存在肝肠循环的缘故。用于症状抑制性预防，每2周给药一次。

青蒿素

青蒿素（Artemisinin）是从黄花蒿及其变种大头黄花蒿中提取的一种倍半萜内酯过氧化物，为高效、速效、低毒的抗疟药。

【体内过程】

口服吸收迅速，服药后lh血药浓度达峰值，广泛分布于各组织中，胆汁中浓度较高，其次为肝、肾、心、肺、脾等，易透过血脑屏障。体内代谢快，代谢物迅速由尿排出。

【药理作用与临床应用】

青蒿素对红细胞内期滋养体有杀灭作用，对红细胞外期无效。青蒿素可能作用于疟原虫膜系结构，干扰表膜及线粒体功能，干扰疟原虫对宿主血红蛋白的利用，使疟原虫氨基酸缺乏，虫体迅速形成自噬胞，失去大量胞浆而死亡。用于治疗间日疟和恶性疟，早期症状控制率可达100%。青蒿素可透过血脑屏障，对凶险的脑型疟疾有良好抢救效果。青蒿素也可诱发耐药性，但比氯喹慢。与氯喹有轻度交叉耐药性，用于耐氯喹虫株感染仍有疗效。与磺胺多辛或乙胺嘧啶合用，可延缓耐药性的发生。

青蒿素治疗疟疾最大的缺点是再燃率高，口服给药的近期再燃发作（热）率可达30%以上。这可能与其在体内消除快，代谢物无抗疟活性，杀灭虫体不够彻底有关。与伯氨喹合用，可使再燃率降至10%左右。

【不良反应】

偶见四肢麻木、心动过速、腹痛、腹泻。动物实验中应用大剂量时，曾见骨髓抑制和肝损害，并有胚胎毒性作用，故孕妇禁用。

青蒿琥酯

青蒿琥酯（Artesunate）静脉注射后血药浓度迅速下降，$t_{1/2}$约为30min；分布广泛，肝、肾、肠含量高，大部分通过肝代谢，少量从尿、粪排出。对疟原虫无性体有较强的杀灭作用，能迅速控制疟疾发作；该药易透过血脑屏障等生物膜，主要用于脑型疟疾及各种危重疟疾的抢救。本药能杀灭血吸虫幼虫，可用于预防血吸虫病。使用过量（>2.75mg/kg）可致外周网织红细胞一过性降低；动物实验有胚胎毒作用，故妊娠早期妇女禁用。

本芴醇

本芴醇（Benflumetol）口服吸收慢，消除慢，$t_{1/2}$为24~72h。能杀灭疟原虫红细胞内期无性体，疗效显著，治愈率可达95%。但对红细胞外期及配子体无效。主要用于恶性疟疾，尤其适用于耐氯喹恶性疟的治疗。少数患者可出现QT间期一过性轻度延长，心、肾疾病患者慎用。

咯萘啶

咯萘啶（Pyronaridine）对间日疟、恶性疟原虫的裂殖体均有杀灭作用，对耐氯喹疟原虫也有较强作用，毒性也较低，主要适用于耐氯喹恶性疟。

三、控制复发与传播药

伯氨喹

伯氨喹（Primaquine）是人工合成的8-氨基喹啉类衍生物。

【体内过程】

口服吸收快而完全，1~2h内血药浓度达高峰。大部分在体内代谢为无活性物质，小部分转化为有抗疟活性的6-羟基衍生物，尿中仅排出1%的原形物。伯氨喹在体内的代谢和排泄均较快，故作用时间短。

【药理作用与临床应用】

伯氨喹主要对间日疟红细胞外期（肝细胞内）和各种疟原虫的配子体有较强的杀灭作用，是避免间日疟复发和控制疟疾传播最有效的药物。对红细胞内期无效，不能控制疟疾症状的发作，通常需与氯喹等合用。疟原虫对该药很少产生耐药性。

【不良反应】

毒性较大是此药的一大缺点，但目前尚无适当药物可以取代之。治疗量即可引起头晕、恶心、呕吐、发绀、腹痛等，停药后可消失。

严重反应为急性溶血性贫血和高铁血红蛋白血症，是由于少数特异质者红细胞内缺乏葡萄糖－6－磷酸脱氢酶（G6PD）所致，这是一种性联染色体遗传缺陷。因为伯氨喹的氧化代谢物能引起氧化应激反应，产生高铁血红蛋白、自由基和过氧化物，以及氧化型谷胱甘肽（GSSG）。正常时，在 G6PD 催化下，可迅速补充还原型辅酶Ⅰ脱氢酶（NADPH），后者使 GSSG 还原为谷胱甘肽（GSH）。GSH 对红细胞膜、血红蛋白和红细胞内的某些含巯基的酶有保护作用，使之免受伯氨喹氧化代谢物引起的氧化应激反应的损害。但红细胞内缺乏 G6PD 的个体不能迅速补充 NADPH，因此不能保护红细胞而发生溶血。同时，也不能将高铁血红蛋白还原为血红蛋白，故引起高铁血红蛋白血症。

四、病因性预防药

乙胺嘧啶

乙胺嘧啶（Pyrimethamine）是目前用于病因性预防的首选药。

【体内过程】

口服在肠道吸收慢而完全，6h 血药浓度达高峰，维持 48h 以上。主要分布于肺、肝、肾及血细胞内，经肾缓慢排泄，粪便中也有少量排出，$t_{1/2}$约为 4 ~6 日。

【药理作用与临床应用】

疟原虫不能直接利用环境中的叶酸和四氢叶酸，必须自行合成叶酸并转变为四氢叶酸后才能被利用。乙胺嘧啶对疟原虫的二氢叶酸还原酶有较强的亲和力，并能抑制其活性，从而阻止四氢叶酸的生成，阻碍疟原虫体内核酸的合成。

1. 阻止疟原虫在蚊体内的孢子增殖 该药并不能直接杀灭配子体，但含药血液随配子体被按蚊吸入后，能阻止疟原虫在蚊体内的孢子增殖，起控制传播的作用。

2. 预防疟疾发病 对恶性疟和间日疟某些虫株的红细胞外期（肝细胞内）速发型子孢子有抑制作用。用作病因预防药，作用持久，一次服药预防作用可维持 1 周以上；对红细胞内期的未成熟裂殖体也有抑制作用，对已成熟的裂殖体则无效，故用于控制耐氯喹株恶性疟的症状发作，起效较慢，常需在用药后第二个无性增殖期才能显效。

【不良反应】

发生率低。此药略带甜味，易被儿童误服而中毒，表现恶心、呕吐、发热、发绀、惊厥，甚至死亡。成人长期大量服用时，可因二氢叶酸还原酶受抑制而引起巨幼红细胞性贫血。偶可引起皮疹。

磺胺类和砜类

磺胺类和砜类与对氨基苯甲酸（PABA）竞争二氢叶酸合成酶，从而抑制疟原虫二氢叶酸的合成。单用时效果较差，仅抑制红细胞内期，主要用于耐氯喹的恶性疟。对红细胞外期无效。与乙胺嘧啶或甲氧苄啶（TMP）等二氢叶酸还原酶抑制剂合用，可增强疗效。常用药物有磺胺多辛和氨苯砜。

第二节　抗阿米巴病药与抗滴虫病药

一、抗阿米巴病药

（一）阿米巴病与化疗药物分类

1. 阿米巴原虫感染

阿米巴病是由溶组织内阿米巴原虫感染所致。溶组织内阿米巴原虫以活动性滋养体和包囊两种形式存在于体内，前者为致病因子，后者为传播因子。阿米巴包囊经口感染宿主，在小肠下段脱囊形成小滋养体，在结肠内与肠道菌丛共生。小滋养体不引起症状，在一定条件下侵入肠壁，形成大滋养体。大滋养体为致病型，可破坏肠组织而引起阿米巴痢疾，称为肠内阿米巴病。当肠道环境改变，大滋养体可变为小滋养体，进而形成包囊。大滋养体不能直接形成包囊，但可侵入肠黏膜下静脉，随血流至肝脏和其他器官引起阿米巴炎症和脓肿，称为肠外阿米巴病。现有的抗阿米巴病药主要作用于滋养体，少数药物可以杀灭包囊。

溶组织内阿米巴原虫生活史与致病机制如图 13－2 所示。

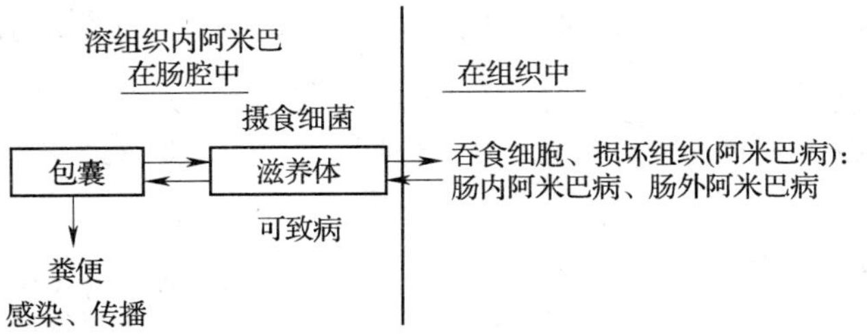

图 13－2　溶组织内阿米巴原虫生活史与致病机制示意图

2. 化疗药物分类

根据药物作用部位，可分为 3 类：

（1）抗肠内、肠外阿米巴病药；

（2）抗肠内阿米巴药；

（3）抗肠外阿米巴病药。

（二）抗肠内、肠外阿米巴病药

甲硝唑

甲硝唑（Metronidazole，灭滴灵）为咪唑衍生物。

【体内过程】

口服吸收迅速而完全。2～3h 内达有效血药浓度，一次给药可维持 12h，$t_{1/2}$ 约为 8h。在体内各组织和体液中分布均匀。主要在肝代谢，由肾排出，粪中只含少量药物原形。

【药理作用与临床应用】

1. 抗阿米巴作用 甲硝唑对组织内及肠腔内阿米巴滋养体有直接杀灭作用。治疗急性阿米巴痢疾和肠外阿米巴病效果最好。因甲硝唑在肠腔内浓度偏低，在治疗阿米巴痢疾时用甲硝唑控制症状后，宜用抗肠内阿米巴药（如卤化喹啉类等）继续治疗，可减少复发。

2. 抗滴虫作用 甲硝唑对阴道滴虫亦有直接杀灭作用，是治疗阴道滴虫病的首选药。口服后可出现于阴道分泌物、精液和尿中，故对女性和男性泌尿生殖道滴虫感染都有效，一个疗程治愈率为 90%。偶有耐药虫株出现。

3. 抗贾第鞭毛虫作用 甲硝唑是目前治疗贾第鞭毛虫病最有效的药物。

4. 抗厌氧菌作用 对厌氧性革兰阳性、阴性杆菌和球菌都有较强的抗菌作用。至今未发现对脆弱杆菌耐药菌株。长期应用不诱发二重感染。对口腔、盆腔、腹腔内厌氧菌感染及由此引起的败血症，以及气性坏疽等，本药均有良好的防治作用。

【不良反应】

1. 胃肠反应 反应有头痛、眩晕、肢体麻木、共济失调和惊厥等。

2. 神经系统反应 有头痛、眩晕、肢体麻木、共济失调和惊厥等。

3. 干扰乙醛代谢 如服药期间饮酒，可出现急性乙醛中毒，引起腹部不适、恶心、呕吐、头痛和味觉改变等。

4. 致畸、致癌 啮齿动物实验证明，长期、大量口服有致癌作用。妊娠早期禁用，以防引起胎儿畸形。

5. 其他 该药可引起过敏，导致荨麻疹、潮红、白细胞减少、口腔金属味等。

替硝唑

替硝唑（Tinidazole）也为咪唑衍生物。与甲硝唑相比，其 $t_{1/2}$ 较长（12～24h）。口服一次，有效血药浓度可维持 72h。对阿米巴痢疾和肠外阿米巴病的疗效与甲硝唑相似而毒性略低。也可用于治疗阴道滴虫病。

（三）抗肠内阿米巴药

二氯尼特

【体内过程】

二氯尼特（Diloxanide）口服后大部分在肠腔或肠黏膜内水解，1h 后血药浓度达峰值，药物经尿迅速排泄。

【药理作用与临床应用】

二氯尼特通常用其糠酸酯（diloxanide furoate），是目前最有效的杀包囊药。口服后主要靠其未吸收部分杀灭阿米巴原虫的囊前期，对于无症状或仅有轻微症状的排包囊者有良好疗效。对慢性阿米巴痢疾也有效，对肠外阿米巴病无效。

【不良反应】

轻微，偶尔出现呕吐和皮疹等。大剂量时可致流产，但未见致畸作用。

卤化喹啉类

卤化喹啉类药包括喹碘方（Chiniofon）、双碘喹啉（Diiodohydmxyquinoline）和氯碘羟喹（Clioquinol）。

此类药物口服吸收较少，有直接杀灭阿米巴作用。以往用作肠内抗阿米巴药，用于治疗慢性阿米巴痢疾及无症状排包囊者，或与甲硝唑合用治疗急性阿米巴痢疾。此类药物毒性低，但可致腹泻。每日量超过2g，疗程较长时，或用于儿童，则危险性较大。在日本氯碘喹啉曾引起亚急性脊髓－视神经病，可致视神经萎缩和失明。有些国家已禁止或限制其应用。

（三）抗肠外阿米巴病药

依米丁和去氢依米丁

依米丁（Emetine）是吐根中提取得到的一种生物碱，又称吐根碱。其衍生物去氢依米丁（Dehydroemetine）抗阿米巴作用更强。两者主要对组织中的阿米巴滋养体有直接杀灭作用。由于其刺激性很强，口服可致吐，只能深部肌内注射。除引起胃肠反应外，对心肌有严重毒性。仅在急性阿米巴痢疾和肠外阿米巴病病情严重，甲硝唑疗效不佳时才考虑使用。必须住院，在严密监护下给药。

氯喹

氯喹（Chlorquine）为抗疟药，也有杀灭阿米巴滋养体的作用。口服后肝组织中浓度比血浆浓度高数百倍，而肠壁组织的分布量很少，对肠内阿米巴病无效，仅用于甲硝唑无效或禁忌的阿米巴肝炎或肝脓肿患者。

二、抗滴虫病药

滴虫病主要指阴道滴虫病，由阴道毛滴虫感染所致，也可寄生于男性泌尿生殖道内。甲硝唑是治疗滴虫病最有效的药物。偶遇抗甲硝唑株滴虫感染时，可考虑改用乙酰胂胺局部给药。

乙酰胂胺

乙酰胂胺（Acetarsol）为五价胂剂，其复方制剂称滴维净。将其片剂置于阴道穹窿部有直接杀滴虫作用。此药有轻度局部刺激作用，使阴道分泌物增多。

第三节 抗血吸虫病药与抗丝虫病药

一、抗血吸虫病药

血吸虫生活史（图13－3）与致病：雌雄血吸虫合抱交配并在终宿主的肠系膜下层小静脉末梢产卵，虫卵在肠壁血管内发育成熟，卵内所含毛蚴释放毒素，破坏肠壁组织，形成溃疡，虫卵沿肠壁损坏组织进入肠腔，随宿主粪便排出体外。排出体外的虫卵一旦遇到有水的环境，就在水中很快孵出毛蚴，毛蚴碰到中间宿主——钉螺，即进入其体内继续发育，形成内含子胞蚴的母胞蚴，子胞蚴发育生成数万条尾蚴，尾蚴在水域中接触到终宿主——人和家畜或易感动物，即侵入其体内，经血液循环，最后在终宿主肠系膜静脉发育为成虫，侵害终宿主。血吸虫在终宿主体内可存活数年至10数年，血吸虫的尾蚴、童虫、成虫及虫卵对人体均可引起一定的损害，但以虫卵对人的危害最著。虫卵主要是沉着在宿主的肝及结肠肠壁等组织，所引起的肉芽肿和纤维化是血吸虫病的主要病变。在临床上常见是以肝脾肿大、腹水、门脉高压，以及因侧支循环形成所致的食管下端及胃底静脉曲张为主的综合征。晚期病人可并发上消化道出血、肝性昏迷等严重症状而致死。

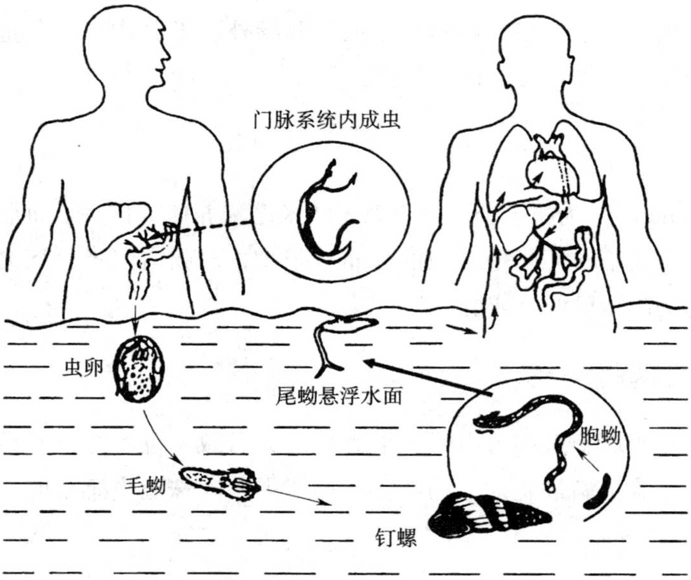

图13－3 血吸虫生活史示意图

酒石酸锑钾是最早用于治疗血吸虫病的特效药，但因需静脉注射，且对心脏、肝脏毒性大，现已被疗效高、疗程短、毒性低、可口服的广谱抗血吸虫病药吡喹酮所取代。

吡喹酮

吡喹酮（Praziquantel，环吡异喹酮）为吡嗪异喹啉衍生物，是广谱抗吸虫药和驱绦虫药，对血吸虫有杀灭作用。

【体内过程】

具有吸收快、降解快、排泄快的特点。口服后约 0.5 ~ 1.5h 血药浓度达峰值，主要分布肝、脾等组织，门静脉中的血药浓度较周围静脉高 10 倍以上，可通过血脑屏障，肝代谢，经肾排泄，$t_{1/2}$约为 2 ~ 3h，多次给药无蓄积性。

【药理作用与临床应用】

1. 治疗血吸虫病　吡喹酮对多种血吸虫具有杀灭作用，对成虫作用强，对蚴虫作用弱。目前认为是一种疗效高、不良反应轻、疗程短、口服方便的新型广谱抗血吸虫病药。对慢性日本血吸虫病，远期治愈率可达 90% 以上。对急性血吸虫病，有迅速退热和改善全身症状的作用，远期疗效也可达 87%。有心脏、肝脏等并发症的晚期患者多能顺利完成疗程。

在体外实验中，吡喹酮能被血吸虫迅速摄取。在最低有效浓度（0.2 ~ 1.0μg/ml）时，可使虫体兴奋、收缩和痉挛。略高浓度时，则可使血吸虫体被形成空泡和破溃，粒细胞和吞噬细胞浸润，终至虫体死亡。整体实验结果表明，用药后数分钟内，肠系膜静脉内 95% 的血吸虫向肝转移，并在肝内死亡。

吡喹酮的上述作用可能与其增加血吸虫体表膜对 Ca^{2+} 的通透性，干扰虫体内 Ca^{2+} 平衡有关。除去培养液中的 Ca^{2+} 或加入 Mg^{2+}，则可取消上述作用。由于虫体发生痉挛性麻痹，使其不能附着于血管壁，被血流冲刷进入肝，即出现肝移。在肝内由于失去完整体被的保护，易被吞噬细胞所消灭。吡喹酮对哺乳动物细胞膜则无上述作用，由此表现出其作用的高度选择性。

2. 治疗其他吸虫病　使用不同剂量的吡喹酮可以治疗姜片虫病、华支睾吸虫病、肺吸虫病及肝吸虫病等。

3. 治疗绦虫病　对人和家畜体内的牛肉绦虫、猪肉绦虫、裂头绦虫及微小膜壳绦虫均有驱杀作用，一次服药 10mg/kg 疗效可达 93% ~100%，且不需服泻药。

4. 治疗囊虫病　对皮下与肌肉组织囊虫病采用 120mg/kg，4 日疗法；脑囊虫病 180mg/kg，6 日疗法，疗效不低于阿苯达唑，杀虫作用迅速。

【不良反应】

轻微、短暂。可在服药后短期内发生腹部不适、腹痛、恶心，以及头昏、头痛、肌束颤动等。少数出现心电图改变。

二、抗丝虫病药

丝虫生活史与致病： 雌蚊叮咬微丝蚴阳性患者时，微丝蚴被吸入蚊胃内，经约1～3周发育成传染期幼虫，离开胸肌，移行至蚊下唇，再叮咬人时，侵入人体。传染期幼虫侵入人体后，部分幼虫在组织内移行和发育过程中死亡，部分幼虫到达淋巴管或淋巴结，经8～12个月发育为成虫，交配后，产生微丝蚴。丝虫病的发病和病变主要由成虫及传染期幼虫引起。病程早期可致发热、淋巴结炎和淋巴管炎。慢性及晚期由于淋巴系统炎症的反复发作，导致慢性期淋巴管阻塞和纤维组织大量增生，可出现如淋巴管曲张、淋巴腹水、乳糜腹泻、乳糜尿、象皮肿、鞘膜腔积液等症状。

乙胺嗪

乙胺嗪（Diethylcarbamazine）的枸橼酸盐称海群生（Hetrazan）。

【体内过程】

口服吸收迅速，血药浓度3h达峰值，以后逐渐下降，分布于全身各组织内。丝虫的微丝蚴及成虫体内的药物浓度与人体组织内浓度相似。乙胺嗪体内代谢迅速，48h后几乎全部以原形或代谢物的形式从尿中排出。

【药理作用与临床应用】

乙胺嗪对班氏丝虫、马来丝虫的微丝蚴具有杀灭作用，是抗丝虫病的首选药。对淋巴系统中的成虫也有毒杀作用，但需较大剂量或较长疗程。

抗虫作用机制可能有两方面：一是其分子中的哌嗪部分使微丝蚴肌肉组织发生超极化，失去活动能力，以致不能停留于宿主周围血液中；二是改变微丝蚴表面膜的特性，使其易于遭受宿主防御机制的破坏。

【不良反应】

乙胺嗪本身毒性较低而短暂，可引起厌食、恶心、呕吐、头痛、无力等。但因丝虫成虫和蚴虫死亡释出大量异体蛋白引起的过敏反应则较明显，表现为皮疹、淋巴结肿大、血管神经性水肿、畏寒、发热、哮喘，以及心率加快、胃肠功能紊乱等。一般于给药之日开始，持续3～7日。

呋喃嘧酮

呋喃嘧酮（Furapyrimidone）为硝基呋喃的衍生物。对马来丝虫及班氏丝虫的成虫及微丝蚴均有杀灭作用，作用机制、不良反应与乙胺嗪相似，但呕吐发生率高。

伊维菌素

伊维菌素（Ivermectin）口服可吸收，$t_{1/2}$约10h，肝和脂肪组织中分布较多。1%～

2%的原形药从肾排泄，其余大部分经粪排出。能杀灭班氏丝虫的微丝蚴，可代替乙胺嗪治疗班氏丝虫病。不良反应较少，可引起皮疹、瘙痒、头痛、淋巴结肿大等，偶见心电图改变。

第四节　抗肠蠕虫病药

肠道寄生的蠕虫分为3大类：肠道线虫、肠道绦虫和肠道吸虫，在我国肠蠕虫病以肠道线虫感染最为普遍。抗肠蠕虫病药是驱除或杀灭肠道蠕虫的药物。近年来高效、低毒、广谱的抗肠蠕虫药不断问世，使多数肠蠕虫病得到有效治疗和控制，而有些药物对由肠蠕虫病引起的组织感染也有效。

甲苯达唑

甲苯达唑（Mebendazole）为高效、广谱抗肠蠕虫病药。

【药理作用与临床应用】

可杀灭多种线虫的成虫和蚴虫，如对蛔虫、蛲虫、鞭虫、钩虫、绦虫感染，疗效常在90%以上，尤其适用于上述蠕虫的混合感染。对钩虫卵、蛔虫卵和鞭虫卵均有杀灭作用，可控制传播。

该药能选择性地使线虫的体被和肠细胞中的微管消失，抑制虫体对葡萄糖的摄取，减少糖原量，减少ATP生成，妨碍虫体生长发育。对多种线虫的成虫和蚴虫有杀灭作用。

【不良反应】

本药口服吸收少，首关效应明显，无明显不良反应。少数用药者可有短暂的腹痛、腹泻。大剂量时偶见过敏反应、脱发、粒细胞减少等。动物实验发现有致畸作用和胚胎毒作用，故孕妇忌用。对2岁以下儿童和对本药过敏者不宜使用。

阿苯达唑

阿苯达唑（Albendazole，丙硫咪唑）具有广谱、高效、低毒的特点。

【体内过程】

口服吸收迅速，在肝代谢为丙硫咪唑亚砜及丙硫咪唑一砜，前者具有杀虫作用，原形药及代谢物在体内排泄快，无蓄积现象。

【药理作用与临床应用】

阿苯达唑对肠道寄生虫，如线虫类的蛔虫、蛲虫、钩虫、鞭虫和粪类圆线虫，绦虫类的猪肉绦虫、牛肉绦虫、短膜壳绦虫等的驱杀作用及其机制基本同甲苯达唑。但由于其口服后吸收迅速，血药浓度比口服甲苯达唑高出100倍，肝、肺等组织中均能达到相当高的浓度，并能进入棘球蚴囊内。因此，对肠道外寄生虫病，如棘球蚴病（包虫病）、囊虫症、旋毛虫病，以及华支睾吸虫病、肺吸虫病等也有较好疗效。对于脑囊虫症，也有较缓和的治疗作用，比吡喹酮较少引起颅内压升高和癫痫发作等反应，但警惕脑疝的发生。对华支睾吸虫病的疗效则稍逊于吡喹酮，疗程也稍长。

临床主要用于治疗蛔虫、钩虫、蛲虫、鞭虫单独感染及混合感染，也可治疗各种类型囊虫病、包虫病。

【不良反应】

较轻，常见口干、乏力、头晕、嗜睡、头痛、食欲减退、恶心、腹痛、腹泻等，多在数小时内自行缓解，不必停药。治疗囊虫症和包虫病时，所用剂量较大，疗程较长，但多能耐受。主要不良反应系由猪囊尾蚴解体后释出异体蛋白所致，可见头痛、发热、皮疹、肌肉酸痛。脑型囊虫症时则可引起癫痫发作、视力障碍、颅内压升高，甚至脑水肿和脑疝。治疗旋毛虫病时，也可出现发热、肌痛和水肿加重等反应。本药有胚胎毒和致畸作用，孕妇禁用。

吡喹酮

吡喹酮（Praziquantel，环吡异喹酮）为广谱抗吸虫和绦虫病药，对线虫和原虫感染无效。吡喹酮对牛肉绦虫、猪肉绦虫、阔节裂头绦虫和短膜壳绦虫都有良好的疗效，10mg/kg 或 25mg/kg 顿服的治愈率高于氯硝柳胺。对于囊虫症，皮下 - 肌肉型用总量120mg/kg 的 4 日疗法；脑型用总量 180mg/kg 的 9 日疗法；间隔 3 ~ 4 个月再进行第 2 疗程，共 3 个疗程，疗效不低于阿苯达唑，而杀虫作用迅速，但引起的颅内压升高的反应较重。对华支睾吸虫病和其他肝吸虫病，总量 100mg/kg，1 日疗法，或总量120mg/kg，2 日疗法均有良好疗效。对肺吸虫病也有效。姜片虫对吡喹酮甚为敏感，5 ~ 15mg/kg 一剂疗法有效。

哌嗪

哌嗪（Piperazine）常用枸橼酸哌嗪（驱蛔灵）。哌嗪对蛔虫和蛲虫有较强的驱除作用。主要改变虫肌细胞膜对离子的通透性，使虫体肌肉超极化，抑制神经 - 肌肉传递，致虫体发生弛缓性麻痹而随肠蠕动排出。对蛔虫，1 ~ 2 日疗法的治愈率可达 70% ~ 80%。对蛲虫，需用药 7 ~ 10 日，远不如使用阿苯达唑等方便。偶有恶心、呕吐、荨麻疹；每日剂量超过 6g 可发生震颤、共济失调、脑电图异常等神经系统症状；肝、肾、神经系统疾病或有癫痫史者禁用。

噻嘧啶

噻嘧啶（Pyrantel，抗虫灵）为广谱驱线虫药，对蛔虫、钩虫、蛲虫和毛圆线虫感染均有较好疗效，但对鞭虫感染无效。可使虫体神经肌肉除极化，引起痉挛和麻痹。

口服不易吸收。不良反应轻而短暂，主要为胃肠不适，其次为头昏、发热。

氯硝柳胺

【药理作用与临床应用】

1. 驱绦虫 氯硝柳胺（Niclosamide）口服几乎不吸收，肠道浓度较高，为驱绦虫的首选药。用于牛肉绦虫、猪肉绦虫、阔节裂头绦虫和短膜壳绦虫感染，尤其对牛肉绦虫的疗效为佳。

本药主要抑制绦虫线粒体内 ADP 的无氧磷酸化，阻碍产能过程，也抑制葡萄糖摄取，从而杀死绦虫头节和近端节片，但不能杀死节片中的虫卵。已死头节可被部分消化而在粪中难以辨认。猪肉绦虫死亡节片被消化后，释出的虫卵逆流入胃，有引起囊虫症的危险，故较少应用。

2. 杀灭血吸虫尾蚴及毛蚴 制成涂敷剂于下水前涂于皮肤可预防急性血吸虫感染和稻田皮炎。

3. 杀灭钉螺 在 0.000002～0.000005g/L 浓度时能杀灭钉螺和螺卵，灭螺率高，作用缓慢。

【不良反应】

无直接刺激作用，偶见胃肠反应。

左旋咪唑

左旋咪唑（Levamisole）具有抗虫作用，能选择性抑制虫体肌肉内琥珀酸脱氢酶的活性，使虫体所需能量生成减少；还能使神经肌肉除极化，肌肉持续收缩，虫体产生痉挛性麻痹，随肠蠕动而被排出。可用于丝虫病、蛔虫病及钩虫病的治疗。还具有增强免疫作用，可提高细胞内 cGMP 水平，增强免疫能力，以及用于肿瘤辅助治疗等。可见胃肠症状及皮疹，偶见肝功能异常。

恩波维胺

恩波维胺（Pyrvinium Embonate，扑蛲灵）口服不易吸收，肠道内可保持较高浓度。对蛲虫有强大驱虫作用，对其他肠道寄生虫作用差或几乎没有作用。作用机制可能是干扰蛲虫的呼吸酶系统，抑制其需氧代谢，同时阻碍蛲虫对葡萄糖的吸收，影响虫体生长及繁殖。不良反应常见恶心、呕吐、腹痛、腹泻、眩晕等症状。本药系红色染料，可染红粪便及衣服。

选药参考

抗肠蠕虫病药较多，各药的适应证和合理选用可参考表 13－1。

表 13-1 常用抗肠蠕虫药

药物	主要抗虫谱	作用机制	不良反应与注意事项
甲苯咪唑	线虫（钩、鞭、蛲、蛔）	抑制葡萄糖摄取→ATP↓	少，蛔虫骚动游走
阿苯达唑	线虫，绦虫，吸虫	抑制葡萄糖摄取→ATP↓	少，脑囊虫治疗注意颅高压
哌 嗪	线虫（蛔、蛲）	对抗 ACh → 松弛性麻痹	少
噻嘧啶	线虫 （蛔、钩、蛲）	去极化→痉挛性麻痹	少，不能与哌嗪合用
氯硝柳胺	各类绦虫（牛肉、猪肉等）	抑制氧化磷酸化→ATP↓	少，三步曲防止虫卵逆行

小结

1. 疟原虫

(1) 间日、三日疟（红内期），杀灭——消除症状，首选药：氯喹、青蒿素、蒿甲醚；

(2) 恶性疟-脑型疟原虫，杀灭——消除症状，首选药：青蒿琥酯（透血脑屏障）、青蒿素、蒿甲醚；

(3) 间日疟原虫（红外期及配子体），杀灭——消除复发和传播，首选药：伯氨喹。

2. 阿米巴病、毛滴虫及贾第鞭毛虫感染，首选药：甲硝唑。

3. 血吸虫病；华支睾、姜片、肺等吸虫病，首选药：吡喹酮。

4. 丝虫病，首选药：乙胺嗪。

5. 化疗肠蠕虫病的首选药见表 13-2。

表 13-2 化疗肠蠕虫病的首选药

感染虫	首选药
蛔虫	甲苯达唑、阿苯达唑
蛲虫	甲苯达唑、阿苯达唑
钩虫	甲苯达唑、阿苯达唑
鞭虫	甲苯达唑
绦虫	吡喹酮
囊虫病	吡喹酮、阿苯达唑
包虫病	阿苯达唑

思考题

1. 疟原虫生活史，抗疟药的作用环节和分类。氯喹、奎宁、伯氨喹、乙胺嘧啶作用的药理作用、临床应用、不良反应与注意事项。甲氟喹、青蒿素的作用特点。

2. 甲硝唑、依米丁与去氢依米丁、二氯尼特、氯喹的药理作用、临床应用、不良反应与注意事项。抗滴虫病药乙酰胂胺的作用和应用。

3. 吡喹酮、乙胺嗪的药理作用与机制、临床应用、不良反应和注意事项。

4. 甲苯咪唑、阿苯达唑、哌嗪、噻嘧啶、氯硝柳胺、吡喹酮的抗虫谱、临床应用及不良反应。

5. 化疗间日疟为何常用氯喹和伯氨喹合用？

制剂与用法

磷酸氯喹（Chloroquine Phosphate） 间日疟：口服首剂 1.0g，6h 后 0.5g，第二、三天各 0.5g；恶性疟：静脉滴注，第一天 1.5g，第二、三天各 0.5g，一般每 0.5～0.75g 氯喹加入 5% 葡萄糖注射液 500ml 中，第一天药量于入院 12h 内全部输完；抑制性预防疟疾：0.5g/次，1 次/w。肠外阿米巴病：口服 lg/d，连服 2 天后改为 0.5g/d，总疗程为 3 周。小儿酌减，必要时可适当延长疗程。

硫酸奎宁（Quinine Sulfate） 口服，0.3～0.6g/次，3 次/d，连服 5～7 天。

二盐酸奎宁（Quinine Dihydrochloride） 严重病例静脉滴注，按体重 5～10mg/kg（极量 500mg），加入氯化钠注射液 500ml，4h 滴完，12h 后重复一次，病情好转后改为口服。

甲氟喹（Mefloquine） 口服，用于耐多药恶性疟治疗：成人 1.0～1.5g/次；儿童 25mg/（kg・次）；用于耐多药恶性疟预防：250mg/w，连用 4w，以后每周 125mg。

磷酸咯萘啶（Pyronaridine Phosphate） 口服，每次 0.3g，第一天 2 次，间隔 4～6h，第二、三天各服 1 次。

青蒿素（Artemisinin） 口服，首剂 1g，6h 后再服 0.5g，第二、三天各服 0.5g。

蒿甲醚（Artemether） 口服，首剂 160mg，第二天起 1 次/d，80mg/次，连服 5～7 天。肌注油剂，首剂 160mg，第二天起 1 次/d，80mg/次，连服 5 天。小儿，首剂 3.2mg/kg，第二到五日 1.6mg/kg，1 次/d。

青蒿琥酯（Artesunate） 口服，首剂 100mg，第二天起，2 次/d，50mg/次，连服 5 天。静脉注射，临用前，首次 60mg 本品中先加入 5% 碳酸氢钠注射液 0.6ml，震荡 2min 待完全溶解后，加入 5% 葡萄糖注射液 5.4ml 稀释，缓慢静注，于首剂后 4h、24h、48h 后各重复注射 1 次。危重者首剂可加至 120mg，3 天为一疗程，总剂量 240～300mg。

双氢青蒿素（Dihydroartemisinin） 口服，1 次/d，60mg/d，首剂加倍；儿童剂量按年龄递减，连服 5～7 日。

磷酸伯氨喹（Primaquine Phosphate） 口服，根治间日疟，13.2mg/次，3 次/d，连服 7 天；用于消灭恶性疟原虫配子体时，26.4mg/d，连服 3 天。

乙胺嘧啶（Pyrimethamine） 口服，预防用药，于进入疫区前 1 周开始服药，一般宜服至离开疫区后4周，成人25mg/次，小儿0.9mg/kg，1次/周。

甲硝唑（Metronidazole，灭滴灵） 口服，阿米巴痢疾：0.5g/次，2次/d，疗程5~7天，或2g顿服，疗程3~5天；肠外阿米巴病：2g顿服，疗程7~10天；阴道滴虫病和男性尿道滴虫感染：0.25g/次，3次/d，共7天或2g顿服；贾第鞭毛虫病：0.25g/次，3次/d，共5~7天或2g/d，连服3天。静脉注射，厌氧菌感染：7.5mg/kg，每6h 1次，首剂加倍，共7~10天。

去氢依米丁（Dehydroemetine，去氢吐根碱） 每天1~1.5mg/kg，极量90mg，深部肌内注射，连用5天；儿童也按上述方法按体重计算剂量，每12h各给半量。重复疗程时，宜间隔30天。

吡喹酮（Praziquantel） 口服，血吸虫病：每次10mg/kg，3次/d，连服2天或每次20mg/kg，3次/d，服1天；驱猪肉、牛肉绦虫：20mg/kg，清晨顿服，1h后服硫酸镁导泻；驱短膜壳绦虫：25mg/kg，顿服。

枸橼酸乙胺嗪（Diethylcarbamazine Citrate；海群生，Hetrazan） 口服，1天疗法：1.5g，1次或分3次服；7天疗法：0.2g/次，3次/d，连服7天。

甲苯达唑片（Mebendazole） 口服，蛔虫和蛲虫病：200mg顿服；钩虫和鞭虫病：200mg/次，2次/d，连服3天，第一次未见效果2周后再给予第二疗程；绦虫病：300mg/次，每天3次，连服3日。

阿苯达唑片（Albendazole，肠虫清片） 口服，蛔虫和蛲虫病：400mg/d，顿服；钩虫和鞭虫病：400mg/次，2次/d，连服3天；绦虫病：300mg/次，每天3次，连服3天；囊虫症：200~300mg/次，每天3次，10天为一疗程，一般给予2~3个疗程，疗程间隔15~21天。4岁以下小儿用量减半。

枸橼酸哌嗪片（Piperazine Citrate，驱蛔灵） 口服，驱蛔虫：成人3.5~5g，极量4g/d，小儿0.15g/kg，极量3g/d，睡前顿服，连服2天；驱蛲虫：成人1.0~1.2g/次，小儿60mg/kg，2次/d，连服7天。12岁以下小儿用量减半。

双羟萘酸噻嘧啶（Pyrantel Pamoate，驱虫灵） 口服，钩虫病：5~10mg/kg，顿服，连服2~3天；蛔虫症：剂量同上，疗程1~2天；蛲虫病：剂量同上，连服1周。

氯硝柳胺（Niclosamide） 口服，驱猪肉、牛肉绦虫：清晨空腹服1g，隔1h后再服1g，2h后服硫酸镁导泻；驱短膜壳绦虫：清晨空腹嚼服2g，继以1g/d，连服7~8天，必要时间隔1月复治；小儿，2~6岁1g/d，<2岁0.5g/d。

（云天佑）

第十四章
恶性肿瘤化学治疗药理

药物治疗包括改善疾病症状和消除病因，前者称对症治疗，后者称对因治疗。药物对生命体的杀灭或抑制生长增殖的作用称为抗生作用（antibiotic action），使用化学药物对体内的肿瘤细胞或感染的病原体进行杀灭或抑制生长增殖的治疗称为化学治疗（chemotherapy，化疗），或称抗生治疗。因此把对病原体的抗生治疗称抗感染化疗，对肿瘤的抗生治疗称肿瘤化疗。化学治疗的药物称为化疗药物。化疗药物是目前治疗恶性肿瘤的主要手段之一。本章所阐述的主要是抗恶性肿瘤的化学治疗药物，不包括治疗恶性肿瘤病的对症治疗药物、免疫治疗药物和其他药物。

第一节　化疗药物的作用基础与分类

根据肿瘤化疗药的抗生作用性质可分为细胞毒类药物和非细胞毒类药物。细胞毒类抗肿瘤药物是指能够直接杀伤肿瘤细胞或抑制肿瘤细胞生长、增殖的一类药物，作用机制是在细胞增殖周期中破坏肿瘤细胞核酸或蛋白质的合成、干扰大分子物质代谢、干扰微管系统、抑制拓扑异构酶等。因此细胞毒类化疗药物的作用基础是细胞的增殖周期（包括正常细胞和恶性肿瘤细胞）。由于细胞毒类的抗生作用选择性不高，因此抗肿瘤药物在杀灭或抑制肿瘤细胞的同时，也可对机体的正常细胞（尤其是代谢旺盛的细胞）产生伤害。

一、细胞增殖周期

细胞增殖周期（细胞周期），是指连续分裂的细胞，从一次分裂完成时开始，到下一次分裂完成时为止，这是一个细胞周期。一个细胞周期可分为两个阶段：分裂期和分裂间期（图 14－1）。从细胞在一次分裂结束之后到下一次分裂之前，是分裂间期。在分裂间期结束之后，就进入分裂期，如图 14－2 所示。

- 细胞周期（cell cycle）
  - 分裂期
    - 前期（prophase）
    - 中期（metaphase）
    - 后期（anaphase）
    - 末期（telophase）
  - 分裂间期
    - G_1 期（first gap phase）
    - S 期（synthetic phase）
    - G_2 期（second gap phase）

图 14－1 细胞分裂周期划分

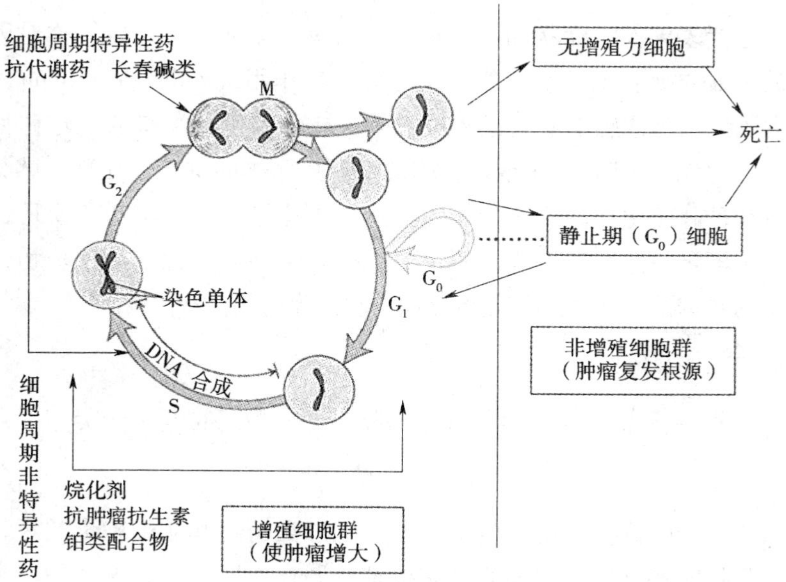

图 14－2 细胞增殖周期与抗肿瘤药作用机制

（一）细胞分裂期（有丝分裂期，M 期）

真核生物的细胞增殖方式为有丝分裂，就是由原来的 1 个细胞成分复制成 2 个细胞的成分，尤其是将亲代细胞的染色体经过复制成 2 份，然后精确地平均分配到两个子细胞中。经过分裂过程，由 1 个细胞即分裂成了 2 个细胞。为了研究方便，人为地把分裂期分为 4 个时期：前期、中期、后期、末期。其实，分裂期的各个时期的变化是连续的，并没有严格的时期界限。子细胞有 3 种去向：①失去增殖能力，不再继续增殖，直至死亡；②暂不增殖而又保持着分裂潜力的，在一定条件下可恢复增殖能力的细胞，认为它们是暂时退出细胞周期的细胞，这些细胞可称为静止期（G_0 期）细胞；③继续进行增殖。

（二）细胞分裂间期

细胞分裂间期是新的细胞周期的开始，这个时期为细胞分裂期准备了条件，细胞内部正在发生很复杂的变化。间期细胞的最大特点是完成 DNA 分子的复制和有关蛋白质的合成。因此，间期是整个细胞周期中极为关键的准备阶段。间期又分为以下 3 个分期。

1. DNA 合成前期（G_1 期）

此期细胞内进行着一系列极为复杂的生物合成变化，如合成各种核糖核酸（RNA）及核蛋白体，这些物质的形成，导致结构蛋白和酶蛋白的形成，酶控制着形成新细胞成分的代谢活动，与 DNA 合成有关的酶活性增高。

2. DNA 合成期（S 期）

从 G_1 末期到 S 初期，细胞内迅速形成 DNA 聚合酶及 4 种脱氧核苷酸。S 期主要特点是利用 G_1 期准备的物质条件完成 DNA 复制，并合成一定数量的组蛋白，供 DNA 形成染色体初级结构。在 S 期末，细胞核 DNA 含量增加一倍，为细胞进行分裂作了准备。

3. DNA 合成后期（G_2 期）

这一时期的主要特点是为细胞分裂准备物质条件。DNA 合成终止，但 RNA 和蛋白质合成又复旺盛，主要是组蛋白、微管蛋白、膜蛋白等的合成，为纺锤体和新细胞膜等的形成备足原料。若阻断这些合成，细胞便不能进入有丝分裂。

从细胞周期的规律中可知在细胞群内包含有增殖细胞群和非增殖细胞群，肿瘤细胞群同样包含增殖细胞群、静止细胞群（G_0 期）和无增殖能力细胞群。肿瘤增殖细胞群与全部肿瘤细胞群之比称生长比率（growth fraction，GF）。这是判断肿瘤增长速度和化疗敏感效果的一项指标。

二、细胞毒类药物在细胞周期中的作用

细胞毒类肿瘤化疗药物就是对肿瘤细胞具有抗生作用（杀灭或抑制细胞增殖作用）的一些药物。细胞毒类中有些药物是直接破坏细胞 DNA 结构，或者影响 DNA 的复制，或者干扰 DNA 转录功能，对细胞增殖周期中各时相细胞均具有杀伤作用，甚至包括 G_0 期细胞。这些药物如烷化剂、抗肿瘤抗生素及铂类配合物等，根据细胞周期规律将这些药物归类为细胞周期非特异性药物。该类药物对恶性肿瘤细胞的作用往往较强，能迅速杀死肿瘤细胞，其杀伤作用呈剂量依赖性，在机体能耐受的药物毒性限度内，作用随剂量的增加而成倍增强。细胞毒类另有些药物仅对细胞周期中某些时相的肿瘤细胞具有选择性抗生作用，因而将这些药物归类为细胞周期特异性药物，如作用于 S 期的抗代谢药物和作用于 M 期细胞的长春碱类药物。该类药物对肿瘤细胞的作用往往较弱，其杀伤作用呈时间依赖性，需要一定时间才能发挥作用，达到一定剂量后即使剂量再增加其抗生作用也不再增强。

三、根据细胞毒类药物在细胞周期中的作用分类

肿瘤化疗药物可按许多方法分类，有的按化学结构及来源分类，有的按药物作用

机制分类。为了便于临床治疗应用，本章依据细胞毒类药物对各周期或时相肿瘤细胞的敏感性不同，大致将药物分为两大类，即细胞周期非特异性药物和细胞周期（时相）特异性药物。

（一）细胞周期非特异性药物

1. 破坏 DNA 的烷化剂

氮芥、环磷酰胺、塞替哌、白消安、卡莫司汀。

2. 破坏 DNA 的抗肿瘤抗生素

多柔比星、柔红霉素、丝裂霉素、博来霉素、放线菌素 D。

3. 破坏 DNA 或核蛋白体的植物药

高三尖杉酯碱、羟基喜树碱、鬼臼毒素。

4. 破坏 DNA 的铂类配合物

顺铂、卡铂。

（二）细胞周期特异性药物

1. 主要作用于 S 期的抗代谢药

甲氨蝶呤、氟尿嘧啶、巯嘌呤、羟基脲、阿糖胞苷。

2. 主要抑制有丝分裂期（M 期）的植物药

长春碱、长春新碱、紫杉醇。

第二节 化疗药的毒性作用和肿瘤的耐药性

化疗药物对机体的毒性作用或肿瘤细胞对化疗药物产生耐药性往往是化疗恶性肿瘤疾病失败的决定性素因。

一、化疗药的毒性作用

由于细胞毒类化疗药物的抗生作用（即杀伤作用）选择性较低，因而细胞毒类化疗药物不但对增殖周期中的恶性肿瘤细胞具有抗生作用，同样对增殖周期中的正常细胞也具有抗生作用；仅是由于恶性肿瘤细胞增殖更迅速因而显现出抗生（杀伤）作用更强，所以细胞毒类化疗药物对正常组织，尤其更新较快而增殖较快的细胞，也具有一定程度的抗生作用——毒性作用，如对骨髓造血、消化道黏膜、毛囊和生殖细胞等组织的损害。

主要毒性反应有以下几种。

1. 骨髓抑制

最常见的骨髓毒性是白细胞、血小板减少。可见于大多数抗肿瘤药，长春新碱骨髓毒性小，博来霉素、门冬酰胺酶及甾体类激素无骨髓毒性。抗肿瘤药物对骨髓的抑制程度、出现快慢及持续时间有所不同，对于迟发性骨髓造血功能损害的药物，使用时应特别注意。

2. 胃肠反应

食欲缺乏、恶心、呕吐等胃肠反应是抗肿瘤药的最常见不良反应。一般认为，这些反应是药物直接刺激延髓催吐化学感受区（CTZ）的结果；抗肿瘤药对胃肠黏膜的直接损伤，则可引起口腔炎、口腔溃疡、胃炎、胃肠溃疡等。

3. 毛囊损害

大多数抗肿瘤药都损伤毛囊上皮细胞，特别是环磷酰胺、氟尿嘧啶、长春新碱、紫杉醇、甲氨蝶呤、多柔比星、博来霉素、丝裂霉素等；脱发常出现于给药后1~2周，1~2个月后脱发最明显，停药后毛发可再生。

4. 肾损害及膀胱毒性

顺铂及大剂量甲氨蝶呤可直接损伤肾小管上皮细胞，表现为急性或慢性的血尿素氮升高、血清肌酐及肌酐酸升高。环磷酰胺可引起急性出血性膀胱炎，尤其在大剂量静脉注射时易出现。

5. 肺损害

博来霉素、甲氨蝶呤和亚硝基脲类等可引起肺纤维化，表现为干咳、呼吸困难，严重时可致死。

6. 心肌损害

多柔比星、柔红霉素及丝裂霉素有心肌损害，表现为心肌炎、心肌缺血、心电图改变或充血性心力衰竭等，与累积剂量、患者年龄及心脏疾病有关。

7. 肝损害

肝脏是抗肿瘤药物代谢的重要器官，环磷酰胺、长春新碱、氟尿嘧啶、阿糖胞苷、甲氨蝶呤、多柔比星等有肝损害，表现为谷草转氨酶升高、肝炎等。

8. 神经毒性及耳毒性

长春新碱、紫杉醇及顺铂有周围神经毒性，可引起手足麻木、腱反射消失及末梢神经感觉障碍；长春新碱有自主神经毒性，可引起便秘、体位性低血压或肠梗阻等；甲氨蝶呤鞘内注射可引起头痛及延迟性脑膜脑炎。顺铂有耳毒性，可致耳聋。

9. 免疫抑制

抗肿瘤药物对机体的免疫功能都有不同程度的抑制，主要是因为参与免疫功能的细胞增殖、分化较快，易受抗肿瘤药物的攻击所致。这也是接受抗肿瘤药治疗的患者易于感染的重要原因之一。

10. 致突变、致畸及致癌

多数抗肿瘤药可损伤DNA，干扰DNA复制，导致基因突变。发生于胚胎生长细胞可致畸，以抗代谢药物最强；发生于一般组织细胞可致癌，以烷化剂最显著。

二、肿瘤细胞的耐药性

有些肿瘤细胞对某些抗肿瘤药物具天然耐药性（natural resistance），亦有的肿瘤细胞对于原来敏感的药物治疗一段时间后才产生不敏感现象，称之为获得性耐药性（acquired resistance）。其中表现最突出、最常见的耐药性是多药耐药性（multidrug resistance，MDR）或称多向耐药性（pleiotropic drug resistance）。这是因为肿瘤细胞在增殖过程中有较固定的突变率，每次突变均可导致耐药性瘤株的出现。因此，分裂次数愈多（即肿瘤愈大），耐药瘤株出现的机会愈大。耐药性的生化机制可有多个方面，例如肿瘤细胞内活性药物减少（摄取减少活化降低、灭活增加和外排增加），药物作用的受体或靶酶的改变等。由此可知，肿瘤细胞对抗肿瘤药物产生耐药性是化疗失败的重要原因。

第三节　细胞毒类常用恶性肿瘤化疗药物

一、细胞周期非特异性化疗药物

（一）烷化剂

烷化剂化学性质活泼，其烷化基团易与细胞中DNA或蛋白质的功能基团（氨基、羧基、巯基、羟基、磷酸基等）起烷化反应，形成交叉联结或脱嘌呤作用，使DNA链断裂，或在DNA复制时出现碱基错配，导致DNA结构和功能损害，甚至细胞死亡。属细胞周期非特异性药物。

氮芥

氮芥（Chlormethine，Nitrogen Mustard）是最早用于临床的烷化剂，作用迅速但维持时间短，属细胞周期非特异性药物，对G_0期细胞也有作用。目前主要用于霍奇金病、非霍奇金病。由于其有高效、速效的特点，尤其适用于纵隔压迫症状明显的恶性淋巴瘤患者。氮芥的选择性低，毒性反应大，对骨髓抑制持久，现已少用。

环磷酰胺

【体内过程】

环磷酰胺（Cyclophosphamide，Cytoxan，CTX）口服吸收良好，也可静脉注射，血浆蛋白结合率50%，在肝和肿瘤组织内分布浓度较高，可透过血脑屏障。在肝代谢，小部分以原形从肾脏排泄，$t_{1/2}$为3～10h。

【药理作用】

本身无抗肿瘤活性，经肝代谢生成醛磷酰胺，再在肿瘤细胞内分解出磷酰胺氮芥才与DNA起烷化反应，与DNA发生交叉联结，破坏DNA的结构与功能，抑制肿瘤细胞的分裂增殖。其在肝肾组织中生成低活性羧磷酰胺损害轻，故抗肿瘤作用强，选择性较高。此外，本药还有免疫抑制作用。

【临床应用】

抗瘤谱广，为目前广泛应用的烷化剂。对恶性淋巴瘤、急性淋巴细胞白血病、儿童神经母细胞瘤疗效好；对多发性骨髓瘤、肺癌、乳腺癌、卵巢癌、神经母细胞瘤和睾丸肿瘤等也有一定疗效。还可作为免疫抑制剂用于某些自身免疫性疾病和器官移植反应等。

【不良反应】

常见骨髓抑制，脱发发生率较高，胃肠反应较轻。但对膀胱刺激性大，引起特有的出血性膀胱炎，严重者有血尿，多饮水可缓解症状。

塞替派

塞替派（Thiotepa，Thiophosphoramide，TSPA）化学结构中含 3 个乙撑亚胺基团，性质非常活泼，能与 DNA 分子中的碱基结合，抑制瘤细胞分裂。特点为抗瘤谱广，选择性高。对乳腺癌、卵巢癌和膀胱癌疗效较好。不良反应较轻，主要是骨髓抑制。

白消安

白消安（Busulfan，Myleran，马利兰）为磺酸酯类，在体内解离后起烷化作用。对粒细胞的生成有明显抑制作用，对淋巴细胞影响小。对慢性粒细胞白血病疗效显著，对急性白血病无效。主要不良反应为骨髓抑制，可引起再生障碍性贫血，久用可致肺纤维化、闭经、睾丸萎缩等。

卡莫司汀

卡莫司汀（Carmustine，卡氮芥）为亚硝脲类烷化剂。具有高度脂溶性，易透过血脑屏障。通过与 DNA 共价结合和抑制 DNA 聚合酶等方式，抑制 DNA、RNA 和蛋白质的合成，对增殖细胞各期均有作用。用于治疗脑瘤和恶性肿瘤脑转移，对恶性淋巴瘤、黑色素瘤和胃肠肿瘤亦有一定疗效。主要不良反应为骨髓抑制、胃肠反应，偶见肺损害。

（二）抗肿瘤抗生素

系由微生物培养液中提取得到的具有抗肿瘤作用的代谢物。通过直接破坏 DNA 或嵌入 DNA 干扰转录，而抑制细胞分裂增殖。属细胞周期非特异性药物。

多柔比星

【体内过程】

多柔比星（Doxorubicin，Adriamycin，ADM，阿霉素）口服无效，静脉给药后，主要分布在肝、心、肾、肺等组织，肿瘤组织中的浓度亦较高。其代谢物有心肌损害，肝功能不全时血药浓度增高，$t_{1/2}$延长。主要经胆汁排泄。

【药理作用】

能直接嵌入DNA分子，破坏DNA的模板功能，阻止转录过程，抑制DNA复制和RNA合成。属细胞周期非特异性药物，对S期和M期作用最强。对免疫功能有较强的抑制作用。

【临床应用】

为广谱抗肿瘤药，用于急性白血病、恶性淋巴瘤及多种实体瘤如乳腺癌、肺癌、肝癌等。

【不良反应】

主要为骨髓抑制、胃肠反应和心脏毒性等。

柔红霉素

柔红霉素（Daunorubicin，DNR，正定霉素）属蒽环类抗生素，作用和作用机制与多柔比星相似。主要用于急性淋巴细胞白血病和急性粒细胞白血病，主要不良反应类似多柔比星，心脏毒性较大。

丝裂霉素

【药理作用】

丝裂霉素（Mitomycin，MMC，自力霉素）属直接破坏DNA的抗生素，化学结构中有乙撑亚胺基团及氨甲酰酯基团，具有烷化作用，能与DNA双链交叉联结，抑制DNA复制，也能使部分DNA断裂。属细胞周期非特异性药物，对G_1晚期、S早期最敏感，对G_2期低度敏感。

【临床应用】

抗癌谱广，主要用于治疗实体瘤，如胃癌、结肠癌、胰腺癌、肺癌等，为治疗消化道癌常用药之一。

【不良反应】

主要是明显而持久的骨髓抑制及胃肠反应，应避免长期应用。偶见心、肝、肾和肺损害，静脉给药避免外漏，以免引起组织坏死。

博来霉素

博来霉素（Bleomycin，争光霉素）属直接破坏DNA的抗生素。能与铜或铁离子络合，使氧分子转化为氧自由基，引起DNA单链或双链断裂，阻止DNA复制。主要用于鳞状上皮癌如头颈部肿瘤、口腔癌、食管癌、阴茎癌、宫颈癌、肺鳞癌等，与长春新碱、顺铂合用治疗睾丸癌，效果佳。本药对骨髓抑制轻，与其他抗癌药联合应用不加重骨髓抑制为其优点；有胃肠反应，大剂量可引起肺炎症状及肺纤维化。

放线菌素 D

放线菌素 D（Dactinomycin，更生霉素）属多肽类抗肿瘤抗生素。能嵌入到 DNA 双螺旋链的碱基对中，阻碍 RNA 多聚酶的功能，抑制 RNA 尤其是 mRNA 合成，从而妨碍蛋白质合成，抑制肿瘤细胞生长。属细胞周期非特异性药物。本药抗瘤谱窄，用于绒毛膜上皮癌、肾母细胞瘤、神经母细胞瘤、横纹肌肉瘤、霍奇金病等。不良反应以胃肠反应为主，骨髓抑制较明显，少数患者有脱发、皮炎等。

（三）抗肿瘤植物药

高三尖杉酯碱

高三尖杉酯碱（Homoharringtonine）为三尖杉属植物提取的生物碱。可抑制蛋白质合成起始阶段，使核蛋白体分解，释出新生肽链，还能抑制细胞的有丝分裂。属细胞周期非特异性药物。主要用于急性粒细胞白血病，疗效显著；对急性单核细胞白血病也有一定疗效。不良反应主要为骨髓抑制和胃肠反应，偶见心动过速、心肌损害等。

羟基喜树碱

羟基喜树碱（Hydroxycamptothecine，OPT）为 DNA 合成抑制药。通过抑制 DNA 拓扑异构酶 I 活性，破坏 DNA 结构，妨碍 DNA 合成。属细胞周期非特异性药物。对 S 期细胞有明显的抑制作用，对 G_1 和 G_2 期细胞也有影响，对 G_0 期细胞无作用。临床主要用于肝癌、头颈部肿瘤及白血病的治疗。胃肠反应及骨髓抑制常见，还可导致泌尿道刺激症状。

鬼臼毒素

鬼臼毒素（Podophyllotoxin）为从小檗科植物鬼臼中提取的有效成分，其半合成的衍生物有依托泊苷（Etoposide，鬼臼乙叉苷）和替尼泊苷（Teniposide，鬼臼噻吩苷）。

鬼臼毒素能与微管蛋白结合，使有丝分裂停止于中期，抑制肿瘤生长。其半合成品则主要作用于 DNA 拓扑酶Ⅱ，使 DNA 双链断裂和细胞死亡。临床用于肺癌、睾丸癌、急性白血病、恶性淋巴瘤、神经母细胞瘤的治疗。不良反应为骨髓抑制和胃肠反应，大剂量可引起肝毒性。

（四）铂类配合物

顺铂和卡铂

顺铂（Cisplatin）为二价铂与两个氯原子和两个氨基结合的金属络合物，口服无效，静脉注射后，血浆蛋白结合率 90% 以上，主要分布在肝、肾组织。不易透过血脑屏障。在体内将氯解离后，二价铂与 DNA 上的鸟嘌呤、腺嘌呤和胞嘧啶形成交叉联结，从而破坏 DNA 的结构和功能。抗瘤谱广，主要用于睾丸癌、卵巢癌、乳腺癌、头颈部肿瘤、肺癌、膀胱癌、子宫颈癌等。不良反应以胃肠反应多见，剂量过大可致肾损害及听力减退，多饮水可预防肾损害。

卡铂（Carboplatin）为第二代铂类配合物，抗肿瘤作用与顺铂相似，但毒性较小，主要用于小细胞肺癌、头颈部肿瘤、睾丸癌、卵巢癌等。主要不良反应为骨髓抑制。

二、细胞周期特异性化疗药物

（一）主要作用于S期的抗代谢药

本类药物化学结构类似于核酸代谢的必需物质如叶酸、嘌呤碱、嘧啶碱等，可通过特异性拮抗作用，干扰核酸尤其是DNA的生物合成，从而阻止肿瘤细胞的分裂增殖。主要作用于S期细胞，属细胞周期特异性药物。

甲氨蝶呤

【药理作用】

甲氨蝶呤（Methotrexate，MTX）化学结构与叶酸相似，属二氢叶酸还原酶抑制剂，对二氢叶酸还原酶有强大而持久的抑制作用，阻断二氢叶酸还原成四氢叶酸，致使脱氧胸苷酸合成受阻，DNA合成障碍。也可干扰RNA和蛋白质的合成。

【临床应用】

主要治疗儿童急性白血病，疗效显著。对绒毛膜上皮癌、恶性葡萄胎、头颈部肿瘤、乳腺癌等有一定疗效。为联合化疗方案中常用的细胞周期特异性药物。

【不良反应】

主要有胃肠反应和骨髓抑制，其他还有肝、肾及肺间质损害、脱发、致畸等。

氟尿嘧啶

【药理作用】

氟尿嘧啶（Fluorouracil，5－Fu）化学结构与尿嘧啶相似，在体内转变为5－氟尿嘧啶脱氧核苷等，抑制胸苷酸合成酶，阻止脱氧尿苷酸甲基化转变为脱氧胸苷酸，从而影响DNA的合成。此外，还可以伪代谢物形式掺入到RNA中，阻碍RNA和蛋白质合成。可杀灭S期细胞，对其他各期细胞也有作用。

【临床应用】

对消化道癌、乳腺癌疗效好；对卵巢癌、宫颈癌、绒毛膜上皮癌、膀胱癌也有效。

【不良反应】

多见胃肠反应，重者出现血性腹泻，应立即停药；有骨髓抑制、脱发、共济失调等反应。偶见肝、肾损害。

巯嘌呤

巯嘌呤（Mercaptopurine，6－MP）为常用的嘌呤核苷酸合成抑制剂。在体内转变为硫代肌苷酸后，可抑制肌苷酸转化为腺苷酸和鸟苷酸，干扰嘌呤代谢，阻碍 DNA 合成，对 S 期作用最显著，对 G_1 期有延缓作用。此外，本药还有较强的免疫抑制作用。主要用于儿童急性淋巴细胞白血病和绒毛膜上皮癌。也可用于自身免疫性疾病。不良反应主要是胃肠反应和骨髓抑制，少数患者可见肝损害。

羟基脲

羟基脲（Hydroxycarbamide，HU）为核苷酸还原酶抑制剂，阻止胞苷酸还原为脱氧胞苷酸，从而抑制 DNA 的合成，主要作用于 S 期细胞。用药后可使肿瘤细胞集中在 G_1 期，然后采用对 G_1 期敏感的放疗或化疗，可提高疗效，故常作同步化疗药。对慢性粒细胞白血病及其急性变的患者效果好，也可用于黑色素瘤。主要不良反应为骨髓抑制和胃肠反应；可致畸，孕妇禁用。

阿糖胞苷

阿糖胞苷（Cytarabine，Ara－C）在体内经脱氧胞嘧啶核苷激酶作用下，磷酸化为三磷酸阿糖胞苷，通过与三磷酸脱氧胞苷竞争，而抑制 DNA 多聚酶活性，阻止 DNA 合成；也可掺入到 DNA 和 RNA 中，干扰 DNA 复制和 RNA 的功能。主要作用于 S 期，对 G_1 期有延缓作用。阿糖胞苷还有强大的免疫抑制作用，对多种病毒也有抑制作用。临床用于治疗成人急性粒细胞白血病或单核细胞白血病。其不良反应主要是骨髓抑制、胃肠反应，静脉注射可致静脉炎。

（二）主要抑制有丝分裂期（M 期）的植物药

长春碱和长春新碱

【药理作用】

长春碱（Vinblastine，VLB）和长春新碱（Vincristine，VCR）均为夹竹桃科植物长春花中的生物碱，后者作用更强。作用机制为与微管蛋白结合，抑制微管蛋白的聚合，影响微管的装配及纺锤丝的形成，使细胞有丝分裂停止于中期。属细胞周期特异性药物，主要作用于 M 期细胞。VCR 还能干扰蛋白质的代谢，并抑制 RNA 多聚酶的活性，对 G_1 期也有作用。

【临床应用】

VLB 对恶性淋巴瘤疗效显著，也用于急性白血病、绒毛膜上皮癌。VCR 对儿童急性淋巴细胞白血病疗效好，起效快，常与泼尼松合用作诱导缓解药。对小细胞肺癌、乳腺癌及恶性淋巴瘤也有效。

【不良反应】

VLB 主要引起骨髓抑制，偶有周围神经炎。而 VCR 对骨髓抑制不明显，但神经系统毒性突出，表现为指（趾）麻木、肌无力、面瘫等。

紫杉醇

紫杉醇（Paclitaxel）为从紫杉和红豆杉植物中分离出的有效成分，抗癌作用明显，作用机制独特。可特异性促进微管蛋白聚合并抑制其解聚，从而阻止纺锤体形成，抑制瘤细胞的有丝分裂。对转移性卵巢癌、乳腺癌效果较好，对食管癌、肺癌、恶性黑色素瘤有一定疗效。主要不良反应是骨髓抑制、胃肠反应和心肌损害。

第四节　化疗药物的应用原则与方案

为了增强化疗恶性肿瘤的疗效，减少对机体的毒性反应和延缓肿瘤细胞产生耐药性，临床化疗恶性肿瘤疾病时，通常主张2～3种化疗药物联合应用，主要原则和方案如下。

（一）从细胞增殖动力学考虑

1. 招募（recruitment）作用

即设计细胞周期非特异性药物和细胞周期特异性药物的序贯应用方法，招募更多 G_0 期细胞进入增殖周期，以增加肿瘤细胞杀灭数量。其策略是：①对增长缓慢（GF不高）的实体瘤，可先用细胞周期非特异性药物杀灭增殖期及部分 G_0 期细胞，使瘤体缩小而招募 G_0 期细胞进入增殖周期，继而用细胞周期特异性的药物杀灭之；②对增长快（GF较高）的肿瘤如急性白血病等，宜先用细胞周期特异性药物（作用于S期或M期药物），使大量处于增殖周期的恶性肿瘤细胞被杀灭，以后再用细胞周期非特异性药物杀伤其他各时相的细胞，待 G_0 期细胞进入细胞周期时，再重复上述疗法。

2. 同步化（synchronization）作用

即先用细胞周期特异性药物（如羟基脲），将肿瘤细胞阻滞于某时相（如 G_1 期），待药物作用消失后，肿瘤细胞即同步进入下一时相，再用作用于后一时相的药物。

（二）从药物作用机制考虑

联合应用作用于不同生化环节的抗肿瘤药物，可使疗效提高。用两种药物同时作用于一个线性代谢过程前后两种不同靶点的序贯抑制，如联合应用甲氨蝶呤和巯嘌呤等。

（三）从药物毒性考虑

1. 减少毒性的重叠

如大多数抗肿瘤药物有抑制骨髓作用，而泼尼松和博来霉素等无明显抑制骨髓作用，将它们与其他药物合用，以提高疗效并减少骨髓的毒性发生。

2. 降低药物的毒性

如用美司纳可预防环磷酰胺引起的出血性膀胱炎，用甲酰四氢叶酸钙减轻甲氨蝶呤的骨髓毒性。

（四）从药物的抗瘤谱考虑

胃肠道癌选用氟尿嘧啶、环磷酰胺、丝裂霉素、羟基脲类等；鳞癌宜用博来霉素、甲氨蝶呤等；肉瘤选用环磷酰胺、顺铂、多柔比星等；骨肉瘤以多柔比星及大剂量甲氨蝶呤加救援剂亚叶酸钙为好等；脑的原发或转移瘤首选亚硝脲类，亦可用羟基脲等。

第五节　非细胞毒类抗肿瘤药物

用于抗肿瘤的非细胞毒类药物，目前多用的是某些激素类药。某些激素依赖性组织的癌变与相应的激素失调有关，可应用某些激素或拮抗药调整其失调状态，从而抑制肿瘤生长。本类药不抑制骨髓，但激素作用广泛，滥用也会带来危害。

肾上腺皮质激素

常用药有泼尼松、泼尼松龙、地塞米松等，属细胞周期非特异性药物。能抑制淋巴组织，促使淋巴细胞溶解。对急性淋巴细胞白血病和恶性淋巴瘤疗效较好，缓解快但不持久，易产生耐药性。也可用于慢性淋巴细胞白血病，对其他恶性肿瘤无效。还可短期应用于缓解肿瘤引起的发热等症状。但因其有免疫抑制作用，易引起感染和肿瘤扩散，应合用有效的抗菌药和抗肿瘤药。

雌激素

常用药物有己烯雌酚，用于治疗前列腺癌等。前列腺癌与雄激素分泌过多有关，雌激素可抑制下丘脑和垂体，降低促间质细胞激素（ICSH）的分泌，从而减少睾丸间质细胞和肾上腺皮质分泌雄激素；也可直接对抗雄激素对前列腺癌组织生长的促进作用。雌激素还可用于治疗绝经期乳腺癌而有广泛转移者。

雄激素

常用药物有丙酸睾酮、甲睾酮。通过抑制垂体促卵泡素的分泌，使卵巢分泌雌激素减少，还可对抗催乳素对肿瘤细胞的促进作用，导致肿瘤退化。对晚期乳腺癌，尤其是骨转移者疗效较佳。雄激素还能促进蛋白质合成，可使晚期患者一般症状改善。

他莫昔芬

【体内过程】

他莫昔芬（Tamoxifen）为人工合成的抗雌激素药。口服吸收迅速，4～7h 血药浓度达峰值，$t_{1/2}$为 7 天。主要在肝代谢，大部分以结合物形式经粪排出，少量由尿中排泄。

【药理作用】

为雌激素受体的部分激动药，具有雌激素样作用，但能与雌二醇竞争雌激素受体，而且药物－受体复合物可转入细胞核内，阻止染色体基因活化，从而抑制肿瘤细胞生长。

【临床应用】

适于治疗晚期乳腺癌和卵巢癌，对雌激素受体阳性及绝经后患者疗效好。

【不良反应】

绝大多数患者可以耐受，可有恶心、呕吐、腹泻等胃肠反应；颜面潮红，阴道出血、停经等月经失调症状；长期应用可出现视力障碍等。

小结 细胞增殖周期（简称细胞周期），是指连续分裂的细胞，从一次分裂完成时开始，到下一次分裂完成时为止。一个细胞周期可分为两个阶段：有丝分裂期（M 期）和分裂间期。从细胞在一次分裂结束之后到下一次分裂之前，是分裂间期。在分裂间期结束之后，就进入有丝分裂期（M 期，分裂期）。分裂出来的子细胞有 3 种去向：①失去增殖能力，不再继续增殖，直至死亡；②暂不增殖而又保持着分裂潜力，称为静止期（G_0 期）；③继续进行增殖。分裂间期有 3 个时相：DNA 合成前期（G_1 期）、DNA 合成期（S 期）、DNA 合成后期（G_2 期），如加上分裂期（M 期），就共同组成 4 个时相。

依据细胞毒类药物对各周期或时相肿瘤细胞的敏感性不同和临床应用的特点，把细胞毒类化疗药物分成细胞周期非特异性药物和细胞周期（时相）特异性药物两大类。

细胞周期非特异性药物的共同特点是直接破坏细胞 DNA 结构，或者影响 DNA 的复制，或者干扰 DNA 转录功能，对细胞增殖周期中各时相细胞均具有杀伤作用，甚至包括 G_0 期细胞。常用的细胞周期非特异性药物是烷化剂：氮芥、环磷酰胺、塞替哌、白消安、卡莫司汀；抗肿瘤抗生素：多柔比星、柔红霉素、丝裂霉素、博来霉素、放线菌素 D；非特异性抗肿瘤植物药：高三尖杉酯碱、羟基喜树碱、鬼臼毒素；铂类配合物：顺铂、卡铂。该类药物对恶性肿瘤细胞的作用往往较强，能迅速杀死肿瘤细胞，其杀伤作用呈剂量依赖性，在机体能耐受的药物毒性限度内，作用随剂量的增加而成倍增强。

细胞周期特异性药物的特点是仅对细胞周期中某些时相的肿瘤细胞，具有选择性抗生作用。常用的细胞周期特异性药物是用于 S 期的抗代谢药：甲氨蝶呤、氟尿嘧啶、巯嘌呤、羟基脲、阿糖胞苷；主要抑制有丝分裂期（M 期）的植物药：长春碱、长春新碱、紫杉醇。该类药物对肿瘤细胞的作用往往较弱，其杀伤作用呈时间依赖性，需要一定时间才能发挥作用，达到一定剂量后即使剂量再增加其抗生作用也不再增强。

细胞毒类化疗药物的抗生作用选择性较低，对正常组织，尤其增殖较快的细胞，也具有一定程度的抗生作用（毒性作用）。近期毒性作用主要有骨髓抑制、胃肠反应、毛囊损害；远期毒性作用主要有肾、膀胱、肺、心肌、肝损害。大多数细胞毒类化疗药物的骨髓抑制较突出，往往是化疗失败的共同原因。尽管长春新碱和博来霉素骨髓毒性较轻，但长春新碱神经系统毒性突出，博来霉素有胃肠反应，大剂量可引起肺炎症状及肺纤维化。非细胞毒类药物，如激素类药不抑制骨髓，但激素作用广泛，滥用也会带来危害。

思考题

1. 何为细胞周期特异性药?
2. 何为细胞周期非特异性药？
3. 抗肿瘤药有哪些不良反应?
4. 哪些抗肿瘤药抑制骨髓的作用弱?

制剂与用法

氟尿嘧啶（Fluorouracil） 静脉注射，每天 10 ~ 12mg/kg，连用 3 ~5 天后改为隔天 5 ~6mg/kg，总量 5 ~ 10g 为一疗程。必要时间隔 1 ~2 个月开始第二个疗程。

替加氟（Tegafur） 口服，每次 15 ~20mg/kg，一般 0. 8 ~ 1. 0g，总量 20 ~40g 为一疗程。

巯嘌呤（Mercaptopurine） 白血病：每天 1. 5 ~2. 5mg/kg，分 2 ~3 次口服，疾病缓解后用原量的 1/3 ~1/2 维持。绒癌：每天 6. 0 ~6. 5mg/kg，10 天为一疗程。

磺巯嘌呤钠（Sulfomercaprine Sodium） 治疗白血病：静脉滴注或静脉注射，每天 4 ~5mg/kg。将药物溶于 5% 葡萄糖注射液或注射用生理盐水中，10 ~14 天为一疗程。治疗绒癌：每天 8mg/kg，将药物溶于 5% 葡萄糖注射液中静脉滴注，10 天为一疗程。

硫鸟嘌呤（Tioguanine） 口服每天 2 ~2. 5mg/kg，一次或分次服用，5 ~10 天为一疗程。

甲氨蝶呤（Methotrexate） 治疗白血病：口服，成人 5 ~ 10mg/次，4 岁以上 5mg/次，4 岁以下 2. 5 mg /次，每周 2 次，总量为 50 ~150mg。绒毛膜上皮癌：静脉滴注，每天 10 ~20mg，5 ~10 次为一疗程。头颈部癌：动脉连续滴注，5 ~10mg/d，连用 5 ~10 天。鞘内注射：5 ~15mg/次，每周 1 ~2 次。

盐酸阿糖胞苷（Cytarabine Hydrochloride） 静脉注射或静脉滴注，每天 1 ~ 3mg/kg，10 ~14 天为一疗程。鞘内注射，25mg/次，每周 2 ~3 次，连用 3 次，6 周后重复应用。

安西他滨（Ancitabin） 静脉注射或肌内注射，每天 5 ~10mg/kg。用 5 ~10 天为一疗程。口服，剂量同注射。

羟基脲（Hydroxycarbamide） 每天20～40mg/kg，分次口服或每3天60～80mg/kg，4～6周为一疗程。

环磷酰胺（Cyclophosphamide，Endoxan） 静脉滴注，每天4mg/kg，每天或隔天一次，总量8～10g为一疗程。大剂量冲击疗法为每次10～20mg/kg，每周1次，8g为一疗程。以口服维持，每天2～4mg/kg，分次服用。

塞替派（Thiotepa） 静脉注射、动脉注射或肌内注射，每天0.2mg/kg，连用5～7天。以后改为每周2～3次，总量约为200～400mg。体腔注射，20～40mg/次，1～2次/周。

白消安（Busulfan） 口服，2～8mg/d，分3次空腹服用，有效后用维持量，0.5～2mg/d，1次/d。

卡莫司汀（Carmustine） 静脉滴注，每天2.5mg/kg，溶于5%葡萄糖注射液或注射用生理盐水内，连用3日为一疗程，每疗程间隔6～8周。

洛莫司汀（Lomustine） 口服，每次100mg/m^2，每6～8周用一次。

司莫司汀（Semustine） 口服，每次130～200mg/m^2，每6～8周用一次。

博来霉素（Bleomycin） 静脉或肌内注射，15～30m/次，每天或隔天一次，总量450mg。

丝裂霉素（Mitomycin） 静脉注射，2mg/次，每天1次或10mg/次，每周1次。总量60mg为一疗程。

顺铂（Cisplatin） 静脉注射或静脉滴注，30mg/d，连用5天为一疗程，疗程间隔2～4周，可用药4～5个疗程。或以50～100mg/m^2静脉注射或滴注一次，间隔3～4周再用。

卡铂（Carboplatin） 静脉滴注。一般剂量为100～400mg/m^2，用5%葡萄糖注射液稀释。每4周重复一次。以给药2～4次为一疗程。

放线菌素D（Dacfinomycin） 静脉注射，200μg/d，10～14天为一疗程。

柔红霉素（Daunorubicin） 静脉注射或静脉滴注，开始每天0.2mg/kg，增至每天0.4mg/kg，每天或隔天一次，3～5次为一疗程，间隔5～7天再给下一个疗程。最大总量600mg/m^2。

多柔比星（Doxorubicin） 静脉注射，30mg/m^2，连用2天，间隔3周后可重复应用。60～75mg/m^2，每3周应用一次，或30mg/m^2，连用3天，间隔4周后可再用。累积总量不得超过550mg/m^2。

普卡霉素（Plicamycin） 静脉注射或静脉滴注，2～6mg/次，每天或隔天1次，10～30次为一疗程。

长春碱（Vinblastine） 静脉注射，每次0.2mg/kg，每周1次，总量60～80mg为一疗程。

长春新碱（Vincristine） 静脉注射，每次0.02mg/kg，每周1次，总量20～30mg

为一疗程。

三尖杉酯碱（Harringtonine）　静脉滴注每天0.1～0.2mg/kg，7天为一疗程，停2周后再用。

紫杉醇（Paclitaxel）　静脉滴注，常用剂量为150～170mg/m^2，先溶于注射用生理盐水或5%葡萄糖注射液500～1000ml，静滴时间为3h，每3～4周1次。给药前先服用地塞米松、苯海拉明及西咪替丁以防止对溶媒发生过敏反应。

依托泊苷（Etoposide）　一般60～100mg/m^2，静脉注射，1次/d，连续5天。或口服相同剂量，连服10天或加倍剂量连服5天。

替尼泊苷（Teniposide）　用5%葡萄糖注射液或注射用生理盐水稀释到0.5～1.0mg / ml，静脉滴注lh，每次50～100mg，1次/d。连用3～5天。

L－门冬酰胺酶（L－Asparaginase）　肌内或静脉注射，每次20～200μg/kg，每天或隔天一次，10～20次为一疗程。用药前皮内注射10～50μg作过敏试验，观察3h。

他莫昔芬（Tamoxifen）　口服，20～40mg/d，分1～2次服用。

（云天佑）

第三篇　外周神经系统药物药理

第十五章

传出神经系统药理学概论

传出神经广泛分布于全身各组织、器官，当神经冲动到达神经末梢时，神经末梢释放出递质，递质作用于相应组织器官上的受体而产生生理作用，传出神经系统药物通过影响传出神经系统的递质和受体而产生药理效应。

第一节　传出神经系统的分类

从解剖学分类，传出神经系统包括自主神经系统（autonomic nervous system）和运动神经系统（somatic motor nervous system）。自主神经分交感神经和副交感神经，主要支配心肌、平滑肌和腺体等效应器；运动神经支配骨骼肌。

根据传出神经末梢释放的递质不同，可将传出神经主要分为胆碱能神经（cholinergic nerve）和去甲肾上腺素能神经（noradrenergic nerve）两类，兴奋时，前者末梢释放乙酰胆碱（acetylcholine，ACh），后者主要释放去甲肾上腺素（noradrenaline，NA）。胆碱能神经主要包括全部交感神经和副交感神经的节前纤维、全部副交感神经的节后纤维、极少数交感神经节后纤维（支配汗腺分泌和骨骼肌血管舒张神经）和运动神经。去甲肾上腺素能神经则包括绝大多数的交感神经节后纤维，去甲肾上腺素能神经亦称为肾上腺素能神经（图 15－1）。

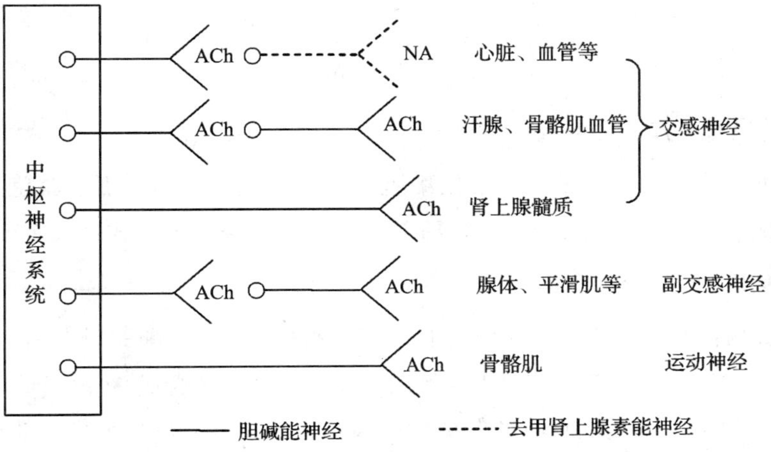

图 15－1　传出神经模式图

第二节 传出神经系统的递质和受体

一、传出神经系统的递质

神经递质是化学传递的物质基础，由突触前神经元合成，经神经末梢释放至突触间隙，再与突触后神经元或效应器细胞上的受体结合，将突触前信息传递到突触后，引起突触后神经元或效应器细胞的功能发生改变，从而产生生理效应。传出神经末梢神经释放的递质主要有乙酰胆碱和去甲肾上腺素。

（一）传出神经递质的生物合成和贮存

乙酰胆碱和去甲肾上腺素主要在各自神经末梢通过各自的特有原料物质合成，合成后，均储存于囊泡中。

1. 乙酰胆碱

ACh 以胆碱和乙酰辅酶 A 为原料，在胆碱乙酰化酶的催化下合成而得，合成过程在胆碱能神经末梢的胞浆中进行，随即转运到囊泡中储存。乙酰胆碱合成反应式如下：

$$\text{胆碱} + \text{乙酰辅酶 A} \xrightarrow{\text{胆碱乙酰化酶}} \text{乙酰胆碱} + \text{辅酶 A}$$

2. 去甲肾上腺素

以从血液摄取进入神经元的酪氨酸为原料，经酪氨酸羟化酶催化生成多巴，再经多巴脱羧酶催化生成多巴胺（DA），多巴胺转运到囊泡内，在多巴胺 β－羟化酶的催化下生成去甲肾上腺素。合成的 NA 与 ATP 和嗜铬颗粒蛋白结合，储存于囊泡中。在肾上腺髓质中，去甲肾上腺素经苯乙醇胺-*N*-甲基转移酶催化下生成肾上腺素（Adr）（图15－2）。

$$\text{酪氨酸} \xrightarrow{\text{酪氨酸羟化酶}} \text{多巴} \xrightarrow{\text{多巴脱羧酶}} \text{多巴胺} \xrightarrow{\text{多巴胺 β－羟化酶}}$$

$$\text{去甲肾上腺素} \xrightarrow{\text{苯乙醇胺-}N\text{-甲基转移酶}} \text{肾上腺素}$$

图 15－2 DA 、NA 和 Adr 的合成过程

（二）传出神经递质的释放

当神经冲动到达神经末梢时，激发细胞外钙离子大量内流，促进囊泡膜与突触前膜融合而形成裂孔，囊泡内的 ACh 或 NA 通过裂孔以胞裂外排方式释放至突触间隙。

（三）传出神经递质的失活

释放至突触间隙的 ACh 在数毫秒内即被突触间隙中的乙酰胆碱酯酶（AChE）水解，生成胆碱和乙酸，前者可被摄入神经末梢作为原料继续合成 ACh。释放后的 NA 大部分（75%～90%）被摄取回神经末梢，称摄取 1（uptake 1），可进一步转运到囊泡内储存，小部分未进入囊泡的 NA 被线粒体膜内的单胺氧化酶（MAO）灭活。心肌、

血管和肠道平滑肌等非神经组织也能摄取 NA，称摄取 2，在细胞内，NA 被儿茶酚氧位甲基转移酶（COMT）和 MAO 灭活。少量 NA 还可从突触间隙扩散到血液，在肝、肾等组织被 COMT 和 MAO 灭活。

二、传出神经系统的受体

传出神经系统主要有两类递质，对应地，传出神经系统也有两类受体，分别为胆碱受体（cholinoceptors）和肾上腺素受体（adrenoceptors）。

（一）胆碱受体及亚型

能选择性地与 ACh 结合的受体，称为胆碱受体。根据其对拟胆碱药的敏感性不同，又可分为毒蕈碱（muscarine）型受体（M 型胆碱受体）和烟碱（nicotine）型胆碱受体（N 型胆碱受体）。前者对以毒蕈碱为代表的拟胆碱药较为敏感，该类受体主要分布于副交感神经节后纤维所支配的效应器细胞膜后膜上；后者对烟碱较为敏感，分布于神经节和神经肌肉接头的后膜上。

M 型胆碱受体共有 5 种亚型即 M_1、M_2、M_3、M_4、M_5 受体，分别分布在不同的组织中，但所有受体亚型均可在中枢神经系统中发现；N 型胆碱受体可分为 N_M 受体（N_1 受体）和 N_N 受体（N_2 受体）两种亚型，前者位于神经肌肉接头而后者位于神经节和中枢。

（二）肾上腺素受体及亚型

能与去甲肾上腺素或肾上腺素结合的受体称为肾上腺素受体（adrenoceptors）。肾上腺素受体又可分为 α 肾上腺素受体（α 受体）和 β 肾上腺素受体（β 受体）。α 受体主要为 α_1 和 α_2 两种亚型，β 受体可进一步分为 β_1、β_2、β_3 3 种亚型。

（三）传出神经系统受体分布和效应

机体大多数器官、组织受胆碱能神经和肾上腺素能神经的双重神经支配，因此，大多数器官或组织同时分布有胆碱受体和肾上腺素受体。在多数情况下，这两类神经兴奋时所产生的效应是相互拮抗的，有利于维持机体功能的协调，当两类神经同时兴奋时，显现占优势的神经效应。两类受体的分布及其激动后产生的效应见表 15－1。

表 15－1　传出神经系统受体分布和主要效应

受体	分布	效应
1. 胆碱受体		
M 受体		
M_1 受体	胃壁细胞	胃酸分泌↑，胃肠活动↑
	中枢皮质、海马	中枢兴奋
	神经节	神经节除极化
	瞳孔括约肌、睫状肌	收缩
	突触前膜	激动时负反馈抑制 ACh 释放

续表

受体	分布	效应
M_2 受体	心脏：窦房结、心房、房室结、心室	激动时抑制
	突触前膜	激动时抑制 ACh 释放
M_3 受体	外分泌腺：汗腺、唾液腺	分泌增加
	胃肠平滑肌、支气管平滑肌、膀胱逼尿肌	兴奋收缩
	血管平滑肌	扩张
	中枢	抑制
N 受体		
N_1 受体	神经节	兴奋
	肾上腺髓质	分泌
N_2 受体	骨骼肌	收缩
2. 肾上腺素受体		
α 受体		
$α_1$ 受体	皮肤、黏膜、内脏血管	血管收缩，血压↑
	胃肠平滑肌	松弛
	瞳孔开大肌	扩瞳
$α_2$ 受体	突触前膜	激动时负反馈抑制 NA 释放
	突触后膜	皮肤、黏膜血管收缩，胃肠平滑肌松弛，脂肪分解
β 受体		
$β_1$ 受体	心脏	兴奋
$β_2$ 受体	支气管和胃肠道平滑肌	松弛
	骨骼肌和冠状血管	扩张
	肝脏	糖原分解、糖异生

第三节 传出神经系统药物的基本作用及其分类

一、传出神经系统药物的基本作用

（一）直接作用

许多传出神经系统药物可直接与胆碱受体或肾上腺素受体结合而产生效应。激动药（agonist）与受体结合后产生与神经末梢释放的递质相似的效应；而阻断药或称拮抗药（antagonist），与受体结合后则不产生或较少产生拟似递质的作用，因其可阻碍递质与受体结合，反而可产生与递质相反的效应。

（二）间接作用

有些传出神经系统药物通过影响递质的生物合成、释放、贮存或转化，改变递质在突触间隙的浓度，产生拟似或拮抗递质的作用。

1. 影响递质的生物合成

作为药理学实验研究工具药的密胆碱和α－甲基酪氨酸可分别抑制ACh和NA的生物合成。

2. 影响递质的释放

麻黄碱和间羟胺除可直接作用于肾上腺素受体外，还可促进NA释放，通过释放的NA产生效应，与此类似的还有氨甲酰胆碱的拟胆碱作用。胍乙啶和碳酸锂能抑制NA释放而产生作用。

3. 影响递质的贮存

有些药物可干扰递质的再摄取而产生作用，如利血平可抑制NA被摄取回囊泡，使NA被线粒体膜内的单胺氧化酶（MAO）灭活，导致囊泡内的NA逐渐减少乃至耗竭，从而产生抗肾上腺素能神经作用。

4. 影响递质的转化

抗胆碱酯酶药能抑制胆碱酯酶的活性，即抑制ACh水解造成体内ACh堆积，从而产生拟胆碱作用。

二、传出神经系统药物的分类

作用于传出神经系统的药物，根据其作用方式及其对受体的选择性，可将其分类如表15－2所示。

表15－2　传出神经系统药物分类

拟似药	拮抗药
1. 胆碱受体激动药	1. 胆碱受体阻断药
（1）M、N受体激动药：卡巴胆碱	（1）M受体阻断药
（2）M受体激动药：毛果芸香碱	①非选择性的M受体阻断药：阿托品
（3）N受体激动药：烟碱	② M_1 受体阻断药：哌仑西平
2. 抗胆碱酯酶药：新斯的明	③ M_2 受体阻断药：戈拉碘胺
3. 肾上腺素受体激动药	④ M_3 受体阻断药：Hexahydrosiladifenidol
（1）α、β受体激动药：肾上腺素	（2）N受体阻断药
（2）受体激动药	① N_1 受体阻断药：美加明
① $α_1$、$α_2$ 受体激动药：去甲肾上腺素	② N_2 受体阻断药：琥珀胆碱
② $α_1$ 受体激动药：去氧肾上腺素	2. 胆碱酯酶复活药：解磷定
③ $α_2$ 受体激动药：可乐定	3. 肾上腺素受体阻断药
（3）β受体激动药	（1）受体阻断药

续表

拟似药	拮抗药
① β_1、β_2 受体激动药：异丙肾上腺素	① α_1、α_2 受体阻断药：酚妥拉明
② β_1 受体激动药：多巴酚丁胺	② α_1 受体阻断药：哌唑嗪
③ β_2 受体激动药：沙丁胺醇	③ α_2 受体阻断药：育亨宾
	（2）β 受体阻断药
	① β_1、β_2 受体阻断药：普萘洛尔
	② β_1 受体阻断药：阿替洛尔
	③ β_2 受体阻断药：布他沙明
	（3）α_1、α_2、β_1、β_2 受体阻断药：拉贝洛尔

小结 传出神经按递质分类可分为胆碱能神经和去甲肾上腺素能神经。传出神经系统受体的主要类型有胆碱受体和肾上腺素受体，与其对应的递质分别是 ACh 和 NA。胆碱受体分为 M 受体和 N 受体，两者可进一步分为 M_1、M_2、M_3、M_4、M_5 或 N_1、N_2 等亚型；肾上腺素受体可分为 α 受体和 β 受体，两者可进一步分为 α_1、α_2 或 β_1、β_2、β_3 等亚型。递质激动其相应的受体将产生生理作用，传出神经系统药物通过影响受体和递质而产生拟似或拮抗传出神经的作用。作用于传出神经系统的药物，根据其作用方式及其对受体的选择性，可将其分为拟胆碱药、抗胆碱药、肾上腺素受体激动药和肾上腺素受体阻断药4 大类。

思考题

1. 肾上腺素与乙酰胆碱的消除方式有什么不同？
2. 肾上腺素受体与胆碱受体的分布与效应有何不同？
3. 传出神经系统药物的分类及其依据是什么？

（曾祥周）

第十六章

拟胆碱药

拟胆碱药（cholinergic drugs）是指能产生与胆碱能神经递质 ACh 相似作用的一类药物，包括胆碱受体激动药和抗胆碱酯酶药两类。

第一节　胆碱受体激动药

胆碱受体激动药（cholinoceptor agonists）可直接与胆碱受体结合，激动胆碱受体，并产生与 ACh 相似的作用。根据对胆碱受体亚型的选择性，胆碱受体激动药分为 M、N 受体激动药、M 受体激动药和 N 受体激动药 3 类。

一、M、N 胆碱受体激动药

乙酰胆碱

乙酰胆碱（Acetylcholine，ACh）是胆碱能神经递质。其化学性质不稳定，在水溶液中不稳定，在体内可被乙酰胆碱酯酶（acetylcholinesterase，AChE）迅速水解；可激动 M 受体和 N 受体，产生的作用广泛。因此，临床上不作药用。目前，主要被用作药理学及相关学科实验研究的工具药。

【药理作用】

静脉注射小剂量的 ACh 即可激动 M 受体产生 M 样作用，剂量增大后，还可激动 N 受体产生 N 样作用。

1. M 样作用　ACh 激动不同器官上的 M 受体，将产生不同的作用。

（1）心血管系统　ACh 激动心脏 M_2 受体，产生心脏抑制作用，即减弱心肌收缩力、减慢心率、减慢房室结和普肯耶纤维的传导和缩短心房不应期；对血管则产生扩张作用，导致血压暂时性下降并反射性地引起心率加快。

（2）平滑肌　使支气管、胃肠道、泌尿道、子宫等平滑肌收缩，引起支气管痉挛、胃肠蠕动增加等。

（3）眼　ACh 可引起瞳孔括约肌收缩产生缩瞳作用，使睫状肌收缩。

（4）腺体　ACh 可使泪腺、唾液腺、汗腺、支气管腺和消化腺等腺体分泌增加。

2. N 样作用　激动自主神经节 N_1 受体，产生与全部自主神经节兴奋相似的作用；

激动肾上腺髓质嗜铬细胞的 N_1 受体，促使肾上腺素释放；还可激动运动神经终板上的 N_2 受体。表现为胃肠道、膀胱等平滑肌收缩，腺体分泌增加，心肌收缩力加强，小血管收缩，血压上升和骨骼肌收缩等。

二、M 胆碱受体激动药

毛果芸香碱

毛果芸香碱（Pilocarpine，匹鲁卡品）天然品为从毛果芸香属植物提取的生物碱，现已人工合成。

【体内过程】

易穿透眼角膜，滴眼 10～30min 后产生缩瞳作用，达峰时间为 75min，维持时间约 4～8h。

【药理作用】

可选择性激动 M 胆碱受体，产生 M 样作用，尤其对眼和腺体作用最明显。

1. 眼 局部滴眼后可产生缩瞳、降低眼内压和调节痉挛等作用（图 16－1）。

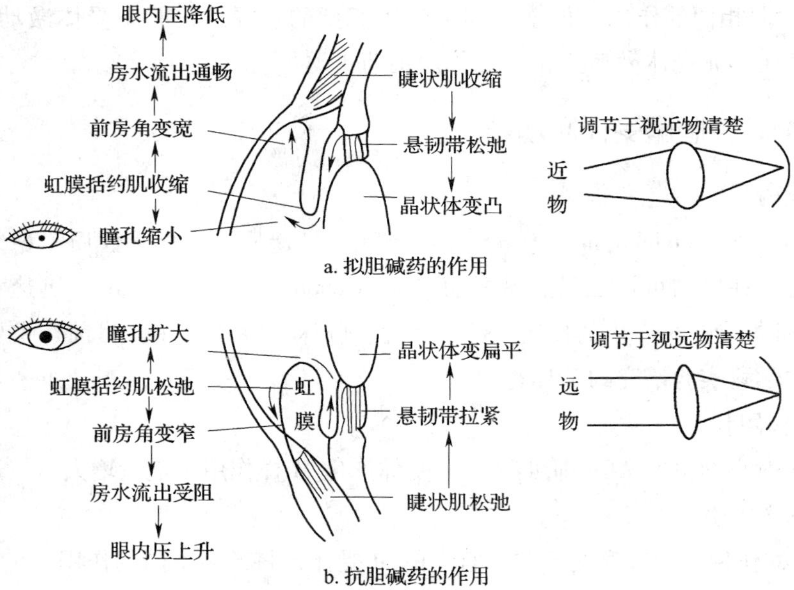

图 16－1　拟胆碱药和抗胆碱药对眼的作用

（1）缩瞳　兴奋瞳孔虹膜括约肌上的 M 受体，使虹膜括约肌收缩，瞳孔缩小。

（2）降低眼内压　房水由睫状体上皮细胞分泌和血管渗出产生，经瞳孔流入前房，从前房角间隙经滤帘流入巩膜静脉窦而进入血液循环。房水可对眼球壁产生压力，眼内压受房水容积的影响。毛果芸香碱能通过收缩虹膜括约肌使虹膜根部变薄，从而使前房角间隙扩大，房水易于通过滤帘经巩膜静脉窦进入血液循环，使眼内房水回流通畅，从而降低眼内压。

（3）调节痉挛　使晶状体聚焦，适合于视近物的过程，称为眼睛的调节，其主要取决于晶状体的曲度变化。晶状体本身的弹性使晶状体有向外变凸的趋势，但由于受到与之相连的悬韧带的牵拉，使晶状体维持于相对扁平的状态。悬韧带又受睫状肌控制，睫状肌由环状和辐射状两种平滑肌纤维组成，分别由胆碱能神经和去甲肾上腺素能神经支配，眼睛的调节主要受前者的影响。毛果芸香碱可激动环状肌上的M受体，使环状肌向瞳孔方向收缩，结果使悬韧带松弛，晶状体变凸，屈光度增加，使近物能清晰地成像于视网膜上而远物则不能，导致视近物清楚而远物模糊。这种作用称为调节痉挛。

2. 腺体　皮下注射10～15mg后，毛果芸香碱能激动腺体的M胆碱受体，使汗腺、唾液腺、泪腺、胃腺、胰腺、小肠腺体和呼吸道黏膜分泌增加，其中以汗腺、唾液腺最为明显。

【临床应用】

毛果芸香碱在临床上主要用于青光眼的治疗。

眼内压增高是青光眼的重要危险因素之一，可引起头痛、视力减退、恶心、呕吐等症状，严重者可致失明。青光眼可分为闭角型青光眼（急性或慢性充血性青光眼）和开角型青光眼（慢性单纯性青光眼）。前者前房角狭窄，房水回流受阻，导致眼内压增高；后者则因滤帘及巩膜静脉窦发生变性或硬化，房水循环障碍，引起眼内压升高。通过收缩虹膜括约肌，房水回流通畅，毛果芸香碱能迅速降低眼内压，从而减轻或消除闭角型青光眼症状；通过扩张巩膜静脉窦周围的小血管以及收缩睫状肌，改变滤帘的结构而解除房水循环障碍，结果使眼内压降低，可用于开角型青光眼的治疗。

【不良反应】

眼科局部用药无明显不良反应。过量可出现M胆碱受体过度兴奋症状，可用阿托品对症处理。眼科用药时，为避免产生全身作用，应压迫眼内眦滴眼给药。

三、N胆碱受体激动药

N胆碱受体激动药有烟碱（Nicotine，尼古丁）、洛贝林（Lobeline，山梗菜碱）等。烟碱由烟草中提取，可兴奋自主神经节和神经肌肉接头的N胆碱受体，产生广泛而复杂的效应，无临床实用价值，只有毒理学意义，现仅作为工具药使用。因此，本项内容在此不作详述。

第二节　抗胆碱酯酶药

抗胆碱酯酶药（anticholinesterase）能较牢固地与胆碱酯酶（AChE）结合，抑制AChE的活性，使从胆碱能神经末梢释放的ACh水解受阻，造成ACh堆积，堆积的ACh激动胆碱受体产生效应。因此，抗胆碱酯酶药的作用并非为其直接作用于受体而产生。

根据对胆碱酯酶抑制的程度，即酶恢复活性的难易，抗胆碱酯酶药可分为易逆性抗胆碱酯酶药和难逆性抗胆碱酯酶药。前者与胆碱酯酶结合较牢固，抑制 AChE 的活性，但是酶的活性容易恢复，故毒性较小，该类药物有新斯的明、毒扁豆碱等；后者与胆碱酯酶结合后不易解离，毒性很强，主要药物为有机磷酸酯类。

一、易逆性抗胆碱酯酶药

新斯的明

新斯的明（Neostigmine；普洛斯的明，Prostigmine）为人工合成的二甲胺基甲酸酯类化合物。

【体内过程】

本品具有季胺基团，不易通过血脑屏障，几无中枢作用；滴眼时不易透过角膜，对眼睛无明显作用。口服吸收差，口服剂量比皮下注射剂量大 10 倍以上。临床可采用皮下或肌内注射，静脉注射有一定危险性。注射后 5 ~ 10min 起作用，维持 2 ~ 4h。新斯的明在体内部分被血浆假性胆碱酯酶水解，部分以原形从肾脏排泄。

【药理作用】

新斯的明可逆性抑制 AChE，使 ACh 堆积而产生 M、N 样作用。但新斯的明的作用具有选择性，对骨骼肌的兴奋作用最强，对胃肠道及膀胱平滑肌的兴奋作用较强，对心血管、腺体、眼及支气管平滑肌作用较弱。对骨骼肌的兴奋作用最强，原因是新斯的明除可抑制 AChE，使 ACh 堆积而产生作用外，还可通过促进运动神经释放 ACh 以及直接兴奋骨骼肌运动终板上 N_2 受体而产生作用。

【临床应用】

1. 重症肌无力（myasthenia gravis） 重症肌无力是一种横纹肌神经肌肉接头部位传导障碍的自身免疫性疾病，表现为受累骨骼肌极易疲劳。血清中的抗 ACh 受体的抗体增多和 ACh 受体数目的减少，是本病发生的主要原因。新斯的明对骨骼肌的选择性高，皮下注射或肌内注射可缓解肌无力症状。

2. 腹气胀、尿潴留 新斯的明对胃肠道及膀胱平滑肌的兴奋作用较强，可用于手术后腹气胀、尿潴留的排气、排尿。

3. 阵发性室上性心动过速 在采取压迫眼球或颈动脉窦，兴奋迷走神经无效时，皮下注射或肌内注射新斯的明可使心率减慢。

4. 非去极化型肌松药或阿托品过量中毒 用于非去极化型骨骼肌松弛药（如筒箭毒碱）过量中毒的解救。但禁用于去极化型骨骼肌松弛药（如琥珀胆碱）过量中毒的解救。因为新斯的明可抑制水解琥珀胆碱的血浆假性胆碱酯酶，使中毒加深。新斯的明的拟胆碱作用可拮抗阿托品过量引起的外周中毒症状。

【不良反应】

不良反应少见。过量可产生恶心、呕吐、腹痛、腹泻、心动过缓、肌束颤动甚至出现胆碱能危象。可用 M 受体阻断药阿托品对抗 M 样症状。机械性肠梗阻、尿路阻塞和支气管哮喘患者禁用。

吡斯的明

吡斯的明（Pyridostigmine，吡啶斯的明）其作用与新斯的明的相似但弱于后者，具有起效缓慢，维持时间较长的特点。主要用于重症肌无力、术后腹气胀及尿潴留的治疗。

毒扁豆碱

毒扁豆碱（Physostigmine；依色林，Eserine）为叔胺类化合物，易吸收，在外周可产生 M、N 样作用；易透过血脑屏障而产生中枢作用（小剂量兴奋、大剂量抑制）。主要用于治疗青光眼，作用快、强而持久，可维持 1～2 天。但是，滴眼后可引起明显的睫状肌收缩，引起头痛、眼痛、视物模糊，长期用药，病人不易耐受。也可静脉注射或肌内注射用于抗胆碱药（如阿托品）中毒的解救。

依酚氯铵

依酚氯铵（Edrophonium Chloride）作用特点为起效快、维持时间短。主要用于重症肌无力的诊断、肌无力危象和胆碱能危象的鉴别。

安贝氯铵

安贝氯铵（Ambenonium Chloride）与新斯的明的作用类似，但强而持久。用于不能耐受新斯的明、吡斯的明或对溴过敏的重症肌无力患者。

加兰他敏

加兰他敏（Galanthamine）抗胆碱酯酶作用较弱，约为毒扁豆碱的 1/10。可用于重症肌无力，但疗效不如新斯的明。主要用于脊髓前角灰质炎后遗症的治疗。

二、难逆性抗胆碱酯酶药

本类药物临床治疗价值不大，主要为毒理学意义。主要药物为有机磷酸酯类，包括农药类如敌敌畏、敌百虫、乐果、内吸磷（1059）、对硫磷（1605）、甲基对硫磷、甲拌磷（3911）、马拉硫磷（4049）、稻瘟净（EBP）、谷硫磷（保棉磷）等以及毒性更大的战争毒气如塔朋、沙林、索曼等。有机磷酸酯类药物易挥发，脂溶性高，可经呼吸道、消化道黏膜甚至完整的皮肤吸收，易致人畜中毒。

【中毒机制】

有机磷酸酯类进入人体后，其具亲电子性的磷原子与 AChE 的酯解部位丝氨酸羟基上具亲核性的氧原子以共价键结合，生成难以水解的磷酰化 AChE，使 AChE 失去水解 ACh 的能力，导致乙酰胆碱在体内堆积而引起一系列中毒症状。若不及时抢救使酶复活，则在几分钟或几小时内，磷酰化 AChE 的磷酰化基团上的一个烷基或烷氧基断裂，将生成更加稳定的单烷基或单烷氧基磷酰化 AChE，此时即使应用 AChE 复活药也难以恢复酶的活性，这种现象称为“老化”。此时，只有新生 AChE 才能水解 ACh，而机体产生足够的新 AChE 约需 15～30 天。因此，一旦中毒，应及时采取措施进行抢救。

【中毒症状】

1. 急性中毒 中毒症状主要表现为 M、N 样症状甚至中枢神经系统症状。根据中毒程度，可分轻度、中度和重度中毒。轻度中毒，一般以 M 样症状为主；中度中毒，M 样症状、N 样症状同时出现；重度中毒，除出现 M、N 样症状外，还出现中枢神经系统症状，见表 16－1。

表 16－1 有机磷酸酯类急性中毒症状

作用	中毒症状
M 样作用	
眼	
瞳孔括约肌收缩	瞳孔缩小
睫状肌收缩	视物不清
腺体	
泪腺、唾液腺、汗腺、支气管腺和消化腺等腺体分泌增加	流泪、流涎、大汗淋漓、通气障碍
平滑肌	
呼吸道平滑肌收缩	呼吸困难
胃肠道平滑肌收缩	恶心、呕吐、腹痛、腹泻、大便失禁
膀胱逼尿肌收缩	小便失禁
心血管	
心脏抑制	心率减慢
血管扩张	血压下降
N 样作用	
激动交感、副交感神经节的 N_1 受体	心率加快、血压升高
激动骨骼肌运动终板的 N_2 受体	肌束颤动、严重时肌无力甚至肌麻痹
中枢神经系统	
使脑内的 ACh 含量增高，激动脑内胆碱受体	先兴奋（烦躁不安、谵语、抽搐惊厥） 后抑制（嗜睡、昏迷），严重时呼吸、循环衰竭

2. 慢性中毒 多发生于长期接触有机磷酸酯类的人员，如生产工人和使用人员等。主要表现为血中 AChE 活性持续下降，但临床症状较轻，表现为头昏、乏力、记忆力下降、厌食、恶心等神经衰弱综合征，偶见肌束颤动及瞳孔缩小。

【急性中毒的解救】

1. 切断毒源　对中毒者应采取清洗皮肤、洗胃、导泻等切断毒源措施，以防残留的有机磷酸酯类继续吸收进入机体。首先迅速清除毒物，将患者移离中毒现场，对经皮吸收的患者，脱去其被污染的衣物，并用冷肥皂水或2%碳酸氢钠溶液清洗去皮肤上的毒物。口服中毒者应立即用温水或2%碳酸氢钠溶液反复洗胃，直至洗出液无农药蒜臭味为止，洗胃后，用50%硫酸镁或硫酸钠40～50ml导泻。但敌百虫中毒时应用清水清洗皮肤或以温水洗胃而不用上述碱性溶液，因在碱性环境下，敌百虫可生成毒性更强的敌敌畏。

2. 使用解毒药物　有机磷酸酯类的中毒是由于AChE活性被抑制，ACh堆积而激动胆碱受体所致。因此，急性中毒抢救应立即解除中毒症状即对症治疗．另一方面，还要恢复AChE的活性，以降低体内ACh的浓度即对因治疗。故解毒药物相应地有阻断受体而改善症状的阿托品和AChE复活药两类药物。

（1）阿托品　除采取吸氧、人工呼吸和补液等一般的对症治疗措施外．还应及早、足量、反复地注射阿托品解除或改善中毒症状。阿托品可对抗M样症状，如扩瞳、加快心率、抑制腺体分泌、解除支气管痉挛、消除呼吸道阻塞症状等。较大剂量的阿托品也能消除部分中枢中毒症状。但因阿托品无阻断N_2受体的作用，因此不能解除中毒引起的肌束震颤。

由于阿托品不能恢复AChE的活性，继续堆积的ACh将竞争性地置换出与胆碱受体结合的阿托品，从而减弱阿托品的疗效。因此，对中度或重度患者的抢救，必须联合使用AChE复活药。

（2）AChE复活药　是一类能使已被有机磷酸酯类抑制了的AChE恢复活性的药物。常用药物有碘解磷定、氯解磷定等肟（═N—OH）类化合物。

氯解磷定

氯解磷定（Pralidoxime Cholide）亦称氯化派姆（PAM－Cl）。本品极易溶于水，水溶液较稳定，但在碱性溶液中易分解。局部可吸收完全，也可供肌内注射。吸收后迅速分布至全身。在肝脏代谢，很快以部分原形和代谢产物由肾排泄。$t_{1/2}$较短，约为1h，临床需反复给药。

【药理作用】

在体内，氯解磷定带正电荷的季铵氮与磷酰化胆碱酯酶的阴离子部位通过静电引力相结合，其肟基与磷酰化胆碱酯酶磷酰基以共价键结合，生成磷酰化胆碱酯酶和氯解磷定复合物，后者进一步裂解生成磷酰化氯解磷定和胆碱酯酶，从而恢复胆碱酯酶水解乙酰胆碱的活性。此外，氯解磷定也能与体内游离的有机磷酸酯类直接结合，生成无毒的磷酰化氯解磷定，从而阻止游离的有机磷酸酯类继续抑制胆碱酯酶的活性。

本品对有机磷酸酯类中毒引起的N样症状作用明显，而对M样症状作用较弱，对中枢神经系统症状作用不明显。不能或难以恢复已老化的胆碱酯酶的活性，因此需及早用药。无阻断胆碱受体的作用，因此应与阿托品合用，以拮抗ACh的作用，及时控制症状。

【临床应用】

本品主要用于中、重度有机磷酸酯类中毒的解救。对不同的有机磷酸酯类的解救效果不同，对于对硫磷、内吸磷、甲拌磷、甲胺磷等有良好疗效；对敌百虫、敌敌畏疗效较差；对乐果无效。对轻度有机磷中毒，可单独应用本品或阿托品以控制症状；中度、重度中毒时则必须合并应用阿托品。

【不良反应】

不良反应较少，偶可致轻度头昏、恶心、呕吐。静注速度过快可引起轻度乏力、视力模糊、复视、心动过速等，剂量过大，可抑制胆碱酯酶的活性，导致神经肌肉接头的传导阻滞。

碘解磷定

碘解磷定（Pralidoxime Iodide；派姆，PAM）的药理作用和临床应用与氯解磷定相似。但水溶性较低，且水溶液不稳定，久置可释放出碘，对碘过敏者禁用本品；在碱性溶液中易水解为氰化物，不能与碱性药物共用。由于不良反应较多，现临床已少用。

小结 拟胆碱药是一类能产生与胆碱能神经递质ACh相似作用的药物，根据作用机制不同分为两大类，即直接作用于受体的胆碱受体激动药和通过抑制胆碱酯酶而产生拟胆碱作用的抗胆碱酯酶药。前者以毛果芸香碱为代表药，毛果芸香碱激动M受体，对眼和腺体作用最强，主要用于治疗青光眼。后者按其抑制胆碱酯酶的程度分为易逆性抗胆碱酯酶药和难逆性抗胆碱酯酶药。易逆性抗胆碱酯酶药临床主要用于治疗重症肌无力、术后腹气胀、尿潴留等；难逆性抗胆碱酯酶药主要作为农药使用，如有机磷酸酯类药物，该类药物易致人畜中毒，其解救药为阿托品和胆碱酯酶复活药。

思考题

1. 分别将毛果芸香碱和毒扁豆碱滴入去神经的眼睛，瞳孔是否缩小？为什么？

2. 抢救重度有机磷酸酯类中毒时须合并使用阿托品和胆碱酯酶复活药，为什么？

3. 某45岁男性患者剧烈眼痛、头痛、恶心、呕吐。经检查见明显的睫状体出血、角膜水肿、前房浅、瞳孔中度开大、呈竖椭圆形、眼压升高为6.7 kPa，房角镜检查可见房角关闭。诊断：闭角型青光眼急性发作。应立即给予何种药物对患者进行治疗？

制剂与用法

氯化氨甲酰胆碱（Carbamylcholine Chloride） 皮下注射，0.25～0.5mg/次；0.5%～1.5%溶液滴眼。

硝酸毛果芸香碱（Pilocarpine Nitrate） 滴眼液或眼膏，1%～2%，滴眼次数按需要决定，晚上或需要时涂眼膏。

水杨酸毒扁豆碱（Physostigmine Salicylate） 滴眼液或眼膏，0.25%，每4h一次，或按需要决定滴眼次数，溶液变红色后不可用。

溴化新斯的明（Neostigmine Bromide） 口服，15mg/次，3次/d或按需要而定。极量，30mg/次，100mg/d。

甲基硫酸新斯的明（Neostigmine Methylsulfate） 皮下或肌内注射，0.25～0.5mg/次。极量1mg/次。

溴吡斯的明（Phyridostigmine Bromide） 口服，60mg/次，3次/d。极量，120mg/次，360mg/d。

氢溴酸加兰他敏（Galanthamine Hydrobromide） 肌内注射，2.5～10mg/次，1次/d。

碘解磷定（Pyraloxime Iodide） 0.5～1g/次，缓慢静脉注射。

氯解磷定（Pyraloxime Chloride） 肌内注射，0.25～0.75g/次；静脉滴注，0.5～0.75g/次，加于等渗盐水500ml中。

（曾祥周）

第十七章

胆碱受体阻断药

胆碱受体阻断药能与胆碱受体结合而不产生或极少产生拟胆碱作用，却能妨碍乙酰胆碱或胆碱受体激动药与胆碱受体的结合，从而拮抗拟胆碱作用。依其对胆碱受体的选择性不同，抗胆碱药可分为 M 胆碱受体阻断药和 N 胆碱受体阻断药两大类。

第一节　M 胆碱受体阻断药

M 胆碱受体阻断药（cholinoceptor blocking drugs）根据其来源不同可分为：①天然的阿托品类生物碱，如阿托品和东莨菪碱等；②人工合成代用品，如后马托品、普鲁本辛和哌仑西平等。本类药物可拮抗 ACh 作用，但通常对 ACh 引起的 N 胆碱受体兴奋作用影响较小；然而阿托品及其相关药物的季铵类衍生物具有较强的拮抗 N 胆碱受体的活性，可干扰外周神经节或神经肌肉的传递。在中枢神经系统，大剂量或毒性剂量的阿托品及其相关药物通常对中枢神经系统具有先兴奋后抑制的作用；但对季铵类药物，由于其较难通过血脑屏障，因此对中枢的影响很小。M 胆碱受体阻断药按其作用选择性不同，主要可分为 M_1、M_2、M_3 胆碱受体阻断药。

一、阿托品类生物碱

阿托品类生物碱是从曼陀罗、洋金花等茄科植物提取的生物碱，包括阿托品、东莨菪碱和山莨菪碱等。在提取过程可得到的消旋体即为阿托品，消旋体比较稳定；东莨菪碱为左旋体，作用比右旋体强许多倍。

阿托品

阿托品（Atropine）为托品酸与莨菪碱所构成的酯，含叔胺基团。

【体内过程】

阿托品含叔胺基团，脂溶性高。因此，易从胃肠道及其他黏膜吸收，也可从眼或少量从皮肤吸收。口服经胃肠道吸收迅速，1h 达峰值，生物利用度为 50%。吸收后可广泛分布于全身组织，可透过血脑屏障起中枢作用，也可通过胎盘屏障进入胎儿体内。半衰期为 2～4h，约 50% 经肝代谢，代谢产物及其余半数原形药物经肾排泄，也有微量经乳汁分泌。

【药理作用】

阿托品为竞争性胆碱受体阻断药，能与 M 胆碱受体结合，但由于其内在活性很小，不能产生激动作用，却因占领了受体而阻断 ACh 或胆碱受体激动药与受体结合，结果拮抗了它们激动受体的作用。相反地，阿托品的作用也可被 ACh 或胆碱受体激动药所拮抗。阿托品对 M 受体有较高的选择性，但大剂量时也能阻断神经节 N_1 受体。阿托品对各种 M 受体亚型的选择性较低，对 M_1、M_2、M_3 受体都有阻断作用。

由于 M 受体的分布广泛，因此阿托品的作用广泛，阻断不同器官上的 M 受体将产生不同的作用。

1. 腺体　阿托品腺体上的 M 受体，可抑制腺体的分泌，对唾液腺、汗腺作用最明显，其次是泪腺、呼吸道腺，对胃酸的影响较小。小剂量（0.5mg）即可使唾液腺、汗腺分泌减少，随着剂量的增大，抑制作用增强，且泪腺、呼吸道腺的分泌也明显减少。由于影响胃酸分泌的因素较多，因此仅阻断 M 受体对胃酸的影响较小。

2. 眼　阿托品阻断瞳孔括约肌和睫状肌上的 M 胆碱受体，可使瞳孔括约肌和睫状肌松弛，产生扩瞳、眼内压升高和调节麻痹作用（图 16－1）。

（1）扩瞳　阿托品阻断瞳孔括约肌上的 M 胆碱受体，使瞳孔括约肌松弛，同时导致去甲肾上腺素能神经支配的瞳孔扩大肌的功能占优势，结果瞳孔扩大。

（2）眼内压升高　由于瞳孔扩大，使虹膜退向四周边缘，造成前房角间隙变窄，阻碍房水回流，导致眼内压升高。

（3）调节麻痹　阿托品可使睫状肌松弛，悬韧带拉紧，使晶状体变为扁平，其屈光度降低，使远物能清晰地成像于视网膜上而近物不能，导致视远物清楚而近物模糊。这种作用称为调节麻痹。

3. 内脏平滑肌　阿托品可阻断多种内脏平滑肌上的 M 胆碱受体，产生松弛作用，不同内脏平滑肌对阿托品敏感性不同，机能状态的差异将影响阿托品的作用强度。对过度活动或痉挛的平滑肌，阿托品作用更为显著。可抑制胃肠道平滑肌痉挛，降低蠕动的幅度和频率，缓解胃肠绞痛。也可降低尿道和膀胱逼尿肌的张力和收缩幅度，拮抗药物所致的输尿管压力增高作用。对胆管、输尿管的解痉作用较弱，因此，常需与镇痛药合用治疗胆绞痛和肾绞痛。对支气管平滑肌的作用较弱，加之抑制腺体分泌使痰液变稠，故不宜用于平喘。对子宫平滑肌的影响较小。

4. 心脏

（1）心率　较大剂量的阿托品（1～2mg）可阻断窦房结起搏点的 M_2 受体，解除迷走神经对心脏的抑制作用，使心率加快。加快的程度取决于迷走神经张力，迷走神经张力高的青壮年，心率加快作用显著，如肌内注射 2mg 阿托品，心率可增加 35～40 次/分。治疗剂量的阿托品（0.5mg）可使部分患者在心率加快前出现短暂性轻度减慢，一般每分钟减少 4～8 次，这可能是由于阿托品阻断突触前膜 M_1 受体，减弱突触中

ACh 激动该受体产生的负反馈抑制作用，使 ACh 释放增加所致。

（2）房室传导　阿托品可拮抗迷走神经过度兴奋所致的房室传导阻滞和心律失常。阿托品尚可缩短房室的有效不应期，从而增加房颤或房扑患者的心室率。

5. 血管与血压　治疗量阿托品可完全拮抗由胆碱酯类药物所引起的外周血管扩张和血压下降，但单独使用时对血管与血压无显著影响，这可能是由于许多血管缺少胆碱能神经支配。大剂量的阿托品可引起皮肤血管扩张，出现潮红、温热等症状，可能是由于阿托品具有直接扩张血管的作用，也可能是机体对阿托品所引起的体温升高的代偿性散热反应，即阿托品抑制汗腺分泌使体温升高，导致血管被动扩张以使机体散热增加。

6. 中枢神经系统　治疗剂量（0.5～1mg）的阿托品可轻度兴奋延髓及其高级中枢而引起弱的迷走神经兴奋作用；较大剂量的阿托品（1～2mg）可轻度兴奋延髓和大脑；2～5mg 时中枢兴奋明显加强，出现焦虑不安、多言、谵妄等；中毒剂量（10mg 以上）可见明显的中枢中毒症状，出现幻觉、定向障碍、运动失调和惊厥等；持续的大剂量可使中枢由兴奋转为抑制，出现昏迷和呼吸麻痹的严重中枢中毒症状。

【临床应用】

1. 解除平滑肌痉挛　适用于各种内脏痉挛，对胃肠绞痛、膀胱刺激症状如尿频、尿急等疗效较好；但对胆绞痛和肾绞痛疗效较差，常需与阿片类镇痛药合用。

2. 制止腺体分泌　用于全身麻醉前给药，以减少呼吸道腺体及唾液腺分泌，防止分泌物阻塞呼吸道及吸入性肺炎的发生。也用于严重的盗汗及流涎症。

3. 眼科

（1）虹膜睫状体炎　0.5%～1% 阿托品溶液滴眼，使虹膜括约肌和睫状肌松弛，使之充分休息，有利于消炎与止痛；同时还可预防虹膜与晶状体的粘连。

（2）验光配眼镜　阿托品类的调节麻痹作用使睫状肌松弛，晶状体固定，此状态下可准确测定晶状体的屈光度，但由于阿托品的调节麻痹作用持续时间达 2～3 天，现对成人已少用，只适用于儿童验光。因儿童的睫状肌调节机能较强，须用阿托品以发挥充分的调节麻痹作用。

4. 缓慢型心律失常　可用于治疗迷走神经过度兴奋所致窦性心动过缓、房室传导阻滞等缓慢型心律失常。但需注意使用剂量，剂量过低可使某些患者出现进一步的心动过缓；剂量过大则加快心率，使心肌耗氧量增加而加重心肌梗死，并有引发室颤的危险。

5. 抗休克　大剂量阿托品可解除血管痉挛，舒张外周血管，改善微循环，适用于暴发型流行性脑脊髓膜炎、中毒性菌痢、中毒性肺炎等所致的感染性休克的治疗。但对休克伴有高热或心率过快者不用阿托品。

6. 解救有机磷酸酯类中毒　详见第十六章。

【不良反应】

阿托品对 M 胆碱受体的选择性低，作用广泛，且剂量的差异也影响作用的范围与强度。

不良反应一般有：0.5mg 剂量下可见口干、皮肤干燥，1mg 时出现心率加快、瞳孔扩大、视力模糊等。随着剂量加大，其不良反应可逐渐加重，甚至出现明显的中枢中毒症状。

阿托品中毒解救：立即洗胃、导泻，排出胃内药物；注射新斯的明、毒扁豆碱或毛果芸香碱等拟胆碱药；以地西泮或短效巴比妥类对抗阿托品中毒引起的中枢兴奋。

【禁忌证】

禁用于青光眼及前列腺肥大患者，因可使前者的眼内压增高，使后者排尿困难加重。

山莨菪碱

山莨菪碱（Anisodamine）是从茄科植物唐古特莨菪中分离出的生物碱。天然品（654）为左旋体，人工合成品（654－2）为消旋体。

本品是作用于M胆碱受体的抗胆碱药，有明显外周抗胆碱作用，作用与阿托品相似或稍弱，能松弛平滑肌，解除微血管痉挛，故有镇痛和改善微循环作用。其扩瞳和抑制腺体分泌的作用是阿托品的1/20～1/10。因不能通过血脑屏障，故中枢作用较弱。与阿托品相比，具有对血管痉挛的解痉作用选择性较高、不良反应较低的优点。主要用于感染性休克，也可用于内脏平滑肌绞痛。不良反应和禁忌证与阿托品类似。

东莨菪碱

东莨菪碱（Scopolamine）是从茄科植物洋金花、莨菪或东莨菪中分离出的左旋体生物碱。

本品外周抗胆碱作用与阿托品相似。抑制腺体分泌作用较阿托品强，扩瞳、调节麻痹具起效快、作用强、消失快特点，但对心血管作用较弱。

由于可通过血脑屏障，因此中枢神经系统抑制作用较强，治疗量即有镇静作用，较大剂量可产生催眠作用。

主要用于麻醉前给药，不但能抑制腺体分泌，还具有中枢抑制作用，因而优于阿托品。还可与苯海拉明合用，用于预防晕动病。也用于妊娠呕吐、放射病呕吐和帕金森病。

二、阿托品类生物碱的合成代用品

由于阿托品对M胆碱受体的选择性低，不良反应多且眼科用药作用持续时间长。因此，合成了选择性高、不良反应少的代用品，包括合成扩瞳药、合成解痉药和选择性M胆碱受体阻断药。

（一）合成扩瞳药

常用药有后马托品（Homatropine）和托吡卡胺（Tropicamide）等，均为短效M胆碱受体阻断药。扩瞳作用与调节麻痹作用均比阿托品起效快，维持时间较短。后马托品的扩瞳作用和调节麻痹作用于用药后 1 ~ 3 天消退，而托吡卡胺的消退时间为 6h 左右。临床主要用于散瞳查眼底和验光，托吡卡胺为首选药。青光眼患者禁用。

（二）合成解痉药

根据化学结构可分季铵类解痉药和叔胺类解痉药两类。

1. 季铵类解痉药

本类药物包括对支气管平滑肌的 M 胆碱受体选择性较高的药物如异丙托溴铵（Ipratropium Bromide）和噻托溴铵（Tiotropium Bromide）等以及对胃肠道的 M 胆碱受体选择性较高的药物如溴丙胺太林（Propantheline Bromide，普鲁本辛）、甲溴东莨菪碱（Scopolamine Methylbromide）、溴化甲哌佐酯（Mepenzolate Bromide）和奥芬溴铵（Oxyphenonium Bromide）等。

异丙托溴铵

异丙托溴铵（Ipratropium Bromide）为对支气管平滑肌较高选择性的 M 胆碱受体阻断药，舒张支气管平滑肌的作用强，可阻断因吸入性刺激如二氧化硫、臭氧及香烟等引起的反射性支气管收缩，但对支气管哮喘或支气管高反应性疗效不佳；还具有抑制呼吸道腺体分泌的作用，从而减少了痰液阻塞以改善通气，同时痰液的减少也减轻了对支气管的刺激所引起的支气管痉挛。临床主要用于慢性阻塞性肺部疾病的治疗。

溴丙胺太林

溴丙胺太林（Propantheline Bromide）对胃肠道的 M 胆碱受体选择性较高，是一种临床常用的合成解痉药。其特点为脂溶性低，口服吸收不完全，不易通过血脑屏障，很少发生中枢作用；对胃肠道平滑肌的解痉作用较强，并有不同程度的神经节阻断作用；中毒剂量可产生神经肌肉接头的阻滞作用而致呼吸麻痹。可用于胃十二指肠溃疡、胃肠痉挛和妊娠呕吐等的治疗。

2. 叔胺类解痉药

叔胺类解痉药含叔胺基团，因而脂溶性高，口服易吸收；具平滑肌的解痉作用及抑制胃液分泌作用；易通过血脑屏障而有中枢作用。

贝那替秦

贝那替秦（Benactyzine，胃复康）含叔胺基团，口服较易吸收，有较强的解痉作用，也有抑制胃液分泌作用。因可通过血脑屏障，还有安定作用。适用于兼有焦虑症的溃疡病、胃酸过多、肠蠕动亢进或膀胱刺激症状的患者。

甲磺酸苯扎托品和盐酸苯海索

甲磺酸苯扎托品（Benzatropine Mesylate）和盐酸苯海索（Trihexyphenidyl Hydrochloride）易透过血脑屏障，产生中枢的抗胆碱作用，可用于帕金森病和抗精神病药所致的锥体外系不良反应的治疗。

（三）选择性 M 受体阻断药

哌仑西平

哌仑西平（Pirenzepine）为选择性 M_1 受体阻断药，对胃壁细胞的 M_1 受体有高度亲和力，而对平滑肌、心肌和唾液腺等的 M 受体的亲和力低，故治疗剂量时，仅能抑制胃酸分泌，而少有其他抗胆碱药物对瞳孔、胃肠平滑肌、心脏、唾液腺和膀胱肌等的副作用。不能通过血脑屏障，故也无中枢兴奋作用。剂量增大则可抑制唾液分泌，只有大剂量才能抑制胃肠平滑肌和引起心动过速。临床主要用于胃溃疡、十二指肠溃疡、急性胃黏膜出血、胃泌素瘤等。

第二节　N 胆碱受体阻断药

一、神经节阻断药

神经节阻断药（ganglionic blocking drugs）亦称 N_1 胆碱受体阻断药或 N_N 胆碱受体阻断药，它能选择性地与神经节细胞的 N 胆碱受体结合，竞争性地阻断 ACh 与受体结合，使 ACh 不能产生神经节细胞的除极化作用，从而阻断神经冲动在神经节中的传递。

【药理作用】

神经节阻断药缺乏选择性，对交感神经节和副交感神经节都有阻断作用。对效应器的具体效应取决于两类神经对该器官的支配以何者占优势，当两类神经节同时被阻断时，则显现占优势的神经节的阻断效应。一般认为，交感神经对血管的支配占优势，阻断交感神经节将出现血管扩张、外周阻力下降、回心血量减少、心输出量减少、血压下降等效应；而副交感神经则对心脏、胃肠道、眼、膀胱等平滑肌和腺体的支配占优势，阻断副交感神经节常出现心率加快、扩瞳、调节麻痹、胃肠蠕动减慢、腺体分泌减少、便秘、口干、尿潴留等。

【临床应用】

由于神经节阻断药的作用广泛、不良反应多，现已少用。目前主要用于麻醉时控制血压，以减少手术出血。此外，还用于主动脉瘤手术，可减少因牵拉主动脉引起的交感神经兴奋。还在使用的药物只有美加明（Mecamylamine）和樟磺米芬（Trimetaphan）。

二、骨骼肌松弛药

骨骼肌松弛药（skeletal muscular relaxants）亦称 N_2 胆碱受体阻断药或 N_M 胆碱受

体阻断药，是一类作用于神经肌肉接头突触后膜上的 N_M 胆碱受体，产生神经肌肉阻滞作用的药物。根据其作用机制的不同，可将其分为除极化型肌松药（depolarizing muscular relaxants）和非除极化型肌松药（nondepolarizing muscular relaxants）两类。

（一）除极化型肌松药

除极化型肌松药又称为非竞争型肌松药（noncompetitive muscular relaxants），可与神经肌肉接头突触后膜上的 N_2 胆碱受体结合并激动受体，产生与 ACh 相似但较持久的除极化作用，使神经肌肉接头后膜的 N 胆碱受体不能对 ACh 起反应，从而使骨骼肌松弛。除极化型肌松药的作用分两个时相，持久除极阻滞为 I 相阻断，大量或反复给药后进入 II 相阻断，即脱敏感阻滞相，在此时相，N_2 胆碱受体对 ACh 敏感性降低。

除极化型肌松药的作用特点为：①用药后可出现短暂的肌束颤动。这是由于不同部位的骨骼肌在药物作用下除极化出现的时间先后不同所致。②连续用药可产生快速耐受性。③抗胆碱酯酶药不仅不能拮抗这类药物的肌松作用，反能加强之。因此，过量中毒不能用新斯的明解救。④治疗剂量无神经节阻断作用，相反有兴奋作用。

琥珀胆碱

琥珀胆碱（Suxamethonium，Succinylcholine）又称为司可林（Scoline），由琥珀酸和两分子的胆碱组成。是目前唯一用于临床的除极化型肌松药。

【体内过程】

琥珀胆碱进入体内后即可被血液和肝脏中的假性胆碱酯酶迅速水解为琥珀酰单胆碱，肌松作用明显减弱，仅为琥珀胆碱作用的 1/50，然后可进一步水解为琥珀酸和胆碱，肌松作用消失。约 2% 琥珀胆碱以原形从肾排泄。新斯的明抑制血浆假性胆碱酯酶而加强和延长琥珀胆碱的作用。

【药理作用】

静脉注射 10～30mg 后，即可见短暂的肌束颤动。1min 后转为松弛，2min 松弛作用达到高峰，作用维持时间 5min。为延长作用时间，可采用静脉滴注途径给药。对颈部和四肢肌肉的松弛作用最强，面、舌、咽喉和咀嚼肌次之，对呼吸肌作用不明显。

【临床应用】

由于对喉肌松弛作用较强，故静脉注射琥珀胆碱适用于气管内插管、气管镜检、食管镜检等短时操作。静脉滴注也可用于较长时间手术，以减少麻醉药用量。本药可引起强烈的窒息感，故对清醒患者禁用，可先用硫喷妥钠麻醉后，再给琥珀胆碱，但两者不能混合使用，因琥珀胆碱可在碱性溶液中分解。由于该药个体差异较大，需根据反应情况调节滴速，以达到满意的肌松效果。

【不良反应与注意事项】

1. 窒息 过量应用可致呼吸肌麻痹，且新斯的明不能对抗，用时必须备有人工呼吸机。

2. 肌束颤动　肌束颤动可损伤肌梭，使部分患者出现肩胛部、胸腹部肌肉疼痛，一般3~5天可自愈。

3. 眼内压升高　琥珀胆碱使眼外骨骼肌短暂地收缩、眼内压升高，青光眼和白内障晶状体摘除术患者禁用。

4. 血钾升高　肌肉持久性除极化使钾离子释放，使血钾升高，故血钾过高者如烧伤、广泛性软组织损伤、偏瘫和脑血管意外的患者禁用，以免产生高钾血症性心跳骤停。

5. 其他　琥珀胆碱还可使腺体分泌增加、组胺释放增加，特异质反应尚可表现为恶性高热。

遗传性血浆胆碱酯酶缺乏的患者以及有机磷酸酯类中毒者禁用琥珀胆碱，因这些患者对琥珀胆碱高度敏感，易致中毒发生。

大剂量多肽类抗生素和有些氨基糖苷类抗生素如卡那霉素也有肌肉松弛作用，它们与琥珀胆碱合用时，易致呼吸肌麻痹，应注意。

严重肝功能不全、营养不良和电解质紊乱者慎用。

（二）非除极化型肌松药

非除极化型肌松药又称竞争型肌松药（competitive muscular relaxants），能与ACh竞争神经肌肉接头的N_2胆碱受体，阻断ACh的除极化作用，使骨骼肌松弛。这类药物本身不引起突触后膜的去极化，抗胆碱酯酶可拮抗其肌松作用。

本类药物按其化学结构不同，可分为苄基异喹啉类和类固醇铵类药物。前者主要包括筒箭毒碱、阿曲库铵、多库氯铵和米库氯铵等；后者主要有泮库溴铵、维库溴铵、哌库溴铵和罗库溴铵等。

筒箭毒碱

筒箭毒碱（Tubocurarine）是从产于南美洲的马钱子科、防己科植物箭毒（curare）中提出的生物碱，右旋体具药理活性。是临床应用最早的典型的非除极化型肌松药。

本品含季铵基团，脂溶性低，故口服难吸收。静脉注射后4~6min即产生肌松作用，作用维持时间20~40min，24h后仍有一定作用。治疗量时，松弛作用首先发生于眼、头面部肌肉，可见眼睑下垂、斜视、失语、咀嚼和吞咽困难等；其次是颈部、四肢和躯干肌肉松弛；接着是肋间肌松弛，出现腹式呼吸；如剂量过大，进而累及膈肌，患者可因呼吸肌麻痹而死亡。肌肉松弛作用消失的顺序则与出现的顺序相反。临床上主要作为胸腹手术和气管插管等手术的麻醉辅助用药，以获得满意的肌肉松弛效果。

治疗量时，筒箭毒碱还具有神经节阻断和促进组胺释放等作用，可使血压下降、心率减慢、支气管痉挛和唾液分泌增多等。禁用于重症肌无力、支气管哮喘和严重休克患者。10岁以下儿童对此药过敏反应较多，故不宜用于儿童。过量中毒时，可进行人工呼吸，同时可用新斯的明解救。由于本药作用时间较长，用药后不易逆转，副作用多，目前临床已经少用。

泮库溴铵

泮库溴铵（Pancuronium Bromide）是人工合成的类固醇铵类非除极化型肌松药，肌松作用较筒箭毒碱强 5～10 倍。适于在各类手术、气管插管术、破伤风及惊厥时作肌松药使用。治疗量无阻断神经节作用，较少促组胺释放，但可使心率加快、血压轻度升高。约 20% 在肝代谢，其余经肾和胆汁排泄。重症肌无力、高血压和肾功能障碍患者慎用，对溴化物过敏者禁用。过量中毒时也可用新斯的明解救。

小结 胆碱受体阻断药依其对胆碱受体的选择性不同，可分为 M 胆碱受体阻断药和 N 胆碱受体阻断药两大类。N 胆碱受体阻断药根据作用受体的亚型不同，分为 N_1 胆碱受体阻断药（神经节阻断药）和 N_2 胆碱受体阻断药（骨骼肌松弛药）。

M 胆碱受体阻断药主要药物为阿托品类生物碱及其合成代用品。主要药理作用为抑制腺体分泌、扩瞳、升高眼内压、调节麻痹、松弛平滑肌、加快心率、扩张血管等；临床主要用于解痉、抑制腺体分泌、滴眼用于治疗虹膜睫状体炎和扩瞳、缓慢型心律失常、抗感染中毒型休克及解救有机磷酸酯类药物中毒。

N_1 胆碱受体阻断药和 ACh 竞争与神经节 N_1 受体结合，既阻断交感神经节，又阻断副交感神经节，作用广泛，不良反应多且重，仅用于麻醉时控制血压及主动脉瘤手术时减少因牵拉主动脉引起的交感神经兴奋。

N_2 胆碱受体阻断药依其作用机制的不同，分为除极化型肌松药和非除极化型肌松药。主要用于麻醉时获得肌松作用。过量中毒时可致呼吸停止，筒箭毒碱中毒可用新斯的明解救，而新斯的明不能对抗琥珀胆碱引起的中毒。

思考题

1. 某 50 岁男性患者，1 小时前因右侧腰背部剧烈疼痛、出冷汗，服颠茄片不见好转，到急诊科就诊。尿常规检查可见红细胞。B 超检查见肾结石。应给予病人何种药止痛？
2. 人工合成的胆碱受体阻断药与阿托品相比有何特点？
3. 为什么不能用新斯的明来解救琥珀胆碱引起的中毒？

制剂与用法

硫酸阿托品（Atropine Sulfate） 口服，0.3～0.6mg/次，3 次/d；皮下、肌内或静脉注射，0.5mg/次；滴眼液：0.5%，1%；眼膏：1%。极量：口服，1mg/次，

3mg/d。

颠茄酊（Tincturebelladonna）　由颠茄叶制成的酊剂，主要成分是莨菪碱，所含生物碱作为莨菪碱计算应为0.33%。口服，0.3～1.0ml/次，极量：口服，1.5ml/次，4.5ml/d。一般用前加水配成含6%酊剂的药水，10ml/次，3次/d。

颠茄片（Tab. Belladonna）　每片含颠茄浸膏10mg（颠茄浸膏的主要成分是莨菪碱，所含生物碱按莨菪碱计算应为1%）。口服，1～2片/次，3次/d。

氢溴酸山莨菪碱（Anisodaminehydrobromide）　口服，5～10mg/次，3次/d；静脉注射或肌内注射，5～10mg/次，1～2次/d。

氢溴酸东莨菪碱（Scopolaminehydrobromide）　口服，0.2～0.3mg/次，3次/d；皮下或肌内注射，0.2～0.5mg/次。极量：口服，0.6mg/次，2mg/d；注射，0.5mg/次，1.5mg/d。

氢溴酸后马托品（Homatropinehydrobromide）　滴眼液：1%～2%。滴眼，按需要而定滴数。

溴化丙胺太林（Propanthelinebromide）　口服，15mg/次，3次/d。

贝那替秦（Benactyzine，胃复康）　口服，1mg/次，3次/d。

氯化琥珀胆碱（Succinylcholinechloride）　极量：0.25g/次。

氯化筒箭毒碱（Tubocurarinechloride）　6～9mg/次，重复时用量减半。

加拉碘铵（Gallaminetriethiodide；三碘季铵酚，flexedil）　1mg/（kg·次），重复时用量减半。

（曾祥周）

第十八章

拟肾上腺素药

拟肾上腺素药（adrenomimetic drugs）能产生与肾上腺素相似的作用，通过与肾上腺素受体结合并激动受体而产生作用，故又称肾上腺素激动药（adrenoceptor agonists）。肾上腺素激动药的基本化学结构是β-苯乙胺（β-phenylethylamine）。肾上腺素、去甲肾上腺素、异丙肾上腺素和多巴胺等在苯环上有3，4-二羟基，具有两个邻位羟基的苯环一般称为儿茶酚，故这类药又称为儿茶酚胺类（catecholamine，CA）。肾上腺素激动药按照对受体的选择性不同可分为：α受体激动药、α、β受体激动药、β受体激动药3类。

第一节　α肾上腺素受体激动药

一、α_1、α_2 肾上腺素受体激动药

去甲肾上腺素

去甲肾上腺素（Norepinephrine，NE；Noradrenaline，NA）是去甲肾上腺素能神经末梢释放的主要递质，也可由肾上腺髓质少量分泌。药用的是人工合成的左旋体，见光易失效，在中性尤其在碱性溶液中迅速氧化变为粉红色乃至棕色失效。在酸性溶液中较稳定。注射剂含稳定剂，故可保存。

【体内过程】

1. 吸收　皮下或肌内注射时，因血管剧烈收缩，吸收很少，易发生局部组织坏死，一般采用静脉滴注给药。

2. 分布　静脉注射去甲肾上腺素后，很快自血中消失，较多地被摄取而分布于受去甲肾上腺素能神经支配的脏器如心脏等以及肾上腺髓质中。外源性去甲肾上腺素可通过胎盘进入胎儿血液中。不易透过血脑屏障，很少到达脑组织。

3. 代谢　内源性和外源性去甲肾上腺素都可被去甲肾上腺素能神经末梢和非神经细胞所摄取。被摄取入非神经细胞内者，大多被代谢而失活。肝是外源性去甲肾上腺素的主要代谢器官。灭活去甲肾上腺素的酶，儿茶酚氧位甲基转移酶（COMT）和单胺氧化酶（MAO）广泛存在于许多组织内，特别是肝、肾、肠和血管壁细胞中。大部分

注入的去甲肾上腺素首先在 COMT 催化下，代谢为活性很低的间甲去甲肾上腺素和 3－甲氧－4－羟扁桃酸（vanillyl mandelic acid，VMA）。从去甲肾上腺素能神经释放的去甲肾上腺素则主要先被摄取入神经末梢，部分经 MAO 脱胺，然后在非神经细胞内经 COMT 转甲基形成 VMA。部分去甲肾上腺素或其间甲化合物可与硫酸或葡萄糖醛酸结合经肾脏排泄（图 18－1）。

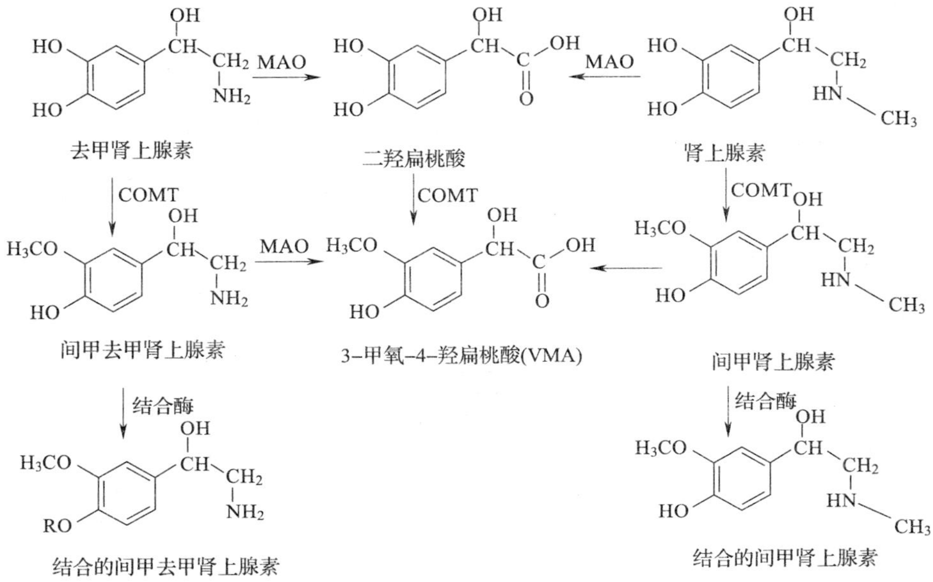

图 18－1　肾上腺素和去甲肾上腺素的代谢

R——硫酸根或葡萄糖醛酸根

4. 排泄　正常人 24h 尿中儿茶酚胺的代谢产物以 VMA 为主，约占儿茶酚胺代谢产物总量的 90%，静脉注射或滴注去甲肾上腺素后 96h 尿中代谢物的比率为：VMA32%，原形去甲肾上腺素为 4%～16%，与葡萄糖醛酸或硫酸结合的去甲肾上腺素为 8%，结合的间甲去甲肾上腺素为 18%。嗜铬细胞瘤患者尿中 VMA 的排泄量为 10～250mg/24h，故测定尿中的 VMA 量是此病的一种重要的诊断方法。

【药理作用】

去甲肾上腺素为 α_1、α_2 受体激动药，进入体内后，非选择性的激动 α_1 和 α_2 受体。对 β_1 受体作用较弱，对 β_2 受体几乎无作用。

1. 血管　激动血管的 α_1 受体，使血管收缩，主要是使小动脉和小静脉收缩。皮肤黏膜血管收缩最明显，其次是对肾脏血管的收缩作用。此外脑、肝、肠系膜甚至骨骼肌的血管也都呈收缩反应。但可使冠状血管舒张，增加冠状动脉血流，这可能由于心脏兴奋，心肌的代谢产物（如腺苷）增加，从而舒张血管，同时因血压升高，提高了冠状血管的灌注压力，故冠脉流量增加。

在一定情况下，去甲肾上腺素也可激动血管壁的去甲肾上腺素能神经突触前 α_2 受体，抑制递质去甲肾上腺素的释放，从而发挥负反馈作用，调节外源性去甲肾上腺素过于剧烈的收缩血管的作用。

2. 心脏 主要激动心脏的 β_1 受体，使心肌收缩性加强，心率加快，传导加速，心搏出量增加。但作用较肾上腺素弱。在整体情况下，由于血压升高，反射性兴奋迷走神经，其作用胜过直接加快心率，故心率反射性减慢。当剂量过大，或静脉注射过快时，会出现心律失常，但较肾上腺素少见。

3. 血压 去甲肾上腺素有较强的升压作用。小剂量滴注时可使心脏兴奋，外周血管收缩，但收缩作用尚不十分剧烈，故收缩压升高，舒张压升高不多而脉压略加大（图 18－2）。较大剂量时，因血管强烈收缩使外周阻力明显增高，故收缩压升高的同时舒张压也明显升高，脉压变小。

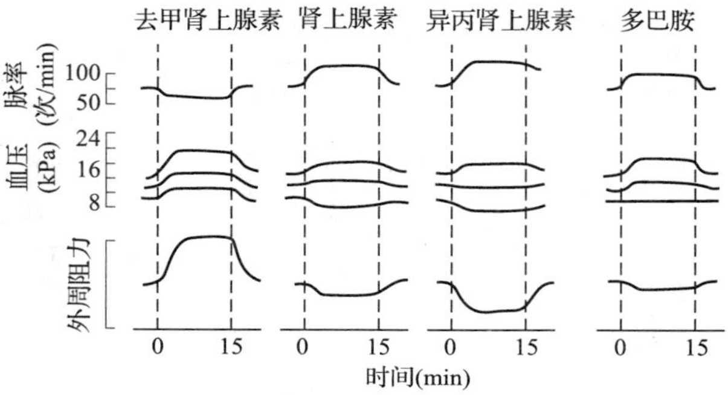

图 18－2　去甲肾上腺素、肾上腺素、异丙肾上腺素及多巴胺作用比较

（静脉滴注，除多巴胺 500μg/min 外，其余均 10μg/min）

4. 其他 其他作用都不显著。对血管以外的平滑肌和对机体代谢的影响均较弱，只有在大剂量时才出现血糖升高。对中枢作用也较肾上腺素弱。

【临床应用】

1. 休克 目前去甲肾上腺素类血管收缩药在休克治疗中已不占主要地位，仅限于某些休克类型如早期神经源性休克以及嗜铬细胞瘤切除后或药物中毒时的低血压。用去甲肾上腺素静脉滴注，使收缩压维持在 12kPa 左右，以保证心、脑等重要器官的血液供应。去甲肾上腺素的应用仅是暂时措施，如长时间或大剂量应用反而加重微循环障碍。也有人主张去甲肾上腺素与 α 受体阻断剂酚妥拉明合用以拮抗其缩血管作用，保留其 β 效应。

2. 上消化道出血 取本药适当稀释后口服，在食道或胃内因局部作用收缩黏膜血管，产生止血效果。

【不良反应】

1. 局部组织缺血坏死 静脉滴注时间过长、浓度过高或药液漏出血管，可引起局部缺血坏死。如发现外漏或注射部位皮肤苍白，应更换注射部位，进行热敷，并用普鲁卡因或 α 受体阻断药如酚妥拉明作局部浸润注射，以扩张血管。

2. 急性肾功能衰退 滴注时间过长或剂量过大，可使肾脏血管剧烈收缩，产生少尿、无尿和肾实质损伤，故用药期间尿量至少保持在每小时 25ml 以上。

3. 注意 本药禁用于高血压、动脉硬化症、器质性心脏病、无尿患者以及孕妇。

间羟胺

间羟胺（Metaraminol）又名阿拉明（Aramine），性质较稳定，可直接激动 α_1、α_2 肾上腺素受体，对 β 受体作用较弱。间羟胺也可被肾上腺素能神经末梢摄取进入囊泡，促使囊泡中的去甲肾上腺素释放，间接地发挥作用。本品不易被单胺氧化酶破坏，故作用较持久。短时间内连续应用，可因囊泡内去甲肾上腺素减少，使效应逐渐减弱，产生快速耐受性。此时适当加用小剂量的去甲肾上腺素，往往可恢复或增强间羟胺的升压作用。

间羟胺的主要作用是收缩血管，升高血压，升压作用较去甲肾上腺素弱、缓慢而持久，略增心肌收缩性，使休克病人的心输出量增加。对心率的影响不明显，有时血压升高反射地使心率减慢，很少引起心律失常。对肾脏血管的收缩作用也较弱，但仍能显著减少肾脏血流量。

由于间羟胺升压作用可靠，维持时间较长，与去甲肾上腺素比较，不易引起心悸和少尿等不良反应。可静脉滴注、肌内注射或皮下注射，应用方便，药液外漏也不致引起局部组织坏死。故临床上作为去甲肾上腺素的代用品，治疗早期休克和其他低血压状态，如手术后或脊椎麻醉后的休克。

二、α_1 肾上腺素受体激动药

去氧肾上腺素

去氧肾上腺素（Phenylephrine；苯肾上腺素，新福林，Neosynephrine）是人工合成品，激动 α_1 受体，作用与去甲肾上腺素相似但较弱，产生与去甲肾上腺素相似的收缩血管、升高血压的作用。由于升高血压，通过迷走神经反射地使心率减慢，故可用于阵发性室上性心动过速。本药使肾血流的减少比去甲肾腺素更为明显，故现已很少用在抗休克方面。本药尚能激动瞳孔开大肌的 α_1 受体，使之收缩，产生扩瞳作用，主要在眼底检查时用作快速短效的扩瞳药。

甲氧明

甲氧明（Methoxamine；甲氧胺，Methoxamedrine）为 α_1 受体激动药，一般剂量激动 β 受体的作用不明显，作用与去氧肾上腺素相似，主要收缩血管，升高血压，由于血压升高，反射性使心率减慢。可用于腰麻或全身麻醉等状态下的低血压。也可用于其他方法治疗无效的阵发性室上性心动过速。

三、α_2 肾上腺素受体激动药

中枢性 α_2 受体激动药包括可乐定（Clonidine）及甲基多巴（Methyldopa），见第二十九章。

外周性突触后膜 α_2 受体激动药有羟甲唑啉（Oxymetazoline，氧甲唑啉）和可乐定的衍生物阿可乐定（Apraclonidine）等。羟甲唑啉由于收缩局部血管可用做滴鼻治疗鼻黏膜充血和鼻炎。小儿用后可致中枢神经系统症状，2 岁以下儿童禁用。阿可乐定主要利用其降低眼压的作用，用于青光眼的短暂辅助治疗，预防眼压的回升。

第二节 β 肾上腺素受体激动药

一、β_1、β_2 肾上腺素受体激动药

异丙肾上腺素

异丙肾上腺素（Isoprenaline，Isoproterenol）是人工合成品，化学结构是去甲肾上腺素氨基上的一个氢原子被异丙基所取代。是经典的 β_1、β_2 受体激动药。

【体内过程】

口服异丙肾上腺素易在肠黏膜与硫酸结合，吸收后在肝脏代谢失效，故口服作用很弱。舌下给药因能舒张局部血管，少量可从黏膜下的舌下静脉丛迅速吸收。气雾剂吸入给药，吸收较快。吸收后主要在肝及其他组织中被 COMT 所代谢而失效。异丙肾上腺素较少被 MAO 代谢，也较少被去甲肾上腺素能神经所摄取，因此其作用维持时间较去甲肾上腺素、肾上腺素略长。最后与硫酸结合成甲基代谢物经肾排出。

【药理作用】

对 β 受体有很强的激动作用，对 β_1 和 β_2 受体选择性很低，对 α_2 受体几乎无作用。

1. 对心脏的作用 本药对心脏具有典型的 β_1 受体激动作用，表现为正性肌力、正性频率及加速传导的作用，缩短收缩期和舒张期。与肾上腺素比较，异丙肾上腺素加快心率、加速传导的作用较强，对窦房结有显著兴奋作用，引起心律失常的机会比肾上腺素少，也较少产生心室颤动。

2. 对血管和血压的影响 由于激动 β_2 受体而对血管有舒张作用，主要是使骨骼肌血管舒张，对肾血管和肠系膜血管舒张作用较弱，对冠状血管也有舒张作用。由于心脏兴奋和外周血管舒张，使收缩压升高或不变而舒张压略下降，脉压增大（图 18－2）。但如大剂量静脉注射给药，则可引起舒张压明显下降。

3. 对平滑肌的作用 除血管平滑肌外，本药也可激动其他平滑肌如支气管、胃肠道等的 β_2 受体。可缓解支气管平滑肌痉挛，且舒张支气管平滑肌比肾上腺素略强。但

对支气管黏膜的血管无收缩作用，故消除黏膜水肿的作用不如肾上腺素。久用可产生耐受性。

4. 其他 能增加组织的耗氧量。与肾上腺素比较，其升高血中游离脂肪酸作用相似，而升高血糖作用较弱。不易透过血脑屏障，治疗量时，中枢兴奋作用微弱。也具有抑制组胺等过敏性物质释放的作用。

【临床应用】

1. 支气管哮喘 舌下或喷雾给药，用于控制支气管哮喘急性发作，作用快速有效。

2. 房室传导阻滞 异丙肾上腺素具有强大的加速传导的作用，采用舌下含药，或静脉滴注给药，可治疗Ⅱ、Ⅲ度房室传导阻滞。

3. 心脏骤停 用于治疗各种原因，如溺水、电击、手术意外或药物中毒而造成的心脏骤停。适用于心室自身节律缓慢，高度房室传导阻滞或窦房结功能衰竭而并发的心脏骤停，较少诱发心室纤颤。常与肾上腺素、去甲肾上腺素或间羟胺配伍作心室内注射。

4. 休克 在补足血容量的基础上，对中心静脉压高、心排出量低，外周阻力高的休克患者具有一定疗效。但本药主要舒张骨骼肌血管，而改善组织微循环障碍的作用不明显，同时能显著增加心肌耗氧量，加快心率，对休克不利，故目前临床少用。

【不良反应】

常见的是心悸、头晕、皮肤潮红等。用药过程中应注意控制心率。在用气雾剂治疗支气管哮喘病人时，剂量不易掌握，如剂量过大，可致心肌耗氧量增加，易引起心律失常，甚至产生危险的心动过速及心室颤动。禁用于冠心病、心肌炎和甲状腺功能亢进、嗜铬细胞瘤患者。

二、β_1肾上腺素受体激动药

多巴酚丁胺

多巴酚丁胺（Dobutamine）为人工合成药，是含有左旋多巴酚丁胺和右旋多巴酚丁胺的消旋体。其化学结构和体内过程和多巴胺相似。口服无效，一般静脉滴注给药。

【体内过程】

口服无效，通过与肾上腺素相似的过程失活。一般静脉滴注给药，2min 左右生效，10min 达最大效应。

【药理作用】

左旋多巴酚丁胺可激活 α_1 受体，引起明显的升压效应；右旋多巴酚丁胺则阻断 α_1 受体，拮抗左旋多巴酚丁胺的效应。两者都激动 β 受体，但右旋体激动 β 受体作用为左旋体的 10 倍，消旋多巴酚丁胺的作用是两者的综合表现。由于其对 β_1 受体激动作

用强于 β_2 受体，故此药属于 β_1 受体激动药。

与异丙肾上腺素比较，本品的正性肌力作用比正性频率作用显著。这可能由于外周阻力变化不大和心脏有 α_1 受体激动时正性肌力作用的参与。而外周阻力的稳定又可能是因为 α_1 受体介导的血管收缩作用与 β_2 受体介导的血管舒张作用相抵消所致。

【临床应用】

静脉滴注短期治疗心脏手术后或心肌梗死并发心力衰竭，可增加心肌收缩力，增加心输出量。

【不良反应】

梗阻型肥厚性心肌病者禁用。心房颤动、室性心律失常、心肌梗死和高血压等患者慎用。连续应用可产生快速耐受性。

其他 β_1 受体激动药有普瑞特罗（Prenalterol）、扎莫特罗（Xamoterol）等，主要用于慢性充血性心力衰竭。

三、β_2 肾上腺素受体激动药

本类药物选择性地激动 β_2 受体，使支气管、子宫和骨骼肌、血管平滑肌松弛，对心脏 β_1 受体作用较弱。与异丙肾上腺素比较，本类药物具有强大的解除支气管平滑肌痉挛作用，而无明显的心脏兴奋作用。常用药物有沙丁胺醇（Salbutamol，羟基叔丁肾上腺素）、特布他林（Terbutaline，间羟叔丁肾上腺素）、沙美特罗（Salmeterol）、克仑特罗（Clenbuterol）等，故临床主要用于治疗支气管哮喘，见第四十一章。

第三节　α、β 肾上腺素受体激动药

肾上腺素

肾上腺素（Epinephrine，Adrenaline，AD）是肾上腺髓质的主要激素，其生物合成主要是在髓质铬细胞中首先形成去甲肾上腺素，然后进一步经苯乙胺 - *N* - 甲基转移酶（phenyleth - anolamine - *N* - methyl transferase，PNMT）的作用，使去甲肾上腺素甲基化形成肾上腺素。

药用肾上腺素可从家畜肾上腺提取或人工合成。肾上腺素化学性质不稳定，见光易失效；在中性，尤其是碱性溶液中，易氧化变色失去活性。

【体内过程】

1. 吸收　口服后在碱性肠液及肠黏膜和肝内被破坏，不能达到有效血药浓度。皮下注射因能收缩血管而延缓吸收。肌内注射因对骨骼肌血管不产生收缩作用，故吸收远较皮下注射为快。肌内注射作用维持约 10 ~ 30min，皮下注射作用维持 1h 左右。

2. 代谢　肾上腺素在体内的摄取与代谢途径与去甲肾上腺素相似。外源性和肾上腺髓质分泌的肾上腺素代谢的主要途径是被肝脏和其他组织的 COMT 催化形成间甲肾上腺素和 VMA 等，部分代谢产物最后与葡萄糖醛酸或硫酸结合而消除。

3. 排泄　静脉注射或滴注肾上腺素 96h 后尿中各种代谢产物和原形占总量的百分数为：间甲肾上腺素与其结合型约 34% ~57%，VMA 25% ~41%，肾上腺素 2% ~7%。本药可通过胎盘屏障。

【药理作用】

肾上腺素能激动 α 和 β 两类受体，产生较强的 α 型和 β 型作用，作用广泛而复杂。

1. 心脏　在心脏 β_1、β_2、α 受体共存，其中以 β_1 受体为主。肾上腺素作用于心肌、传导系统和窦房结的 β_1 受体，加强心肌收缩性，加快传导，加速心率，提高心肌的兴奋性，心输出量增加。与异丙肾上腺素相似，肾上腺素对离体心肌也有 β 作用特征，即正性缩率作用（positive klinotropic effect）。

肾上腺素对心脏的兴奋作用迅速而强大，且肾上腺素又能舒张冠状血管，改善心肌的血液供应，是一个强效的心脏兴奋药。但同时能提高心肌代谢，使心肌氧耗量增加，加上心肌兴奋性提高，当患者处于心肌缺血、缺氧及心力衰竭时，肾上腺素有可能使病情加重或引起快速性心律失常，甚至引起心室纤颤。如剂量大或静脉注射快，可引起心律失常。

2. 血管　肾上腺素主要收缩小动脉及毛细血管前括约肌，因为这些小血管壁的肾上腺素受体密度高；其次收缩静脉和大动脉。此外，由于体内各部位血管的肾上腺素受体的种类和密度的分布差异以及整体的调节因素，所以肾上腺素对各部位血管的效应也不一致，皮肤黏膜血管 α 受体占优势，收缩为最强烈；内脏血管，尤其是肾血管，也显著收缩；对脑和肺血管收缩作用十分微弱，有时由于血压升高而被动地舒张；骨骼肌血管的 β_2 受体占优势，故呈舒张作用；能舒张冠状血管，除可激动冠脉 β_2 受体外，其他机制同去甲肾上腺素。

3. 血压　肾上腺素对血管总外周阻力的影响与其剂量密切相关，小剂量和治疗量使心脏兴奋，心肌收缩力增强，心输出量增加，收缩压升高（图 18 -2）；由于骨骼肌血管舒张作用对血压的影响，抵消或超过了皮肤黏膜血管收缩作用的影响，故舒张压不变或下降，脉压略加大，有利于血液对各组织器官的灌注。较大剂量静脉注射时，血管强烈收缩，外周阻力明显增高，收缩压和舒张压均升高。

肾上腺素的典型血压改变多为双相反应，即给药后迅速出现明显的升压作用，而后出现微弱的降压反应，后者持续作用时间较长。如事先给予 α 受体阻断药，肾上腺素的升压作用可被翻转，呈现明显的降压反应，表现出肾上腺素对血管 β_2 受体的激动作用（图 18 -3）。

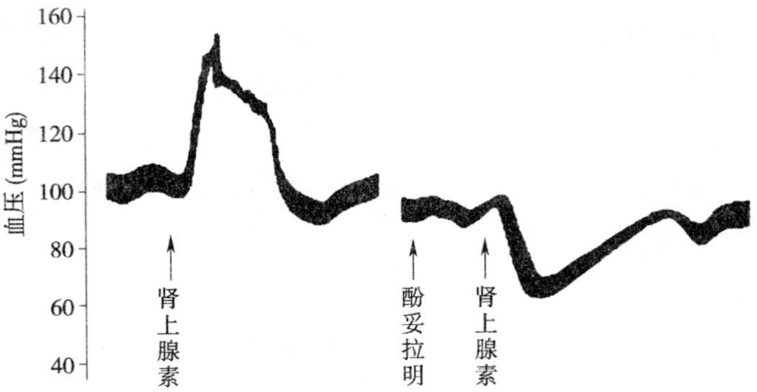

图 18－3 静脉注射肾上腺素和应用酚妥拉明后注射肾上腺素对血压的影响

4. 平滑肌 肾上腺素对平滑肌的作用主要取决于器官组织上的肾上腺素受体类型和分布密度。

（1）支气管 肾上腺素能激动支气管平滑肌的 β_2 受体，发挥强大的舒张作用。并能抑制肥大细胞释放过敏性物质如组胺等；肾上腺素还能激动支气管黏膜血管的 α 受体，使之收缩，降低毛细血管的通透性，有利于消除支气管黏膜水肿。

（2）胃肠道 肾上腺素抑制胃肠道平滑肌，表现为胃松弛，肠张力下降，蠕动频率及振幅降低。

（3）骨骼肌 肾上腺素能促进神经肌传递易化，可能由于激动 α、β 受体，促进 Ca^{2+} 内流，增加运动神经元递质的释放。

（4）膀胱 松弛膀胱逼尿肌，减缓排尿感，使尿潴留。

（5）眼 扩瞳作用不明显，但可使正常人和开角型青光眼患者的眼内压降低，这可能与减少房水的产生和促进其回流有关。

5. 代谢 治疗量下能提高机体代谢。肾上腺素兼具 α、β 受体激动作用，通过激动肝脏的 α 受体和 β_2 受体，促进肝糖原分解，升高血糖。此外，肾上腺素尚具降低外周组织对葡萄糖摄取的作用。肾上腺素还能激活甘油三酯酶加速脂肪分解，使血液中游离脂肪酸升高。一般剂量下，可使耗氧量升高 20%～30%。

6. 中枢神经系统 肾上腺素不易透过血脑屏障，故只有大剂量时才出现中枢兴奋症状，如呕吐、肌强直、惊厥等。治疗量时一般无中枢兴奋现象。

【临床应用】

1. 心脏骤停 用于溺水、麻醉和手术过程中的意外，药物中毒、传染病和心脏传导阻滞等所致的心脏骤停。对电击所致的心脏骤停在使用肾上腺素的同时，应配合心脏除颤器或利多卡因等除颤，同时必须进行有效的人工呼吸和心脏挤压等。

2. 过敏反应 输液反应或药物过敏，如青霉素等引起的过敏性休克，除糖皮质激素制剂外，肾上腺素也是一个重要药物。

肾上腺素能抑制过敏物质的释放，改善心脏功能和解除支气管平滑肌痉挛，迅速有效地缓解过敏性休克的临床症状，挽救患者生命。抢救时，应迅速皮下注射或肌内注射肾上腺素，但必须避免过量或注射过快造成的血压剧升及心律失常等不良反应。

3. 支气管哮喘　控制支气管哮喘的急性发作，皮下或肌内注射能于数分钟内奏效。

4. 局部应用　肾上腺素加入局麻药注射液中，可延缓局麻药的吸收，减少吸收中毒的可能性，同时又可延长局麻药的麻醉时间。一般局麻药中肾上腺素的浓度为 1∶250000～1∶200000。

当鼻黏膜和齿龈出血时，可将浸有 0.1% 盐酸肾上腺素的纱布或棉花球填塞出血处，使微血管收缩而止血。

5. 治疗青光眼　做成 1%～2% 的滴眼液慢性应用，可以促进房水流出，降低眼内压。

【不良反应】

一般不良反应为心悸、烦躁、头痛、震颤等，停药后症状可自动消失。如剂量过大或静脉注射过快，可引起血压升高等，血压剧升有发生脑溢血的危险，故老年人慎用。本品也能引起心律失常，甚至心室纤颤，故应严格掌握剂量。禁用于高血压、器质性心脏病、冠状动脉病变、糖尿病和甲状腺功能亢进症等。

麻黄碱

麻黄碱（Ephedrine）是从中药麻黄、中麻黄或木贼麻黄干燥草质茎中提取的生物碱。两千年前的《神农本草经》即有麻黄能“止咳逆上气”的记载。20 世纪 20 年代，陈克恢对麻黄碱进行了系统的药理学研究。麻黄碱现已可人工合成，药用其左旋体或消旋体。

【体内过程】

口服易吸收，皮下注射吸收比口服快。可通过血脑屏障进入脑脊液，也可分泌于乳汁中。小部分在体内被 MAO 代谢，大部分以原形自尿排出。代谢和排泄都缓慢，故作用较肾上腺素持久。

【药理作用】

麻黄碱能激动 α、β 两种受体，并能促进去甲肾上腺素的释放。与肾上腺素比较，麻黄碱具有下列特点：①性质稳定，口服有效；②拟肾上腺素作用弱而持久；③中枢兴奋作用较显著；④连续使用可发生快速耐受性。

1. 心血管　兴奋心脏，使心收缩加强、心率加快，心输出量增加。在整体情况下由于血压升高，反射性兴奋迷走神经，抵消了它直接加速心率的作用，故心率变化不大。麻黄碱的升高血压作用出现缓慢而持久，可维持数小时。且收缩压升高比舒张压显著，脉压增加。一般内脏血流量减少，但冠脉、脑血管和骨骼肌血流量增加。

2. 支气管平滑肌　松弛作用较肾上腺素弱，起效慢但持久。

3. 中枢作用 由于本药能透过血脑屏障，故具有较肾上腺素为显著的中枢兴奋作用，较大剂量可兴奋大脑和皮层下中枢，引起精神兴奋、不安和失眠等。

4. 骨骼肌 可增强重症肌无力患者的的骨骼肌张力。

5. 快速耐受性（tachyphylaxis） 麻黄碱、间羟胺等当短期内反复给药，作用可逐渐减弱，称为快速耐受性。停药数小时后，可以恢复。可能归因于连续给药所致递质消耗和受体脱敏（desensitization）。每日用药如不超过3次则快速耐受性一般不明显。

【临床应用】

1. 支气管哮喘 用于预防发作和轻症的治疗，对于重症急性发作效果较差。

2. 鼻塞用药 常用0.5%～1%溶液滴鼻可消除黏膜充血和肿胀。

3. 防治某些低血压状态 肌内注射或皮下注射可用于防治硬膜外和蛛网膜下麻醉所引起的低血压。也可用本药10～30mg静脉注射，治疗局麻药中毒所出现的低血压。

4. 其他 缓解荨麻疹和血管性神经水肿的皮肤黏膜症状。

【不良反应】

有时出现中枢兴奋所致的不安、失眠等，避免在晚饭后服用；晚间服用宜加镇静催眠药以防止失眠。连续滴鼻治疗过久，可产生反跳性鼻黏膜充血。前列腺肥大患者服用本药会增加排尿困难。本药禁用于高血压、动脉粥样硬化、冠心病、甲状腺功能亢进患者。哺乳期妇女禁用。

第四节 多 巴 胺

多巴胺（Dopamine，DA）是去甲肾上腺素生物合成的前体，存在于去甲肾上腺素能神经、神经节和中枢神经系统，为黑质－纹状体通路的递质。药用的是人工合成品。

【体内过程】

与肾上腺素相似，口服易在肠和肝中被破坏而失效。一般用静脉滴注给药，在体内迅速经MAO和COMT的催化而代谢失效，故作用时间短暂，作用时间的长短与用量不相关。本药不易透过血脑屏障，故外源性多巴胺无明显中枢作用。

【药理作用】

多巴胺主要激动α、β和外周的多巴胺受体。

1. 心脏 主要激动心脏β_1受体，并有促进去甲肾上腺素释放作用，能使心脏收缩性加强，心输出量增加。一般剂量对心率影响不明显，大剂量可加快心率。但增加心输出量与加速心率的作用比异丙肾上腺素弱。

2. 血管和血压 多巴胺对心血管的作用与用药浓度有关，低浓度时使肾和肠系膜血管舒张。多巴胺能增加收缩压和脉压，而对舒张压无作用或稍增加（图18－2），这可能是心输出量增加，而肾和肠系膜动脉阻力下降，其他血管阻力微升使总外周阻力变化不大的结果。多巴胺的血管舒张作用不能为β受体阻断药、阿托品以及抗组胺药所拮抗，故认为是选择性地作用于血管的多巴胺受体（D_1 受体）之故。

大剂量给药则主要表现为血管收缩，引起外周阻力增加，血压上升。这一效应可被 α 受体阻断药酚妥拉明拮抗，说明这一作用是激动 α 受体（α_1 受体）的结果。

3. 肾脏　低浓度多巴胺激动肾血管的多巴胺 D_1 受体，能舒张肾血管，使肾血流量增加，肾小球的滤过率也增加。此外，多巴胺尚能直接抑制肾小管重吸收 Na^+，有排钠利尿作用。大剂量反可使肾血管明显收缩，肾血流减少。

【临床应用】

用于抗休克，如心源性休克、感染中毒性休克和出血性休克等，对于伴有心收缩性减弱及尿量减少而血容量已补足的休克患者疗效较好。此外，本品尚可与利尿药合并应用于急性肾功能衰竭。

【不良反应】

偶见恶心、呕吐。如剂量过大或滴注太快可出现心动过速、心律失常和肾血管收缩引致肾功能下降等，一旦发生，应减慢滴注速度或停药。长时间滴注可出现手足疼痛或发冷，甚至局部坏死。嗜铬细胞瘤患者禁用。室性心律失常、闭塞性血管病、心肌梗死、高血压患者慎用。

小结　拟肾上腺素药能产生与肾上腺素相似的作用，通过与肾上腺素受体结合并激动受体而产生作用，因此又称为肾上腺素受体激动药。按照对受体的选择性不同可分为：α 受体激动药、α、β 受体激动药、β 受体激动药 3 类。

α 受体激动药主要有去甲肾上腺素、间羟胺、去氧肾上腺素等，激动 α 受体作用强大。α、β 受体激动药主要有肾上腺素、多巴胺、麻黄碱等。β 受体激动药以异丙肾上腺素为代表。它们都是胺类，作用与兴奋交感神经的效应相似。根据其药理作用，临床主要用于心脏停搏、过敏性休克、哮喘及鼻黏膜充血等。

思考题

1. 试比较去甲肾上腺素、肾上腺素和异丙肾上腺素对血压的影响。
2. 多巴胺有何特点？有何临床意义？

制剂与用法

重酒石酸去甲肾上腺素（Noradrenaline Bitartrate）　2mg 相当于去甲肾上腺素 1mg，一般以本品 2mg 加于 5% 葡萄糖液 500ml 中，静脉滴注，每分钟滴入0.004 ~0.008mg。

重酒石酸间羟胺（Metaraminol Bitartrate）　19mg 相当于间羟胺 10mg，肌内注射，间羟胺 10mg/次；或 10 ~ 20mg 以葡萄糖液 100ml 稀释后静脉滴注。极量：静脉滴注

100mg/次（每分钟0.2～0.4mg）。

盐酸脱氧肾上腺素（Phenylephrine Hydrochloride） 肌内注射，2～5mg/次；或10mg以葡萄糖液100ml稀释后静脉滴注。极量：肌内注射10mg/次，静脉滴注每分钟0.18mg。

盐酸甲氧明（Methoxamine Hydrochloride） 肌内注射，10～20mg/次，或缓慢静脉注射，5～10mg/次；或20mg/次，用葡萄糖液稀释，缓慢静脉滴注。极量：肌内注射20mg/次，60mg/d；静脉注射10mg/次。

盐酸肾上腺素（Adrenaline Hydrochloride） 皮下或肌内注射，0.25～0.5mg/次。必要时可心室内注射，0.25～0.5mg/次，用生理盐水稀释10倍。极量：皮下注射1mg/次。

盐酸多巴胺（Dopamine Hydrochloride） 20mg加入5%葡萄糖液200～500ml内，静脉滴注，75～100μg/min。极量：静脉滴注20μg/（kg·min）。

盐酸麻黄碱（Ephedrine Hydrochloride） 口服，25mg/次，3次/d；皮下或肌内注射，15～30mg/次。极量：口服、皮下或肌内注射，0.06g/次，0.15g/d。

硫酸异丙肾上腺素（Isoprenaline Sulfate） 静脉滴注，以0.1～0.2mg加于5%葡萄糖液100～200ml中，每分钟滴入0.5～2ml，或按需要而定。

盐酸异丙肾上腺素（Isoprenaline Hydrochloride） 气雾剂：0.25%。喷雾吸入，0.1～0.4mg/次。舌下含，10mg/次，3次/d。极量：喷雾吸入，0.4mg/次，2.4mg/d；舌下含，20mg/次，60mg/d。

（刘　嫱　符　健）

第十九章

肾上腺素受体阻断药

肾上腺素受体阻断药（adrenoceptor blockers），又称肾上腺素受体拮抗药（adrenoceptor antagonists），指能阻断肾上腺素受体，从而拮抗去甲肾上腺素神经递质或肾上腺素受体激动药作用的药物。根据对α和β受体的选择性不同，本类药物可以分为α受体阻断药，β受体阻断药和α、β受体阻断药3大类。

第一节　α肾上腺素受体阻断药

α肾上腺素受体阻断药（α adrenoceptor blockers，α adrenoceptor antagonists）能选择性地与α受体结合，其本身不激动或较少激动肾上腺素受体，却能阻断去甲肾上腺素能神经递质及肾上腺素受体激动药与α受体结合，从而产生抗肾上腺素作用。本类药物主要通过阻断α_1受体和（或）α_2受体而产生对心脏、血管和血压的作用。它们能将肾上腺素的升压作用翻转为降压，这个现象称为“肾上腺素作用的翻转”（adrenaline reversal）。这是因为α受体阻断药选择性地阻断了与血管收缩有关的α_1受体，不影响与血管舒张有关的β受体，所以能激动α受体和β受体的肾上腺素的血管收缩作用被取消，而血管舒张作用得以充分地表现出来。对于主要作用于血管α受体的去甲肾上腺素，它们只能取消或减弱其升压效应而无“翻转作用”。对于主要作用于β受体的异丙肾上腺素的降压作用则无影响（图19－1）。

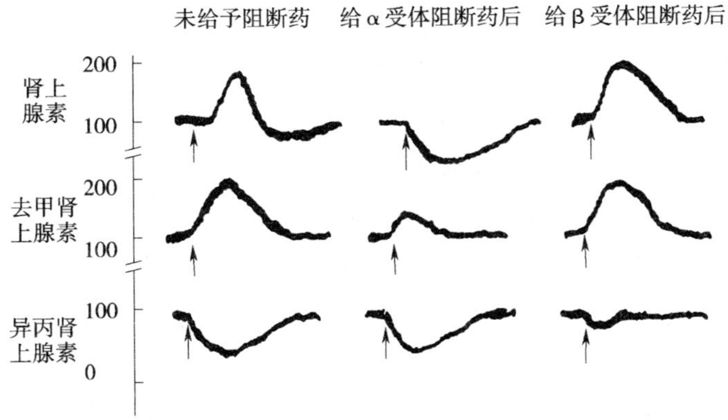

图19－1　给予肾上腺素受体阻断药后对狗血压的影响

根据α受体阻断药对受体亚型的选择性不同，可将其分为3类：α_1、α_2肾上腺素受体阻断药，α_1肾上腺素受体阻断药，α_2肾上腺素受体阻断药。从作用时间看，可分为长效类与短效类。

一、α_1、α_2肾上腺素受体阻断药

酚妥拉明

酚妥拉明（Phentolamine）又名立其丁（Regitine），为咪唑啉衍生物。酚妥拉明以氢键、离子键与受体结合，结合比较疏松，可被大剂量儿茶酚胺或拟肾上腺素药在α_1和α_2受体水平上竞争拮抗，亦称为竞争性α受体阻断药。它们可使激动药的量效曲线平行右移，增加激动药的剂量仍可达到最大效应。

【体内过程】

酚妥拉明生物利用度低，口服效果仅为注射给药的20%。口服后30min血药浓度达峰值，作用维持约3～6h；肌内注射作用维持30～45min。大多以无活性的代谢物从尿中排泄。

【药理作用】

本药为短效α受体阻断药，选择性地阻断α受体，对α_1和α_2受体的亲和力相同。

1. 血管 静脉注射能使血管舒张，外周血管阻力降低，血压下降，肺动脉压下降尤为明显。其机制主要是对血管的直接舒张作用，大剂量也出现阻断α受体的作用。

2. 心脏 由于血管舒张，血压下降，反射地引起心脏兴奋，加上该药能阻断神经末梢突触前膜α_2受体，从而促进去甲肾上腺素释放，致使心收缩力加强，心率加快，输出量增加。偶可致心律失常。亦可翻转肾上腺素的升压作用。

3. 其他 本药也能阻断5-HT受体，激动M胆碱受体和H_1、H_2受体。有拟胆碱作用，使胃肠平滑肌兴奋。有组胺样作用，使胃酸分泌增加，皮肤潮红等。

【临床应用】

1. 用于外周血管痉挛性疾病 如肢端动脉痉挛的雷诺综合征、血栓闭塞性脉管炎及冻伤后遗症等。

2. 去甲肾上腺素静脉滴注外漏 在静脉滴注去甲肾上腺素过量或发生外漏时，可用本品10mg溶于10～20ml生理盐水中，作皮下浸润注射。

3. 肾上腺嗜铬细胞瘤 用于此病的鉴别诊断、术前准备以及手术过程中发生的高血压危象，能使嗜铬细胞瘤所致的高血压下降。

4. 抗休克 在补足血容量基础上，能使血管舒张，外周阻力降低，心搏出量增加，从而改善休克状态时的内脏血液灌注，解除微循环障碍。并能明显降低肺循环阻力，防止肺水肿的发生。目前主张合用去甲肾上腺素，以对抗去甲肾上腺素的α型收缩血管的作用，保留其β型加强心肌收缩力的作用，提高抗休克的疗效，减少不良反应。

5. 治疗急性心梗和顽固性充血性心力衰竭 应用酚妥拉明扩张血管，降低外周阻

力，使心脏后负荷明显降低，左室舒张末期压与肺动脉压下降，心输出量增加，心力衰竭得以减轻。

【不良反应】

常见的反应有直立性低血压，胃肠道平滑肌兴奋所致的腹痛、恶心、呕吐等反应，可诱发或加剧溃疡病（可能与其胆碱受体激动作用有关）。注射给药有时可引起严重的心动过速、心律失常和心绞痛，因此须缓慢注射或滴注。胃炎、胃十二指肠溃疡病、冠心病患者慎用。

妥拉唑啉

妥拉唑啉（Tolazoline，苄唑啉）为短效 α 受体阻断药，对 α 受体阻断作用与酚妥拉明相似，但较弱。此外，尚有组胺样作用和拟胆碱作用。口服和注射都易吸收，大部分以原形从肾小管排泄。能舒张血管，兴奋心脏和胃肠道平滑肌，可增加唾液腺、泪腺、汗腺和胃肠道分泌。

主要用于血管痉挛性疾病的治疗，也可用于嗜铬细胞瘤以控制症状。局部浸润注射用以处理去甲肾上腺素静脉滴注时药液外漏。不良反应与酚妥拉明相似，但发生率较高。有皮肤潮红、竖毛、寒颤、恶心、呕吐、心动过速、直立性低血压等。可诱发或加剧溃疡病。

酚苄明

酚苄明（Phenoxybenzamine）又名苯苄胺（Dibenzyline），是人工合成品。酚苄明进入体内后，其分子中的氯乙胺基须环化，形成乙撑亚胺基，与 α 受体形成共价键牢固结合，即使应用大剂量的去甲肾上腺素也难以完全拮抗其作用，须待药物从体内清除后，作用才能消失，故称为长效的非竞争性 α 受体阻断药。起效慢，但作用强而持久。

【体内过程】

口服吸收达 20% ~30%。因刺激性强，不作肌内或皮下注射，仅作静脉注射。静脉注射 1h 后可达最大效应。本品脂溶性高，大剂量用药可积蓄于脂肪组织中，然后缓慢释放。经肝脏代谢，随尿和胆汁排泄。药物排泄缓慢，一次给药，12h 约排泄 50%，24h 约排泄 80%，1 周后尚有少量存留在体内。

【药理作用】

能舒张血管，降低外周血管阻力，明显降低血压。对于静卧的正常人，缓慢静脉注射一般剂量（1mg/kg），收缩压改变很少而舒张压下降。但当交感神经张力高、血容量减少或直立时，就会引起显著的血压下降。由于血压下降所引起的反射作用，加上阻断突触前 α_2 受体作用又可使心率加速。

【临床应用】

主要用于治疗外周血管痉挛性疾病，也可用于休克和嗜铬细胞瘤的治疗。

【不良反应】

常见的有直立性低血压、心悸、鼻塞、口干等；空腹口服可致恶心、呕吐及嗜睡、疲乏等中枢抑制症状。治疗休克时必须充分补液，缓慢注射本药，密切监护。

二、α_1 肾上腺素受体阻断药

α_1 肾上腺素受体阻断药对动脉和静脉的 α_1 受体均有较高的选择性，能拮抗肾上腺素和去甲肾上腺素的升压作用，但不促进去甲肾上腺素的释放，因此能扩张血管，降低外周阻力，降低血压，但加快心率的作用较弱。

临床常用哌唑嗪（Prazosin）、特拉唑嗪（Terazosin）及多沙唑嗪（Doxazosin）等，主要用于治疗高血压和顽固性心功能不全，也用于良性前列腺肥大，改善排尿困难的症状。

哌唑嗪（Prazosin）选择性地阻断 α_1 受体而对 α_2 受体的阻断极少，因此不促进去甲肾上腺素的释放，加快心率的副作用较轻，口服有效。近年合成不少哌唑嗪的衍生物，成为一类新型降压药，将在第二十九章中叙述。

坦洛新（Tamsulosin）结构与其他 α_1 受体阻断药不同，生物利用度高。对 α_{1A}受体的阻断作用明显强于对 α_{1B}受体的阻断作用，而 α_{1A}受体主要存在于前列腺，α_{1B}受体主要存在于血管，因此非选择性 α 受体阻断药酚苄明、α_1 受体阻断药哌唑嗪、α_{1A}受体阻断药均可治疗良性前列腺肥大，改善排尿症状，但对于心血管的影响明显不同，酚苄明可降低血压和引起心悸，哌唑嗪降低血压，坦洛新则对心率和血压没有明显影响。

三、α_2 肾上腺素受体阻断药

育亨宾（Yohimbine）能选择性地阻断 α_2 受体，易进入中枢神经系统，阻断 α_2 受体，可促进去甲肾上腺素释放，增加交感神经张力，导致血压升高，心率加快。育亨宾也是 5－HT 的拮抗剂。主要用作科研的工具药。

第二节 β 肾上腺素受体阻断药

β 肾上腺素受体阻断药（β adrenoceptor blockers，β adrenoceptor antagonists）能与去甲肾上腺素能神经递质或肾上腺素受体激动药竞争 β 受体从而拮抗其 β 型拟肾上腺素的作用。它们与激动剂呈典型的竞争性拮抗。

【构效关系】

从化学结构上看，β 受体阻断药与 β 受体激动药异丙肾上腺素有相似之处，并与药理效应密切相关。

（1）α 位碳原子侧链上为仲胺或叔胺，与 β 受体的亲和力有关。

（2）芳香环上的基团主要决定药物对 β 受体结合后发挥激动作用还是拮抗作用。

β受体阻断药的芳香环可能是一个或两个苯环也可以是一杂环。

（3）中间链的长度和 $-O-CH_2-$ 与药物的阻断作用强度有关。

（4）左旋体的作用为右旋体50~100倍，说明构效关系中具有立体特异性。

【分类】

根据对 β_1 受体的选择性和有无内在拟交感活性（intrinsic sympathomimetic activity, ISA）两种重要特性，β受体阻断药可分为以下几类。

1. β_1、β_2 受体阻断药

（1）无内在拟交感活性的 β_1、β_2 受体阻断药　如普萘洛尔、噻吗洛尔。

（2）有内在拟交感活性的 β_1、β_2 受体阻断药　如吲哚洛尔。

2. β_1 受体阻断药

（1）无内在拟交感活性的 β_1 受体阻断药　如阿替洛尔、美托洛尔等。

（2）有内在拟交感活性的 β_1 受体阻断药　如醋丁洛尔、塞利洛尔等。

【体内过程】

β受体阻断药的体内过程特点与其脂溶性相关。

1. 吸收　脂溶性高的药物口服易吸收，但首关消除明显，生物利用度低，如普萘洛尔、美托洛尔等；而水溶性高的药物口服吸收差，但首关消除低，生物利用度高，如阿替洛尔。食物可减少水溶性β受体阻断药的吸收，但可提高普萘洛尔、美托洛尔和拉贝洛尔的生物利用度。

2. 分布　一般能分布到全身各组织，高脂溶性和低血浆蛋白结合率的β受体阻断药，分布容积较大。普萘洛尔、美托洛尔在脑脊液中的浓度与血浆浓度相似，阿替洛尔仅为血浆浓度的1/10~1/15。

3. 消除　脂溶性高的β受体阻断药主要在肝内代谢，少量从尿中以原形排出，药物的 $t_{1/2}$ 约为2~5h。在肝脏疾病、肝血流量减少或肝药酶被抑制时，药物消除速度减慢，$t_{1/2}$ 延长。脂溶性低的β受体阻断药主要以原形从肾脏排泄。当患者肾功能不全时，则可产生蓄积作用。

【药理作用】

1. β受体阻断作用

（1）心血管系统　对心脏的作用是β受体阻断药的主要作用。主要由于阻断心脏 β_1 受体，可使心率减慢，心收缩力减弱，心输出量减少，心肌耗氧量下降，血压稍降低。由于非选择性β受体阻断药如普萘洛尔对血管 β_2 受体也有阻断作用，使心脏功能受到抑制，表现为延缓心房和房室结的传导，延长心电图（ECG）的P-R间期（房室传导时间）。同时，反射地兴奋交感神经引起血管收缩和外周阻力增加，肝、肾和骨骼肌以及冠状血管血流量降低。

（2）支气管平滑肌　支气管平滑肌的 β_2 受体被β受体阻断药阻断，使支气管平滑肌收缩而增加呼吸道阻力。但这种作用较弱，对正常人影响较少，只有在支气管哮喘的患者，有时可诱发或加重哮喘的急性发作。选择性 β_1 受体阻断药此作用较弱。因此，支气管哮喘患者禁用非选择性 β 受体阻断药。

（3）代谢　一般认为人类脂肪的分解主要与 β_2 受体激动有关，而肝糖原的分解与 α 和 β_2 受体有关。因此 β 受体阻断药可抑制交感神经兴奋所引起的脂肪分解，增加冠状动脉粥样硬化性心脏病的危险性。当 β 受体阻断药与 α 受体阻断药合用时则可拮抗肾上腺素的升高血糖的作用。普萘洛尔并不影响正常人的血糖水平也不影响胰岛素的降低血糖作用，但能延缓用胰岛素后血糖水平的恢复。

（4）肾素　β_1 受体阻断药能减少交感神经兴奋所致肾素的释放。在各种 β 受体阻断药中，普萘洛尔降低肾素释放的作用最强，噻吗洛尔次之，吲哚洛尔和阿普洛尔较弱。

2. 其他　普萘洛尔有抗血小板聚集作用。有几种 β 受体阻断药可减少房水的产生，降低眼内压。

【临床应用】

1. 心律失常　对多种原因引起的室上性和室性心律失常均有效，尤其对运动、激动等所致的心律失常或心肌缺血、强心苷中毒或拟肾上腺素药引起的心律失常等疗效好（见第三十五章）。

2. 心绞痛和心肌梗死　对心绞痛有良好的疗效，减少心绞痛发作，改善运动耐量，可降低心肌梗死病人的复发和猝死率（见第三十二章）。

3. 高血压　β 受体阻断药是治疗高血压的基础药物。能使高血压病人的血压下降，并能减轻其他药物引起的心率加快等不良反应（见第二十九章）。

4. 其他　用于甲状腺功能亢进及甲状腺中毒危象，对控制激动不安、心动过速和心律失常等症状有效，并能降低基础代谢率。也用于嗜铬细胞瘤和肥厚性心肌病。噻吗洛尔局部用药可降低眼内压，治疗青光眼。β 受体阻断药还可用于偏头痛、肌震颤、肝硬化的消化道出血等。

【不良反应】

1. 一般的不良反应　如恶心、呕吐、轻度腹泻等，停药后迅速消失。偶见过敏反应如皮疹、血小板减少等。

2. 严重不良反应　主要为抑制心脏功能，有时可突然出现急性心力衰竭，可能与个体差异有关。此外，由于 β_2 受体的阻断，可增加呼吸道阻力，诱发或加重支气管哮喘；也可引起间歇性跛行或雷诺病。

3. 停药反跳现象　长期应用 β 受体阻断药突然停药后，常使原来的病症加重，此种现象称为停药反跳（rebound）。因此，病情控制后应逐渐减量用药。

禁用于心功能不全、窦性心动过缓、重度房室传导阻滞和支气管哮喘等患者，慎用于心肌梗死患者及肝功能不良者。

普萘洛尔

普萘洛尔（Propranolol，心得安）是等量的左旋和右旋异构体的消旋品，仅左旋体有阻断β受体的作用。

【体内过程】

口服吸收率大于90%，主要在肝脏代谢，首关消除率60%～70%，生物利用度仅为30%。口服后血浆高峰时间为1～3h，$t_{1/2}$为2～5h。老年肝肾功能减退，$t_{1/2}$可延长。当长期给药或大剂量给药时，肝的消除功能被饱和，其生物利用度可提高。血浆蛋白结合率大于90%。易于通过血脑屏障和胎盘，也可分泌于乳汁中。其代谢产物90%以上从肾排泄。不同个体口服相同剂量的普萘洛尔，血浆高峰浓度相差可达25倍，这可能由于肝消除功能不同所致。因此临床用药需从小剂量开始，逐渐增加到适当剂量。

【药理作用与临床应用】

普萘洛尔具较强的β受体阻断作用，对β_1和β_2受体的选择性很低，无内在拟交感活性。用药后使心率减慢，心收缩力和输出量减低，冠脉血流量下降，心肌耗氧量明显减少，对高血压病人可使血压下降，支气管阻力也有一定程度的增高。可用于治疗心律失常、心绞痛、高血压、甲状腺功能亢进等。

噻吗洛尔

噻吗洛尔（Timolol，噻吗心安）是已知作用最强的β受体阻断药。能减少房水的生成，常用其滴眼剂，降低眼内压治疗青光眼。本品0.1%～0.5%溶液的疗效与毛果芸香碱1%～4%相近或较优，每日滴眼2次即可，且无缩瞳和调节痉挛等不良反应。

吲哚洛尔

吲哚洛尔（Pindolol，心得静）作用类似普萘洛尔，但强度为普萘洛尔的6～15倍。内在活性较强，主要表现在激动β_2受体方面。激动血管平滑肌β_2受体而致的舒张血管作用有利于高血压的治疗。激动心肌所含的少量β_2受体（人类心室肌β_1与β_2受体比率为74∶26，心房肌为86∶14）又可减少心肌抑制作用。

阿替洛尔和美托洛尔

阿替洛尔（Atenolol，氨酰心安）和美托洛尔（Metoprolol，美多心安）对β_1受体有选择性阻断作用，对β_2受体作用较弱，故增加呼吸道阻力作用较轻，但对哮喘病人仍需慎用。临床试验证明，阿替洛尔每日75～600mg降压效果比普萘洛尔每日60～480mg为佳。阿替洛尔的$t_{1/2}$和作用维持时间均较普萘洛尔和美托洛尔长，临床应用时每日口服一次即可，普萘洛尔和美托洛尔则需每日2～3次。

拉贝洛尔

拉贝洛尔（Labetalol，柳胺苄心定）的特点是兼具α和β受体阻断作用，其对β受体阻断作用为对α受体阻断作用的5～10倍。口服可吸收，生物利用度20%～40%，口服血浆药物浓度差异大。$t_{1/2}$为4～6h，血浆蛋白结合率为50%，约有99%在肝脏被迅速代谢，只有少量以原形经肾脏排泄。

多用于中度和重度高血压病、心绞痛，主要通过阻断β受体抑制心脏和阻断α受体舒张血管，从而发挥较好的疗效。此外尚有增加肾血流量的作用。本药常见的不良反应有眩晕、乏力、恶心等。哮喘及心功能不全者禁用。注射液不能与葡萄糖盐水混合滴注。

小结　肾上腺素受体阻断药，又称肾上腺素受体拮抗药，指能阻断肾上腺素受体，从而拮抗去甲肾上腺素神经递质或肾上腺素受体激动药作用的药物。根据对α和β受体的选择性不同，本类药物可以分为α受体阻断药，β受体阻断药和α、β受体阻断药3大类。α受体阻断药主要有酚妥拉明、哌唑嗪等；β受体阻断药主要有普萘洛尔、美托洛尔等；α、β受体阻断药以拉贝洛尔为代表。根据其药理作用，α受体阻断药临床上主要用于外周血管痉挛性疾病、去甲肾上腺素滴注外漏、药源性高血压、良性前列腺增生等；β受体阻断药主要用于快速性心律失常、心肌梗死、高血压等的治疗。

思考题

1. 什么是肾上腺素作用的翻转？
2. β肾上腺素受体阻断药的药理作用与临床应用有哪些？
3. 如何抢救α肾上腺素受体阻断药引起的低血压？为什么？

制剂与用法

甲磺酸酚妥拉明（Phentolamine Methanesulfonate）　肌内或静脉注射，5mg/次。

盐酸妥拉唑啉（Tolazoline Hydrochloride）　口服，25mg/次，3次/d；肌内注射，25mg/次。

盐酸酚苄明（Phenoxybenzamine Hydrochloride）　口服，10～20mg/次，2次/d。抗休克，0.5～1mg/kg，加入5%葡萄糖液200～500ml中静脉滴注，最快不得少于2h内滴完。

盐酸普萘洛尔（Propranolol Hydrochloride）　抗心绞痛及抗高血压，口服，10mg/次，3次/d，每4～5日增加10mg，直至每日80～100mg，或至症状明显减轻或消失。抗心律失常，口服，10～20mg/次，3次/d。

（刘　嫱　符　健）

第二十章

局部麻醉药

局部麻醉药（local anaesthetics）简称局麻药，是一类局部应用于神经末梢或神经干周围的药物，能暂时、完全和可逆性地阻断神经冲动的产生和传导，在意识清醒的条件下，使局部痛觉暂时消失，对各类组织都无损伤性影响。

【体内过程】

1. 吸收　进入组织后的局麻药可被细胞外液所稀释及被毛细血管所摄取，最终进入血流。注药部位、剂量、是否加用血管收缩药及药物本身的特性是决定局麻药吸收速率的主要因素，静脉注射吸收速度最快，黏膜表面麻醉时吸收速度仅次于静脉注射，咽喉部和气管、支气管黏膜的吸收速度相当于静脉注射速度，可能被肺泡气雾化成微粒迅速吸收，因重力作用坐位比卧位更快。皮下和皮内注射吸收速度最缓慢，食管和胃黏膜对局麻药吸收作用不明显，还可被胃内酸性物质所破坏。正常尿道黏膜吸收较慢，但一旦黏膜被器械等擦伤时，吸收也会很迅速，所以尿道黏膜表面麻醉引起中毒反应并非罕见。各部位注药后的血药浓度按以下顺序依次递减：气管内 > 肋间 > 骶管 > 硬膜外 > 臂丛 > 坐骨神经 > 蛛网膜下腔 > 皮下浸润。同一部位注药时，该部位的循环状况也可影响其吸收速率。

2. 分布　局部注入的局麻药在体内的分布一般为三室模式。快速消散相（α）是人体高灌流器官对局麻药摄取的结果，通常以快速分布半衰期（$t_{1/2\alpha}$）表示。慢相分布（β）主要是低灌流器官对局麻药的摄取。局麻药的生物转化和排泄称为 γ 相。如果 $t_{1/2\gamma}$ 非常短，表示其生物转化速度非常快。局麻药的分布速度取决于器官血流量、体液 pH、药物的血浆蛋白及组织的结合率等。局麻药吸收后首先分布到高灌流器官如心、肺、脑、肝等中央室，然后再分布到低灌流组织，如肌肉、脂肪和皮肤等周边室。随着局麻药在体内被组织器官的摄取，药物分布逐渐达稳定状态。

3. 代谢和排泄　局麻药的代谢途径和速率与其化学结构有关。酯类局麻药主要通过血浆假性胆碱酯酶水解，代谢产物对氨苯甲酸由肾脏排泄；二乙氨基乙醇大部分进一步分解代谢，最后随尿排出，也有小部分以原形排出。不同药物的代谢速率各不相同，肝功能严重受损、严重贫血或营养不良的病人，血浆内假性胆碱酯酶水平可能低下，以致局麻药的水解代谢速率降低，易于发生毒性反应。

酰胺类局麻药主要是通过肝脏微粒体混合功能氧化酶和酰胺酶进行代谢，代谢过程比较复杂，代谢速率也慢。该类局麻药在肝内代谢的速率各不相同，代谢产物主要经肾脏排出，仅少量以原形随尿排出。利多卡因还有小部分可通过胆汁排泄。

【药理作用】

1. 局麻作用 局麻药对任何神经都有阻断作用，被阻断的神经对任何刺激都不再引起除极化。局麻药在低浓度可阻断感觉神经冲动的发生和传导，较高浓度时也能抑制平滑肌和骨骼肌的活动。

局麻药对神经、肌肉的麻醉的顺序是：痛、温觉纤维，触、压觉纤维，中枢抑制性神经元，中枢兴奋性神经元，自主神经运动神经心肌（包括传导纤维），血管平滑肌，胃肠平滑肌，子宫平滑肌，骨骼肌。在局麻药的作用下，首先消失的是持续性钝痛，其次是短暂性锐痛，最后是冷觉、温觉、触觉和压觉。

目前公认的局麻药的作用机制是局麻药作用于神经细胞膜 Na^+ 通道内侧，抑制 Na^+ 内流，阻止动作电位的产生和传导。进一步研究发现，局麻药与 Na^+ 通道内侧受体结合后，引起 Na^+ 通道蛋白质构象变化，促使 Na^+ 通道的失活状态闸门关闭，阻滞 Na^+ 内流，从而产生局麻作用。

2. 吸收作用 实际上是局麻药的毒性反应。

（1）中枢神经系统　先兴奋后抑制，初期表现为眩晕、烦躁不安、肌肉震颤，进而发展为神志错乱及全身性强直－阵挛性惊厥，最后转入昏迷，呼吸麻痹甚至死亡。中枢抑制性神经元对局麻药比较敏感，首先会被局麻药所抑制，因此引起脱抑制继而出现兴奋现象。局麻药引起的惊厥是边缘系统兴奋灶扩散所致。苯二氮䓬类能加强边缘系统 GABA 能神经元的抑制作用，有较好的对抗局麻药中毒性惊厥的效果。

（2）心血管系统　局麻药对之也有直接抑制作用，降低心肌兴奋性。开始时由于中枢兴奋，表现为血压上升及心率加快，后表现为心率减慢、血压下降、传导阻滞直至心搏停止。

【临床应用】

1. 表面麻醉（surface anaesthesia） 又称黏膜麻醉，是将穿透性较强的局麻药涂于黏膜表面，借助药物穿透力，使黏膜下的感觉神经末梢麻醉。常用于五官科、生殖泌尿道等黏膜部位的浅表手术。常用药物为2%丁卡因，2%～10%利多卡因，1%～4%可卡因。

2. 浸润麻醉（infiltration anaesthesia） 是将药物注射于皮下或手术切口部位，使其浸润感觉神经末梢，产生局部麻醉作用。用于表浅小手术。常用药物为0.5%～1.0%利多卡因，0.5%～1.0%普鲁卡因，0.125%～0.25%布比卡因。

3. 传导麻醉（conduction anaesthesia） 又称阻滞麻醉，是将局麻药注射到神经干周围，以阻断神经干的传导，使该神经干所支配的区域产生麻醉。常用于四肢、盆腔、会阴、牙手术。常用药为0.5%～2.0%普鲁卡因，1%～2%利多卡因，0.25%～0.5%布比卡因。

4. 腰椎麻醉（spinal anaesthesia） 即蛛网膜下隙麻醉（subarachnoidal anaesthesia），又称脊髓阻滞麻醉，简称腰麻。药液注入脊髓蛛网膜下腔，以阻断脊髓神经根的传导，产生较大范围的麻醉。适用于中下腹、下肢手术。常用药物为利多卡因、丁卡因、普鲁卡因。

5. 硬膜外麻醉（epidural anaesthesia） 药液注入硬膜外腔内，沿脊神经根扩散至椎间孔，以此来麻醉脊神经根。适用于上下腹、下肢手术。但因注射用量大，要防止误入蛛网膜下腔。

【不良反应】

除由于品种不同，耐受性差，过敏等外，均与用量相关；常由于超量、吸收快或误注入血液循环以致血药浓度偏高。

1. 少见的不良反应 ①正铁血红蛋白血症，偶见于丙胺卡因等少数几个局麻药；②视力模糊或复视，惊厥或抽搐，寒战或发抖，眩晕和耳鸣，异常地兴奋烦躁甚至昏迷，呕吐、多汗、低血压、心动过缓，多数是血药浓度偏高中毒的先兆；③皮疹或荨麻疹，颜面、口唇或咽喉肿痛等，属于过敏反应，酯类局麻药比较多见。

2. 注射给药时全身性不良反应 可有：头痛或背痛，大小便失禁，性欲减退，肢端麻木尤其是下肢为重，呼吸急促或困难，低血压和心动过缓。

3. 其他 牙科局麻中可有迁延持久的口唇麻木、震颤或浮肿。

【药物相互作用】

（1）局麻药液均属酸性，不得与碱性药液混合在一起；即使同属酸性，因可影响各个局麻药 pK_a 值，以致局麻作用减弱，或起效时间迟延。

（2）具有对氨基苯甲酸结构的酯类药与磺胺类药合用相互减效。

（3）普鲁卡因和利多卡因均能增强琥珀胆碱的肌松作用，合用时后者用量需减少。

（4）普鲁卡因静滴，已被试用于全麻的辅助用药，但因其能促使吸入和静脉全麻药增效，合用时用量应减少。

【影响局麻药作用的因素】

1. 神经干或神经纤维的粗细 粗大的神经干有鞘膜包围，局麻药对它的作用不如对神经末梢，所以传导麻醉所需浓度较高，约为浸润麻醉的 2～3 倍。粗神经纤维（如运动神经）对局麻药的敏感性不如细神经纤维（如痛觉神经及交感神经）。

2. 体液 pH 局麻药在体内以非离子型与离子型存在。非离子型亲脂性高，易穿透细胞膜进入神经细胞发挥局麻作用。体液 pH 偏高时，非离子型较多，局麻作用增强；反之局麻作用减弱。炎症区域内 pH 降低，局麻药的作用减弱。因此在切开脓肿手术前，必须在脓肿周围作环形浸润才能奏效。

3. 药物浓度 增加浓度并不能延长局麻药维持时间，反而加快吸收引起中毒。应将等浓度药物分次注入。

4. 血管收缩药 加入微量肾上腺素收缩用药局部的血管，减慢药物吸收，延长局麻作用维持时间，减少吸收中毒。在手指、足趾及阴茎等末梢部位用药时，禁止加肾上腺素（易引起局部组织坏死）。

【常用局麻药】

1. 普鲁卡因（Procaine） 亲脂性低，对黏膜的穿透力弱，需注射给药才可产生局麻作用。广泛用于浸润麻醉、传导麻醉、蛛网膜下腔麻醉、硬膜外麻醉和损伤部位的局部封闭。给药后约在1～3min内开始作用，维持30～45min，溶液中加入肾上腺素可使作用时间延长到1～2h。其代谢产物对氨基苯甲酸（PABA）能对抗磺胺类药物的抗菌作用。偶见过敏反应，用药前应做皮肤过敏试验。过敏者可用利多卡因代替。

2. 利多卡因（Lidocaine） 作用比普鲁卡因快、强而持久，安全范围较大，能穿透黏膜，可用于各种局麻方法，有“全能局麻药”之称。局麻时效与药液浓度有关，一般在1.5h左右。本药对组织无刺激性，加入血管收缩药如肾上腺素可延缓其吸收，延长作用时间。临床主要用于传导麻醉和硬膜外麻醉。还可用于抗心律失常。

3. 丁卡因（Tetracaine） 又称地卡因（Dicaine），化学结构与普鲁卡因相似，但作用及毒性均比普鲁卡因强10倍，亲脂性高，穿透力强，易进入神经，也易被吸收入血。最常用作表面麻醉、腰麻及硬脊膜外腔麻醉，一般不用于浸润麻醉。在血中被胆碱酯酶水解速度较普鲁卡因慢，故作用较持久，约2～3h。

4. 布比卡因（Bupivacaine） 又称麻卡因（Marcaine），是常用局麻药中作用维持时间最长的药物，约5～10h。其局麻作用较利多卡因强4～5倍，安全范围较利多卡因宽，无血管扩张作用。主要用于浸润麻醉、传导麻醉和硬膜外麻醉。

小结 局麻药是一类局部应用于神经末梢或神经干周围的药物，能暂时、完全和可逆性地阻断神经冲动的产生和传导，在意识清醒的条件下，使局部痛觉暂时消失，对各类组织都无损伤性影响。常用局麻药可分为两大类，一类是酯类，如普鲁卡因、丁卡因等，另一类是酰胺类，如利多卡因、布比卡因等。临床常见的局麻方法主要有表面麻醉、浸润麻醉、传导麻醉、蛛网膜下腔麻醉、硬膜外麻醉等。在应用局麻药时，一定要避免剂量或浓度过高或误将药物注入血管引起全身作用。

思考题

1. 试述常用局麻药的临床应用。
2. 临床常用局部麻醉方法有哪些？

制剂与用法

盐酸普鲁卡因（Procaine Hydrochloride） 注射剂：25mg/10ml，50mg/10ml，

40mg/2ml，150mg/支（粉针）。浸润麻醉用0.5%～1%等渗液；传导麻醉、腰麻及硬膜外麻醉均可用2%溶液。一次极量1000mg，腰麻不宜超过200mg。

盐酸丁卡因（Tetracaine Hydrochloride） 注射剂：50mg/5ml。表面麻醉用0.25%～1%溶液；传导麻醉、腰麻及硬膜外麻醉可用0.2%溶液。腰麻不宜超过16mg。

盐酸利多卡因（Lidocaine Hydrochloride） 注射剂：200mg/10ml，400mg/20ml。浸润麻醉用0.25%～0.5%溶液；表面麻醉、传导麻醉、硬膜外麻醉均可用1%～2%溶液。一次极量500mg，腰麻不宜超过100mg。

盐酸布比卡因（Bupivacaine Hydrochloride） 注射剂：12.5mg/5ml，25mg/5ml，37.5mg/5ml。浸润麻醉用0.25%溶液，传导麻醉用0.25%～0.5%溶液，硬膜外麻醉用0.5%～0.75%溶液。一次极量200mg，一日极量400mg。

（刘 嫱 符 健）

第四篇　中枢神经系统药物药理

第二十一章

镇静催眠抗惊厥药

镇静催眠药（sedatives and hypnotics）是指一类选择性地抑制中枢神经系统的药物，可使人镇静并诱导入睡，临床上用于治疗失眠。常用药包括苯二氮䓬类（benzodiazepines，BZ）、巴比妥类（barbiturates）和其他镇静催眠药。人的觉醒与脑干网状结构上行激活系统有关，该系统所投射纤维的活动能激发大脑皮质兴奋、保持觉醒，镇静催眠药主要是抑制该系统，从而产生镇静、催眠。镇静催眠药物除了有镇静、催眠作用外，还有抗惊厥、抗癫痫作用。巴比妥类在较大剂量还可产生麻醉作用，中毒量可致呼吸中枢麻痹而死亡。与巴比妥类相比，苯二氮䓬类安全范围较大，没有麻醉作用，较少引起呼吸麻痹，因此用于镇静、催眠几乎取代了巴比妥类。

第一节　镇静催眠药

一、苯二氮䓬类

苯二氮䓬类多为1，4－苯并二氮䓬的衍生物，临床常用药有20余种，根据各药的消除半衰期的长短不同分为长效类、中效类、短效类，见表21－1。它们不仅化学结构相似，药理作用也基本相似，均有抗焦虑、镇静、催眠、抗惊厥和肌松作用，只是各药作用的侧重不同，因此临床应用也不完全相同。现以地西泮为代表药介绍本类药。

表21－1　常用苯二氮䓬类药物分类及用途

分类	药物	血浆药物 T_{max}（h）	半衰期（h）	临床应用
长效类（24～72h）	地西泮	1～2	20～80	抗焦虑、催眠、抗惊厥、用于中枢性肌强直
	氟西泮	1～2	40～100	镇静催眠
	氯氮䓬	2～4	15～40	抗焦虑，镇静催眠，抗惊厥
中效类（10～20h）	氯硝西泮	1	24～48	抗惊厥
短效类（3～8h）	三唑仑	1	2～3	催眠
	奥沙西泮	2～4	10～20	抗焦虑，抗惊厥

（一）地西泮

地西泮（Diazepam），又名安定。

【体内过程】

地西泮脂溶性高，口服后在消化道主要以简单扩散方式迅速吸收，快而完全，1h左右血浆药物浓度达高峰。肌内注射因药物不易滤过毛细血管间隙，吸收慢而不规则，在危急时应采用静脉注射给药。地西泮主要分布于脂质组织，吸收入血后迅速分布到血流量较丰富的脑组织产生中枢作用，然后再逐渐重新分布到脂肪组织贮存，中枢作用很快消失。其血浆蛋白结合率较高，可达98.7%。主要在肝脏代谢，其代谢产物去甲地西泮和奥沙西泮均具有与母体相似生物活性，使药物作用增强，药效持续时间延长，连续用药应适当减少剂量，注意药物及代谢产物在体内的蓄积。地西泮与其代谢产物最后结合葡萄糖醛酸形成无活性产物，由肾排出。地西泮能透过胎盘屏障进入胎儿体内，可经乳汁排出，因此孕妇和哺乳期妇女慎用。

【药理作用与临床应用】

1. 抗焦虑作用 焦虑是精神失常疾病常见的一种症状，常表现为紧张、忧虑、失眠、恐惧和激动等情绪障碍。地西泮在小剂量（2.5～5mg/次，3次/d）可明显改善上述症状，临床用于治疗各种原因引起的焦虑。地西泮的抗焦虑作用认为与选择性地作用于边缘系统的BZ受体有关。

2. 镇静催眠作用 随着剂量的增加，地西泮的作用范围增大。抑制脑干网状结构上行激活系统可产生镇静催眠作用，使睡眠诱导时间缩短，睡眠持续时间延长，夜间觉醒次数减少。与巴比妥类传统镇静催眠药相比，地西泮等BZ有以下优点：①安全范围大，过量不引起麻醉和呼吸中枢麻痹。②对快动眼睡眠（rapid－eye－movement sleep，REM－S）时相影响小，停药后反跳症状较轻。③依赖性、戒断症状较轻。④嗜睡、运动失调等不良反应症状较轻。⑤无肝药酶诱导作用，不易产生耐受性，不影响其他药物的代谢。基于以上优点，苯二氮䓬类药物基本取代了巴比妥类传统药用于镇静催眠。

3. 抗惊厥、抗癫痫作用 地西泮通过增强γ－氨基丁酸（γ－aminobutyric acid，GABA）的中枢抑制作用，使神经细胞膜超极化，对周围异常放电的刺激不产生反应，从而抑制惊厥和癫痫的发作。临床用于辅助治疗子痫、破伤风、小儿高热等所致的惊厥，对于癫痫持续性发作的治疗，地西泮是首选药。

4. 中枢性肌松作用 地西泮可缓解大脑损伤患者的肌肉僵直，其主要机制是抑制脑干网状结构下行系统对脊髓γ－运动神经元的易化作用。较大剂量时，还可抑制多突触反射，产生肌松作用。临床用于治疗脑血管意外、脊髓损伤等中枢神经病变所引起的中枢性肌僵直，对腰肌劳损等所引起的肌痉挛也有缓解作用。

【作用机制】

BZ的作用与GABA受体有密切关系。其中枢抑制作用主要是通过作用于GABA受体上的苯二氮䓬受点，增强GABA的中枢抑制作用来实现的。

GABA受体分为$GABA_A$型和$GABA_B$型。$GABA_A$型为配体－门控Cl^-通道受体，是脑内主要的GABA受体，它由不同亚单位组成，一般认为它至少由两种α、两种β和一种γ亚单位组合成为五聚体。当GABA与$GABA_A$受体结合后，Cl^-通道打开，Cl^-内流引起神经细胞膜超极化，细胞兴奋性降低，产生突触后抑制。

$GABA_A$受体上除了有GABA受点外，还有BZ、巴比妥类、印防己毒类和神经甾体化合物的作用位点。当BZ与受点结合，$GABA_A$受体的构象发生改变，易化了GABA与$GABA_A$受体的结合，使Cl^-通道开放的频率增加，Cl^-内流增多，从而增强GABA的抑制效应。苯二氮䓬类的作用机制见图21－1。

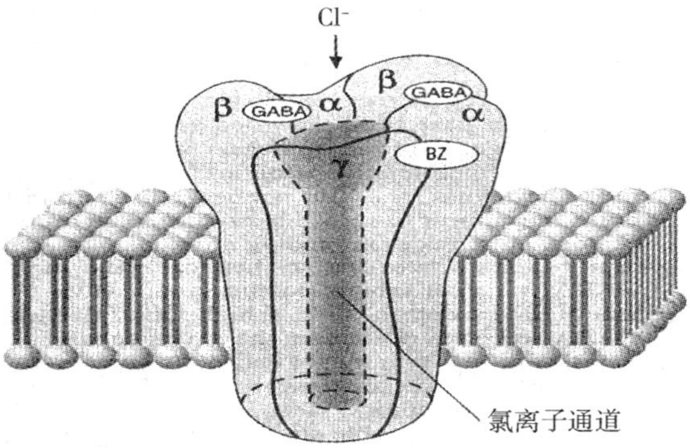

图21－1 苯二氮䓬类的作用机制模式图

【不良反应】

地西泮毒性小，安全范围大。在治疗量下所产生的不良反应较轻，多表现为嗜睡、乏力、头晕和记忆力下降等。但使用不当、用量过大或长期服用可造成严重不良反应，如静脉给药速度过快或与其他中枢抑制药合用可致深度中枢抑制而出现急性中毒症状，表现为共济失调、肌张力下降和低血压，严重时可导致昏迷、呼吸抑制和心血管系统的抑制。临床常采用氟马西尼（Flumazenil）来解救，氟马西尼为苯二氮䓬结合位点的特异性拮抗剂，竞争性拮抗苯二氮䓬类衍生物与$GABA_A$受体结合，可以迅速对抗地西泮所致的严重中毒症状。地西泮长期服用可产生耐受性和成瘾性，若突然停药可引起戒断症状，表现为焦虑、失眠、兴奋、心动过速、震颤，甚至惊厥，有些患者还会产生戒断性精神病。

（二）奥沙西泮

奥沙西泮（Oxazepam）又称去甲羟基安定、舒宁，为短效类镇静催眠药。其作用机制与地西泮相似，与地西泮不同的是其催眠和肌松作用较弱，而抗焦虑和抗惊厥作用较强，临床上主要用于治疗焦虑症或伴有焦虑症的失眠患者，以及癫痫的辅助治疗。

该药口服吸收慢而不规则，血药浓度的达峰时间为3h，半衰期为5～10h，在体内消除快，作用时间短，不易蓄积。在肝脏中不进行羟化或脱甲基，迅速与葡萄糖醛酸结合，使极性增高，再通过肾脏排出。对肝功能下降的老人及有肝脏疾患的患者可以服用。

（三）三唑仑

三唑仑（Triazolam）为BZ的短效类镇静催眠药，其作用特点是起效快，口服15～30min起效，作用维持时间短，半衰期为2～3h。该药明显缩短睡眠潜伏期，迅速诱导入睡，不产生宿醉现象。临床用于各种失眠。但该药应用剂量过大可产生记忆缺失或异常行为，滥用还可成瘾，因此该药临床使用逐渐减少，目前有被撤离市场的趋势。该药口服吸收快而完全，血药浓度的达峰时间为1.3h。主要在肝脏代谢，生成具有活性的α－羟代谢物，代谢物与葡萄糖醛酸结合经肾脏排出。

二、巴比妥类

巴比妥类药物是一类用不同基团取代巴比妥酸第5位碳上的氢原子后所产生的衍生物。因所取代的基团长短和结构不同，产生中枢抑制作用的强弱和各药理作用的侧重也不同。如异戊巴比妥，C_5位取代基较长而有分支或司可巴比妥的取代基有双键，作用强而短；苯巴比妥的取代基有苯基，抗惊厥和抗癫痫作用较强。根据各药的作用时间长短分为长效、中效、短效和超短效四类（表21－2）。

表21－2 常用巴比妥类药分类及用途

分类	药物	起效时间（h）	维持时间（h）	应用
长效	苯巴比妥	0.5～1	6～8	抗惊厥，抗癫痫，镇静催眠
中效	异戊巴比妥	0.25～0.5	3～6	镇静催眠，术前给药，抗惊厥
短效	司可巴比妥	0.25	2～3	镇静催眠，术前给药，抗惊厥
超短效	硫喷妥钠	i.v. 立即显效	0.25	静脉麻醉

【体内过程】

巴比妥类口服或注射均易被吸收，进入血液循环后分布各组织和体液中。巴比妥类各药脂溶性不同，因此药物进入脑组织的速度和量有所区别，硫喷妥钠脂溶性高，吸收入血后很快进入中枢起作用，故起效快，但作用时间短；相反，苯巴比妥脂溶性低，起效慢而维持时间长。该类药的消除方式也与脂溶性有关，脂溶性高的药物如司可巴比妥主要在肝脏代谢失效，脂溶性低的药物如苯巴比妥主要经肾脏排出。巴比妥类属弱酸性药，体内pH变化会影响其体内过程，如口服碳酸氢钠可使血液pH升高，巴比妥类离子型增多，不易通过血脑屏障，同时尿液pH升高，不易被肾小管重吸收，可促进药物排泄。

【药理作用与临床应用】

巴比妥类对中枢神经系统有普遍性抑制，随剂量的增加抑制范围逐渐变大，依次出现镇静、催眠、抗惊厥、抗癫痫和麻醉作用。

1. 镇静催眠 小剂量可产生镇静作用，再增加剂量可催眠，使入睡时间缩短，延长总睡眠时间。因为缩短 REM－S 时相，长期用药停药后 REM－S 时相反跳性延长，表现为多梦、睡眠质量下降，因此患者停药困难、被迫继续用药，成为对该药产生依赖性和成瘾性的原因之一。因此，巴比妥类已不作为治疗失眠的常规用药。

2. 抗惊厥、抗癫痫 苯巴比妥类具有明显的抗惊厥和抗癫痫作用。最早用于治疗癫痫，目前主要用于癫痫大发作和癫痫持续状态。也用于小儿高热、破伤风、子痫、脑炎等引起的惊厥。

3. 静脉麻醉或麻醉前给药 硫喷妥钠常用于静脉麻醉和诱导麻醉。异戊巴比妥和苯巴比妥常于麻醉前给药，以消除患者手术前出现的紧张情绪。

【作用机制】

巴比妥类对中枢神经系统的选择性低，作用范围广，对中枢的抑制作用随剂量的增加而加深。目前认为其作用机制与剂量有关，在非麻醉剂量时，作用机制为：①增强 GABA 的作用，抑制多突触反应，产生中枢抑制。但与 BZ 不同，巴比妥类与 $GABA_A$ 受体上的巴比妥类受点结合后，增强了 GABA 与 $GABA_A$ 受体的亲合力，使 Cl^- 通道开放的时间延长。②抑制谷氨酸受体的兴奋性，减弱谷氨酸引起的去极化。巴比妥类在麻醉剂量时可抑制电压依赖性 Na^+ 通道和 K^+ 通道，抑制神经元放电；模拟 GABA的作用，在没有 GABA 存在时可直接增加 Cl^- 内流。

【不良反应】

1. 后遗作用 巴比妥类的后遗作用较明显，即服药后次晨出现头晕、乏力、精神不振、精细运动不协调等现象，又称“宿睡”，以长效类药多见。

2. 耐受性 久用药使机体对药物敏感性下降，产生耐药性。因为巴比妥类药为肝药酶诱导剂，可促进药物自身的代谢，使药效降低。长久的应用导致机体对药物产生适应性也是引起耐药性的原因。

3. 成瘾性 长期连续的使用易产生依赖性、成瘾性，一旦停药患者可出现严重的戒断症状。

4. 过敏反应 偶引起皮疹、剥脱性皮炎、哮喘、血小板减少等。

5. 急性中毒 巴比妥类使用剂量过大或静脉注射过快均可引发急性中毒，中枢神经系统深度抑制，表现为昏迷、呼吸减慢、反射减弱或消失、血压下降甚至休克，患者多因呼吸衰竭而死亡。解救原则：①洗胃或灌肠清除胃肠道残留药物；②对症支持治疗，维持呼吸和循环功能；③应用碳酸氢钠碱化血液和尿液，促进药物自体内排出。

三、其他镇静催眠药

（一）水合氯醛

水合氯醛（Chloral Hydrate）为三氯乙醛的水合物，在肝内被乙醇脱氢酶还原成三氯乙醇，后者与水合氯醛一样，具有中枢抑制作用，且作用更强，半衰期更长，因此水合氯醛的催眠作用主要是转变成三氯乙醇后发挥的。其作用机制尚未清楚，可能与巴比妥类相似，但不缩短 REM - S，也不产生“宿睡”现象。大剂量还可产生抗惊厥作用。但安全范围较小，临床用药应注意。主要用于顽固性失眠或对其他失眠药无效的患者，对小儿高热、子痫引起的惊厥也可用。

该药口服容易吸收，15min 可产生催眠作用，维持 6 ~ 8h，主要在肝脏代谢，其代谢产物与葡萄糖醛酸结合后经肾脏排出。

水合氯醛较常见的不良反应是胃肠道反应，由于对胃黏膜有刺激性，易引起恶心、呕吐及腹痛等，通常以 10% 溶液口服，或以灌肠给药减少刺激性。有胃炎、胃溃疡病史患者禁用。大剂量可引起心、肝、肾的损害，因此有心、肝、肾疾病的患者禁用。水合氯醛长期应用可产生耐药性和成瘾性，停药后戒断症状较严重，因此要防止滥用。

（二）唑吡坦

唑吡坦（Zolpidem）又名思诺思（Stilnox），为非苯二氮䓬类镇静催眠药。药理作用机制与苯二氮䓬类药相似，也与 BZ 受点结合，促进氯离子内流增加。但药理作用与苯二氮䓬类不同的是，其抗焦虑、抗惊厥和肌松作用较弱，临床仅用于镇静和催眠。其催眠特点：明显缩短睡眠潜伏期，总睡眠时间延长，对 REM 睡眠影响小，停药反跳现象轻。该药安全范围大，不良反应轻，但与中枢抑制药合用也可致呼吸抑制。不易产生耐药性，但久用也可产生依赖和成瘾，用药时间最好不超过 4 周。药物中毒时应用氟马西尼解救。儿童、孕妇、哺乳期妇女禁用，老人用药开始剂量减半。

第二节 抗 惊 厥 药

惊厥（convulsion）是由各种原因引起的中枢神经兴奋，神经元突然异常放电而引起的脑功能紊乱，表现为全身或局部肌肉同时或交替强烈收缩或抽搐。引起惊厥的病因多见于高热、破伤风、颅内外感染、子痫和中枢兴奋药中毒等。

常用的抗惊厥药（anticonvulsants）有苯二氮䓬类、巴比妥类、水合氯醛和硫酸镁。本节以硫酸镁（Magnesium Sulfate）为代表药介绍抗惊厥药。

硫酸镁

【药理作用与临床应用】

硫酸镁肌内或静脉注射给药可产生中枢抑制和肌肉松弛作用，其原因主要是 Mg^{2+} 可以拮抗 Ca^{2+} 的作用。神经递质的传递和骨骼肌收缩均需要 Ca^{2+} 的参与，因为 Mg^{2+} 和 Ca^{2+} 性质相似，可特异性的竞争 Ca^{2+} 结合位点而拮抗 Ca^{2+} 的作用。同时 ACh 递质的释放也需要 Ca^{2+} 的参与，硫酸镁减少 ACh 释放，使运动终板的 ACh 减少，也引起肌肉松弛。临床上主要用于对抗子痫或破伤风引起的惊厥。

硫酸镁的另一作用是口服可产生致泻与利胆作用。致泻是因为硫酸镁在胃肠道不易吸收，在胃肠道形成高渗液，阻止肠内水分的吸收，并刺激肠壁，使肠液分泌增加，肠道蠕动增加而产生腹泻。利胆作用是由于大量的镁盐能促进十二指肠分泌缩胆囊素，后者有收缩胆囊，促进胆汁排出的作用。临床用于清除肠内毒物及驱虫，也可用于阻塞性黄疸和慢性胆囊炎。

硫酸镁在大剂量情况下可抑制心血管系统，引起血管扩张，心肌抑制，血压下降。临床用于控制高血压危象。

【不良反应】

硫酸镁的安全范围较窄，过量可抑制呼吸中枢和血管运动中枢，导致呼吸抑制、休克、心跳停止而死亡。肌腱反射消失是呼吸抑制的先兆，连续注射过程中要经常检查腱反射。出现急性中毒时，要立即停药，进行人工呼吸，并立即给氯化钙静脉缓慢注射以解救。

小结　苯二氮䓬类通过与 $GABA_A$ 受体上的苯二氮䓬受点结合，使 Cl^- 通道开放频率增加，从而增强 GABA 的神经元抑制作用。苯二氮䓬类随着剂量的增加，产生抗焦虑、镇静催眠、抗惊厥、抗癫痫和肌松作用，安全范围大，对 REM－S 影响小，反跳现象较巴比妥类轻，不引起麻醉，对呼吸影响小等是苯二氮䓬类的优点。巴比妥类与苯二氮䓬类不同的是：①通过延长 Cl^- 通道的开放时间，增加 Cl^- 内流；②剂量较大时可产生麻醉和呼吸抑制作用；③明显缩短 REM－S，反跳现象较严重。因此，治疗失眠，苯二氮䓬类是首选。硫酸镁经口服和静脉两种不同途径给药，产生不同的作用。静脉给药可产生抗惊厥作用，常用于治疗子痫、破伤风等引起的惊厥。硫酸镁静脉给药易引起呼吸中枢和心血管运动中枢抑制，可用氯化钙解救。

思考题

1. 简述地西泮的药理作用和临床应用。
2. 试比较苯二氮䓬类和巴比妥类用于镇静催眠有什么区别。
3. 试述巴比妥类药的不良反应。
4. 试述硫酸镁的抗惊厥作用的机制。

制剂与用法

地西泮（Diazepam，安定）　注射剂：10mg/2ml。抗焦虑、镇静作用：2.5～5mg/次，3次/d。催眠：5～10mg，睡前服。抗惊厥或癫痫持续状态：多采用缓慢静脉注射，5～20mg/次，必要时重复给药。心脏电复律：静脉注射，每2～3min注射5mg，至出现嗜睡、语言含糊或入睡。诱导麻醉：10～30mg。

氯氮䓬（Chlordiazepoxide，利眠宁） 抗焦虑、镇静：5～10mg/次，3次/d。催眠：10～20mg，睡前服。

氯硝西泮（Clonazepam，氯硝安定） 抗癫痫：0.5mg/次，3次/d，每3d增加0.5～1 mg，直到发作被控制。极量：20mg/d。

氟西泮（Flurazepam，氟安定） 催眠：15～30mg/次，睡前服。

奥沙西泮（Oxazepanl，去甲羟安定） 催眠：15～30mg/次，3次/d。

三唑仑（Triazolam） 催眠：0.25～0.5mg/次，睡前服。

苯巴比妥（Phenobarbital，Luminal，鲁米那） 镇静：15～30mg/次。催眠：60～100mg/次，睡前服。抗癫痫：大发作从小剂量开始，15～30mg/次，3次/d，最大剂量60mg/次，3次/d，肌内注射。

异戊巴比妥（Amobarbital） 催眠：0.1～0.2g/次，睡前服。抗惊厥：100～250mg/次，肌内注射或静脉注射。

司可巴比妥（Secobarbital） 催眠：0.1～0.2g/次，睡前服。术前给药：0.2～0.3g/次。

硫喷妥钠（Thiopental Sodium） 静脉麻醉：临用前配成1.25%～2.5%溶液，缓慢滴注至病人入睡为止。极量为1g/次。

水合氯醛（Chloral Hydrate） 10%溶液。催眠用量：5～10ml/次。抗惊厥用量：10～20ml/次。

唑吡坦（Zolpidem，思诺思） 催眠：成人用量5～10mg/次；老人用量开始5mg/次。

硫酸镁（Magnesium Sulfate） 肌内注射，1.25～2.5g/次。静脉滴注，以5%葡萄糖注射液稀释成1%溶液滴注，直到惊厥停止。使用时须备有氯化钙或葡萄糖酸钙注射液，以备硫酸镁过量时抢救。

（王小蒙 林明琴）

第二十二章

抗癫痫药

癫痫（epilepsy）是一种由多种原因引起的大脑慢性疾病，患者表现为突发性的运动、感觉、意识、自主神经和精神方面等障碍，是由于中枢神经元异常高频放电并向周围正常脑组织扩散，引起暂时性大脑功能失常所致，常反复发作。癫痫病需长期服药治疗，溴化钾是最早使用的抗癫痫药，不良反应较严重，现已不使用。巴比妥类、苯妥英钠、卡马西平是传统的抗癫痫药，除小发作外，用于治疗其他类型癫痫病，但疗效不够高，单一用药不良反应较多，抗痫灵、托吡酯等新型药物，在一定程度上则改善了抗癫痫药的缺点。

第一节　癫痫的分类

临床上癫痫发作的类型较复杂，与病变神经元的部位和放电扩散的范围有关。临床分类根据大脑病变是否仅占某个大脑半球的某个部位或是整个大脑，分为部分性发作和全身性发作。部分性发作又根据有无意识障碍分为单纯部分性发作和复杂部分性发作。

一、部分发作

1. 单纯部分性发作

不伴有意识障碍，只是单独的表现为局限运动性、体感或感觉性、自主神经性或精神症状的异常。可在症状的对侧相应的大脑皮质发现脑电图变化。

2. 复杂部分性发作

发作时以精神症状为主，并伴有意识障碍。一般意识障碍是在单纯部分性发作后出现的。如临床常出现突然双眼凝视不动，然后再出现吸吮、咀嚼、搓手、摸衣脚等无意识的机械性动作。也有些开始就表现为意识障碍。

二、全身性发作

1. 失神性发作（小发作）

多见于儿童，表现为患者突然意识丧失，停止活动，两眼瞪视，对外界变化无反应，手中持物可能落地，一般持续 5～30s，清醒后对发作无记忆。脑电图示两侧对称同步性 3 次/秒的棘波。

2. 肌阵挛性发作

呈快速、短暂的肌肉收缩，仅持续数秒，可发生于全身肌肉，也可能仅限于某局部。脑电图显示短暂爆发性多型棘波。

3. 强直阵挛性发作（大发作）

表现为意识丧失和全身肌肉强直性痉挛。脑电图呈高幅棘慢波或棘波。自发作到恢复意识约持续 5～10min，随后进入中枢的抑制期，病人进入昏迷状态。

4. 癫痫持续状态

主要是指大发作持续状态，病人反复抽搐，间歇期病人意识仍不清醒，持续昏迷，若不及时抢救可危及生命。

第二节 常用的抗癫痫药

目前抗癫痫药（antiepileptic drugs）控制癫痫发作主要经过两种方式：抑制病变神经元过度放电和阻止异常放电向正常组织扩散。主要机制有以下几种：①阻滞钠通道；②增强 GABA 作用。③抑制兴奋性氨基酸（如谷氨酸）的活性；④阻滞钙通道。

苯妥英钠

苯妥英钠（Phenytoin Sodium）又名大仑丁（Dilantin）。1938 年开始临床使用，无镇静催眠作用。

【体内过程】

本药呈强碱性，肌内注射刺激性大，不宜用该途径给药。口服主要在小肠吸收，但吸收慢而不规则。每日给治疗量，需连续服 6～10 天才能达到稳定的血药浓度，疗效慢。进入循环后分布于所有组织，V_d 值为 0.6L/kg，血浆蛋白结合率可达 90%。主要在肝脏代谢，仅 5% 以原形经肾脏排出。该药消除方式在血浆药物浓度 $<10\mu g/ml$时按一级动力学消除，$t_{1/2}$约为 20h，超过该浓度按零级动力学消除，$t_{1/2}$明显延长，可达 60h。在治疗量时，多按零级动力学消除，但个体的血浆药物浓度差异较大（$2\sim50\mu g/ml$），因此 $t_{1/2}$在个体之间相差较大，这可能与参与代谢苯妥英钠的代谢酶受遗传基因影响有关，因此该药在临床使用时，应做到剂量个体化及对不良反应的监控。

【药理作用与作用机制】

1. 抗癫痫作用 对大发作和部分性发作有效，但对小发作无效。其抗癫痫作用是通过阻止病灶异常放电向正常周围组织扩散。正常周围神经元在癫痫病灶的异常高频放电对其反复的刺激后，对刺激的反应性增强，这种情况称为强直后增强（posttetanic potentiation，PTP)，使异常放电得以大范围扩散，引起癫痫发作。苯妥英钠能稳定神经细胞膜，抑制 PTP 形成。其机制主要是阻滞了电压依赖性钠通道，使钠依赖动作电位不能形成，从而稳定细胞膜。对钙通道也有阻断作用，干扰神经元产生钙依赖动作电位，因为不能阻断丘脑神经元的 T（transient）型钙通道，所以对小发作无效。大剂量时可增强 GABA 功能，产生中枢抑制作用。

2. 抑制外周神经痛　这也与其稳定神经细胞膜，抑制疼痛信号上传入中枢有关。

3. 抗心律失常　详见第三十章离子通道与抗心律失常药。

【临床应用】

1. 抗癫痫　用于小发作除外的各类型癫痫。它是大发作和部分性发作的首选药。静脉给药用于治疗癫痫持续性状态。

2. 治疗中枢疼痛综合征　可用于缓解三叉神经痛、坐骨神经痛和舌咽神经痛等疼痛症状，使发作次数减少。

3. 抗心律失常　详见第三十章离子通道与抗心律失常药。

【不良反应】

1. 刺激性反应　该药呈强碱性，具有刺激性。口服可引起胃肠道刺激反应，产生恶心、呕吐、腹痛等，餐后用药可减轻其症状。静脉注射可致静脉炎。

2. 齿龈增生　这是药物刺激胶原组织增生所致。一般停药后 3～6 个月牙龈可恢复。用药期间要注意口腔卫生，多做牙龈按摩可减轻增生。

3. 神经系统反应　神经系统不良反应与剂量有关，多出现为小脑－前庭功能障碍，患者表现为眩晕、共济失调和眼球震颤。当剂量超过 40μg/ml 时可致精神异常，甚至出现昏迷。

4. 造血系统反应　可影响造血系统，致粒细胞和血小板减少，少数患者还可出现再生障碍性贫血，因此用药期间要定期查血常规；长期用药还可发生巨幼红细胞性贫血，因叶酸缺乏所致，可补充甲酰四氢叶酸防治。

5. 致畸反应　本药可致畸胎，妊娠早期使用可出现小头症、智能障碍、斜视、眼距过宽、腭裂等胎儿异常，称为“胎儿妥因综合征”。因此，孕妇慎用。

6. 其他　静脉注射过快可引起心律失常，血压下降。长期使用还可出现低钙血症，软骨症佝偻病，多见于儿童，这与该药加速维生素 D 代谢有关。还可影响激素分泌，出现男性乳房增大、多毛等现象。此外，对肝脏也有毒性，需注意定期检查肝功能。突然停药可诱发癫痫发作，不能立即停药，更换药物时应交叉使用一段时间。

卡马西平

卡马西平（Carbamazepine）又名酰胺咪嗪、痛惊宁（Tegretol)，结构与三环类抗抑郁药相似，是癫痫大发作和部分性发作的首选药之一。

【体内过程】

卡马西平口服吸收慢而不规则，进入血液循环后可分布于各组织，脑组织浓度与血中游离浓度相当，蛋白结合率约达75%。主要在肝脏代谢，转化成的10, 11－环氧卡马西平具有抗癫痫活性，再进一步转化成无活性产物经肾脏排出。本药为肝药酶诱导剂，反复给药可加速自身代谢，使半衰期缩短。如单次给药 $t_{1/2}$ 为30～36h，反复给药后 $t_{1/2}$ 为15～20h。

【药理作用】

本品可控制多种类型的癫痫发作，其机制与苯妥英钠有些相似，可阻滞各种可兴奋细胞膜的 Na^+ 通道，还可增强GABA的突触后抑制作用，明显抑制异常高频放电的发生和扩散。对T型钙通道也有抑制作用，因此该药对小发作也有效。卡马西平还具有抗抑郁症和抗利尿作用，而抗利尿的作用认为与其促进抗利尿激素（ADH）的分泌或提高效应器对ADH的敏感性有关。

【临床应用】

1. 抗癫痫作用 为广谱抗癫痫药，对大发作、单纯部分性发作和复杂部分性发作均有较好疗效。对小发作作用较弱。

2. 治疗神经痛 对三叉神经痛的疗效较好，可用于预防或治疗三叉神经痛的发作。对舌咽神经痛也有效。

3. 治疗躁狂－抑郁症 治疗对锂剂、抗精神病药或抗抑郁药无效的躁狂－抑郁症，可以单用或与锂盐等其他抗抑郁药合用。

4. 尿崩症 可单用，也可与氯磺丙脲或氯贝丁酯等合用。

【不良反应】

以中枢神经系统的反应多见，表现为嗜睡、眩晕、视力模糊、复视、眼球震颤，共济失调等。部分病人还会出现血液系统改变，如血小板减少，粒细胞减少、再生障碍性贫血等。由于促进抗利尿激素的分泌，可引起水潴留，甚至水中毒。偶见皮疹、荨麻疹等过敏反应。对肝脏有损害，使肝功能异常。

苯巴比妥

苯巴比妥（Phenobarbital）为最早用于抗癫痫的有机化合物，因其毒性小、有效和价廉而延用至今。苯巴比妥抗癫痫的主要机制是增强脑内GABA的作用（见第二十一章），使 Cl^- 内流增加产生膜超极化，使神经细胞膜稳定。还可抑制谷氨酸递质介导的兴奋作用。大剂量情况下可阻断 Na^+ 和 Ca^{2+} 通道（L型和N型），抑制动作电位的产生。可用于治疗癫痫持续性发作、大发作及部分性发作，因中枢抑制作用较明显，不作为首选药。对小发作及婴儿痉挛效果差。

乙琥胺

乙琥胺（Ethosuximide）属琥珀酰亚胺类，临床上只用于治疗失神性发作（小发作），其疗效虽不及氯硝西泮，但不良反应较少，仍作为首选药。对其他类型的癫痫发作无效。

失神性发作认为是丘脑神经元出现3Hz的异常放电所致，乙琥胺能抑制丘脑神经元的低阈值Ca^{2+}电流（T电流），阻止3Hz异常放电的产生。

该药口服吸收完全，血药达峰时间为3h，血浆蛋白结合率低，V_d值为0.7L/kg。大部分在肝脏灭活，25%以原形经肾脏排出。血浆半衰期为30～50h。

乙琥胺常见的不良反应有恶心、呕吐、食欲减退等胃肠道的刺激症状，以及嗜睡、眩晕、头痛等中枢神经系统反应。少部分患者出现再生障碍性贫血，粒细胞减少。

苯二氮䓬类

大部分苯二氮䓬类（benzodiazepines）具有抗癫痫作用，其机制为：①在治疗剂量时，可增强GABA能神经功能，使$GABA_A$受体Cl^-通道开放频率增加，增加细胞膜的稳定性；②在较大剂量时，可抑制神经元的持续性高频放电，因此可用于治疗癫痫持续性发作。

常用的药物为地西泮（Diazepam，安定）、劳拉西泮（Lorazepam）、硝西泮（Nitrazepam）与氯硝西泮（Clonazepam）。地西泮和劳拉西泮常用于治疗癫痫持续状态，地西泮为首选，静脉注射可迅速控制发作，但作用时间较短，须与苯妥英钠或苯巴比妥合用。硝西泮主要用于肌阵挛性癫痫，对不典型小发作和婴儿阵挛也有较好疗效。氯硝西泮对各种类型癫痫均有效，主要用于治疗小发作、肌阵挛性发作，与其他药物合用治疗局限性发作。

丙戊酸钠

丙戊酸钠（Sodium Valproate）1964年开始应用于临床治疗癫痫，为广谱的抗癫痫药，对各类型癫痫均有效，是大发作合并小发作的首选药。

丙戊酸钠不抑制病灶的异常放电，只能阻止异常放电的扩散，其作用机制有：①抑制GABA转氨酶，使GABA的代谢减慢，增加脑内GABA含量，同时还增加突触后膜对GABA的反应性，从而增强其突触后抑制作用；②抑制神经元Na^+和T型钙通道，减少动作电位的形成，抑制电兴奋的传递。

奥卡西平

奥卡西平（Oxcarbazepine）与卡马西平结构相似，为前体药，须在体内转化成10－羟基衍生物才起效。抗惊厥疗效与卡马西平相似，其机制认为与阻断脑细胞的电压依赖性Na^+通道有关，从而抑制病灶的放电。临床用于治疗局限性发作和强直－阵挛性发作，也可替代卡马西平用于对卡马西平过敏的患者。不良反应较卡马西平少，但低钠血症发生率高于卡马西平。

抗痫灵

抗痫灵（Antiepilepsirin）为桂皮酰胺类药物，是新型抗癫痫药。对各种癫痫类型均有效，为广谱抗癫痫药，临床主要治疗强直-阵挛性发作。其作用机制认为与提高脑内5-HT有关。不良反应较少，常见有困倦、共济失调和厌食、恶心等胃肠反应。在治疗量时不产生精神抑制。

托吡酯

托吡酯（Topiramate）又名妥泰，为新型抗癫痫药，作为部分癫痫发作或伴有继发性全身发作的部分发作的辅助治疗。其抗癫痫的机制有3个方面：①阻断状态依赖的Na^+通道；②提高GABA作用，加强GABA的促进Cl^-内流能力；③增强抑制性神经递质作用。常见的不良反应主要是中枢神经系统方面的反应，如共济失调、注意力受损、意识模糊、头晕、嗜睡和思维异常等。

小结 抗癫痫药物主要通过两方面控制癫痫发作用：一是抑制病灶的异常放电；二是阻止异常放电向周围正常组织扩散。其作用机制主要有4个方面：①阻滞钠通道；②增强GABA作用；③抑制兴奋性氨基酸（如谷氨酸）的活性；④阻滞钙通道。不同抗癫痫药对各类型癫痫发作疗效不同，应根据患者发作类型及病情选择药物。对部分发作和强直阵挛性发作可选用卡马西平、苯妥英钠、苯巴比妥、丙戊酸钠、苯二氮䓬类等治疗；对失神性发作可选乙琥胺、苯二氮䓬类或丙戊酸钠等治疗；治疗癫痫持续状态可选用地西泮、苯妥英钠、苯巴比妥等药。抗癫痫药多数有不良反应，有的较严重，治疗过程中应注意剂量的调整，必要的是进行血药浓度监测。

思考题

1. 简述苯妥英钠的临床应用。
2. 简述卡马西平的临床应用。
3. 简述丙戊酸钠的临床应用。

制剂与用法

苯妥英钠（Phenytoin Sodium）初始剂量：成人0.3g/d，分2次服或晚上一次顿服。7~10天后根据疗效决定是否增量。每次增量25~50mg/d，极量为0.6g/d。

卡马西平（Carbamazepine，酰胺咪嗪）初始剂量：成人100mg/d，分2～3次服，以后逐渐增量，一般成人用量200～400mg/d。用于抗癫痫，剂量可增至600～900mg/d。

乙琥胺（Ethosuximide）成人初始剂量250mg/d，分2次服。以后逐渐增量至有效控制发作，最大剂量为1800mg/d。儿童按每日15～35mg/kg，每日量不超过1000mg。

丙戊酸钠（Sodium Valproate）成人600～1200mg/d，分2～3次餐后服。

（王小蒙　林明琴）

第二十三章 抗帕金森病药

帕金森病是一种表现为锥体外系功能障碍的慢性中枢神经系统退行性疾病，是由于黑质受损，多巴胺神经元缺失，纹状体内多巴胺减少所致。临床上治疗的药物主要有两类：拟多巴胺类如左旋多巴、卡比多巴以及激动多巴胺受体的溴隐亭、培高利特等；中枢抗胆碱类，如苯海索、甲磺酸苯扎托品和丙环定等。

第一节 帕金森病发病机制

帕金森病（Parkinson′s disease，PD）又称震颤麻痹（paralysis agitans），是由于多巴胺能神经元退行性变性导致锥体外系运动障碍的一种慢性疾病。静止震颤（restin tremor）、肌肉强直（muscular rigidity）、运动迟缓（bradykinesia）和共济失调是其典型的临床表现。

目前认为帕金森病是由于黑质－纹状体多巴胺（dopamine，DA）神经通路进行性变性导致纹状体内多巴胺释放减少所致。黑质－纹状体多巴胺神经通路是多巴胺神经信号传导的路径之一，在黑质的多巴胺神经元发出的神经纤维到达纹状体（尾核及壳核），其神经末梢与尾－壳核神经元形成突触，以多巴胺为递质把信号从黑质传递到纹状体的尾核与壳核，具有抑制脊髓前角运动神经元的作用。另外，在尾核也存在乙酰胆碱神经元，也与尾－壳核神经元形成突触，以乙酰胆碱为递质进行信号传递，对脊髓前角运动神经元起兴奋作用。两种递质功能相反，在正常时处于平衡状态，对运动功能起调节作用。当黑质多巴胺神经元变性时，多巴胺神经元数量减少，纹状体内多巴胺递质减少，乙酰胆碱含量相对增多，因此两种递质功能失衡，出现以运动功能障碍为特征的帕金森病。

针对黑质多巴胺神经元变性的病因提出很多学说，比较受到肯定的是“氧化应激”学说，认为在应激状态下，多巴胺经多途径的代谢，产生大量的 H_2O_2 和超氧阴离子（O_2^- ·），并在 Fe^{2+} 催化下生成毒性更大的羟自由基（OH ·），而此时在黑质中清除自由基的系统功能下降而无法清除自由基，导致多巴胺神经细胞膜被氧化、破坏，最终导致神经元变性、凋亡。

目前治疗帕金森病的药物主要通过增强多巴胺功能和抑制乙酰胆碱功能的方式重

新建立纹状体内多巴胺能神经与乙酰胆碱能神经的功能平衡。因此，抗帕金森的药物主要归纳为两类：①拟多巴胺类药，主要是能直接或间接增强脑内多巴胺神经活性的一类药，包括左旋多巴、氨基酸脱羧酶抑制剂、多巴受体激动药等。②抗胆碱药，对抗胆碱功能，主要有中枢性的 M 受体阻断药。

第二节　拟多巴胺类药

一、左旋多巴

左旋多巴（Levodopa）又称 L－多巴（L－Dopa），是 DA 的前体。在脑内经氨基酸脱羧酶代谢后转变成 DA 而产生作用。之所以用左旋多巴而不直接补充 DA 是因为后者不能透过血脑屏障，而多巴可通过，而且多巴的左旋体结构疗效最佳，毒性较低。

【体内过程】

口服吸收快，在小肠上部经芳香氨基酸转运系统主动转运吸收，0.5～2h 血药浓度达峰值。胃排空减慢、胃内 pH 偏低或小肠中有其他氨基酸（如高蛋白饮食）与之竞争氨基酸主动转运载体等均可影响吸收。其主要在肝脏代谢，经外周脱羧酶脱羧后生成 DA，$t_{1/2}$较短，为 1～3h。单次服药，约 95% 在外周转变成 DA 而产生不良反应，而进入中枢起作用的左旋多巴不到 1%，因此，合用外周脱羧酶抑制剂不仅减少不良反应，还增强左旋多巴的作用。左旋多巴代谢生成的 DA 大部分被 DA 神经元摄取并贮存，没有被神经元摄取的可迅速被单胺氧化酶（MAO）或儿茶酚胺氧位甲基转移酶（COMT）代谢。

【药理作用与临床应用】

1. 抗帕金森病　左旋多巴在脑内转变成 DA，补充纹状体的 DA 不足，产生抗帕金森病作用。

本药的作用特点：①起效慢，常需用药后第 2～3 周才出现体征改善，要产生最大疗效需 1～6 个月，但作用较持久。②治疗肌肉僵直和运动困难效果较好，但对肌肉震颤效果差。③对轻症或年轻患者的治疗效果明显，对重症或老年体弱患者效果差。本药用于治疗多种原因引起的帕金森病，但对氯丙嗪阻断 DA 受体产生的锥体外系障碍无效。

2. 治疗肝昏迷　肝昏迷的发病机制是由于机体产生了过多的伪递质所致。在正常机体，蛋白质代谢所生成的苯乙胺和酪胺很快被肝脏代谢降解，当肝功能下降时，使苯乙胺和酪胺血中浓度升高，并在神经细胞内转变成结构与去甲肾上腺素相似的伪递质（苯乙醇胺和羟苯乙醇胺），继而再与去甲肾上腺素竞争去甲肾上腺素受体，影响去甲肾上腺素的功能，导致中枢神经系统功能紊乱，产生肝昏迷。左旋多巴为酪胺酸合成儿茶酚胺的中间产物，进入中枢可转变成去甲肾上腺素，提高脑内去甲肾上腺素含量，对抗伪递质，使脑功能恢复。可使肝昏迷患者清醒，但不能改善肝脏功能。

【不良反应】

左旋多巴在外周转变成多巴胺是其产生不良反应的主要原因，不良反应较多，可归类为以下几种。

1. 胃肠道方面反应 大多数患者开始用药就出现恶心、呕吐、食欲减退，是由于DA刺激延脑催吐化学感受区（CTZ）所致。饭后服药或减慢其剂量递增速度可减轻。长久用药该反应可自行消失。

2. 心血管系统反应 用药初期出现体位性低血压，这与外周形成的DA作用于神经末梢，经负反馈调节，使神经释放去甲肾上腺素递质减少有关。此外，DA还直接作用于血管壁上DA受体使血管扩张，这也是引起体位性低血压的原因。DA激动心脏上β受体，还可引起心律失常。

3. 运动过多症 长期用药后出现头面部肌肉不自主运动，表现为张口、伸舌、头颈部扭动，手臂、腿及躯干也出现不自主的震颤和摆动。用药时间越长，发生率越高，2年以上发生率可达90%。这是由于长期服用左旋多巴，脑内多巴胺受体过度兴奋所致。多巴胺受体拮抗药左旋千金藤啶碱可减轻不自主运动症状。

4. 症状波动 长期用药还会出现“开关现象”。即患者突然表现为不自主的运动症状（开），而后又出现肌肉僵硬和运动不能（关）。这与多巴胺神经元储存多巴胺的能力下降有关。为此，应调整左旋多巴的给药方案以满足病人对多巴胺的需要。可改用静脉滴注、增加服药次数而不增加或减少剂量。也可用左旋多巴与外周脱羧酶抑制剂或MAO抑制剂一起合用，或改用多巴受体激动药。

5. 精神障碍 有10%～15%病人出现幻觉、妄想、幻视和情感抑郁等精神异常症状，多见于老年人。可能与DA激动边缘系统的DA受体导致多巴胺功能亢进有关。可用苯二氮䓬类氯氮平治疗。

【药物相互作用】

维生素B_6是多巴脱羧酶的辅基，能促进左旋多巴转化成多巴胺，增强左旋多巴的外周副作用，因此二者不应合用。外周多巴胺脱羧酶抑制剂可减少左旋多巴在外周的转化，可减轻其外周副作用，同时外周多巴胺脱羧酶不通过血脑屏障，对中枢的脱羧酶不影响，此时若加服维生素B_6，后者可进入中枢，促进脑内左旋多巴转化成多巴胺的生成增加，可增强疗效。

二、外周脱羧酶抑制剂

外周脱羧酶抑制剂（peripheral decarboxylase inhibitors，PDIs）也称为左旋多巴增效剂，其作用是阻止左旋多巴在外周脱羧转变成多巴胺，增加L－dopa进入中枢的量而提高疗效，减少左旋多巴的用量，减少不良反应的发生。常用的PDIs有卡比多巴和苄丝肼。

卡比多巴（Carbidopa）和苄丝肼（Benserazide）作用相似，均不能透过血脑屏障，对中枢的脱羧酶不抑制。常与左旋多巴合用以减少左旋多巴用量，增强疗效，减轻不良反应。因此，左旋多巴常与PDIs组成复方制剂使用。卡比多巴与左旋多巴组成的复方称心宁美（Sinemet），是以1∶4或1∶10的比例组合而成。苄丝肼与左旋多巴以1∶4的比例混合，该复方制剂称美多巴（Madopa）。

三、多巴胺受体激动剂

溴隐亭

溴隐亭（Bromocriptine）又称溴麦亭，是一种多肽类麦角生物碱。能选择性的激动多巴胺受体，对中枢多巴胺受体作用强于外周，对 D_2 类受体完全激动，对 D_1 类受体不完全激动。

小剂量时主要激动下丘脑和垂体部位的 D_2 受体，影响下丘脑分泌激素。如促进下丘脑分泌催乳素抑制因子，使催乳素释放减少，可用于治疗催乳素分泌过多症和回乳等。大剂量时可激动黑质－纹状体通路的DA受体，产生抗帕金森病的作用。其抗帕金森病的特点是对肌肉僵硬及运动徐缓的疗效较好，对震颤疗效差。与左旋多巴一起合用，疗效更佳，并减少药物用量及不良反应。溴隐亭常在左旋多巴和复方制剂疗效不佳或失效时，或长期应用左旋多巴出现不自主运动时替代左旋多巴，以改善症状。

不良反应与左旋多巴相似，以精神异常和体位性低血压多见，胃脏道反应及“开关现象”较左旋多巴少见。麦角类具有收缩血管作用，可使肢端小血管收缩，产生雷诺样症状。伴有心绞痛和心肌梗死的患者要慎用。

本品口服吸收不完全，吸收率仅37%，由于首关消除使进入体循环的药量减少，仅为吸收量的6%。血浆药物浓度达峰时间为1～3h，但血浆药物浓度在个体间相差较大，高低相差可达5倍，因此给药剂量应个体化，给药剂量要从小开始，逐渐增加至产生疗效。因其主要在肝脏代谢，有肝功能损害或老年患者应适当减量。

第三节　中枢性抗胆碱药

中枢性抗胆碱药是通过阻断纹状体的胆碱能受体，降低胆碱能神经的功能，以恢复帕金森病患者的DA和ACh这两种递质的功能平衡，起到改善帕金森病症状的作用。临床常用的药物均为选择性作用于中枢，对外周作用较小的中枢性抗胆碱药，如苯海索、丙环定、苯扎托品等，它们药理作用和应用相似。

苯海索

苯海索（Trihexyphenidyl）又称安坦（Artane），主要产生中枢性抗胆碱作用，外周抗胆碱作用较弱，是阿托品的1/10～1/2。临床用于治疗轻度帕金森症患者以及对左旋多巴疗效差或不能耐受左旋多巴的患者，还可用于控制抗精神病药所引起的锥体外系反应症状。其抗帕金森病作用特点为：对震颤疗效好，而对改善肌僵直及动作迟缓疗效差。苯海索有较弱的外周抗胆碱作用，因此产生口干、视力模糊、扩瞳等不良反应，但较轻。偶见精神幻觉、妄想等精神障碍。青光眼和前列腺肥大患者禁用。

小结 抗帕金森病药有两类：拟多巴胺类（包括左旋多巴、外周脱羧酶抑制剂和DA受体激动剂）和中枢抗胆碱类。左旋多巴在中枢转化成DA，起替代作用。抗帕金森病药的特点为：①起效慢，作用持久。②治疗效果而言，对肌肉僵直和运动困难好，对肌肉震颤差。对轻症或年轻患者好，对重症或老年体弱患者差。对氯丙嗪阻断DA受体产生的锥体外系障碍无效。

在外周转化成DA成为其不良反应的主要原因，与外周脱羧酶抑制剂合用，可减少不良反应，同时增加疗效。常用外周脱羧酶抑制剂有卡比多巴和苄丝肼，分别与左旋多巴组成的复方剂为心宁美和美多巴。溴隐亭为常用的DA受体激动剂，对帕金森病的肌肉僵硬及运动障碍症状疗效好，对震颤疗效差。中枢性胆碱受体阻断药苯海索对震颤疗效好，而对肌僵直及动作迟缓疗效差。

思考题

1. 简述左旋多巴的药理作用及临床应用。
2. 简述左旋多巴的不良反应。

制剂与用法

左旋多巴（L－Dopa） 初始剂量为0.25～0.5g/d，分2～3次服，以后每隔3～7天增加剂量0.1～0.7g/d，直到出现明显疗效而不良反应不明显为止。一般成人用量3～5g/d，分3～4次服。

卡比多巴（Carbidopa） 与左旋多巴的复方胶囊称心宁美（Sinemet）。从小剂量开始，3次/d，隔2～3日增加1/2～1粒，极量为750mg/d（即卡比多巴75mg，左旋多巴为750mg）。

盐酸苄丝肼（Benserazide Hydrochloride） 与左旋多巴混合成的复方胶囊称为美多巴（Madopa），每粒含有25mg苄丝肼和100mg的左旋多巴。开始1粒/次，3次/d。逐渐增加，每日最大剂量不超过250mg，即左旋多巴不超过1000mg。

溴隐亭（Bromocriptine）　起始剂量：每天0.625mg（1/4片）。以后每2～4周增加2.5mg/d，一般有效剂量为10～25mg/d，但不超过30mg/d。

盐酸苯海索（Trihexyphenidyl Hydrochloride）　开始1～2mg/次，3次/d，以后递增，每日不超过20mg。

（王小蒙　林明琴）

第二十四章 抗精神失常药

精神失常是指精神活动出现障碍的疾病，病人可表现出兴奋症状，如躁狂、失眠、思维奔逸、夸大观念、自我评价过高等，也可出现抑郁心境，如表情淡漠、兴趣丧失、注意困难、食欲丧失，甚至有自杀念头。造成精神失常的病因认为与遗传、神经内分泌失调、药物及心理社会因素等有关。精神失常包括精神分裂症、躁狂症、抑郁症和焦虑症等。抗精神失常药主要有4类：抗精神病药（antischizophrenic drugs）、抗躁狂症药（antimanic drugs）、抗抑郁症药（antidepressive drugs）和抗焦虑症药（antianxiety drugs）。

第一节 抗精神病药

精神分裂症的发病机制认为与脑内多巴胺功能亢进有关，以中脑－边缘系统、中脑－皮质通路的多巴胺功能亢进为主，表现为精神活动与现实相脱离，患者常出现不合逻辑的联想、妄想、幻觉、情感不恰当以及运动和行为的异常表现。根据临床表现不同分为2型：Ⅰ型精神分裂症以妄想、幻觉等阳性症状为主，Ⅱ型精神分裂症以情感淡漠、主动性缺乏等阴性症状为主。

抗精神病药主要是一类降低中枢多巴胺功能的药物，主要用于治疗精神分裂症。此外，该病与递质 ACh、NA 和 5－HT 的增加也有一定关系。本节述及药物多数对Ⅰ型效果好，对Ⅱ型效果差或无效。

常用抗精神病药根据其化学结构不同分为吩噻嗪类（phenothiazines）、硫杂蒽类（thioxanthenes）、丁酰苯类（butyrophenones）和其他类。

一、吩噻嗪类

吩噻嗪类的共同结构是含有吩噻嗪母核，根据其侧链不同分为二甲胺类、哌嗪类和哌啶类。现以二甲胺类的氯丙嗪为代表药物进行介绍，其他吩噻嗪类药作用特点见表 24－1。

表 24 - 1 常用吩噻嗪类抗精神病药物的作用特点比较

类别	抗精神病剂量（mg/d）	镇静作用	锥体外系作用	降压作用
二甲胺类				
氯丙嗪	25 ~ 300	+ + +	+ +	+ + +（肌内注射） + +（口服）
哌嗪类				
奋乃静	8 ~ 32	+ +	+ +	+
氟奋乃静	2.5 ~ 20	+	+ + + +	+
三氟拉嗪	6 ~ 20	+	+ + +	+
哌啶类				
硫利达嗪	200 ~ 600	+ + +	+	+ + +

注：“ + + + + ”表示作用最强；“ + + + ”表示作用强；“ + + ”表示作用次强；“ + ”表示作用弱。

氯丙嗪

氯丙嗪（Chlorpromazine，CPZ）又名冬眠灵（Wintermin）。

【体内过程】

CPZ 口服与肌内注射均易吸收，但餐后口服或同时服用胆碱受体阻断药可延缓其吸收。因为口服首关消除明显，所以生物利用度较低。肌内注射的生物利用度比口服大 3 ~4 倍。CPZ 脂溶性高，易透过血脑屏障分布于脑组织，脑中浓度为血浆浓度的 10 倍。V_d 约为 10 ~ 20L/kg。CPZ 主要在肝脏代谢，代谢产物由肾脏排出。由于脂溶性高，易蓄积于脂肪组织，患者停药后数周或数月仍可在尿中检出。老年患者对 CPZ 的代谢和消除减慢，因此要减量。不同个体间口服 CPZ 后血药浓度相差较大，可达 10 倍以上，因此临床用药剂量应个体化。

【药理作用】

CPZ 主要是通过阻断了 DA 受体产生抗精神病作用。但 DA 受体在脑内分布较广泛，加上 CPZ 对 D_2 样受体选择性较低，因此作用较广泛，也是其长期应用产生不良反应的基础。此外，CPZ 还可阻断 α 受体、M 受体，产生自主神经系统的作用。

1. 对中枢神经系统的作用

（1）抗精神病作用 氯丙嗪有神经安定作用，可使动物安静，易于入睡，可消除动物的攻击行为，且加大剂量不引起麻醉。正常人用药也表现为镇静、活动减少、感情淡漠，在安静的环境下易入睡，对刺激有很好的觉醒反应。对精神病患者，氯丙嗪可以迅速控制兴奋躁动，稳定情绪，并逐渐消除患者的幻觉、妄想、躁狂和精神运动性兴奋症状，使患者恢复理智，并能自理个人生活。

关于精神分裂症的病因，脑内 DA 系统功能亢进学说认为与患者脑内 DA 的增多有关，以下研究资料为该学说提供依据：①精神分裂症患者脑内的多巴胺 β - 羟化酶（促进 DA 转变成去甲肾上腺素）活性较正常人低。②患者使用左旋多巴可使病情恶化。③长期应用一些促进脑内DA释放的药物（苯丙胺）或抑制多巴胺β-羟化酶的药物（双硫仑），可诱发精神分裂症。④在精神分裂症患者尸体发现脑内多巴胺受体数目较正常人增多。⑤患者应用DA受体阻断药（氯丙嗪）后，症状缓解。

氯丙嗪是通过阻断中枢DA受体发挥抗精神病作用。中枢DA受体有5种（D_1、D_2、D_3、D_4、D_5），其中D_5的药理学特征与D_1相似，两者称为D_1样受体。而D_3、D_4的药理学特征与D_2相似，这3种受体称为D_2样受体。氯丙嗪的抗精神病作用与阻断了中枢D_2样受体有关。

目前已知中枢的多巴胺通路有4条：①黑质-纹状体通路，主要参与调节锥体外系系统的运动功能；②中脑边缘系统通路；③中脑大脑皮质通路，这两条通路主要调控精神、情绪及行为活动；④下丘脑-垂体通路，与垂体的内分泌调控有关。

氯丙嗪抗精神病的作用机制被认为是阻断中脑-边缘系统和中脑-皮质通路的D_2样受体而产生的。其对DA受体选择性较低，也阻断黑质-纹状体通路和下丘脑-垂体通路的DA受体，分别引起锥体外系反应和内分泌系统的变化。

（2）镇吐作用　氯丙嗪镇吐作用强大，可对抗去水吗啡（DA受体激动剂）引起的呕吐。其作用机制可能与阻断延脑第四脑室底部催吐化学感受区（chemoreceptor trigger zone，CTZ）的D_2样受体有关。小剂量可抑制CTZ，大剂量可直接抑制呕吐中枢。但对刺激前庭引起的呕吐无效，因此晕车晕船引起的呕吐不用氯丙嗪。

（3）对体温调节的影响　氯丙嗪抑制下丘脑体温调节中枢，使体温随环境温度的变化而改变。其降温作用与解热镇痛消炎药有区别，它除了降低发热者的体温，还能使正常体温降到正常温度以下，在物理降温的配合下，其降温效果更明显。在高温环境中，可使体温升高。

2. 对自主神经系统的作用　氯丙嗪具有阻断肾上腺素α受体和M胆碱受体作用。阻断α受体可使血管扩张，血压下降，但反复用药易产生耐受性，且不良反应较多，不适合用于治疗高血压。阻断M受体，可产生轻微的口干、视力模糊等现象，因作用较弱，无治疗意义。

3. 对内分泌系统的作用　氯丙嗪主要是阻断了下丘脑垂体通路的D_2受体，使下丘脑分泌激素减少，如催乳素释放抑制因子、卵泡刺激素释放因子、黄体生成素释放因子和ACTH等分泌减少，导致催乳素分泌增加，促性腺激素和糖皮质激素分泌减少。长期使用，可引起乳房肿大、泌乳、排卵延迟、闭经现象。因抑制生长激素的分泌，使儿童生长减慢。

【临床应用】

1. 精神分裂症　对Ⅰ型精神分裂症效果好，尤其对急性患者效果显著。可迅速缓解躁狂、亢进、妄想、幻觉等阳性症状，并改善思维障碍，恢复患者的自理能力。氯丙嗪对其他精神病产生的兴奋、躁动、幻觉、妄想等症状也有治疗作用。治疗Ⅱ型精神分裂症则无效，甚至加重病情。对Ⅰ型的慢性精神分裂症患者效果较差。

2. 呕吐和顽固性呃逆 氯丙嗪对多种药物刺激延脑化学催吐感受区而引起的呕吐有镇吐作用，如吗啡、洋地黄等。也能治疗某些疾病如尿毒症、胃肠炎、放射病、恶性肿瘤等引起的呕吐。对妊娠呕吐也有效，但对晕动病引起的呕吐无效。氯丙嗪还可用于顽固性呃逆，其作用机制认为与其抑制 CTZ 附近的呃逆中枢有关。

3. 低温麻醉和人工冬眠 氯丙嗪在物理降温（冰敷、冰浴等）的配合下可使体温降到正常以下，可用于“低温麻醉”，即麻醉时，使患者体温降到34℃或更低，以提高阻断流血时间，有利于心脏和大血管手术的进行。同时，氯丙嗪的降温特点还可用于“人工冬眠”，即与异丙嗪、哌替啶等药物一起合用，并在物理降温的配合下，使患者体温降到正常体温以下，此时患者处于深睡状态，机体的基础代谢和组织耗氧量均降低，类似于变温动物的“冬眠”状态。“人工冬眠”用于治疗感染性休克、中毒性高热、惊厥、甲状腺危象等危急病症，目的是使机体处于保护性抑制状态，对各种病理刺激的反应性降低，并增强患者对缺氧的耐受力，使患者能顺利度过危险的缺氧、缺能阶段。

【不良反应与注意事项】

1. 常见不良反应 具有局部刺激性，不宜作皮下注射，可以深部肌内注射。静脉给药易致血栓性静脉炎，应稀释后再缓慢注射。因具有阻断 α 受体和 M 受体作用，可产生直立性低血压、鼻塞、心悸、口干、便秘、视力模糊等症状。还具有中枢抑制作用，出现嗜睡、表情淡漠、乏力现象。此外，氯丙嗪还可引起乳房变大、闭经、生长减慢以及男性出现阳痿等症状，这与其作用于结节－漏斗的 DA 通路，影响下丘脑分泌激素有关。

2. 锥体外系反应 氯丙嗪可阻断黑质－纹状体的 DA 通路，长期、大量应用可导致 DA 功能减弱，ACh 功能增强，可出现锥体外系反应，主要有：①帕金森综合征，较常见，患者可出现肌张力增高，静止性震颤，动作迟缓，肌肉强直、流涎等症状，一般用药后 5～30 天出现；②急性肌张力障碍，主要由于舌、面、颈及背部肌肉痉挛，患者表现为强迫性的张口、伸舌、斜颈、呼吸运动障碍及吞咽困难，该反应常出现于用药后 1～5 天；③静坐不能，表现为坐立不安，感觉非走不可，常处于不停息的运动状态，严重者会产生自杀倾向。以上 3 种反应可以用中枢性胆碱受体阻断药如苯海索等进行治疗，可以缓解症状。此外，长期应用氯丙嗪，DA 受体长期被阻断，可导致 DA 受体增敏或 DA 释放增加，而出现一种特殊而持久的运动障碍，叫迟发性运动障碍，患者表现为口－面部不自主的、有节律的刻板运动，如吸吮、舔舌、咀嚼、皱额、闭眼等。停药后仍不能消失，用抗胆碱药治疗可加重病情，用抗 DA 药如硫必利可减轻。

3. 过敏反应 较多表现为皮疹、接触性皮炎，偶有患者出现肝损害、微胆管阻塞性黄疸，以及血液系统异常，如粒细胞减少、溶血性贫血和再生障碍性贫血。

4. 急性中毒 如果氯丙嗪一次用量达到 1～2g，可产生急性毒性反应，表现为中枢深度抑制、昏睡、血压下降，并出现心肌损害，心电图呈现 P－R 间期或 Q－T 间期延长，T波低平或倒置，此时应立即对症治疗。对氯丙嗪引起的低血压应选用去甲肾上腺素来纠正，而不能用肾上腺素。

5. 禁忌证 因降低惊厥阈，可诱发癫痫，因此有癫痫病史患者慎用，必要时可以与抗癫痫药一起合用以避免癫痫发作。伴有心血管疾病的老年患者须慎用，尤其是有冠心病患者，易致死亡。过量中枢抑制药或其他原因所致昏迷者禁用。有严重肝损害者禁用。

二、硫杂蒽类

硫杂蒽类的代表药物为氯普噻吨（Chlorprothixene）。

氯普噻吨

氯普噻吨又称泰尔登（Tardan），结构与三环类抗抑郁药相似，具有较弱的抗抑郁作用。与氯丙嗪比较，其抗精神分裂症和抗幻觉、妄想作用弱，但调整情绪、控制焦虑抑郁的作用较强。临床主要用于治疗伴有焦虑或抑郁的精神分裂症、焦虑性神经官能症以及更年期抑郁症等。此外，本药对肾上腺素 α 受体和胆碱 M 受体的阻断作用较氯丙嗪弱，锥体外系作用与氯丙嗪相似。

三、丁酰苯类

氟哌啶醇

氟哌啶醇（Haloperidol）是丁酰苯类的代表药物。其化学结构与氯丙嗪完全不同，但与氯丙嗪一样通过阻断DA受体产生抗精神分裂作用。且对躁狂、幻觉和妄想症状的疗效明显，常用于以兴奋躁动、幻觉、妄想为主的精神分裂症及躁狂症。对慢性精神分裂症者也有较好疗效。但锥体外系反应的发生率高达80%，成为限制其临床应用的主要原因。长期大量应用可致心肌损害。

氟哌利多

氟哌利多（Droperidol）又称氟哌啶。其作用与氟哌啶醇相似，由于体内代谢快，作用维持时间较短，临床上主要与芬太尼配合用于神经阻滞镇痛术。作为抗精神病药主要用于急性精神运动性兴奋躁狂状态。

四、其他类

五氟利多

五氟利多（Penfluridol）为长效抗精神病药，1周仅服药一次就可维持疗效，这与其储存在脂肪组织，从而缓慢释放入血及进入脑组织有关。其抗精神病作用较强，疗效与氟哌啶醇相似，但镇静作用较弱。临床可用于急慢性精神分裂症患者治疗，尤其用于维持和巩固慢性患者的治疗。不良反应中锥体外系反应较多见。

舒必利

舒必利（Sulpiride）通过阻断 D_2 受体产生抗精神病作用，且选择性的阻断边缘系统和皮层的 D_2 受体，对纹状体上的 D_2 受体影响小，因此很少引起锥体外系反应。其抗精神病疗效同氯丙嗪，可以消除患者的幻觉、妄想和退缩症状，并有抗抑郁作用。临床用于治疗急、慢性精神分裂症，或者其他药物治疗无效的难治病例。还可用于治疗抑郁症。其镇吐作用较氯丙嗪强，临床用于止吐。镇静作用较弱。

氯氮平

氯氮平（Clozapine）属于苯二氮䓬类。通过选择性阻断中脑边缘和中脑皮质上的 D_4 受体而产生抗精神病作用，对黑质－纹状体上的 D_2 受体和 D_3 受体几无作用，故几乎不产生锥体外系作用。其抗精神病作用强，起效快，用药后 1 周内见效，疗效与氯丙嗪相当，临床上对急、慢性精神分裂症患者均有效，也用于治疗其他抗精神病药物治疗无效或锥体外系反应较强的病例。对长期应用氯丙嗪引起的迟发性运动障碍可改善。其抗精神病作用还与其阻断 5－HT 受体有关。对 α 受体、M 受体和组胺受体也有阻断作用而引起不良反应发生。还可引起粒细胞减少，用药期间要定期检查白细胞。

利培酮

利培酮（Risperidone）为治疗精神分裂症的一线药物。通过阻断 5－HT 受体和 D_2 受体产生抗精神病作用。对 5－HT 受体阻断作用比对 D_2 受体阻断作用强。对精神分裂症的阳性、阴性症状以及急性和慢性发病的患者均有疗效。利培酮的优点是：疗效快，有效剂量小，锥体外系反应及其他不良反应轻，易被患者耐受，且其治疗依从性较其他抗精神病好。

第二节　抗躁狂症药

躁狂症患者主要表现为思维活跃、兴奋、言语和动作增多，处于躁狂状态。认为脑内去甲肾上腺素功能增强是其发病的原因之一。临床用于治疗躁狂症的药物有氯丙嗪、卡马西平、氯普噻吨和氟哌啶醇等，最常用的是锂制剂。以碳酸锂（Lithium Carbonate）为代表介绍本类药。

碳酸锂

【体内过程】

碳酸锂口服吸收快，在血中不与血浆蛋白结合，首先分布于细胞外液，再缓慢进入细胞内。由于通过血脑屏障进入脑组织和神经细胞内较慢，故显效晚，约需4～5天。主要经肾脏排泄。约80%由肾小球滤过的锂在近曲小管与钠竞争重吸收，因此增加钠的摄入可促进其排泄，而缺钠或肾小球滤过减少时，可导致锂的蓄积而中毒。

【药理作用与作用机制】

碳酸锂在治疗量下对正常人的精神活动不影响，但对躁狂症发作患者的疗效明显，使言语、行为等恢复正常。其机制认为与以下几点有关：①在治疗量下，可抑制脑内神经末梢去极化引起的 Ca^{2+} 依赖性 NA 和 DA 的释放，但促进 5－TH 的释放；②使神经元内 NA 的贮存减少；③抑制腺苷酸环化酶和磷脂酶 C 的介导反应；④还与其影响 Na^{+}、Ca^{2+}、Mg^{2+} 的分布有关。

【临床应用】

碳酸锂于1949年开始用于临床，主要治疗躁狂症。也用于消除精神分裂症的兴奋躁动症状。对急性躁狂或轻度躁狂疗效显著。有时也应用于抗抑郁症，对躁狂和抑郁双向循环发作的患者也有效。与抗精神病药合用产生协同作用，可减少抗精神病药的用药剂量，从而减少不良反应的发生。

【不良反应】

碳酸锂的不良反应较多，在治疗量情况下，用药初期可出现胃肠道系统反应如恶心、呕吐、腹泻等和中枢神经方面反应如乏力、肢体震颤等。用药1～2周内上述症状逐渐消失。碳酸锂还可引起甲状腺功能低下和甲状腺肿，与它的抗甲状腺作用引起碘代谢异常有关。碳酸锂的安全范围较小，其最大有效剂量为1.5mmol/L，当大于2mmol/L时可产生毒性反应，主要表现为中枢神经症状，患者会出现意识障碍甚至昏迷、肌张力增高、深反射亢进、共济失调、震颤及癫痫发作。因此，治疗期间要每日测定血锂浓度，出现中毒可静脉注射生理盐水促进锂排出。

第三节　抗抑郁症药

抑郁症患者处于抑郁状态，表现为情绪低落，思维迟钝、困难，言语和动作减少。其发病机制主要认为与脑内 NA 和 5－HT 功能低下有关。临床常用抗抑郁症药主要通过抑制脑神经对 NA 和（或）5－HT 再摄取，增加突触间隙 NA 和 5－HT 的浓度产生抗抑郁作用。常用抗抑郁药为三环类。

一、三环类抗抑郁药

丙米嗪

丙米嗪（Imipramine）又称米帕明。

【体内过程】

丙米嗪口服吸收良好，不同个体血药浓度达峰时间差异大，T_{max} 为2～8h。在体内广泛分布于各组织，以心、脑、肝和肾药物浓度最高。主要在肝在代谢，转化成地昔帕明后仍有显著的抗抑郁作用，丙米嗪和地昔帕明最终再被氧化为羟化物而灭活，或与葡萄醛酸结合从尿中排出。血浆 $t_{1/2}$ 为 10 ~ 20h。

【药理作用】

1. 中枢神经系统作用 正常人与患者对药物的中枢作用反应不同。服用丙米嗪，正常人出现困倦、疲乏和不适感，若连续用药，上述症状加重，且出现注意力不集中、思维能力下降；抑郁症患者则出现精神兴奋，情绪提高，药物对患者具有明显的抗抑郁作用。丙米嗪的抗抑郁机制认为与其抑制突触前膜对 NA 和 5 - HT 的再摄取有关。

2. 自主神经系统作用 治疗量丙米嗪可阻断乙酰胆碱 M 受体，产生口干、视力模糊等阿托品样作用。

3. 心血管系统作用 治疗量丙米嗪可降低血压，抑制多种心血管反射，易引起心律失常，心电图可出现 T 波倒置或低平，认为与其抑制心肌中 NA 的再摄取有关。现已经证明丙米嗪对心肌有奎尼丁样作用。

【临床应用】

1. 治疗抑郁症 可用于各种类型抑郁症，尤其对内源性、反应性及更年期抑郁症疗效较好，对精神分裂症的抑郁状态疗效较差。

2. 治疗遗尿症 对小儿遗尿的疗效肯定，但作用机制不明。

3. 焦虑和恐惧症 可用于治疗伴有焦虑的抑郁症，对恐惧症也有疗效。

【不良反应】

治疗量的丙米嗪可产生明显的抑胆碱作用，出现口干、便秘、视力模糊、散瞳、心悸，还会引起眼内压升高和尿潴留，因此有青光眼和前列腺肥大的患考禁用。中枢神经系统可出现乏力、肌肉震颤。心血管方面表现为体位性低血压、心动过速、心肌梗死、充血性心力衰竭等，严重的可出现突然死亡，因此伴有心血管疾病的患者慎用。有少数患者出现皮疹、粒细胞减少、肝功能异常等过敏反应。丙米嗪可致畸胎，故孕妇禁用。

三环类抗抑郁药的作用比较如表 24 - 2 所示。

表 24 - 2 三环类抗抑郁药作用比较

药物	半衰期（h）	抑制单胺类递质再摄取		镇静作用	抗胆碱作用
		5 - HT	NA		
丙米嗪	9 ~ 24	+ + +	+ + +	+ + +	+ + +
地昔帕明	14 ~ 76	—	+ + + +	+ +	+ +
阿米替林	17 ~ 40	+ + + +	+ +	+ + + +	+ + + +
多塞平	8 - 24	+	+	+ + + +	+ + + +

注：“+ + + +”表示作用最强；“+ + +”表示作用强；“+ +”表示作用次强；“+”表示作用弱；“-”表示无作用。

二、其他类抗抑郁药

氟伏沙明

氟伏沙明（Fluvoxamine）通过选择性的阻断脑神经对5-HT的再摄取而产生抗抑郁作用。其作用特点是：对NA的再摄取无抑制作用，镇静作用较弱，几乎无抗胆碱、抗组胺作用，对心血管系统无作用，不产生低血压和心律失常症状。临床用于治疗各类抑郁症患者。不良反应主要有困乏、口干、呕吐和过敏等，连续用药2~3周症状可逐渐消失。口服吸收快而完全，血药浓度的达峰时间为4~8h。经肝脏代谢，肾脏排泄，血浆半衰期为15~20h。

氟西汀

氟西汀（Fluoxetine）又名百忧解，是选择性5-HT再摄取抑制剂，对5-HT再摄取的抑制作用比对NA再摄取的抑制作用强200倍。其抗抑郁的疗效与丙米嗪相当，但较丙米嗪不易产生耐受性，并且安全性优于丙米嗪。临床用于治疗伴有焦虑的各种抑郁症。该药对神经性贪食症也有效。

口服吸收良好，血药浓度达峰时间为6~8h，在肝脏代谢生成的去甲氟西汀有活性，且半衰期较母体长。单剂量用药，血浆半衰期达48~72h。

马普替林

马普替林（Maprotiline）为四环类的广谱抗抑郁药，其抗抑郁作用可能与其抑制脑神经对NA的再摄取有关。但对5-HT的再摄取几无影响。还具有与丙米嗪相似的抗胆碱、镇静和心血管方面的作用。临床用于治疗抑郁症的效果与米帕明、阿米替林相似，且显效快，不良反应少。对内源性、反应性及更年期抑郁症均有疗效，也可用于精神疾病引起的焦虑、抑郁症以及伴有抑郁、激越行为障碍的儿童。对儿童遗尿症也有效。较常见的不良反应有口干、便秘、视力模糊、眩晕、心悸和过敏等。

小结 本章主要介绍抗精神病药、抗躁狂药和抗抑郁药中常用药的药理作用、作用机制、应用、不良反应和体内过程。氯丙嗪是吩噻嗪类抗精神病药，主要通过阻断中脑边缘系统及中脑-皮质系统的D_2受体产生抗精神病作用。还具有镇吐、影响体温调节和影响内分泌系统功能的作用。临床用于治疗Ⅰ型精神分裂症患者。与异丙嗪、哌替啶配合成“冬眠合剂”应用于感染性休克等危重患者。锥体外系反应是氯丙嗪长期应用的主要不良反应。碳酸锂是治疗躁狂症的常用药，其抗躁狂作用认为与其增加脑内5-HT含量而减少NA含量有关。碳酸锂的不良反应有胃肠道反应和中枢神经系统反应。锂盐安全范围小，治疗期间要监测血锂浓度。丙米嗪的抗抑郁机制是抑制NA和5-HT的再摄取，对各型抑郁症均有效，因对α肾上腺素受体、M胆碱受体和H组胺受体有阻断作用，可产生心率加快、直立性低血压、口干和视力模糊等不良反应。

思考题

1. 简述抗精神失常药的分类，并举出每类的一代表药。
2. 简述氯丙嗪产生的中枢神经系统药理作用。
3. 试述氯丙嗪的临床应用和不良反应。
4. 简述碳酸锂的药理作用及其作用机制。
5. 简述丙米嗪的临床应用。

制剂与用法

盐酸氯丙嗪（Chlorpromazine Hydrochloride） 从小剂量开始，逐渐增量。开始200～300mg/d，分3次服。无效可渐增到400～500mg/d，一般有效剂量在300～600mg/d。病情稳定可逐渐减至有效量的2/3，再渐减至1/3维持治疗。需要停药须在几周内逐渐停，不可骤停。

奋乃静（Perphenazine） 抗精神失常：口服，起始剂量2～4mg/次，3次/d，以后逐渐增加剂量，最大可达60mg/d；肌内注射，5～10mg/d。抗焦虑或止吐，口服2～4mg/次，2～3次/d。

氟奋乃静（Fluphenazine） 抗精神病：2～20mg/d，最大不宜超过30mg/d。

盐酸三氟拉嗪（Trifluperazine Hydrochloride） 起始剂量2～5mg/次，2次/d，以后逐渐增量，一般轻症用20mg/d，重症可用到40mg/d。

硫利达嗪（Thioridazine） 精神分裂症：150～500mg/d，分3～4次口服。抗焦虑：25～150mg/d。

氯普噻吨（Chlorprothixene） 起始剂量：75～150mg/d，分3次服。以后逐渐增量，一般轻症150mg/d，重症300～600mg/d。

氟哌啶醇（Haloperidol） 口服，2～10mg/次，3次/d。肌内注射，5mg/次。

氟哌利多（Droperidol） 抗精神分裂症：肌内注射，10～30mg/d。神经安定镇痛：本品5mg与芬太尼0.1mg一起，在2～3min内缓慢静脉注射，5min内未进入一级浅麻状态，可追加半量或一倍量。麻醉前给药：手术前半小时肌内注射2.5～5mg。

氯氮平（Clozapine） 从小剂量开始，50mg/d，分2次口服，以后每天递增25mg。常用有效量300～450mg/d，维持量为100～200mg/d。

利培酮（Risperidone，Risperdal，利司培酮） 成人用量：第1天2mg，第2天4mg，第3日6mg，每日均分2次服用。以后按第3日剂量维持。

碳酸锂（Lithium Carbonate） 开始 0.5g/d，逐渐增量至 0.9～1.8g/d，分 3～4 次服。

盐酸丙米嗪（Imipramine Hydrochloride） 抗抑郁：开始 50～75mg/d，分 2～3 次服。以后隔天增加 50mg/d，常用剂量 150～250mg/d。小儿遗尿症：睡前 25～50mg/次。

阿米替林（Amitriptyline） 75～150mg/d，分 3 次服。

马普替林（Maprotiline） 开始 25～75mg/d，分 2～3 次服。以后根据病情逐加量，常用治疗量 75～150mg/d。

（王小蒙 林明琴）

第二十五章

镇 痛 药

疼痛是临床许多疾病的常见症状，常伴有不愉快的情绪。按痛觉发生部位，疼痛可分为躯体痛（包括急性痛和慢性痛）、内脏痛和神经性痛 3 类。镇痛药（analgesics）是指作用于中枢神经系统特定部位，在不影响患者意识状态下选择性地解除或减轻疼痛，同时缓解因疼痛而引起的不愉快情绪的药物。

本章介绍的镇痛药发挥镇痛作用与激动阿片受体（opium receptors）有关，且易产生药物依赖性（drug dependence）或成瘾性（addiction），称为阿片类镇痛药（opioid analgesics）或麻醉性镇痛药（narcotic analgesics）、成瘾性镇痛药（addictive analgesics）。

第一节　阿片受体激动药

阿片（opium）为罂粟科植物罂粟（papaver somniferum）未成熟蒴果浆汁的干燥物，被广泛用于镇痛、止咳、止泻、镇静催眠。现已知阿片含有 20 余种生物碱，其中仅有吗啡、可待因和罂粟碱具有临床药用价值。菲类生物碱吗啡由德国学者 Serther 于 1803 年首次从阿片中分离出。可待因是阿片中的另一重要菲类生物碱，也能产生阿片样作用，但镇痛作用较吗啡弱。罂粟碱属异喹啉类生物碱。

【阿片受体分类】

阿片受体的分类及其效应如表 25－1 所示。

表 25－1　阿片受体的分类及其效应

		效应						配体的受体选择性			
受体分类	镇痛作用部位	呼吸抑制	缩瞳	抑制胃肠蠕动	欣快	镇静	躯体依赖	β内啡肽	亮氨酸脑啡肽	强啡肽	吗啡可待因
μ	脑	+++	++	++	+++	++	+++	+++	+	++	+++
	脊髓										
	外周										
δ	脊髓	++	−	++	−	−	−	+++	+++	+	+
κ	外周	+	+	+	−	++	+	+++	−	+++	+
	脊髓					烦躁					

【镇痛机制】

机体的镇痛系统由内源性阿片肽和阿片受体共同组成，痛觉传入神经末梢通过释放谷氨酸、SP 等递质而将痛觉冲动传向中枢，内源性阿片肽由特定的神经元释放后可激动感觉神经突触前、后膜上的阿片受体，通过 G 蛋白偶联机制，抑制腺苷酸环化酶、激活 K 通道、减少 Ca^{2+} 内流，使突触前膜递质释放减少、突触后膜超极化，最终减弱或阻滞痛觉信号的传递，产生镇痛作用。

吗啡是通过激动脊髓胶质区、丘脑内侧、脑室及导水管周围灰质等部位的阿片受体，主要是 μ 受体，模拟内源性阿片肽对痛觉的调节功能而产生镇痛作用。通过激活中脑边缘系统和蓝斑的阿片受体而影响多巴胺能神经功能致欣快和缓解疼痛所引起的不愉快、焦虑等情绪。

阿片肽及药物对各型阿片受体的影响如表 25－2 所示。

表 25－2　阿片肽及药物对各型阿片受体的影响

阿片肽或药物	阿片受体亚型		
	μ	δ	κ
阿片肽类			
β－内啡肽	＋＋＋	＋＋＋	＋＋＋
亮氨酸－脑啡肽	＋	＋＋＋	
甲硫氨酸－脑啡肽	＋＋	＋＋＋	
强啡肽	＋＋	＋	＋＋＋
内吗啡肽	＋＋＋		
阿片受体激动药			
吗啡	＋＋＋	＋	＋＋
可待因	＋	＋	＋
哌替啶	＋＋	＋	＋
美沙酮	＋＋＋		
芬太尼	＋＋＋	＋	
二氢埃托啡	＋＋＋	＋	＋
部分激动药			
喷他佐辛	P	＋	＋＋
布托诺啡	P	＋	＋＋＋
丁内诺啡	P	－	＋＋
纳布啡	－－		＋＋
拮抗药			
纳洛酮	－－－	－	－－
纳曲酮	－－－	－	－－－

注：＋激动作用；－拮抗作用；P 部分激动作用。

吗啡

吗啡（Morphine）是阿片中的主要生物碱，含量高达10%。

【体内过程】

口服易被胃肠道吸收，但首关效应明显，生物利用度约为25%，故常注射给药。硬膜外或椎管内注射可快速渗入脊髓发挥作用，皮下注射30min后吸收60%。与血浆蛋白结合约1/3，游离型吗啡迅速分布于全身，肺、肝、肾和脾浓度最高。该药脂溶性较低，仅有少量通过血脑屏障进入中枢，且在组织滞留时间短。吗啡主要以其代谢产物吗啡-6-葡萄糖醛酸形式经肾排泄，少量经乳腺排泄，也可通过胎盘进入胎儿体内。吗啡在血浆中$t_{1/2}$为2~3h，吗啡-6-葡萄糖醛酸排泄缓慢，易致蓄积效应，肾功能减退者和老年患者慎用。

【药理作用】

1. 中枢神经系统

（1）镇痛和镇静作用　吗啡具有强大的镇痛作用，对绝大多数躯体痛镇痛效果良好，对钝痛作用小于锐痛，对神经性痛的效果比对内脏痛的效果差。皮下注射5~10mg能明显减轻或消除疼痛，椎管内注射可产生节段性镇痛，不影响意识和其他感觉。一次给药，镇痛作用可持续4~6h。吗啡能改善由疼痛所引起的焦虑、紧张、恐惧等情绪反应，产生镇静作用，提高对疼痛的耐受力，并可使病人产生欣快感，这也是吗啡镇痛效果良好的重要因素。给药后，患者常出现嗜睡、精神朦胧、理智障碍等，在安静环境易诱导入睡，但睡眠较浅。

（2）抑制呼吸　是吗啡急性中毒致死的主要原因。治疗量即可抑制呼吸，使呼吸频率减慢、潮气量降低、每分通气量减少。这与降低呼吸中枢对血液CO_2张力的敏感性以及抑制脑桥呼吸调节中枢有关。呼吸抑制发生快慢及程度与给药途径密切相关，静注吗啡5~10min或肌注30~90min时呼吸抑制最为明显，与麻醉药、镇静催眠药以及乙醇等合用，加重其呼吸抑制。

（3）镇咳　与其镇痛和呼吸抑制作用无关，直接抑制咳嗽中枢，使咳嗽反射减轻或消失，产生镇咳作用。

（4）缩瞳　可兴奋支配瞳孔的副交感神经，引起瞳孔缩小。吗啡中毒时针尖样瞳孔可为其依据。

（5）其他中枢作用　吗啡作用于下丘脑体温调节中枢，改变体温调定点，使体温略有降低，但长期大剂量应用，体温反而升高；兴奋脑干化学感受触发区，引起恶心和呕吐；吗啡抑制下丘脑释放促性腺激素释放激素（GnRH）和促肾上腺皮质激素释放因子（CRF），降低血浆促肾上腺皮质激素（ACTH）、黄体生成素（LH）和卵泡刺激素（FSH）等的浓度等。

2. 平滑肌

（1）胃肠道　由于胃肠道中高密度的阿片受体存在，吗啡兴奋胃、小肠及大肠平滑肌，提高张力，减慢胃蠕动和延迟排空，易致食物反流，减少其他药物吸收，并抑制消化腺的分泌；提高回盲瓣及肛门括约肌张力，肠内容物通过受阻，易引起便秘。

（2）胆道　治疗量吗啡引起胆道平滑肌和括约肌痉挛性收缩，使胆道和胆囊内压明显提高，可致上腹不适甚至胆绞痛。阿托品可部分缓解。

（3）其他　治疗量吗啡降低子宫张力可延长产妇分娩时程；提高输尿管平滑肌及膀胱括约肌张力，可引起尿滞留；大剂量可引起支气管收缩，诱发或加重哮喘，支气管哮喘患者禁用。

3. 心血管系统　吗啡能扩张血管，降低外周阻力，可致直立性低血压。吗啡对脑循环影响很小，但因抑制呼吸使体内 CO_2 蓄积，引起脑血管扩张和阻力降低，导致脑血流增加和颅内压增高。此外，最近还发现吗啡类药物能对心肌缺血性损伤产生保护作用，减小梗死病灶，减少心肌细胞死亡，可能与吗啡类药物作用于 δ_1 受体而激活 K_{ATP} 通道有关。

4. 其他　吗啡抑制淋巴细胞增殖，减少细胞因子的分泌，减弱自然杀伤细胞的细胞毒作用。也可抑制人类免疫缺陷病毒（HIV）蛋白诱导的免疫反应，这可能是吗啡吸食者易感染 HIV 病毒的主要原因。此外，吗啡可促组胺释放使皮肤血管扩张，脸颊、颈项和胸前皮肤发红。

【临床应用】

1. 镇痛　吗啡可缓解或消除严重创伤、烧伤、手术等引起的剧痛和晚期癌症疼痛，对多种疼痛均有效；对内脏绞痛与解痉药如阿托品合用可有效缓解；对心肌梗死引起的剧痛，能缓解疼痛和减轻焦虑，还可扩血管减轻患者心脏负担。久用易成瘾，除癌症剧痛外，一般仅用于其他镇痛药无效时的短期应用。诊断未明前慎用，以免掩盖病情而延误诊断。

2. 心源性哮喘　静脉注射吗啡对于左心衰竭突发急性肺水肿所致呼吸困难（心源性哮喘），可迅速缓解病人气促和窒息感，促进肺水肿液的吸收。其机制可能是由于吗啡扩张外周血管，降低外周阻力，减轻心脏前、后负荷，有利于肺水肿的消除；其镇静作用又有利于消除患者的焦虑、恐惧情绪；此外，吗啡呼吸抑制作用，减弱过度的反射性呼吸兴奋，使急促浅表的呼吸得以缓解，也有利于心源性哮喘的治疗。但当病人伴有休克、昏迷、严重肺部疾患或痰液过多时禁用。

3. 止泻　常用阿片酊或复方樟脑酊以减轻急、慢性消耗性腹泻症状。如伴有细菌感染，应同时服用抗生素。

【不良反应】

（1）治疗量吗啡可引起眩晕、恶心、呕吐、便秘、呼吸抑制、尿潴留、胆道压力升高甚至胆绞痛、直立性低血压等。偶见烦躁不安等情绪改变。

（2）长期反复应用阿片类药物易产生耐受性和成瘾性。前者是指长期用药后中枢神经系统对其敏感性降低，需要增加剂量才能达到原来的药效，剂量越大，给药间隔越短，耐受发生越快越强，且与其他阿片类药物有交叉耐受性；后者是指当本类药物被人们反复使用后，使用者对其产生依赖性。一旦停药则产生戒断综合征，表现为兴奋、失眠、流泪、流涕、出汗、呕吐、腹泻、甚至虚脱、意识丧失等，迫使患者形成继续需求药物的一种病态心理。

阿片类药物耐受性和依赖性的产生机制尚未明了，现有资料提示它们所涉及的机制相似，与神经组织对吗啡产生的适应有关。其细胞水平的发生机制可能与阿片受体去敏感、受体内陷、受体下调以及腺苷酸环化酶激活有关。此外，其他神经递质如谷氨酸、去甲肾上腺素等可能参与了这一过程。最近研究，在缺失 μ 阿片受体的变异小鼠注射吗啡不产生镇痛作用与依赖性，表明了吗啡的依赖性与 μ 阿片受体直接相关。

（3）过量吗啡可引起急性中毒，主要表现为常伴有血压下降、严重缺氧以及尿潴留的昏迷、深度呼吸抑制以及针尖样瞳孔。主要致死的原因是呼吸麻痹。抢救措施为人工呼吸、适量给氧以及静脉注射阿片受体阻断药纳洛酮。

【禁忌证】

禁用于分娩止痛、哺乳期妇女止痛、支气管哮喘及肺心病患者、颅脑损伤所致颅内压增高的患者、肝功能严重减退患者及新生儿和婴儿等。

可待因

可待因（Codeine）又称甲基吗啡，为前体药物，口服易吸收，生物利用度为50%，大部分在肝内代谢。代谢产物及少量原形（10%）经肾排泄。可待因的药理作用较吗啡弱，镇痛作用为吗啡的1/12～1/10，对呼吸中枢抑制也较轻，无明显的镇静作用，镇咳作用为吗啡的 1/4，在临床上常被用于中等程度疼痛和剧烈干咳。不良反应较少，欣快及成瘾性也低于吗啡，但仍属限制性应用的精神药品。

哌替啶

1937 年在人工合成阿托品样类似物时发现哌替啶（Pethidine；度冷丁，Meperidine）具有吗啡样作用，是目前临床常用的人工合成阿片受体激动药。

【体内过程】

本品口服易吸收，生物利用度为 40%～60%；临床常用注射给药。该药血浆蛋白结合率为 60%。能透过胎盘屏障，进入胎儿体内。哌替啶在肝内代谢为哌替啶酸及去甲哌替啶，两者再以结合形式经肾排泄，去甲哌替啶血浆 $t_{1/2}$ 为 15～20h，肾功能不良者反复大剂量应用可能引起其蓄积。

【药理作用】

（1）哌替啶主要激动 μ 型阿片受体，药理作用与吗啡基本相同，镇痛作用为吗啡的 1/10～1/7，作用持续 2～4h。

（2）镇静、呼吸抑制、致欣快和扩血管、兴奋平滑肌作用与吗啡相当。较少引起便秘和尿潴留。大剂量可引起支气管平滑肌收缩。

(3) 能轻微兴奋子宫作用，但对妊娠末期子宫正常收缩无影响，也不对抗缩宫素的作用，故不延缓产程。

【临床应用】

1. 镇痛 哌替啶可替代吗啡用于创伤、术后以及晚期癌症等各种剧痛；用于内脏绞痛须与解痉药如阿托品合用；考虑到新生儿对哌替啶抑制呼吸极为敏感，临产前 2～4h 内不宜使用于产妇分娩止痛。成瘾性比吗啡轻，产生也较慢。

2. 心源性哮喘 哌替啶可替代吗啡治疗心源性哮喘，且效果良好。机制与吗啡相同。

3. 人工冬眠 麻醉前给予哌替啶，能消除患者术前紧张和恐惧情绪，减少麻醉药用量及缩短诱导期；可与氯丙嗪、异丙嗪组成人工冬眠合剂。

【不良反应】

类似吗啡。不同之处有：过量中毒时呈瞳孔散大、心动过速、口干等阿托品样作用；也可见中枢兴奋、谵妄甚至惊厥，最终转入抑制。中枢兴奋须谨慎应用巴比妥类救治。不宜作为需长期使用镇痛药的患者如癌症患者等的首选药。本品与单胺氧化酶抑制药合用可引起谵妄、高热、多汗、惊厥、严重呼吸抑制、昏迷甚至死亡；氯丙嗪、异丙嗪、三环类抗抑郁药加重哌替啶的呼吸抑制。

美沙酮

美沙酮（Methadone，美散痛，阿米翻）为 μ 受体激动药，是左、右旋异构体各半的消旋体，镇痛作用主要为左旋美沙酮，作用强度为右旋美沙酮的 8～15 倍。与吗啡比较，镇痛作用相当，持续时间较长，耐受性与成瘾性发生较慢，戒断症状略轻。此外，中枢兴奋作用也较吗啡弱。本品口服吸收良好。血浆蛋白结合率为 90%。主要在肝脏代谢为去甲美沙酮，随尿、胆汁或粪便排泄。在酸性条件下，可增加其排泄。美沙酮与各种组织包括脑组织中蛋白结合，反复给予可在组织中蓄积。不良反应常见恶心、呕吐、便秘、头晕、口干和抑郁等。长期用药易致多汗、淋巴细胞数增多、血浆白蛋白和糖蛋白以及催乳素含量升高。皮下注射有局部刺激作用，可致疼痛和硬结。适用于创伤、手术及晚期癌症等所致剧痛，亦可用于吗啡、海洛因等成瘾性戒断。禁用于分娩止痛，以免影响产程和抑制胎儿呼吸。

芬太尼及其同系物

芬太尼（Fentanyl）为 μ 受体激动药，属短效镇痛药。作用与吗啡相似，镇痛效力为吗啡的 100 倍。静注起效快，持续时间为 1～2h。血浆蛋白结合率为 84%，经肝脏代谢而失活，血浆 $t_{1/2}$ 为 3.7h。主要用于麻醉辅助用药和静脉复合麻醉，可与氟哌利多合用产生神经阻滞镇痛。还可治疗急性术后痛和慢性痛。不良反应常见眩晕、恶心、呕吐及胆道括约肌痉挛。大剂量产生明显肌肉僵直，可用纳洛酮拮抗。静脉注射过快可致呼吸抑制。反复用药能产生依赖性。不宜与单胺氧化酶抑制药合用。禁用于支气管哮喘、重症肌无力、颅脑肿瘤或颅脑外伤引起昏迷的患者以及 2 岁以下小儿。

舒芬太尼（Sufentanil）和阿芬太尼（Alfentanil）均为芬太尼的类似物，主要作用于 μ 受体，对 δ 和 κ 受体作用较弱。舒芬太尼的镇痛作用强于芬太尼，是吗啡的 1000 倍，而阿芬太尼弱于芬太尼。两药起效快，作用时间短，尤以阿芬太尼突出，故称为超短效镇痛药。两药血浆蛋白结合率均为 90%，均在肝脏代谢失活，主要代谢物经肾排泄，约 1% 以原形经尿排出。对心血管系统影响小，常用于心血管手术麻醉。阿芬太尼由于其药代动力学特点，很少蓄积，短时间手术分次静脉注射，长时间手术可用持续静脉滴注。

二氢埃托啡

二氢埃托啡（Dihydroetorphine）为我国研制的强镇痛药，其镇痛效力为吗啡 500 ~ 1000 倍，用量极小，以微克计。本品激动 μ 受体，对 δ、κ 受体作用弱。口服首关消除明显，作用时间较短，止痛效果差。临床用于哌替啶、吗啡等无效的慢性顽固性疼痛和晚期癌症疼痛，内脏绞痛不必与解痉药同用。也用于诱导麻醉或静脉复合麻醉以及内镜检查术前用药。治疗量不良反应有恶心、呕吐、呼吸抑制等，均较轻，但中毒时仍有昏迷、缩瞳，呼吸抑制为致死原因。反复用药产生耐受性和成瘾性。且依赖性明显强于吗啡。过量中毒症状为呼吸抑制，瞳孔缩小，甚至昏迷。纳洛酮或烯丙吗啡能有效对抗。

第二节　阿片受体部分激动药

本类药物中大多数小剂量或单独使用时，可激动某型阿片受体，呈现镇痛等作用；当剂量加大或与激动药合用时，又可拮抗受体，故称为阿片受体部分激动药。此外，某些药物对某型受体起激动作用的同时对另一受体起拮抗作用，因此本类药物又称阿片受体混合型激动 - 拮抗药（mixed agonists/antagonists）。

喷他佐辛

喷他佐辛（Pentazocine，镇痛新）为阿片受体部分激动药，可激动 κ 受体和拮抗 μ 受体。

【体内过程】

本品口服、皮下和肌注均吸收良好，口服首关消除明显，仅 20% 药物进入体循环，血浆蛋白结合率为 60%，血浆 $t_{1/2}$ 为 2 ~ 4h，能透过胎盘屏障，主要经肝脏代谢，60% ~70% 以代谢物形式和少量以原形经肾脏排泄。代谢速率个体差异较大造成镇痛效果个体差异.

【药理作用】

镇痛作用为吗啡的1/3，呼吸抑制作用为吗啡的1/2，大剂量可加快心率和升高血压，产生烦躁不安、梦魇、幻觉，可用纳洛酮对抗。胃肠道平滑肌的兴奋作用比吗啡弱。冠心病患者静注本药时，可能通过增加血儿茶酚胺，提高平均主动脉压、左室舒张末压，增加心脏做功量。

【临床应用】

成瘾性小，在药政管理上已列入非麻醉品。适用于各种慢性疼痛，可用于分娩镇痛，对胎儿的呼吸抑制与哌替啶相当。

【不良反应】

喷他佐辛常见不良反应有镇静、嗜睡、眩晕、出汗、轻微头痛，恶心、呕吐少见。大剂量能引起烦躁、幻觉、恶梦、血压升高、心率增快、思维障碍和发音困难等。局部反复注射，可使局部组织产生无菌性脓肿、溃疡和瘢痕形成。经常或反复使用，可产生依赖性，但戒断症状比吗啡轻，此时应逐渐减量至停药。因能增加心脏负荷，故不适用于心肌梗死时的疼痛。口服用药可减少不良反应的发生。由于本品仍有产生依赖性的倾向，仍不能作为理想的吗啡替代品。

地佐辛

地佐辛（Dezocine）镇痛作用强于喷他佐辛，也是κ受体激动剂，μ受体拮抗剂，具有成瘾性。皮下、肌内注射吸收迅速，30min 内生效。本品 5～15mg 相当于哌替啶 50～100mg。其他同喷他佐辛。

罗通定

罗通定（Rotundine，颅痛定，左旋四氢帕马汀）为人工合成的左旋帕马汀，作用较中药延胡索的止痛有效成分四氢帕马汀强，兼有镇静催眠作用。作用机制尚未完全阐明，但有材料证明与阿片受体无关。口服吸收良好，不引起平滑肌痉挛。镇痛作用较哌替啶弱，但较解热镇痛药强。多用于头痛（脑震荡后头痛）、消化道病之疼痛和月经痛、分娩止痛。用于疼痛引起失眠没有后遗效应。

布托啡诺

布托啡诺（Butorphanol；酒石酸布托啡诺，Stadol）为阿片受体部分激动药，主要激动κ受体，对μ受体有弱的拮抗作用。镇痛和呼吸抑制作用为吗啡的 3.5～7 倍，对胃肠道平滑肌兴奋作用弱于吗啡。可通过增加外周和肺血管阻力，增加心脏做功。布托啡诺口服可吸收，首关消除明显，生物利用度约 17%。肌注吸收迅速而完全。血浆蛋白结合率为 80%，主要经肝脏代谢，大部分代谢产物和少量原形（5%）随尿排泄。

本品对急性疼痛的止痛效果好于慢性疼痛。临床应用于缓解中、重度疼痛，如术后、外伤和癌症疼痛以及肾或胆绞痛、麻醉前用药等。常见不良反应有镇静、乏力、出汗，个别出现嗜睡、头痛、眩晕、飘浮感、精神错乱等。久用产生依赖性。

丁丙诺啡（Buprenorphine）是一种以激动μ受体和κ受体为主，对δ受体有拮抗作用的部分激动药。其镇痛作用为吗啡25倍，成瘾性也比吗啡小。海洛因成瘾者服用后，能较好地控制毒瘾，比喷他佐辛较少引起烦躁，但更易引起呼吸抑制。作用时间长。临床应用同布托啡诺，也可用于吗啡或海洛因成瘾的脱毒治疗。

纳布啡（Nalbuphine）对μ受体的拮抗作用比布托啡诺强，对κ受体的激动作用比布托啡诺弱。镇痛作用稍弱于吗啡，呼吸抑制作用较轻，依赖性小，戒断症状轻。可用于心肌梗死和心绞痛病人的止痛。纳洛酮可对抗本品的镇痛及呼吸抑制作用。临床应用同布托啡诺。

第三节　其他镇痛药

曲马朵（Tramadol）为镇痛作用与喷他佐辛相当的中枢性镇痛药，镇咳作用为可待因的1/2，呼吸抑制作用弱，对胃肠道无影响且无明显的心血管作用。镇痛作用机制尚未明了，本药的代谢物*O*-去甲基曲马朵对阿片μ受体的亲和力比原形药高200倍。现认为，本品有较弱的μ受体激动作用，并能抑制NA和5-HT再摄取。本品适用于手术、创伤、分娩及晚期肿瘤疼痛等中度以上的急、慢性疼痛。不良反应和其他镇痛药相似，偶有多汗、头晕、恶心、呕吐、口干、疲劳等。静脉注射过快可致颜面潮红、一过性心动过速。长期应用也可成瘾。卡马西平可降低曲马朵血药浓度，减弱其镇痛作用。安定类药可增强其镇痛作用，合用时应调整剂量。

布桂嗪（Bcinnazine）又名强痛定（Fortanodyn，AP-273），其镇痛效力约为吗啡的1/30。口服10~30min后或皮下注射10min后起效，持续3~4h。呼吸抑制和胃肠道作用较轻。临床多用于偏头痛、三叉神经痛、炎症性及外伤性疼痛、关节痛、痛经及晚期癌疼痛。偶有恶心、头晕、困倦等神经系统反应，停药后即消失，有一定的成瘾性。

延胡索乙素（tetrahydropalmatine）为中药延胡索所含生物碱即消旋四氢巴马汀，有效部分为左旋体，即罗通定（Rotundine）。

第四节　阿片受体拮抗药

纳洛酮

纳洛酮（Naloxone）对各型阿片受体都有竞争性拮抗作用，作用强度依次为μ>κ>δ受体。口服首关消除明显，故常静脉给药。静脉注射2min显效，持续30~60min，血

浆 $t_{1/2}$ 为 40～55min，在肝脏与葡萄糖醛酸结合而失活。纳洛酮可反转芬太尼类、哌替啶等作静脉复合麻醉或麻醉辅助用药时引起的术后呼吸抑制；与巴比妥类药物合用或长期饮酒诱导肝微粒体酶，可缩短血浆 $t_{1/2}$。临床用于阿片类药急性中毒。本品能诱发戒断症状，可用于阿片类药成瘾者的鉴别诊断。对于急性酒精中毒、休克、脊髓损伤、中风以及脑外伤等也有一定的疗效。纳洛酮无内在活性，本身不产生药理效应，不良反应少，大剂量偶见轻度烦躁不安。

纳曲酮

纳曲酮（Naltrexone）与纳洛酮相似，但对 κ 受体的拮抗作用强于纳洛酮，作用维持时间较长。临床应用同纳洛酮。

小结 镇痛药（analgesics）是指作用于中枢神经系统特定部位，在不影响患者意识状态下选择性地解除或减轻疼痛，同时缓解因疼痛而引起的不愉快情绪的药物。发挥镇痛作用与激动阿片受体（opiate receptors）有关，主要包括阿片受体激动药和阿片受体部分激动药。其中，阿片受体激动药以吗啡为代表。

思考题

1. 试述吗啡的镇痛特点、作用机制及临床应用。
2. 试述吗啡的主要不良反应。
3. 常用的人工合成镇痛药有哪些？

制剂与用法

盐酸吗啡（Morphine Hydrochloride） 注射剂：10mg/ml；片剂：5mg。口服，5～10mg/次；皮下注射，10mg/次。极量：口服，30mg/次，100mg/d；皮下注射，20mg/次，60mg/d。

磷酸可待因（Codeine Phosphate） 片剂：15mg。口服，15～30mg/次，3 次/d。极量：口服，100mg/次，250mg/d。

哌替啶（Pethidine） 口服，50～100mg/次，200～400mg/d，极量：150mg/次，600mg/d。肌内注射，25～75mg/次，100～400mg/d，极量：100mg/次，600mg/d。

阿片酊（Tincture Opium） 含吗啡 1%，乙醇 3%。口服 0.3～1ml/次，3 次/d。极量：口服 2ml/次，6ml/d。

复方樟脑酊（Tincture Camphor Co.） 阿片酊：5ml/100ml。口服，2～5ml/次，3 次/d。

盐酸哌替啶（Pethidine Hydrochloride）　注射剂：50mg/ml，100mg/2ml。肌内注射，50～100mg/次。极量：肌内注射，150mg/次，600mg/d。

盐酸美沙酮（Methadone Hydrochloride）　肌内注射，5～10mg/次。

枸橼酸芬太尼（Fentanyl Citrate）　注射剂：0.1mg/2ml。皮下注射或肌内注射，0.05～0.1mg/次。

盐酸二氢埃托啡（Dihydroetorphine Hydrochloride）　舌下含片：20μg，40μg；注射剂：20μg/1ml。舌下含服，20～40μg/次，180μg/d。肌内注射，10～20μg/次，90μg/d。

盐酸喷他佐辛（Pentazocine Hydrochloride）　片剂：25mg。口服，50mg/次。

乳酸喷他佐辛（Pentazocine Lactate）　注射剂：30mg/ml。皮下注射或肌内注射，30mg/次。

酒石酸布托啡诺（Butorphanol Tartrate，Stadol）　注射剂：2mg/ml，1mg/ml。肌内注射，1～4mg/次；静脉注射，0.5～2mg/次。

盐酸丁丙诺啡（Buprenorphine Hydrochloride）　舌下含片：0.2mg；注射剂：0.3mg/ml。舌下含服，0.4～0.8mg，6～8h后可重复用药；肌内注射或缓慢静注，0.15～0.4mg/次。

盐酸纳布啡（Nalbuphine Hydrochloride）　注射剂：10mg/ml，20mg/2ml。肌内注射或静脉注射，10mg/次，3～6h后可重复用药。极量：20mg/次，160mg/d。

盐酸曲马朵（Tramadol Hydrochloride）　缓慢静滴，50～200mg/d。

布桂嗪（Bcinnazine；强痛定，Fortanodyn）皮下注射50mg/次。

盐酸罗通定（Rotundine Hydrochloride）　片剂：30mg。口服，60～100mg/次，3次/d。

硫酸罗通定（Rotundine Sulfate）　注射剂：60mg/2ml。肌内注射，60mg/次。

纳洛酮（Naloxone）　注射剂：0.4mg/1ml。肌内注射或静脉注射，0.4～0.8mg/次。

（邝少轶　周祥福）

第二十六章

解热镇痛抗炎药

解热镇痛抗炎药（antipyretic analgesic and anti – inflammatory drugs）抗炎作用与糖皮质激素不同，亦称非甾体抗炎药（non – steroidal anti – inflammatory drugs，NSAIDs）。是一类能解热、镇痛，且大多数还有抗炎、抗风湿作用的药物。按化学结构可分为水杨酸类、苯胺类、吡唑酮类及其他有机酸类等，其中抗炎作用方面各具特点，如水杨酸类阿司匹林和有机酸类吲哚美辛的抗炎作用较强，某些有机酸的抗炎作用中等，而苯胺类几乎无抗炎作用；根据其对环氧酶（COX）作用的选择性可分为非选择性 COX 抑制药和选择性 COX – 2 抑制药。

第一节 NSAIDs 共同作用

NSAIDs 共同主要的作用机制抑制花生四烯酸代谢过程（图 26 – 1）使体内 PG 的生物合成减少。

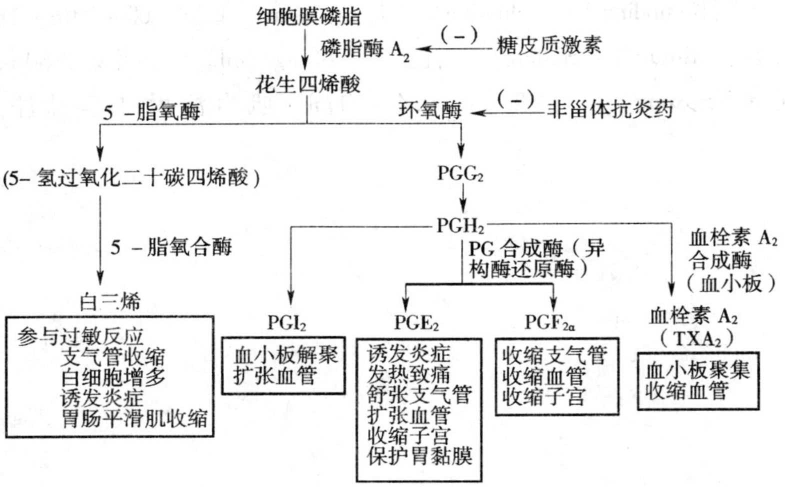

图 26 – 1 自膜磷脂生成的各种物质及其作用以及抗炎药的作用部位示意图

共同作用主要为：

1. 抗炎作用

其作用机制是抑制体内环氧酶（cyclooxygenase，COX）的生物合成。COX 有

COX－1和 COX－2 两种同工酶。主要存在于血管、胃、肾等组织中，参与血管舒缩、血小板聚集、胃黏膜血流、胃黏液分泌及肾功能等的调节的为 COX－1，其功能与保护胃肠黏膜、调节血小板聚集、调节外周血管阻力和调节肾血流量分布有关。后者诱导各种化学、物理性损伤和生物因子激活磷脂酶 A_2（phospholipase A_2，PLA_2）水解细胞膜磷脂，生成花生四烯酸（arachidonic acid，AA）；经 COX－2 催化加氧生成前列腺素（prostaglandins，PGs）。NSAIDs 的抗炎作用与抑制 PGs 合成，同时抑制与某些细胞粘附因子的活性表达有关。

2. 镇痛作用

NSAIDs 有中等程度的镇痛作用，对临床常见的慢性钝痛如头痛、牙痛、神经痛、肌肉或关节痛、痛经等有良好镇痛效果；不产生欣快感与成瘾性，一般认为 NSAIDs 通过抑制 PGs 的合成产生镇痛作用而并不是直接影响疼痛；除此之外，可能还包括中枢和外周神经的抗知觉作用。

3. 解热作用

下丘脑体温调节中枢通过对产热及散热两个过程的精细调节，使体温维持于 37℃左右。当体温升高时，NSAIDs 能促使升高的体温恢复到正常水平，而 NSAIDs 对正常的体温没有明显的影响。感染、组织损害、炎症或其他疾病状态都可以促进细胞因子如 IL－1β、IL－6、TNF－α、TNF－β 等的产生引起发热，而这些细胞因子又促使下丘脑视前区附近合成 PGE_2，通过 cAMP 触发下丘脑的体温调节中枢增加产热，使体温升高。NSAIDs 并不直接抑制注射 PG 产生的发热作用，但对这些细胞因子性内热原引起的发热有解热作用。因此 NSAIDs 是通过抑制中枢 PG 合成而发挥解热作用。

第二节　非选择性 COX 抑制药

一、水杨酸类

水杨酸类（salicylates）药物最常见的是阿司匹林。还包括水杨酸钠（Sodium Salicylate）、二氟尼柳、水杨酸等。

阿司匹林

【体内过程】

阿司匹林（Aspirin；乙酰水杨酸，Acetylsalicylic Acid）口服后迅速被胃肠道黏膜吸收，1～2h 达到血药浓度峰值。大部分发生水解，水解后以水杨酸盐的形式可分布到全身组织，故血药中阿司匹林浓度低，血浆 $t_{1/2}$ 仅为 15min。水杨酸盐与血浆蛋白结合率高达 80%～90%，并与其他药物竞争蛋白结合位点，发生药物竞争作用。大部分水杨酸在肝内氧化代谢，其代谢产物与甘氨酸或葡萄糖醛酸结合后从尿排出。在碱性尿时可排出85%，而在酸性尿时则仅5%。剂量过大时，可出现中毒症状。

【药理作用与临床应用】

阿司匹林及其代谢物水杨酸对COX－1和COX－2的抑制作用基本相当，具有相似的解热、镇痛、抗炎作用。

1. 解热镇痛及抗风湿 有较强的解热、镇痛作用。常用于慢性钝痛，能减轻炎症引起的红、肿、热、痛等症状，迅速缓解风湿性关节炎的症状，大剂量阿司匹林可作为急性风湿热的鉴别诊断依据，用于抗风湿最好用至最大耐受剂量。对胆道蛔虫之绞痛亦有效。

2. 影响血小板的功能 高浓度阿司匹林能直接抑制血管壁中合成酶，减少了TXA_2的生理对抗剂前列环素（prostacyclin，PGI_2）合成，它的合成减少可能促进血栓形成。而低浓度阿司匹林能使PG合成酶（COX）活性中心的丝氨酸乙酰化失活，不可逆地抑制血小板环氧酶，减少血小板中血栓素A_2（TXA_2）的生成，而影响血小板的聚集及抗血栓形成，达到抗凝。所以临床上采用小剂量（50～100mg）阿司匹林用于防止血栓形成，以治疗缺血性心脏病和脑缺血病患者。

【不良反应】

阿司匹林用于解热镇痛时所用剂量较小，短期应用时不良反应较轻，抗风湿剂量大，长期应用不良反应多且较重。

1. 胃肠道反应 最为常见口服可直接刺激胃黏膜，引起上腹不适、恶心、呕吐。高血浓度时刺激延髓催吐化学感应区（CTZ），也可致恶心及呕吐。较大剂量口服水解酸增多可引起胃溃疡及无痛性胃出血，餐后服药或同服抗酸药可减轻胃肠道反应。又因为胃壁前列腺素对胃黏膜细胞有保护作用，所以合用PGE_1的衍生物米索前列醇（Misoprostol）减少溃疡的发生率。

2. 凝血障碍 本品不可逆抑制环氧酶，使血液中TXA_2/PGI_2比率下降，血小板凝集受到抑制，血液不易凝固，出血时间延长。大剂量时抑制凝血酶原的形成，引起凝血障碍，加重出血倾向，可用维生素K预防。

3. 水杨酸反应 即过量时出现的水杨酸类中毒反应，表现为头痛、眩晕、恶心、呕吐、耳鸣、视、听力减退等，严重者可出现过度呼吸、高热、脱水、酸碱平衡失调，甚至精神错乱。严重中毒者应立即停药，静脉滴入碳酸氢钠溶液以碱化尿液，加速排泄。

4. 过敏反应 少数患者可出现荨麻疹、血管神经性水肿和过敏性休克。还可诱发“阿司匹林哮喘”，它与抑制PG生物合成有关，并不是以抗原－抗体反应为基础的过敏反应，可用抗组胺药和糖皮质激素治疗。

5. 瑞夷综合征（Reye's syndrome） 即在儿童感染病毒性疾病如流感、水痘、麻疹、流行性腮腺炎等使用阿司匹林退热时，偶可引起急性肝脂肪变性－脑病综合征，以肝衰竭并脑病为突出表现。可用对乙酰氨基酚代替。

6. 对肾脏的影响 在少数人，特别是老年人，伴心、肝、肾功能损害的患者，可引起水肿、多尿等肾小管功能受损的症状。须立即停药，对症处理，病因可能是阿司匹林抑制 PGs，取消了前列腺素的代偿机制。偶见间质性肾炎、肾病综合征，甚至肾功能衰竭，其机制未明。

【药物相互作用】

与口服抗凝血药双香豆素合用时易引起出血；与肾上腺皮质激素合用，易诱发溃疡及出血；与磺酰脲类口服降糖药合用引起低血糖反应；当与丙戊酸、呋塞米、青霉素、甲氨蝶呤等弱碱性药物合用时，增加各自的游离血药浓度。

【禁忌证】

哮喘、鼻息肉、胃溃疡、荨麻疹患者，儿童感染病毒性疾病、严重肝病，出血倾向的疾病如血友病患者、产妇和孕妇禁用。如需手术患者，术前 1 周停用阿司匹林。

二、苯胺类

对乙酰氨基酚（Acetaminophen）又名扑热息痛（Paracetamol），是非那西丁（Phenacetin）的体内代谢产物。其抑制中枢神经系统 PGs 合成具有抗炎作用，解热镇痛作用与阿司匹林相似。口服易吸收，在体内 95% 与葡萄糖醛酸或硫酸结合而失活，其余转化为有毒性的代谢物 N－乙酰苯醌亚胺，从尿中排出。本药为非处方药，主要用于退热和镇痛。短期使用不良反应轻，常见恶心和呕吐，偶见皮疹、药热和黏膜损害等过敏反应。过量中毒可引起肝损害。用药前后应检查肝肾功能。3 岁以下儿童肝肾功能发育不全者宜慎用。

三、吲哚乙酸类

吲哚美辛

吲哚美辛（Indomethacin，消炎痛）为人工合成的吲哚衍生物。

【体内过程】

口服吸收迅速而完全，3h 血药浓度达峰值。血浆蛋白结合率为 90%。主要在肝代谢，代谢物从尿、胆汁、粪便排泄。血浆 $t_{1/2}$ 为 2～3h。

【药理作用与临床应用】

吲哚美辛是最强的 PG 合成酶抑制药之一，对炎性疼痛有明显镇痛效果，比阿司匹林强 10～40 倍。对 COX－1 和 COX－2 均有强大的抑制作用，也能抑制磷脂酶 A_2 和磷脂酶 C，减少粒细胞游走和淋巴细胞的增殖。不良反应多，故仅用于其他药物不能耐受或疗效不显著的病例。对急性风湿性及类风湿性关节炎，约 2/3 患者可得到明显改善。对关节强直性脊椎炎、骨关节炎也有效；也可用于牙痛、月经痛、偏头痛。对癌性发热及其他不易控制的发热常能见效。

【不良反应】

大多数反应与剂量过大有关。30%～50% 患者用治疗量吲哚美辛后发生不良反应；

约20% 患者必须停药。

1. 胃肠反应 食欲减退、恶心、腹痛、上消化道溃疡；偶可穿孔、出血、腹泻（有时因溃疡引起）；还可引起急性胰腺炎。

2. 中枢神经系统 25%～50%患者有前额头痛、眩晕，偶有精神失常。

3. 造血系统 可引起粒细胞减少、血小板减少、再生障碍性贫血等。

4. 过敏反应 常见为皮疹，严重者可诱发哮喘，“阿司匹林哮喘”者禁用本药。

5. 肝肾损害 有肝肾功能损害的病例报道，长期用药注意检查肝肾功能和血常规。

舒林酸

舒林酸（Sulindac）是吲哚乙酸类衍生物。效应弱于吲哚美辛，强于阿司匹林。需在体内转化为磺基代谢物才有解热、镇痛、抗炎活性，代谢产物 $t_{1/2}$ 为 18h。适应证与吲哚美辛相似。因舒林酸在吸收入血前较少被胃肠黏膜转化成活性代谢产物，故胃肠反应发生率较低，肾毒性和中枢神经系统不良反应发生率也低于吲哚美辛。

四、芳基丙酸类

布洛芬（Ibuprofen）又名异丁苯丙酸、异丁洛芬，是第一个应用到临床的丙酸类的NSAIDs，相继出现的还有萘普生（Naproxen）、非诺洛芬（Fenoprofen）、酮洛芬（Ketoprofen）、氟比洛芬（Flurbiprofen）。这些药物作用与阿司匹林近似，优点是胃肠刺激较轻。适用于风湿性类风湿性关节炎、骨关节炎、神经痛、月经痛和痛风等，亦可作解热用。口服吸收良好，血浆白蛋白结合率几乎100%，在肝脏代谢，肾脏排泄。血浆中 $t_{1/2}$，布洛芬与酮洛芬均为2h，非诺洛芬与氟比洛芬为其3倍，萘普生为13h。久用仍应注意胃肠溃疡和出血，偶见肝肾损害、水钠潴留、造血抑制和过敏反应。与其他解热镇痛药有交叉过敏，故凡有过敏性哮喘患者禁用。孕妇在妊娠后期应用可能导致孕期延长，产程延长甚至难产，应禁用。

五、芳基乙酸类

双氯芬酸

双氯芬酸（Diclofenac）为环氧酶抑制药，是邻氨基苯乙酸（灭酸）类衍生物。通过改变脂肪酸的释放或摄取，降低白细胞间游离花生四烯酸的浓度。解热、镇痛、抗炎效应强于吲哚美辛、萘普生等。口服易吸收，有首关消除，其口服生物利用度约50%，血浆蛋白结合率99%。可在关节滑液中积聚，经肝代谢，$t_{1/2}$ 为1～2h，常用于各种关节炎、手术后疼痛及痛经等治疗，不良反应除与阿司匹林相同外，偶见肝功能异常，白细胞减少。

六、烯醇酸类

吡罗昔康（Piroxicam）和美洛昔康（Meloxicam）均为烯醇酸类衍生物，为COX－2的低选择性抑制药。尼美舒利（Nimesulide）则相反。

吡罗昔康口服吸收完全，2～4h 后血药浓度达峰值，效力与吲哚美辛相似，对风湿性及类风湿性关节炎的疗效与阿司匹林、吲哚美辛和萘普生相当，适用于强直性脊柱炎及急性痛风等。不良反应较少，患者耐受性良好。主要优点是血浆 $t_{1/2}$为 50h，用药剂量小。

美洛昔康对 COX －2 的选择性抑制作用比 COX －1 高 10 倍。血浆蛋白结合率 99%，$t_{1/2}$为 20h，适应证与吡罗昔康相同。剂量过大或长期服用可致消化道出血、溃疡，应予注意。

尼美舒利常用于类风湿性关节炎、骨关节炎、耳鼻喉及口腔部位的炎症。不良反应少。

七、吡唑酮类

保泰松（Phenylbutazone）具有很强的抗炎抗风湿作用，而解热作用较弱。口服保泰松吸收完全迅速，2h 达峰值，蛋白结合率达 90%，血浆 $t_{1/2}$为 50～65h，主要经肝脏代谢，肾脏排泄。代谢物血浆结合率高，血浆 $t_{1/2}$长达几天，故长期服用保泰松时，可在体内蓄积，产生毒性。临床主要用于风湿性及类风湿性关节炎，已少用。

八、烷酮类

萘丁美酮（Nabumetone）是一个非酸性的 2，6 位双取代萘基链的可溶性酯质酮，是一种前体药物。吸收后被迅速代谢成的主要活性物质 6－甲氧基－2－萘基乙酸（6－methoxy－2－naphthylacetic acid，6－MNA）为强效的环氧酶抑制药，它的血浆蛋白结合率大于 99%，在肝脏代谢，肾脏排泄。临床用于治疗类风湿性关节炎取得较好的疗效，不良反应较轻。

第三节　选择性 COX－2 抑制药

鉴于解热、镇痛和抗炎药物治疗作用的主要机制与抑制 COX－2 有关，而抑制 COX－1 又常涉及临床常见的不良反应，如胃肠道反应，肾功能损害，消化道出血等。为此，近年来选择性的 COX－2 抑制药相继出现。

塞来昔布

塞来昔布（Celecoxib）抑制 COX－2 的作用较 COX －1 高 375 倍，为选择性的

COX－2 抑制药。在治疗剂量时可抑制 PGI_2 合成。具有抗炎、镇痛和解热作用。口服易吸收，血浆蛋白结合率高，3h 达峰浓度，$t_{1/2}$为 11h，主要在肝脏通过 CYP2C9 代谢，随尿和粪便排泄。用于风湿性、类风湿性关节炎和骨关节炎的治疗，也可用于于术后镇痛、牙痛、痛经。胃肠道不良反应、出血和溃疡发生率均较其他非选择性 NSAIDs 低。但仍有水肿、多尿和肾损害，对有血栓形成倾向的病人需慎用，磺胺类过敏的患者禁用。联合氟康唑、氟伐他汀和扎鲁司特用药可增加塞来昔布的血药浓度。

罗非昔布

罗非昔布（Rofecoxib）为果糖的衍生物。对 COX－2 选择性抑制作用高，具有解热、镇痛和抗炎作用，但不会抑制血小板聚集。治疗剂量时口服吸收良好，但其溶解度可限制高剂量药物的吸收，血浆蛋白结合率仅为 87%，$t_{1/2}$为 17h。可在肝和肠壁经 CYP3A4 代谢。主要用于治疗骨关节炎。除胃肠道不良反应轻外，不良反应和其他 NSAIDs 类似。

尼美舒利

尼美舒利（Nimesulide）是一种新型 NSAIDs。具有抗炎、镇痛和解热作用，对 COX－2 的选择性抑制作用较强。因而其抗炎作用强，不良反应较小。口服后吸收迅速完全，其蛋白结合率高达 99%，$t_{1/2}$为 2～3h，生物利用度高。常用于类风湿性关节炎和骨关节炎、腰腿痛、牙痛、痛经的治疗。胃肠道不良反应少而轻微。

附：抗痛风药

痛风是体内嘌呤代谢紊乱所引起的疾病，表现为高尿酸血症，尿酸盐在关节、肾及结缔组织中析出结晶。急性发作时尿酸盐微结晶沉积于关节而引起局部粒细胞浸润及炎症反应；如未及时治疗则可发展为慢性痛风性关节炎或肾病变。治疗痛风的药物有秋水仙碱、别嘌醇和丙磺舒等。

秋水仙碱（Colchicine）对急性痛风性关节炎有选择性抗炎作用。急性痛风的治疗在于迅速缓解急性关节炎、纠正高尿酸血症等，秋水仙碱可缓解，其作用可能是该药与微管蛋白结合，引起微管蛋白的解聚，中断了粒细胞迁移，抑制了急性发作局部的粒细胞浸润，与有丝分裂纺锤体结合阻断细胞的分裂；此外，还抑制白三烯的合成与释放。口服迅速从胃肠道吸收，可从胆汁分泌形成肝肠循环。用药后可在 12h 内缓解关节红、肿、热、痛，对其他类型关节炎无效。不良反应多见如恶心、呕吐、腹痛、腹泻。中毒时出现水样腹泻及血便、脱水甚至休克；对肾及骨髓也有损害作用。

别嘌醇（Allopurinol，别嘌呤醇）口服易吸收，0.5～1h 达血药峰浓度，$t_{1/2}$为 2～3h，其代谢产物奥昔嘌醇 $t_{1/2}$为 14～28h。别嘌醇为次黄嘌呤的异构体，而次黄嘌呤及黄嘌呤可被黄嘌呤氧化酶催化而生成尿酸。别嘌醇在肝脏与代谢产物奥昔嘌醇也是酶的非竞争性抑制剂，使尿酸生物合成受阻，血浆中尿酸浓度降低，尿中排出减少，而慢性痛风的治疗旨在降低血中尿酸浓度故多用于慢性痛风。不良反应较少，偶见皮疹、胃肠反应、转氨酶升高和白细胞减少。

丙磺舒（Probenecid）是通过竞争性抑制肾小管对有机酸的转运，抑制肾小管对尿酸的再吸收，增加尿酸排泄。因没有镇痛及抗炎作用，不适用于急性痛风。口服吸收完全，血浆蛋白结合率 85%～95%，治疗剂量时 $t_{1/2}$ 为 12～46h，大部分通过肾近曲小管主动分泌排泄。因脂溶性大，易被再吸收，排泄慢。尿液碱性时排泄增加，不良反应少见。

小结 解热镇痛抗炎药是一类具有解热、镇痛，而且大多数还有抗炎、抗风湿作用的药物。它们在化学结构上虽属不同类别，但都可抑制体内前列腺素（prostaglandin，PG）的生物合成，目前认为这是它们共同作用的基础。由于其特殊的抗炎作用，故本类药物又称为非甾体抗炎药（non－steroidal anti－inflammatory drugs，NSAIDs）。阿司匹林是这类药物的代表。

思考题

1. 简述解热镇痛抗炎药的基本作用机制。
2. 简述阿司匹林药理作用、作用机制、用途及主要不良反应。

制剂与用法

阿司匹林（Aspirin） 解热镇痛：0.3～0.6g/次，3 次/d；抗血栓：25mg、50mg、100mg/d；治疗胆道蛔虫：1g/次，3 次/d，至阵发性绞痛停止 24h 后停用，然后进行驱虫治疗。

水杨酸钠（Sodium Salicylate） 抗风湿：4～8g/d，分 4～6 次服，症状控制后逐渐减量。

对乙酰氨基酚（Acetaminophen） 0.5g/次，3 次/d。常用量 0.3～0.6g/次，4 次/d，每日总量最好不超过 2g。应用时间不宜超过 10d。注射剂：0.075g/1ml。肌内注射，每次 0.15～0.25g。

保泰松（Phenylbutazone） 0.1～0.2g/次，3 次/d，症状改善后改为 1 次/d。

羟布宗（Oxyphenbutazone） 0.1g/次，3 次/d。餐后服，一周后递减为 0.1～0.2g/d。

吲哚美辛（Indomethacin） 口服，镇痛一般用 25mg/次，2～3 次/d，餐中或餐后服用。抗风湿可适当加量，但每日不宜超过 200mg。

舒林酸（Sulindac） 150~200mg/次，2次/d。每日最大剂量400mg。

甲芬那酸（Mefenamic Acid） 首次0.5g，以后0.25g/次。用药不宜超过1周。

氯芬那酸（Clofenamic Acid） 0.2g/次，3次/d。

双氯芬酸（Diclofenac） 口服，25mg/次，3次/d。深臀部肌注，75mg/次，1次/d。

布洛芬（Ibuprofen） 0.2~0.4g/次，3次/d。餐中服。

酮布芬（Ketoprofen） 50mg/次，3~4次/d。

萘普生（Naproxen） 0.25g/次，2次/d。

吡罗昔康（Piroxicam） 20mg/d，分1~2次服。

美洛昔康（Meloxicam） 7.5mg/次，1~2次/d。

尼美舒利（Nimesulide） 100mg/次，2次/d。

秋水仙碱（Colchicine） 0.5mg/次，1~2次/d，一日总量不超过4mg。

丙磺舒（Probenecid） 治疗痛风，开始0.25g/次，2次/d，一周后增至0.5g/次。

别嘌醇（Allopurinol） 第1周0.1g/d，第2周0.2g/d，第3周以后0.3g/d，分2~3次服。

塞来昔布（Celecoxib） 治疗骨关节炎，200mg/d，1次或2次。

罗非昔布（Rofecoxib） 12.5mg，1次/d，需要时，可25mg，1次/d。

（邝少轶 周祥福）

第五篇　应用于利尿及心血管系统药物药理

第二十七章

利尿药和脱水药

利尿药（diuretics）为作用于肾脏，增加电解质和水的排出的一类药物，临床上主要用于治疗各种原因如心、肝、肾等疾病引起机体不同程度的水滞留而致的组织间隙内液体的异常积聚即水肿；也可用于某些非水肿性疾病，如高血压、肾结石、高血钙症等的治疗。

第一节　利　尿　药

一、利尿药作用的生理学基础

尿液的生成是通过肾小球滤过、肾小管和集合管的重吸收及分泌而实现的，利尿药通过作用于肾单位的不同部位（图 27－1）而产生利尿作用。

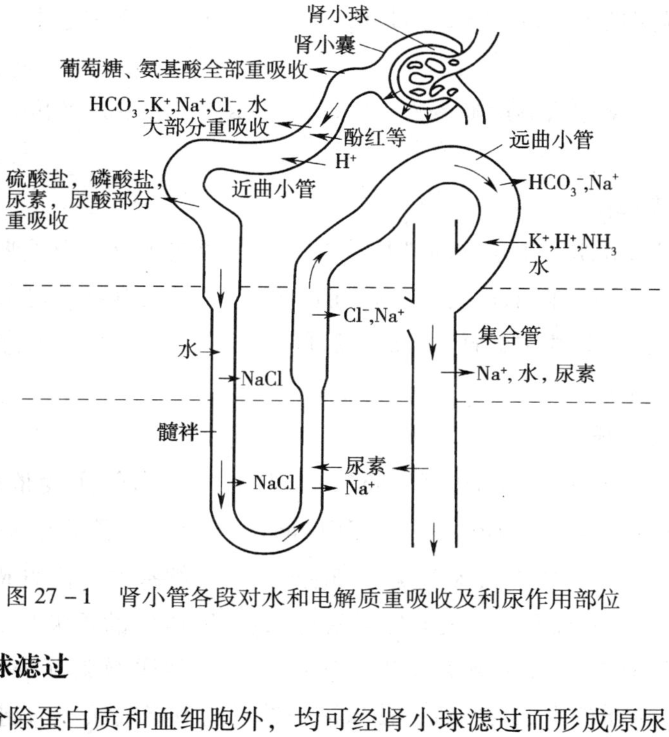

图 27－1　肾小管各段对水和电解质重吸收及利尿作用部位

（一）肾小球滤过

血液中的成分除蛋白质和血细胞外，均可经肾小球滤过而形成原尿。原尿量的多少取决于肾血流量及有效滤过压。正常人每日原尿量可达180L，但排出的终尿仅为1～2L，说明约99%的原尿在肾小管被重吸收。通过加强心肌收缩力、扩张肾血管、增加肾血流量和肾小球滤过率，可使原尿生成增加，但由于肾脏存在球－管平衡的调节机制，终尿量并不能明显增多，利尿作用很弱。

（二）肾小管重吸收

1. 近曲小管

原尿中约85% $NaHCO_3$、40% NaCl、葡萄糖、氨基酸和其他所有可滤过的溶质均被近曲小管重吸收，60%的水被重吸收以维持近曲小管液体渗透压的稳定。与利尿药作用关系最密切的是 $NaHCO_3$、NaCl的重吸收。近曲小管重吸收 $NaHCO_3$是由近曲小管顶质膜（管腔面）的 Na^+-H^+交换子（Na^+-H^+ exchanger）所触发的。该转运系统促进管腔内的 Na^+进入细胞，交换细胞内的 H^+。基侧质膜的Na^+，K^+－ATP 酶（Na^+，K^+－ATPase）使细胞内的 Na^+保持在一个较低的水平。H^+分泌进入管腔与 HCO_3^- 形成 H_2CO_3。H_2CO_3与 HCO_3^- 进一步脱水成为 CO_2 和 H_2O，然后迅速跨越细胞膜（CO_2通过简单扩散的形式），在细胞内再水化成为 H_2CO_3 分解后，H^+用于 Na^+-H^+交换，CO_2 经一种特殊的转运子转运通过基侧质膜入血。管腔内的脱水反应和细胞内的再水化反应均由碳酸酐酶（carbonic anhydrash，CA）催化。CA的活性可以被碳酸酐酶抑制药所抑制。在近曲小管远端，HCO_3^- 和有机溶质被小管液带走，此时小管液中主要含有 NaCl。Na^+被持续重吸收，但 Na^+-H^+交换子驱动的 H^+的分泌则导致管腔 pH 降低，激活 Cl^-碱交换子（Cl－base exchanger），最终净吸收 NaCl。目前尚无利尿药影响该过程。

由于近曲小管对水有高度通透性，管腔液的渗透压和 Na^+浓度在整个近曲小管液保持恒定。

2. 髓袢降支细段

降支细段只吸收水。由于此段髓质高渗，水被渗透压驱动而重吸收。由于水通道（water channel）蛋白或称水孔蛋白（aquaporin，AQP）的存在，对水的通透性大。它们分布在与水转运密切相关的肾、汗腺、脑脉络膜丛、唾液腺、肺、气管、生殖系统、眼前房的几个结构等。

3. 髓袢升支粗段

髓质和皮质部原尿中约35%的 Na^+在此段被重吸收。主要依赖于管腔膜上的 $Na^+-K^+-2Cl^-$共转运子（$Na^+-K^+-2Cl^-$ cotransporter），进入细胞内的 Na^+由基侧质膜上的 Na^+，K^+－ATP 酶主动转运至细胞间质，在细胞内蓄积的 K^+扩散返回管腔，形成 K^+的再循环，造成管腔内正电位，驱动 Mg^{2+} 和 Ca^{2+} 的重吸收。Na^+与尿素一起维持此段髓质的高渗，当尿液流经集合管时，在抗利尿激素（antidiuretic hormone，ADH）调节下，大量的水被再吸收，使尿液浓缩。高效能利尿药抑制 NaCl 的重吸收，一方面降低了肾的稀释功能，另一方面由于髓质的高渗无法维持而降低了肾的浓缩功能，排出大量接近于等渗的尿液，产生强大的利尿作用。

4. 远曲小管

约 10% 的 NaCl 在远曲小管被重吸收，主要通过 Na^+-Cl^- 共同转运子。与升支粗段一样，远曲小管相对不通透水，NaCl 的重吸收进一步稀释小管液。另外，Ca^{2+} 通过顶质膜上的 Ca^{2+} 通道和基侧质膜上的 Na^+-Ca^{2+} 变换子而被重吸收，甲状旁腺激素可以调节这个过程。

5. 集合管

重吸收原尿中 2% ~5% 的 Na^+，机制与其他节段不同。主细胞顶质膜转运 Na^+ 和排出 K^+，进入主细胞内的 Na^+ 通过基侧质膜的 Na^+，K^+-ATP 酶转运进入血液循环。Na^+ 的重吸收超过 K^+ 的分泌，可产生显著的管腔负电位，该负电位驱动 Cl^- 通过旁细胞途径吸收入血. 由于集合管管腔 Na^+ 的浓度与 K^+ 的分泌有密切的联系。醛固酮（Aldosterone）通过对基因转录的影响，增加顶质膜 Na^+ 通道和 K^+ 通道的活性以及 Na^+，K^+-ATP 酶的活性，促进 Na^+ 的重吸收以及 K^+ 的分泌。

影响尿浓缩的最后关键是抗利尿激素（也称加压素，vassopressin）。在无加压素存在的情况下，集合管不通透水。现在已经阐明加压素对水重吸收的调节是通过 AQP_2 水通道的所谓的“穿梭机制”。

二、利尿药的分类

对于利尿药的作用机制，一种说法为抑制肾小管不同节段对水、钠的再吸收，减轻其滞留而起到消水肿的作用；另一说法系增加血浆渗透压和肾小管渗透压的渗透性而利尿。

按它们的效能和作用部位又分为 3 类。

1. 高效能利尿药（high efficacy diuretics）

该类药主要作用于肾脏髓袢升支粗段髓质部和皮质部，利尿作用强大。

2. 中效能利尿药（moderate efficacy diuretics）

主要作用于远曲小管近端，利尿效能中等。

3. 低效能利尿药（low efficacy diuretics）

主要作用于远曲小管和集合管以及近曲小管，利尿作用弱于上述两类。

三、常用利尿药

（一）高效能利尿药

由于该类药物作用的肾脏靶部位是在直接抑制髓袢升支厚壁段皮质部和髓质部 $Na^+-K^+-2Cl^-$ 同向协同转运体，选择性地抑制 NaCl 的重吸收发挥利尿作用，故又称其为袢利尿药（loop diuretics），又因可使髓袢升支皮质部对 Na^+、Cl^- 再吸收明显减少和影响髓袢升支尿液浓缩过程，产生强大利尿作用，故又称为高效利尿药（high efficacy diuretics）。常用药物有依他尼酸（Ethacrynic Acid，利尿酸，是一个苯氧基乙酸衍生物）、呋塞米（Furosemide，速尿）和布美他尼（Bumetanide，与碳酸酐酶抑制药一样是磺胺的衍生物）。临床上应用的另一个药物托拉塞米（Torsemide）是它们的活性代谢物。另外还有吡咯他尼（Piretanide）、苯氧吡酸（Diumax）、阿佐塞米（Azosemide）等。

【体内过程】

本类药物除阿佐塞米口服吸收较差外，其余经胃肠给药能较好地被吸收，生物利用度较高，大多数与血浆蛋白的结合率较高，各药大部分在肝脏代谢，由肾脏排泄，半衰期在 3～3.8h 之间。呋塞米在口服 30min 内，静注 5min 后生效，维持 2～3h。消除主要通过肾脏近曲小管有机酸分泌机制排泌或肾小球滤过，随尿以原形排出。正常 $t_{1/2}$ 为 1h 左右，肾功能不全时 $t_{1/2}$ 可延长至 10h。由于吲哚美辛和丙磺舒与本药相互竞争近曲小管有机酸分泌途径，影响排泄作用。

【药理作用】

本类药能使肾小管对 Na^+ 的重吸收由原来的 99.4% 下降为 70%～80%，正常状态下，持续给予大剂量呋塞米可使成人 24h 内排尿 50～60L。利尿作用的分子机制是特异性地抑制分布在髓袢升支管腔膜侧的 $Na^+-K^+-2Cl^-$ 共转运子，可以使尿中 Na^+、K^+、Cl^-、Mg^{2+}、Ca^{2+} 排出增多，大剂量呋塞米也可以抑制近曲小管的碳酸酐酶活性，使 HCO_3^- 排出增加。还可促进肾脏前列腺素的合成。因此，非甾体类抗炎药如吲哚美辛通过抑制环氧酶而减少肾脏前列腺素的合成，干扰利尿药的作用，特别是对于肾病综合征和肝硬化的病人，这种干扰作用更为明显。通过对血管床的直接扩张作用影响血流动力学。对心力衰竭的病人，呋塞米和依他尼酸能迅速增加全身静脉血容量，降低左室充盈压，减轻肺淤血。呋塞米还能增加肾血流量，改变肾皮质内血流分布。其作用机制尚未完全阐明，可能与该类药促进前列腺素合成有关。

【临床应用】

1. 主要用于急性肺水肿和脑水肿 静脉注射呋塞米能迅速扩张容量血管，使回心血量减少，在利尿作用发生之前即可降低左室舒张末期压力而消除左心衰竭所致的急性肺水肿，是急性肺水肿的迅速有效的治疗手段之一。同时由于高效的利尿作用，使血液浓缩，血浆渗透压增高，也有利于消除脑组织水肿，降低颅内压，而作继发脑水肿的治疗，对脑水肿合并心衰者尤为适用。

2. 其他利尿药无效的严重水肿 可治疗心、肝、肾性水肿等各类水肿，如肾病综合征。

3. 急慢性肾功能衰竭患者的首选治疗药 可增加尿量和 K^+ 的排出，冲洗肾小管，减少肾小管的萎缩和坏死，但不延缓肾衰的进程。大剂量呋塞米可以治疗慢性肾衰，增加尿量。

4. 高钙血症 通过抑制 Ca^{2+} 的重吸收，降低血钙。通过联合应用袢利尿药和静脉输入生理盐水而大大增加 Ca^{2+} 的排泄。

5. 加速某些毒物的排泄 应用本类药物，结合输液，可使尿量增加，在一天内达到 5L 以上。主要用于某些经肾排泄的药物中毒的抢救，如长效巴比妥类、水杨酸类、氟化物、碘化物等。

6. 慢性充血性心力衰竭和高血压的治疗 常与其他治疗药物伍用，并非首选治疗药。

7. 其他 肝硬化腹水的治疗。

【不良反应】

1. 水与电解质紊乱 常为过度利尿所引起的常见的不良反应，表现为低血容量、低血钠、低血钾、低氯性碱血症，长期应用还可引起低血镁，以低血钾最为常见，反应严重，当血钾低于 3.0mol/L 时，应及时补充氯化钾和加用保钾利尿药；低氯性碱血症是由于该类药增加盐和水的排泄，因而加强集合管 K^+ 和 H^+ 的分泌所致。低血钾可增强强心苷对心脏的毒性，低血钾对肝硬化的病人可能诱发肝昏迷。故应注意及时补充钾盐或加服保钾利尿药。

2. 耳毒性 表现为耳鸣、听力减退或暂时性耳聋，呈剂量依赖性。耳毒性的发生机制可能与药物引起内耳淋巴液电解质成分改变有关。肾功能不全或同时使用其他耳毒性药物，如并用氨基糖苷类抗生素时较易发生耳毒性。依他尼酸最易引起，且可能发生永久性耳聋。布美他尼的耳毒性最小，为呋塞米的 1/6，对听力有缺陷及急性肾衰者宜选用布美他尼。

3. 高尿酸血症 可能造成高尿酸血症，并诱发痛风。这与利尿后血容量降低，细胞外液容积减少，导致尿酸经近曲小管的重吸收增加有关。另外，本类药和尿酸竞争有机酸分泌途径也是原因之一。

4. 其他 可有恶心、呕吐，大剂量时尚可出现胃肠出血。少数病人可发生白细胞、血小板减少。亦可发生表现为皮疹、嗜酸性粒细胞增多、偶有间质性肾炎等过敏反应。这是由于有磺胺结构，对磺胺过敏的人对呋塞米、布美他尼和托拉塞米可发生交叉过敏反应，尚可发生高糖血症、高脂血症。

【药物相互作用】

（1）氨基糖苷类抗生素和第一、二代头孢菌素可加剧耳毒性；

（2）巴比妥类、麻醉药和镇静药可促进体位性低血压发生；

（3）氯贝丁酯因竞争血浆蛋白的结合而产生肌肉疼痛、强直感；

（4）非甾体类抗炎药、苯妥英钠或青霉素可减弱其利尿作用；

（5）肾上腺皮质激素、促肾上腺皮质激素、两性霉素 B 等可加剧致电解质紊乱，引发低钾血症；

(6) 加剧头孢噻肟的肾毒性;

(7) 减弱肝素、链激酶或尿激酶的抗凝作用;

(8) 多巴胺加强其利尿作用。

(二) 中效能利尿药

噻嗪类和噻嗪样作用利尿药,作用于 Henle 髓袢升支厚壁段皮质部和远曲小管初段,其作用机制是直接抑制远曲小管初段管腔膜上的 $Na^+ - Cl^-$ 同向协同转运体的功能,从而减少了肾小管上皮细胞对 Na^+、Cl^- 的再吸收,促进肾小管液中 Na^+、Cl^- 和水的排出,因其排 Na^+ 量约为滤过量的 23% 左右,故称此类药物为中效利尿药。

1. 噻嗪类利尿药

噻嗪类(thiazides)是一类具有杂环苯并噻二嗪和磺酰胺基组成的共同基本结构,口服作用相似,仅作用强度和作用持续时间长短不同的利尿药。包括氯噻嗪(Chlorothiazide)、氢氯噻嗪(Hydrochlorothiazide)、苄噻嗪(Benzthlazide)、氢氟噻嗪(Hydroflumethiazide)、环戊噻嗪(Cyclopenthiazide)、三氯噻嗪(Trichlormlethiazide)、甲氯噻嗪(Methyclothiazide)、泊利噻嗪(polythiazide)等。

【体内过程】

脂溶性较高(氯噻嗪除外),口服吸收可达 70% ~100%,一般在服后 1 ~2h 出现利尿作用,但作用高峰和维持时间不完全相同,与血浆蛋白结合率高的维持时间较长;主要以原形经肾小管排泌排泄,肾脏分布较多,其次是肝。三氯噻嗪、环戊噻嗪等可被肾小管重吸收,血药有效浓度维持久,故作用维持时间亦长。

【药理作用】

(1) 利尿作用 作用温和而持久,由于抑制 Na^+、Cl^- 的重吸收使远曲小管内 Na^+ 增多,促进了 $Na^+ - K^+$ 的交换,K^+ 排出也增多而致低血钾,细胞内 Na^+ 降低而促进基侧膜 $Na^+ - Ca^{2+}$ 的交换,可抑制高尿钙所致的结石。本类药物还可轻度抑制碳酸酐酶活性而稍增加 HCO_3^- 的排出。

(2) 抗利尿 由于能抑制磷酸二酯酶活性,减少 cAMP 的分解而在远曲小管和集合管细胞内含量增加,恢复对水的通透性和重吸收,同时由于 Na^+、Cl^- 排出增加,血浆渗透压下降,减轻尿崩症患者的口渴感而饮水减少,尿量减少而具抗利尿作用。

(3) 降压 对轻度高血压患者有降压作用,并有抗血管扩张引起的水潴留。

【临床应用】

(1) 水肿 对轻、中度心源性和肾源性水肿疗效较好,也可用于各种原因如充血性心力衰竭、肝硬化、肾脏疾病等引起的水肿。但肾病患者利尿作用差,甚至无利尿作用。

(2) 降压 是高血压病治疗的基础药,常与其他利尿药或降压药合用。

(3) 尿崩症 对轻型尿崩症有一定疗效,主要用于肾性尿崩症和抗利尿激素无效的中枢性尿崩症的治疗。

（4）其他 用于高尿钙患者，还可防治高尿钙引起的钙盐成分组成的肾结石。

【不良反应】

（1）电解质紊乱 表现为低血钾、低血钠、低血镁、低氯性碱血症等，加用保钾利尿药可防治。

（2）高尿酸血症 由该类药物降低细胞外液容量，增加近曲小管对尿酸的重吸收而致，可诱发痛风症。

（3）高糖血症、高脂血症 机制可能与噻嗪类抑制胰岛素分泌和糖原分解加强致使血糖升高有关，停药可自行恢复；本类药还可增加 LDL 及血清胆固醇的含量。

（4）过敏反应 如光敏性皮炎、血小板减少及坏死性脉管炎等。

【药物相互作用】

考来烯胺可减少氢氯噻嗪口服吸收，吲哚美辛可减弱其利尿作用；皮质激素、两性霉素加重氢氯噻嗪所致的低血钾；奎尼丁与噻嗪类合用可引起扭转型室性心动过速。

2. 噻嗪样作用利尿药

氯噻酮（Chlortalidone）、吲达帕胺（Indapamide）、美托拉宗（Metolazone）、喹乙宗（Quinethazone）、希帕胺（Xipamide）等，它们虽无噻嗪环但有磺胺基结构，但利尿作用机制与噻嗪类相似，故称为噻嗪样作用利尿药（表 27－1）。

表 27－1 常用的中效利尿药剂量和药理特性比较

药物	每日口服剂量（mg）	药理特性（与氢氯噻嗪比较）
氢氯噻嗪	50～100	本类药的原形药物
吲达帕胺	2.5～10	利尿强度相等，对碳酸酐酶抑制作用强
氯噻酮	50～100	利尿作用相等，作用持久，对 K^+ 影响小
美托拉宗	2.5～10	利尿作用强，作用持久
喹乙宗	50～100	与美托拉宗相似

氯噻酮

利尿强度虽与氢氯噻嗪相当，但对碳酸酐酶的抑制作用强约 70 倍，部分在肝中代谢，约 65% 以原形由尿排泄，起效虽慢而维持作用时间较长，可通过胎盘进入胎儿体内，临床应用与不良反应等与噻嗪类利尿药基本相同，但可使华法林抗凝作用减弱。

吲达帕胺

除利尿外，还能升高血中醛固酮和尿酸水平，增强肾素活性，使尿中排钙减少，扩张血管降低动脉压。75%～80% 与血浆蛋白结合，部分在肝内代谢，60%～70% 由肾脏排泄；临床上与噻嗪类利尿药基本相似；不良反应较轻，故较安全。

美托拉宗

该药亦能抑制碳酸酐酶活性。约 16% 在体内代谢，80% ~95% 原形由肾排泄，10% 排入胆汁，有首关消除效应，尚可通过胎盘和乳汁分泌。临床应用与噻嗪类相似。不良反应除与噻嗪类相似外，尚可发生心悸、胸痛、寒战、粒细胞减少、肌肉痉挛和癫痫样发作。与卡托普利合用可损伤肾功能，合用环丝氨酸使肾移植患者血清水平升高。

希帕胺

服药后 24h，尿中排出 26% 结合物，40% ~55% 原形药，随粪便可排泄部分药物。除利尿作用外尚有降压作用，可引起低血钾，且能升高血尿酸、醛固酮水平及增加血浆肾素活性。临床应用与噻嗪类基本相似；可发生恶心、食欲减退等轻度消化道症状以及疲劳、无力、眩晕、偶见头痛、夜尿和多尿等不良反应。

喹乙宗

除利尿作用外亦有一定的降压作用；体内分布广，可透过血脑屏障，随尿排泄；临床应用和不良反应均与噻嗪类相似。

（三）低效能利尿药

螺内酯

螺内酯（Spironolactone）又称安体舒通（Antisterone），是人工合成的甾体化合物，其化学结构与醛固酮相似。

【体内过程】

起效缓慢而持久，服药后 1 天起效，2 ~4 天达最大效应。口服经胃肠道吸收 60% ~70%；给药后 24h 起效，2 ~3 天达高峰；血浆蛋白结合率为 90%，大部分在肝内代谢为坎利酮，坎利酮经水解而成无活性的坎利酸，但坎利酸制成盐后水溶性高，可静注，且在体内可再转化为具有活性的坎利酮而发挥作用。

【药理作用】

螺内酯是醛固酮的竞争性拮抗药。醛固酮从肾上腺皮质释放后，进入远曲小管细胞，并与胞浆内盐皮质激素的胞浆受体结合成醛固酮 - 受体复合物，然后转位进入胞核诱导特异 DNA 的转录、翻译，产生醛固酮诱导蛋白，进而调控 Na^+、K^+转运。而这类利尿药的化学结构与醛固酮相似，螺内酯结合到胞浆中的盐皮质激素受体，阻止醛固酮 - 受体复合物的核转位，而产生拮抗醛固酮的作用。表现出排 Na^+保 K^+的作用。

【临床应用】

螺内酯的利尿作用弱，仅在体内有醛固酮存在时才发挥作用。

1. 治疗顽固性水肿 对肝硬化和肾病综合征水肿患者较为有效。

2. 充血性心力衰竭 用于心衰的治疗已经不仅仅限于通过排 Na^+、利尿消除水肿，而是通过多方面的作用改善病人的状况。

坎利酸

临床主要用作水肿和心律失常治疗，而利尿作用稍弱，且对洋地黄中毒所致的心律失常亦有效。坎利酸的利尿作用较坎利酸钾稍强，也合用其他抗心律失常药用于心律失常治疗，不良反应较轻，少数患者可引起头痛、胃肠道功能紊乱、困倦与精神紊乱等。久用可引起高血钾，尤其当肾功能不良时，故肾功能不全者禁用。此外，还有性激素样副作用，可引起男子乳房女性化和性功能障碍、妇女多毛症等。

氨苯蝶啶和阿米洛利

氨苯喋啶（Triamterene）和阿米洛利（Amiloride）虽化学结构不同，却有相同的药理作用。

【体内过程】

氨苯蝶啶口服吸收迅速，生物利用度约 50%，吸收后蛋白结合率 40% ~70%，给药后 2h 起效，6h 达作用高峰，能维持作用 16h，主要在肝内代谢，原形药与代谢产物由肾排泄，少部分由胆道排泄，半衰期 3 ~5h。阿米洛利则口服仅 15% ~20% 被吸收，服后 2h 发生利尿作用，维持 24h 以上，与血浆蛋白结合较少，72h 内肾排泄 50%，尚有部分药物排入胆汁。其中氨苯蝶啶需频繁用药。

【药理作用】

它们均作用于远曲小管末端和集合管，通过直接阻滞管腔 Na^+ 通道而减少 Na^+ 的重吸收。同时由于减少 Na^+ 的重吸收，使管腔的负电位降低，因此驱动 K^+ 分泌的动力减少，从而产生排 Na^+、利尿、保 K^+ 的作用。此二药的作用并非竞争性拮抗醛固酮，它们对肾上腺切除的动物仍有保钾利尿作用。阿米洛利在高浓度时，阻滞 Na^+-H^+ 和 Na^+-Ca^{2+} 反向转运子（antiporters），可能抑制 H^+ 和 Ca^{2+} 的排泄。

【临床应用】

它们在临床上常与排钾利尿药合用于心力衰竭、肝硬化和肾炎等引起的顽固性水肿治疗。

【不良反应】

不良反应较少。长期服用可致高钾血症，严重肝、肾功能不全、有高钾血症倾向者禁用。偶见嗜睡、恶心、呕吐、腹泻等消化道症状。另外，有报道氨苯蝶啶和吲哚美辛合用可引起急性肾功能衰竭。

乙酰唑胺

乙酰唑胺（Acetazolamide）又称醋唑磺胺（Diamox），化学结构中有磺胺基，是其活性必需基团。本品是碳酸酐酶抑制药的原形药，在应用磺胺抗菌时，发现它能造成利尿和高氯性酸中毒，进而开发得到。

【体内过程】

口服后30min起效，$t_{1/2}$为2h，维持12h。双氯非那胺（Diclorphenamide）作用与其相似，服后lh起作用，24h达高峰，持续6～12h。

【药理作用与作用机制】

治疗量时抑制近曲小管碳酸酐酶的活性，主要造成尿中HCO_3^-、K^+和水的排出增多。还抑制肾脏以外部位碳酸酐酶依赖的HCO_3^-的转运。如眼睫状体向房水中分泌HCO_3^-，与肾脏近曲小管重吸收HCO_3^-相似，但HCO_3^-的转运方向相反。在近曲小管是将HCO_3^-转运入血，而在睫状体是从血液向外转运。同样在脉络丛，也是向脑脊液分泌HCO_3^-。虽然这些过程中HCO_3^-的转移方向与在近曲小管中相反，但都可以被碳酸酐酶抑制药所抑制，并改变液体的生成量和pH。

【临床应用】

很少作为利尿药使用。但它仍有几种特殊的用途：

1. 治疗青光眼 减少房水的生成，降低眼内压，对多种类型的青光眼有效。

2. 急性高山病 登山者在急速登上3000m以上时出现无力、头晕、头痛和失眠的症状严重时会出现肺水肿或脑水肿而危及生命。本药可减少脑脊液的生成和降低脑脊液及脑组织的pH，减轻症状，改善机体功能。在开始攀登前24h服用可起到预防作用。

3. 碱化尿液 通过碱化尿液促进尿酸、胱氨酸和弱酸性物质（如阿司匹林）的排泄。但只在使用初期有效，长时间服用乙酰唑胺要注意补充给予碳酸氢盐。

4. 纠正代谢性碱中毒 当心衰的病人在使用过多利尿剂造成代谢性碱中毒时可使用，因为补盐可能会增加心脏充盈压。同时，由于其微弱的利尿作用也对心衰有益。还可用于迅速纠正呼吸性酸中毒继发的代谢性碱中毒。

5. 其他 可用于伴有低脂血症的周期性麻痹和癫痫的辅助治疗，也可用于严重高磷酸盐血症，以增加磷酸盐的尿排泄。

【不良反应】

严重不良反应少见。

1. 过敏反应 作为磺胺的衍生物，可能会造成骨髓抑制、皮肤毒性、磺胺样肾损害；特别是磺胺过敏的病人易对本药产生过敏反应。

2. 代谢性酸中毒 长时用药后，体内贮存的HCO_3^-减少可导致高氯性酸中毒。

3. 尿结石 其减少HCO_3^-的作用会导致磷酸盐尿和高钙尿症。长期用药也会引起肾脏排泄可溶性物质（如枸橼酸盐）的能力下降，而且钙盐在碱性pH下相对难溶，易形成肾结石。

4. 其他 较大剂量常引起嗜睡和感觉异常；肾衰病人使用该类药物可引起蓄积效应造成中枢神经系统毒性。

第二节 脱 水 药

脱水药（dehydrant agents）是一类在体内不被代谢或代谢较慢的小分子化合物，但大量静脉注射给药后可提高血浆渗透压，产生组织脱水，而且它们易由肾小球滤过而不被肾小管重吸收，因而也增加了肾小管液的渗透压，减少水、Na^+的重吸收，增加尿量，亦称为渗透性利尿药（osmotic diuretics）。包括甘露醇、山梨醇、高渗葡萄糖、尿素等。

甘露醇（Mannitol）是己六醇结构为多醇糖，等渗浓度为5.07%，临床主要用20%的高渗溶液静脉注射或静脉点滴。

【体内过程】

口服不吸收，静注后分布于细胞外液，大部分以原形由肾排泄，仅小部分在肝内变成糖原，静注3h内由尿排出80%，$t_{1/2}$1.7h。

【药理作用与临床应用】

1. 脱水作用 口服用药则造成腹泻，可用于从胃肠道消除毒性物质。静脉注射后，该药能迅速提高血浆渗透压，不易从毛细血管渗入组织，使组织间液向血浆转移而产生组织脱水作用，可降低颅内压和眼内压。是治疗脑水肿、降低颅内压安全而有效的首选药物。也可用于青光眼急性发作和病人术前应用以降低眼内压。

2. 利尿作用 静注后，血浆渗透压升高，血容量增加，血液黏滞度降低，并通过稀释血液而增加循环血容量及肾小球滤过率。该药在肾小球滤过后不易被重吸收，使水在近曲小管和髓袢升支的重吸收减少。以上作用导致肾排水增加。抑制髓袢升支对Na^+的重吸收，可以降低髓质高渗区的渗透压，进而抑制集合管水的重吸收。

3. 可用于预防和治疗各种原因引起的急性肾小管坏死 如急性肾功能衰竭时，由于其脱水作用减轻肾间质水肿，通过利尿作用，稀释肾小管内有害物质而免于坏死，改善急性肾功能衰竭早期血流动力学变化，对伴有低血压患者效果较好。

【不良反应】

少见，静滴速度过快可引起头痛、眩晕、视力模糊、心悸等。大剂量快速静滴，还发生由肾小管渗透压过高，肾小管上皮细胞损伤所致的渗透性肾病（甘露醇肾病），严重者可发展成急性肾功能衰竭，多见于老年人和低钠、脱水患者。尚可发生寒战、发热、皮疹和呼吸困难。慢性心功能不全、活动性颅内出血者禁用。

山梨醇（Sorbitol）是甘露醇的同分异构体，作用与临床应用同甘露醇，进入人体内大部分在肝内转化为果糖，故作用较弱。易溶于水，价廉，一般可制成25%的高渗液使用。静滴后血液渗透压升高，使脑组织脱水，颅内压下降；静滴后30min出现作用，持续6h；不良反应有恶心、呕吐、头痛、视力模糊、眩晕等。

尿素（Urea）作用与山梨醇相同，因大剂量才能增加肾小管渗透压，故目前不用作利尿药，而是静滴其30%的高渗溶液使血浆渗透压升高产生脱水作用，用于脑水肿和青光眼，降低颅内压和眼压，给药后15～30min起作用，维持3～4h，但常继发脑体积增大和颅内压反跳回升，故在滴后3～4h须加用其他脱水药。注射部位可发生静脉痉挛、静脉炎、血栓等不良反应，尚有精神兴奋或烦躁不安等。因其性质不稳定，故临用时以10%葡萄糖溶液溶解。

50%的高渗葡萄糖（hypertonic glucose）也有脱水及渗透性利尿作用，但因其可部分地从血管弥散进入组织中，且易被代谢，故作用弱而不持久。停药后，可出现颅内压回升而引起反跳，临床上主要用于脑水肿和急性肺水肿，一般与甘露醇合用。

小结 尿液生成包括：肾小球滤过、肾小管和集合管的重吸收及分泌。高效利尿药主要作用髓袢升支粗段的髓质和皮质部，如呋塞米、布美他尼、依他尼酸。中效利尿药主要作用远曲小管近端，如噻嗪类、氯噻酮。低效利尿药主要作用远曲小管和集合管，如螺内酯、阿米洛利。

思考题

1. 简述高效利尿药、中效利尿药、低效利尿药的作用部位与机制。
2. 脱水药的共同特点是什么，有什么临床用途和禁忌证？

制剂与用法

呋塞米（Furosemide） 片剂：20mg。20mg/次，3次/d。为避免发生电解质紊乱，应从小剂量开始，间歇给药，即服药1～3日，停药2～4日。注射剂：20mg/2ml。20mg/次，肌注或稀释后缓慢静注，每日或隔日一次。

布美他尼（Bumetanide） 片剂：1mg；注射液：0.5mg/2ml。①水肿性疾病：口服，起始0.5～2mg/d，1次/d，必要时2～3次/d；静注起始剂量每次0.5～1.0mg。②急性左心功能不全肺水肿：静注每次1～2mg，必要时每隔20min重复给药1次。

依他尼酸（Etacrynic Acid） 片剂：25mg；注射液：25mg/2ml。①水肿性疾病：口服，每次25mg，1～3次/d，3～5日为一疗程。②急性左心功能不全肺水肿：25～50mg或50～100mg溶于50ml 5%葡萄糖液或生理盐水中缓慢静注。

托拉塞米（Torasemide） 片剂：5mg，10mg，20mg；注射液：50mg/2ml。①急、慢性肾功能衰竭：口服5mg开始，一般每次20mg，必要时静注100～200mg。②肝硬化腹水：10～20mg/d。③心力衰竭：开始口服5mg/d，一般为10～20mg/d。④高血压：开始口服每次5mg，2～3次/d。

阿佐塞米（Azosemide） 片剂：80mg。口服，每次40～80mg。

吡咯他尼（Piretanide） 片剂：6mg。口服，每次 6mg，1 次 /d。

坎利酸（Cancenoic Acid） 片剂：200mg。口服，每次 200mg，3 次 /d 。注射液：200mg/2ml。静注，200 ~ 400mg/d，分 2 ~ 3 次，速度 200mg/2 ~ 3min。

氯噻酮（Chlortalidone） 片剂：50mg，100mg。100mg/ 次，1 次 /d 或隔日一次。

螺内酯（Spironolactone） 胶囊剂：20mg。口服，20mg/ 次，3 ~ 4 次/d。

阿米洛利（Amiloride） 片剂：5mg。10 ~ 20mg/d，分 2 ~ 3 次服用。

氨苯蝶啶（Triamterne） 片剂：50mg。50 ~ 100mg/ 次，2 次 /d 或 3 次 /d。

乙酰唑胺（Acetazolamide） 片剂：0. 25g。治疗青光眼：0. 25g/次，2 次/d 或 3 次/d；利尿：0. 25g/次，1 次/ d 或隔日一次。

甘露醇（Mannitol） 注射液：20g/100ml，50g/250ml。静滴，1 ~ 2g/ kg，必要时 4 ~ 6h 重复使用一次。

葡萄糖（Glucose）注射液 50% 溶液，20ml/ 支。40 ~ 60ml/ 次，静注。

（邝少轶 周祥福）

第二十八章

调血脂药与抗动脉粥样硬化药

动脉硬化是指动脉管壁增厚、变硬、管腔缩小等各种退行性和增生性病变。最常见类型动脉粥样硬化是心肌梗死和脑梗死的主要病因。动脉粥样硬化（atherosclerosis）的发生与高脂血症有直接关系，所以防治动脉粥样硬化是防治心脑血管病的重要措施。用于防治动脉粥样硬化的药物称为调血脂药（lipidemic - modulating drugs）和抗动脉粥样硬化药（antiatherosclerotic drugs）。

第一节 调血脂药

血脂是血浆或血清中所含的脂类，包括胆固醇（cholesterol，Ch）、三酰甘油（triglyceride，TG，甘油三酯）、磷脂（phospholipid，PL）和游离脂肪酸（free fatty acid，FFA）等。Ch 又分为胆固醇酯（cholesteryl ester，CE）和游离胆固醇（free cholesterol，FC），两者相加为总胆固醇（total cholesterol，TC）。血脂与载脂蛋白（apoprotein，apo）结合形成脂蛋白（lipoprotein，LP）后才能溶于血浆，并进行转运和代谢。LP 可分为乳糜微粒（chylomicron，CM）、极低密度脂蛋白（very low density lipoprotein，VLDL）、低密度脂蛋白（low density lipoprotein，LDL）和高密度脂蛋白（high density lipoprotein，HDL）。此外还有中间密度脂蛋白（intermediate density lipoprotein，IDL），是 VLDL 在血浆的代谢物。各种脂蛋白在血浆中有基本恒定的浓度以维持相互间的平衡。各脂类比例失调则为脂代谢失常。某些血脂或脂蛋白高出正常范围则称为高脂血症，分为 I、II、Ⅲ、IV 和 V 型，还有各亚型。一般认为，高脂血症可促进动脉粥样硬化病变的形成和发展。但是由于并非所有的脂蛋白升高都能促进动脉粥样硬化形成，因此将降血脂药称为“调血脂药（lipidemic - modlating drugs）”较确切。

一、主要降低 TC 和 LDL 的药物

（一）他汀类

次甲基戊二酸单酰辅酶 A（3 - hydroxy - 3 - methylglutaryl CoA，HMG - CoA）还原酶是肝细胞合成 Ch 过程中的限速酶，催化 HMG - CoA 生成甲羟戊酸（mevalonic acid，MVA），MVA 是内源性 Ch 合成的关键步骤，抑制 HMG - CoA 还原酶则减少内源性 Ch

合成。HMG－CoA 还原酶抑制剂称他汀类（tatins），1976 年后相继出现有抑制 HMG－CoA 还原酶作用的有美伐他汀（Compactin）、洛伐他汀（Lovastatin）、普伐他汀（Pravastatin）、阿伐他汀（Atorvastatin）及氟伐他汀（Fluvastatin）。

【体内过程】

他汀类药物一般以羟酸型者吸收比内酯型者好，很少进入外周组织，大部分在肝代谢，经胆汁由肠道排出，少部分由肾排出。常用他汀类的药动学特点见表 28－1。

表 28－1 常用他汀类的药动学特点

	洛伐他汀	辛伐他汀	普伐他汀	氟伐他汀	阿伐他汀
口服吸收（%）	30	60～85	35	>98	
达峰时间（h）	2～4	1.2～2.4	1～1.5	0.6	1～2
血浆蛋白结合率（%）	≥95	>95	50	≥98	≥98
肝摄取率（%）	≥70	≥80	45	≥70	
排泄途径：尿（%）	<10	13	20	5	<2
粪（%）	85	60	70	>90	>95
$t_{1/2}$（h）	3	1.9	1.5～2	1.2	14
剂量范围（mg/d）	10～80	5～40	10～40	20～40	10～80
食物对生物利用度的影响	+50	0	－30	0	－13

【药理作用】

本类药主要通过抑制细胞内胆固醇合成，导致肝脏 LDL 受体增多，从而引起胆固醇从血浆内的清除加快。常用他汀类调血脂作用特点见表 28－2。

表 28－2 常用他汀类调血脂作用特点

药物	血脂及脂蛋白变化（%）			
	TC	LDL－C	HDL－C	TG
洛伐他汀	－30.0	－37.9	+3.0	－20.1
氟伐他汀	－21.4	－30.1	+11.2	－7.3
普伐他汀	－23.7	－31.5	+3.1	－12.0
辛伐他汀	－27.4	－35.5	+4.2	－18.3
阿伐他汀	－34.5	－44.3	+12.1	－33.2

注：1. 通常各种脂蛋白含量用其中所含的 Ch 代表，如 LDL－C；

2."＋"升高；"－"降低。

【临床应用】

HMG－CoA 还原酶抑制剂主要用于 IIa 和 IIb 型高脂蛋白血症的治疗，也可用于遗传性家族性高脂血症引起的混合性高胆固醇血症和高甘油三酯血症，能有效降低血浆LDL。由于胆固醇合成的昼夜特点，本类药物如每日给药1次，则应在睡前服用。

【不良反应】

HMG－CoA还原酶抑制剂不良反应很少，偶可发生胃肠道不适和疼痛。大约有1%～2%的病人发生转氨酶升高。本类药物可能引起肝功能异常，用药前和用药后应定期检查肝脏功能。如出现全身痉挛性肌肉疼痛、僵硬、乏力时应警惕肌病的发生。由于HMG－CoA还原酶在胎儿发育中的重要作用，妊娠期和哺乳期妇女应禁用。儿童应限制在还有少许受体活性的纯合子和杂合子家族性高胆固醇血症者。

（二）胆汁酸结合树脂

此类药物与胆汁酸牢固结合阻滞胆汁酸的肝肠循环和反复利用，从而大量消耗Ch使血浆TC和LDL－C水平降低。常用药有考来烯胺（Cholestyramine，消胆胺）、考来替泊（Colestipol，降胆宁）。能降低TC和LDL－C，其强度与剂量有关，但HDL无改变。对TG和VLDL的影响较小。胆汁酸结合树脂多只是适用于仅有LDL升高的病人，如家族性高胆固醇血症和多基因高胆固醇血症。不影响HDL。常见不良反应为恶心、腹胀、消化不良、便秘等。也能同时降低食物内脂肪的吸收。考虑到考来烯胺特殊的臭味和一定的刺激性，少数人用后可能有便秘、腹胀、嗳气和食欲减退等，一般在2周后可消失，若便秘过久，应停药。在肠腔内与华法林和有关抗凝药、他汀类、保泰松、巴比妥类、洋地黄毒苷、甲状腺素、万古霉素、脂溶性维生素（A、D、E、K）、维生素C、叶酸及铁剂等结合，影响这些药物的吸收，应尽量避免伍用，必要时可在服此药1h前或4h后服上述药物。

（三）酰基辅酶A胆固醇酰基转移酶抑制药

甲亚油酰胺（Melinamide）抑制酰基辅酶A胆固醇酰基转移酶（acyl－coenzyme A cholesterol acyltransferase，ACAT）减少外源性Ch的吸收，阻滞Ch在肝形成VLDL和外周组织CE的蓄积以及泡沫细胞的形成，有利于Ch的逆转运，降低血浆及组织Ch，因而促进动脉粥样硬化病变的形成过程。因此，抑制ACAT可发挥调血脂和抗动脉粥样硬化的效应。甲亚油酰胺适用于II型高脂蛋白血症，口服后约50%经门静脉吸收，在体内分布广，最后大部分被分解，约7%自胆汁排出。不良反应轻微，可有食欲减退或腹泻等。

二、主要降低TG及VLDL的药物

（一）贝特类

20世纪60年代上市的贝特类（fibrates，苯氧芳酸衍生物）是一类可降低富含甘油三酯的血浆脂蛋白（如VLDL）和升高HDL的药物。这类药物主要有氯贝丁酯（Clofibrate，安妥明，冠心平）、吉非贝齐（Gemfibrozil，诺衡，二甲苯氧庚酸）、非诺贝特

（Fenofibrate，苯酰降脂丙酶，普鲁脂芬，立平脂）、环丙贝特（Ciprofibrate）、苯扎贝特（Benzafibrate，苯扎贝特脂）、利贝特（Lifibrate，降脂新）。

【体内过程】

与食物同服吸收快而完全，能与血浆白蛋白结合，不易分布到外周组织。在体内经肝微粒体 CYP3A 氧化，最终以葡萄糖醛酸结合代谢产物从尿内排泄，少量经消化道排泄。分布广，肝脏、肾脏和小肠细胞的浓度高于血浆浓度。环丙贝特的半衰期为15h。吉非贝齐的半衰期为 2 ~7h。非诺贝特为前药，口服后在体内迅速经水解成活性代谢产物（fenofibric acid），其半衰期为 19 ~26h，主要经肾排泄。环丙贝特达峰浓度时间为 lh，消除半衰期为 80h。苯扎贝特的半衰期为 2h。

【药理作用】

特别适用于以 VLDL 和 TG 升高（通常同时有 HDL 降低）为特征的脂蛋白异常。能降低血浆 TG、VLDL－C、TC，升高 HDL－C。各种贝特类的作用强度不同，吉非罗齐、非诺贝特和苯扎贝特的较强；贝特类也有非调脂作用如抗凝血、抗血栓和抗炎性作用等。

【作用机制】

作用机制可能为：①主要增强脂蛋白酶活性，从而促进 VLDL 的分解和水解，导致血浆 VLDL 减少。同时 VLDL 降解增多，引起 HDL 增多；②也可通过降低肝脏内脂蛋白酶的抑制因子的产生而改变 VLDL 的组成。③抑制脂肪酸合成和促进脂肪酸氧化，减少肝脏内 VLDL、TG 的合成。④改变胆固醇转移蛋白活性，导致 LDL、TG 与 LDL 受体的亲和力改变，最终引起 LDL 降低。

【临床应用】

用于原发性高 TG 血症，对 III 型高脂蛋白血症和混合型高脂蛋白血症有较好的疗效，亦可用于 2 型糖尿病的高脂蛋白血症。

【不良反应】

发生率约 5% ~10%，主要为消化道反应，其次为乏力、头痛、失眠、皮疹、阳痿等。常能被病人耐受而无需停药。偶有肌痛、尿素氮增加、转氨酶升高，停药后可恢复。氯贝丁酯不良反应较多且严重。患肝胆疾病、孕妇、儿童及肾功不全者禁用。

（二）烟酸及其衍生物

烟酸

【体内过程】

烟酸（Nicotinic Acid）口服吸收迅速而完全，生物利用度为 95%，$t_{1/2}$ 为 30 ~60min。血浆蛋白结合率低，迅速被肝、肾和脂肪组织摄取，代谢物及原形经肾排出。

【药理作用】

烟酸为水溶性维生素 B 族之一。大剂量烟酸能降低血清 TG，服后在体内释放出烟酰胺仍然有效。最近认为烟酸是少有的降低 LP（a）药物。

【作用机制】

烟酸为脂肪组织细胞内酯酶系统的强抑制剂，可降低细胞 cAMP 的水平，使脂肪酶的活性降低，脂肪组织中的 TG 不水解出 FFA，肝合成 TG 的原料不足，减少 VLDL 的合成和释放，也使 LDL 来源减少。烟酸升高 HDL 是由于使 TG 浓度降低导致 HDL 分解代谢减少所致。HDL 的增加有利于 Ch 的通行转运，阻滞动脉粥样硬化病变的发展。此外烟酸还抑制 TXA_2 的生成，增加 PGI_2 的生成，发挥抑制血小板聚集和扩张血管的作用。

【临床应用】

广谱调血脂药，对 IIb 型和 IV 型最好。适用于混合型高脂血症、高 TG 血症、HDL 血症及高 LP（a）血症，且是目前唯一可降低 Lp（a）的降脂药。

【不良反应】

治疗剂量的烟酸可产生显著的不良反应。表现为血管扩张，开始常有皮肤潮红及瘙痒等，与阿司匹林伍用，可使反应减轻。另外，烟酸加重或引起消化道溃疡，餐时或餐后服用可以减轻。偶有肝功能异常、血尿酸增多、糖耐量降低等，停药可以恢复。烟酸还可引起低血压和血管性头痛。有时可见心律失常。

【禁忌证】

烟酸在糖尿病、动脉出血、重症低血压、肝脏疾病和活动性消化性溃疡者禁用。有胆囊疾病或有肝脏疾病、糖尿病、痛风、消化性溃疡和对药物过敏等病史者应慎用。

阿昔莫司

阿昔莫司（Acipimox）为烟酸的衍生物，化学结构、药理作用类似烟酸，但作用时间较烟酸长。消除半衰期为 1.2h（0.8～1.5h），不与血浆蛋白结合，原形由尿排出，$t_{1/2}$约 2h。可使血浆 TG 明显降低，HDL 升高，不良反应较少较轻。也适用于高LP（a）血症及 2 型糖尿病伴有高脂血症患者。不良反应和烟酸相似。

三、抗氧化剂

氧自由基（oxygen free radical）在动脉粥样硬化的发生和发展中发挥重要作用。已经证明，ox－LDL 损伤血管内皮，致使内皮细胞功能障碍，引起动脉粥样硬化病变。因此，防止氧自由基脂蛋白的氧化修饰，已成为阻止动脉粥样硬化发生和发展的重要措施。

普罗布考

【体内过程】

普罗布考（Probucol，丙丁酚）口服吸收低于 10%，不规则，饭后服可增加吸收。

吸收后主要蓄积于脂肪组织和肾上腺。$t_{1/2}$为24h。服后4日内粪便排出90%，仅有2%经尿排泄。

【药理作用】

普罗布考为疏水性强抗氧化剂，进入体内分布于各脂蛋白，被氧化为普罗布考自由基，可阻断脂质过氧化，减少脂质过氧化物（lipid peroxidates，LPO）的产生，减缓动脉粥样硬化病变的一系列过程。同时普罗布考能抑制 HMG－CoA 还原酶，使 Ch 合成减少，并能增加 LDL 的清除。能提高 HDL 数量和活性，增加 HDL 的转运效率，使 Ch 逆转运清除加快。

1. 抗氧化作用 能抑制 ox－LDL 的生成及其引起的一系列病变过程，如内皮细胞损伤、单核细胞向内皮下游走、清道夫受体摄取 ox－LDL 成泡沫细胞、VSMCs 增殖及迁移等。

2. 调血脂作用 可使血浆 TC 和 LDL－C 下降；而 HDL－C 及 apo AⅠ同时明显下降，对血浆 TG 和 VLDL 一般无影响。

3. 对动脉粥样硬化病变的影响 较长期应用可使冠心病发病率降低，已形成的动脉粥样硬化病变停止发展或消退，黄色瘤明显缩小或消除。

【临床应用】

用于各型 Ch 脂血症。可预防冠状动脉腔内成形术（PTCA）后的再狭窄。对继发于骨病综合征或糖尿病的Ⅱ型脂蛋白血症也有效。普罗布考是唯一能够降低胆固醇和使黄症消退的降血脂药。

【不良反应】

不良反应少而轻，以胃肠道反应为主，偶有嗜酸性粒细胞增多、肝功能异常、高尿酸血症、高血糖、血小板减少、肌病、感觉异常等。近期有心肌损伤者、孕妇及小儿禁用。

维生素 E

维生素 E（Vitamine E）有很强的抗氧化作用。即它本身苯环的羟基失去电子或 H^+，以清除氧自由基和过氧化物或抑制磷脂酶 A_2 和脂氧酶，以减少氧自由基的生成，中断过氧化物和丙二醛（malondialdehyde，MDA）的生成，它本身生成的生育醌，可被维生素 C 或氧化还原系统复原，继续发挥作用。能防止脂蛋白的氧化修饰及其所引起的一系列动脉粥样硬化病变过程，

四、高脂蛋白血症的合并用药

药物的合用方式有以下几种。

（一）吉非贝齐合并胆汁酸结合树脂

对烟酸无效的家族性混合性高脂血症有效。但可能促进胆石症发生。

（二）HMG－CoA 还原酶抑制剂合并胆汁酸结合树脂

能有效治疗家族性高胆固醇血症，但对于家族性混合性高脂血症，有时不能控制VLDL。普伐他汀和氟伐他汀应在胆汁酸结合树脂用药前至少 1h 或后 2h 给药，以确保其吸收。

（三）烟酸合并胆汁酸结合树脂

在 VLDL 和 LDL 同时升高的家族性混合性高脂血症和其他类型的高脂血症使用胆汁酸结合树脂时，加用烟酸能有效控制 VLDL 水平。

这两种药的合用作用持续，而且除了单独使用的不良反应外，不会发生新的不良反应。

（四）烟酸合并还原酶抑制剂

是治疗家族性混合性高脂血症的最有效的、而且实用的治疗方案。

（五）树脂、烟酸和还原酶抑制剂三者合并

能使 LDL 升高的严重高脂血症患者 LDL 降至正常范围。作用持续，很少有毒性作用。

第二节　其他抗动脉粥样硬化药

多烯脂肪酸类

多烯脂肪酸类（polyenoic fatty acids）又称多不饱和脂肪酸类（polyunsaturated fatty acids，PUFAs），根据不饱和键在脂肪酸链中开始出现位置，有 $n-3$（或$\omega-3$）型及 $n-6$（或$\omega-6$）型 PUFAs。

***n*－3 型多烯脂肪酸**

包括二十碳五烯酸（eicosapentaenoic acid，EPA）和二十二碳六烯酸（docosahexaenoic acid，DHA），它们主要来自海洋生物，疾病发生主要与食用海鱼等海生动物有关。调血脂作用可能与抑制肝合成 TG 和 apo B，并提高 LPL 活性促进 VLDL 分解有关。还可取代花生四烯酸（aradidonic acid，AA）。适用于高 TG 性高脂血症。对心肌梗死患者的预后有明显改善。亦可用于糖尿病并发高脂血症等。一般无不良反应，但若长期或大剂量应用，可使出血时间延长，免疫反应降低。

***n*－6 型多烯脂肪酸**

$n-6$ 型多烯脂肪酸（$n-6$ polyenoic fatty acids，$n-6$PUFAs）主要来源于植物油，包括亚油酸（linoleic acid，LA）和γ－亚麻酸（γ－linolenic acid，γ－LNA）。能适度降低 TC、TG、LDL 及升高 HDL，常做成胶丸或与其他调血脂药和抗氧化药制成多种复

方制剂应用。

粘多糖和多糖类

粘多糖是由氨基已糖或其衍生物与糖醛酸构成的二糖单位多次重复组成的长链，肝素为典型代表。从多方面发挥抗动脉粥样硬化效应。因为抗凝血作用过强，且口服无效，为此人们研究既有类似肝素的抗动脉粥样硬化作用，又无不利于抗动脉粥样硬化作用时副作用的低分子量肝素和类肝素（heparinoids）。

低分子量肝素

低分子量肝素（low molecular weight heparin，LMWH）由肝素解聚而成，常用制剂有依诺肝素（Enoxaparin）、替地肝素（Tedelparin）、弗希肝素（Fraxiparin）、洛吉肝素（Logiparin）及洛莫肝素（Lomoparin）等 10 多种产品。主要用于不稳定性心绞痛、急性心肌梗死及 PTCA 后再狭窄等。

天然类肝素

天然类肝素（natural heparinoids）是存在于生物体类似肝素结构的一类物质，如硫酸乙酰肝素（Heparan Sulfate）、硫酸皮肤素（Dermatan Sulfate）、硫酸软骨素（Chondroitin Sulfate）及曲美他嗪（冠心舒）等。

抗血小板药

抗血小板聚集和粘附的药物可防止血栓形成，有助于防止血管阻塞性病变和病情的发生和发展，可用于预防动脉粥样硬化引起的心、脑血管疾病。这类药物主要有阿司匹林、血小板糖蛋白、前列环素、双嘧达莫等。

小结 动脉粥样硬化是缺血性心脑血管病的病理基础。在我国，心脑血管病发病率与死亡率近年也明显增加。因而，抗动脉粥样硬化药的研究日益受到重视。动脉粥样硬化病因、病理复杂，本类药物涉及面较广。本章主要介绍调血脂药、抗氧化药、多烯脂肪酸类药等。掌握洛伐他丁、考来烯胺和普罗布考的药理作用、作用机制、临床应用及主要不良反应。熟悉氯贝丁酯、烟酸及其他常用抗动脉粥样硬化药物的药理作用特点。

思考题

1. 抗动脉粥样硬化药分类及主要代表药有哪些?

2. HMG－CoA 还原酶抑制药、胆汁酸结合树脂类、贝特类等的主要适应证是什么？

制剂与用法

洛伐他汀（Lovastatin） 片剂，口服，开始根据病情用 10mg/d 或 20mg/d，晚餐时一次顿服，4 周后根据血脂变化调整剂量，最大量为 40mg/d。

辛伐他汀（Simvastatin） 片剂，口服，10mg/次，1 次/d。

普伐他汀（Pravastatin） 片剂，口服，5～10mg/d，2 次/d。

氟伐他汀（Fluvastatin） 片剂，口服，20～40mg/次，1 次/d。

阿伐他汀（Atorvastatin） 片剂，初始剂量口服 10mg/d，必要时 4 周后可增加剂量，最多可达 80mg/d。

考来烯胺（Cholestyamine） 粉剂，口服，一般 4～5g/次，3 次/d，饭前或饭时加于饮料中混合服。

考来替泊（Colestipol） 粉剂，口服，4～5g/次，3 次/d，服法同考来烯胺。可从每日 20g 开始，逐步增加到每日 30～32g，分 3～4 次以果汁冲服。

甲亚油酰胺（Melinamide） 口服，0.5～0.75g/次，3 次/d。

吉非贝齐（Gemfibrozil） 片剂，600mg/次，2 次/d。早、晚餐前 30min 服用。

非诺贝特（Fenofibrate） 片剂，100mg/次，3 次/d。

苯扎贝特（Benzafibrate） 片剂，口服，200mg/次，3 次/d。缓释片，400mg/次。

烟酸（Nicotinic Acid） 片剂，由小剂量开始（0.1g/次，3 次/d），逐渐增至 1～2g/d，3 次/d，饭后服用。

阿西莫司（Acipimox） 胶囊剂，饭后口服，250mg/次，2～3 次/d。

普罗布考（Probucol） 片剂，口服，250～500mg/次，2 次/d，连用 12 周为一疗程。

维生素 E（Vitamin E） 胶囊剂，口服，10～100mg/次，1～2 次/d。

（邝少轶 周祥福）

第二十九章
抗高血压药

血压对维持机体的正常功能具有重要的意义。高血压是指以体循环动脉血压增高为主要表现的临床综合征，临床以收缩压≥140mmHg 和/或舒张压≥90mmHg 作为高血压的诊断标准。根据发病原因的不同，高血压可分为两类：原发性高血压和继发性高血压。绝大多数高血压病因不明，称为原发性高血压（primary hypertension），占高血压患者总数的 90% ~95%；少数高血压是继发于某些疾病如肾动脉狭窄、嗜铬细胞瘤等的高血压，称为继发性高血压（secondary hypertension）。高血压不仅患病率高，而且可引起严重的心、脑、肾等并发症，是脑出血、脑梗死、冠心病等的主要危险因素。研究表明，高血压如不能有效控制，可使患者的平均寿命较正常人缩短 15 ~20 年。因此，有效地控制血压对高血压患者来说具有重要意义。

第一节　抗高血压药物的分类

形成血压的因素主要有：心输出量和外周血管阻力。此外，血压还受交感神经、肾素血管紧张素系统（RAS）等的调节，使血压处于一定的范围内。目前的抗血压药物作用于影响血压的各个环节，进而达到降低血压的效果。

根据作用环节的不同，抗高血压药物可分为以下几类。

1. 利尿药

如氢氯噻嗪等。

2. 交感神经抑制药

（1）中枢性降压药　如可乐定等。

（2）神经节阻断药　如樟磺咪芬等。

（3）去甲肾上腺素能神经末梢阻断药　如利血平、胍乙啶等。

（4）肾上腺素受体阻断药　如普萘洛尔、阿替洛尔、哌唑嗪等。

3. 肾素 - 血管紧张素 - 醛固酮系统抑制药

（1）肾素抑制药　如雷米克林等。

（2）血管紧张素转化酶抑制药（angiotension - converting - enzyme inhibitors，ACEI）　如卡托普利、依那普利等。

(3) 血管紧张素Ⅱ受体阻断药　如氯沙坦、缬沙坦等。

(4) 醛固酮拮抗药　螺内酯等。

4. 钙离子通道阻断药

如硝苯地平、氨氯地平等。

5. 血管扩张药

(1) 直接扩张血管药　如硝普钠、肼屈嗪等。

(2) 钾通道开放药　二氮嗪等。

(3) 其他　乌拉地尔等。

目前一线的抗高血压药主要有利尿药、钙拮抗药、β受体阻断药、ACEI四大类药物，临床应根据各种降压药的作用特点及其禁忌证选用不同的药物。

第二节　常用抗高血压药物

一、利尿药

心输出量和外周血管阻力是形成血压的主要因素，心输出量和血容量密切相关，利尿药可以减少细胞外液的量及心输出量，起到降压的作用。早期的降压效果主要通过其利尿作用，降低血容量；长期用药后，由于体内钠离子浓度降低，可使血管平滑肌内的钠-钙交换减少，进而导致血管平滑肌内钙离子浓度降低，使血管平滑肌对缩血管物质的反应性降低。

噻嗪类利尿药是最常用的抗高血压药物，主要用于中度高血压的治疗。研究发现，12.5mg的氢氯噻嗪或氯噻酮即具有降压作用，增加剂量至25mg以上时，并不能增加降压效果，反而增加不良反应的发生，因此，当单用氢氯噻嗪或氯噻酮不能达到良好的降压效果时，应与其他药物合用。长期大量地使用噻嗪类利尿药可以引起电解质紊乱，因此，应多与保钾利尿药或者血管紧张素转化酶抑制剂合用，以减少钾离子的排出。长期大量地使用噻嗪类利尿药还可以导致脂质代谢紊乱、糖耐量降低。高脂血症、糖尿病、痛风、肾功能低下的患者禁用。吲达帕胺不引起血脂改变，不良反应较少，临床多用于伴有高脂血症的患者。

襻利尿药的代表药是呋塞米，其抗高血压作用并不比噻嗪类利尿药强，但由于其作用时间短，起效快，临床多用于高血压危象的治疗。此外，亦可用于伴有慢性肾功能不全的高血压患者。

二、钙通道阻断药

钙通道阻断药通过阻断钙通道，使心肌细胞和血管平滑肌细胞内的钙离子浓度降低，导致心输出量减少，外周血减少；可使血管扩张，血管平滑肌对缩血管物质的反应性降低，从而发挥其降压作用。

硝苯地平

【体内过程】

硝苯地平（Nifedipine）口服或舌下含服90%以上被吸收，口服20min就可以发挥降压作用，舌下含服5～10min开始降压，$t_{1/2}$为4～5h，生物利用度在65%以上，蛋白结合率为98%，主要经肾排泄。口服后1～2h血药浓度可达高峰，作用可持续6～8h。

【药理作用】

阻断L型钙通道，使细胞内钙离子浓度降低，主要使小动脉扩张，外周阻力下降，血压下降。外周血管的扩张可以反射性地兴奋交感神经，使心率加快。

【临床应用】

硝苯地平对轻、中、重度高血压都有效，多用于合并有心绞痛、肾脏疾病、糖尿病、哮喘、高脂血症及恶性高血压患者。临床多推荐使用其缓释片剂，可以减轻因快速降压引起的反射性的交感神经活性增加。

【不良反应】

用药后，由于血管扩张和反射性的交感神经兴奋作用，可以导致面部潮红、头痛、心悸、口干、眩晕等，也可出现低血压和踝部水肿。与β受体阻断药合用，可以降低其反射性的兴奋交感神经的作用，与利尿药联合应用，可以消除硝苯地平引起的踝部水肿。

严重主动脉瓣狭窄、低血压、肝肾功能不全者禁用。孕妇慎用或禁用。

尼群地平

尼群地平（Nitrendipine）作用与硝苯地平相似，对血管的扩张作用较硝苯地平强，降压温和而持久，可用于各型高血压的治疗。不良反应与硝苯地平相似，肝肾功能不全者慎用或减量。

氨氯地平

氨氯地平（Amlodipine）可以选择性地作用于血管，在扩张血管的同时，不影响心脏的传导和收缩力。其降压作用与其扩张全身小动脉，从而降低外周血管阻力的作用有关。氨氯地平的降压作用较硝苯地平平缓，作用时间显著延长。对缺血性心脏病可以降低心脏后负荷和心肌耗氧量，增加冠状动脉的血流量，改善氧的供求失衡，可有效地控制缺血性心脏病的发作。不良反应较轻，发生率低，主要为水肿、面部潮红、疲劳。

非洛地平

非洛地平（Felodipine）口服吸收良好，首关效应明显，血浆蛋白结合率约99%，在肝脏代谢，经肾脏排泄。适用于各型高血压，也可用于缺血性心脏病和心力衰竭的治疗。不良反应同其他的血管扩张药，如头痛、头晕、面部潮红、乏力、呕吐等。

三、β受体阻断药

β受体阻断药被广泛地用于高血压的治疗，虽然有脂溶性、内在拟交感活性、对 β_1 受体的选择性等方面的不同，但都能有效地降低血压。β受体阻断药可通过多种机制发挥其降压作用。

普萘洛尔

【体内过程】

普萘洛尔（Propranolol）脂溶性高，口服吸收迅速，但首关消除明显，生物利用度约为25%，个体差异大。$t_{1/2}$ 约为4h，降压作用持续时间较长。

【药理作用】

（1）作用于心肌细胞上的 β_1 受体，使心率减慢，心肌收缩力减弱，心输出量减少，外周血容量减少，血压减低。

（2）作用于中枢的β受体，通过改变中枢的降压调节机制产生降压作用。

（3）阻断外周去甲肾上腺素能神经末梢突触前膜的 β_1 受体，抑制其正反馈作用，使交感神经末梢释放去甲肾上腺素减少，进而降低外周交感神经的活性。

（4）抑制肾小球入球动脉上的β受体，使肾素的释放减少，降低肾素－血管紧张素－醛固酮系统对血压的影响，从而发挥降压的作用。

【临床应用】

用于各种程度的原发性高血压，特别是对年轻患者、心输出量及肾素活性偏高者疗效较好。对伴有心肌梗死、心绞痛的患者疗效尤佳。

【不良反应】

一般不良反应为眩晕、疲倦、嗜睡、胃肠紊乱等。突然停药有反跳现象。严重心动过缓、严重的左心功能不全、传导阻滞、支气管哮喘、外周血管痉挛性疾病患者禁用，低血压、高血脂和高血糖患者慎用。

阿替洛尔

阿替洛尔（Atenolol）选择性地作用于心脏的 β_1 受体，对血管、支气管的 β_2 受体影响较小，较大剂量也可以作用于血管、支气管的 β_2 受体。无内在拟交感活性，无膜稳定作用。降压作用持续时间长，可用于各种程度的高血压的治疗。

拉贝洛尔

拉贝洛尔（Labetalol）为α、β受体阻断药，对 β_1、β_2 受体无选择性，具有同等程度的阻断作用，对突触后膜的 α_1 受体也有阻断作用，其阻断 β 受体的作用较阻断 α 受体作用强 4～8 倍，对 β_1、β_2 受体的阻断作用小于普萘洛尔。降压作用快，对心率的减慢作用不及普萘洛尔。可以使肾血流量增加。

四、血管紧张素转化酶抑制药

本类药物是继钙通道阻断药之后又一具有里程碑意义的心血管药物，不仅能够扩张血管，降低血压，还可以延缓和逆转心室重构，阻止心肌肥厚的进一步发展。临床常用的有卡托普利（Captopril）、依那普利（Enalapril）、西拉普利（Cilazapril）、贝那普利（Benazepril）、培哚普利（Perindopril）、雷米普利（Ramipril）、福辛普利（Fosinopril）等。

卡托普利

【体内过程】

卡托普利（Captopril）口服易吸收，空腹服用生物利用度为 70%，饭后服用生物利用度降低，约为 30%～40%，血浆蛋白结合率为 30%，$t_{1/2}$ 为 2h，肾病患者的 $t_{1/2}$ 延长，约为 4h。

【药理作用】

1. 抑制血管紧张素Ⅱ生成　卡托普利可以抑制血管紧张素转化酶活性，使血管紧张素Ⅱ生成减少。血管紧张素Ⅱ是强的收缩血管的物质，血管紧张素Ⅱ水平降低，可以使血管扩张，血压下降。

2. 减少醛固酮的分泌　卡托普利可抑制肾素－血管紧张素－醛固酮系统，降低体内醛固酮的水平，减少水钠潴留，进而使血容量减少，血压降低。

3. 抑制缓激肽的降解　可使血管扩张，降低血压。

【临床应用】

适用于各型高血压，是治疗高血压的一线药物。对伴有糖尿病、胰岛素抵抗、左心室肥厚、心力衰竭、急性心肌梗死的高血压患者效果尤佳，可明显地改善生活质量且无耐受性，连续用药达 1 年以上疗效不会降低，停药不反跳。与利尿药或 β 受体阻断药合用治疗重型或顽固性高血压效果好。

【不良反应】

主要的不良反应如下：

1. 首剂低血压　口服吸收快、生物利用度高的 ACEI 类药物易出现首剂低血压，卡托普利首次服用 5mg，约 3.3% 的患者的平均动脉压降低 30% 以上。

2. 咳嗽　无痰干咳是较常见的不良反应，可能与缓激肽降解减少，体内缓激肽、前列腺素、P 物质在肺内蓄积有关，是被迫停药的主要原因。

3. 高血钾　卡托普利可抑制肾素－血管紧张素－醛固酮系统，产生保钾作用，在与保钾利尿药合用时或肾功能下降时更易发生。

4. 低血糖 卡托普利能够增加胰岛素的敏感性，降低血糖，对1型、2型糖尿病均有此作用。

5. 肾功能损伤 血管紧张素Ⅱ通过出球小动脉维持肾灌注压，卡托普利舒张出球小动脉，降低肾灌注压，导致肾滤过率和肾功能降低，停药后可恢复。

6. 其他 皮疹、味觉异常或丧失、眩晕、头痛、血压过低、胃肠道紊乱、血管神经性水肿等。

依那普利

依那普利（Enalapril）是不含 – SH 的长效、高效的 ACEI 类的药物，服用后，在肝脏水解为依那普利拉，后者能够和 ACE 结合，并发挥持久的抑制作用。降压作用较卡托普利强10倍，能降低外周阻力，增加肾血流量。降压作用强而持久，临床可用于各种程度的高血压的治疗。

五、AT_1受体阻断药

血管紧张素Ⅱ与其受体结合，发挥一系列药理作用。血管紧张素Ⅱ受体分为两型，即AT_1受体和AT_2受体。血管紧张素Ⅱ受体阻断药主要为AT_1受体阻断药。AT_1受体阻断药可直接阻断血管紧张素Ⅱ与AT_1受体的结合，它不仅可拮抗肾素 – 血管紧张素 – 醛固酮系统产生的血管紧张素Ⅱ，对非肾素 – 血管紧张素 – 醛固酮系统产生的血管紧张素Ⅱ也有拮抗作用。

此类药物与血管紧张素转化酶抑制药相似，但其不良反应较少，主要用于不能耐受血管紧张素转化酶抑制药的患者，不易引起咳嗽、血管神经性水肿等，这可能与其不影响缓激肽的代谢有关。

临床常用的药物有氯沙坦（Losartan）、缬沙坦（Valsartan）、厄贝沙坦（Irbesartan）等。

氯沙坦

【体内过程】

氯沙坦（Losartan）口服易吸收，生物利用度为33%，口服后有14%的氯沙坦在肝脏代谢为5 – 羧酸代谢物 EXP – 3174，后者的半衰期是6～9h。氯沙坦及 EXP – 3174 均不能通过血脑屏障。大部分的药物在肝脏被细胞色素 P450 系统代谢，少量的氯沙坦及 EXP – 3174 以原形随尿排出。

【药理作用】

氯沙坦选择性地作用于AT_1受体，发挥其拮抗作用，对AT_1的亲和力比对AT_2亲和力的高20 000～30 000倍。EXP – 3174 是氯沙坦的活性代谢物，其对AT_1受体的拮抗作用是氯沙坦的10～40倍。

氯沙坦对肾脏血流动力学的影响与 ACE 抑制药相似，能拮抗血管紧张素Ⅱ对肾脏入球小动脉及出球小动脉的收缩作用。有促进尿酸排泄作用，可以减轻高血压患者应用利尿药后可能引起的高尿酸血症。长期应用该药还可以抑制左心室心肌肥厚和血管壁增厚。对高血压、糖尿病合并肾功能不全的患者有保护作用。

【临床应用】

用于各型高血压。

【不良反应】

不良反应较少，少数患者可出现眩晕。氯沙坦对脂质代谢和葡萄糖含量无影响，不会引起直立性低血压。

禁用于孕妇、哺乳期妇女及肾动脉狭窄的患者。低血压、严重肾功能不全及肝病患者慎用。避免与补钾药或保钾利尿药合用。

缬沙坦

缬沙坦（Valsartan）对 AT_1 受体的亲和力比对 AT_2 受体的亲和力强，口服后 4～6h 可获得最大降压效果，降压作用可持续 24h，长期用药能逆转左心室肥厚和血管壁增厚。

可用于各型高血压。不良反应发生率较低，可出现头痛、头晕、疲乏等。对低血钠、低血容量、肾动脉狭窄、严重肾功能不全、胆汁性肝硬化或胆道梗阻患者，用药后可以出现低血压。慎与保钾利尿药或补钾药合用。妊娠和哺乳期妇女禁用。

第三节　其他抗高血压药物

一、中枢性抗高血压药

中枢性降压药主要通过作用于孤束核 α_2 肾上腺素受体和延髓嘴端腹外侧区的咪唑啉受体，发挥其降压作用。中枢性降压药包括可乐定、甲基多巴、胍法辛、胍那苄、莫索尼定、利美尼定等。中枢性降压药的作用机制如图 29－1 所示。

可乐定

【体内过程】

可乐定（Clonidine）口服易吸收，服药后 1.5～3h 血药浓度可达峰值，$t_{1/2}$ 为 5.2～13h，口服生物利用度为 71%～82%。血浆蛋白结合率为 20%，能穿透血脑屏障，50% 的药物以原形随尿排出。

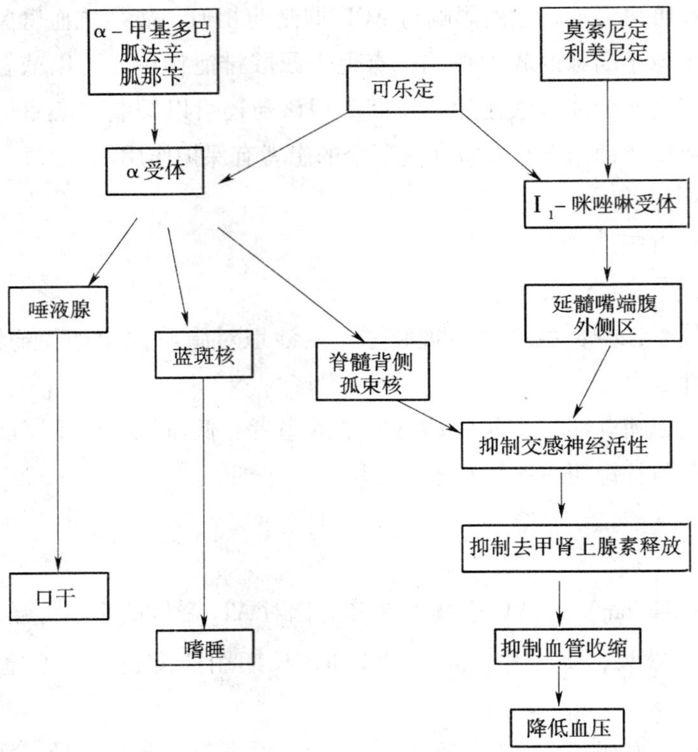

图 29－1　中枢性降压药的作用机制

【药理作用】

可乐定降压作用中等，不影响肾血流量和肾小球滤过率。可抑制胃肠分泌及胃肠活动。激动中枢的 α_2 受体，可引起嗜睡等中枢抑制作用。大剂量的可乐定可兴奋外周血管平滑肌上的 α_2 受体，引起血管收缩，使其降压作用减弱。其降压机制如下：

（1）兴奋延髓背侧孤束核突触后膜的 α_2 受体，抑制中枢交感神经冲动的传出，使外周血管扩张，血压下降。

（2）作用于延髓嘴端腹外侧区的咪唑啉受体，使交感神经张力下降，外周血管阻力下降，进而产生降压作用。

【临床应用】

适用于中度高血压，因其抑制胃肠分泌及其运动，特别适用于合并胃溃疡的高血压患者。与利尿药合用，具有协同作用，可用于重度高血压。口服可用于预防偏头痛或吗啡类镇痛药成瘾者的脱毒治疗。其溶液剂点眼可用于开角型青光眼的治疗。

【不良反应】

常见不良反应为口干和便秘。其他可出现嗜睡、抑郁、眩晕、血管性水肿、腮腺肿痛、恶心、心动过缓、食欲减退等。不宜用于高空作业人员或机动车辆驾驶员，以避免因精力不集中、嗜睡等导致事故发生。

可乐定可以增加其他中枢抑制药的中枢抑制作用，合用时应慎重。三环类化合物如丙米嗪等药物在中枢可以与可乐定发生竞争性拮抗，可取消可乐定的降压作用，故不宜合用。

莫索尼定

莫索尼定（Moxonidine）为第二代的中枢性降压药。口服生物利用度为88%，$t_{1/2}$为2~3h。降压作用可维持24h，60%的药物以原形经肾排出。作用特点是对中枢咪唑啉受体选择性高，对咪唑啉受体的亲和力是α_2受体的600倍。可使血浆NA的浓度下降26%~33.5%，血压下降10~15mmHg/10~18mmHg。口服后4h血压可降到正常水平。不良反应有口干、嗜睡、头晕等。

二、α_1受体阻断药

选择性地阻断α_1受体，对α_2受体无影响，可降低动脉血管阻力，增加静脉容量，增加肾素活性，且不引起反射性的心率增加。扩血管作用维持时间长，对代谢无明显影响，对血脂代谢作用良好。

哌唑嗪

【体内过程】

哌唑嗪（Prazosin）口服易吸收，生物利用度为60%~70%。服药后1~3h血药浓度达峰值，血浆蛋白结合率高。大部分经肝代谢，由胆汁排泄，小部分以原形药经肾排出。$t_{1/2}$为2~3h。

【药理作用】

（1）选择性地阻断α_1受体，竞争性抑制交感神经递质对血管平滑肌的作用，使血管扩张，血压下降。

（2）发挥降压作用时，心输出量不变或略升，对肾血流量无明显影响。

（3）对突触前膜的α_2受体几乎无作用，不影响突触前膜α_2受体的负反馈作用，在降低血压的同时不增加递质的释放，不增加心率和肾素活性。

（4）降低血清总胆固醇、低密度脂蛋白、极低密度脂蛋白水平，可增加血中高密度脂蛋白的含量。

【临床应用】

适用于中度高血压，特别是伴有肾功能不全、动脉粥样硬化的高血压患者的治疗。与利尿药合用可增加降压效果。因能降低心脏前负荷，也可用于心力衰竭的治疗。

【不良反应】

一般为眩晕、疲乏、口干、鼻塞等。部分患者首次用药后可出现体位性低血压、心悸、晕厥等，称为“首剂效应”。首次剂量减半，睡前服用，可以避免。严重的心脏病、精神病患者慎用。

特拉唑嗪

特拉唑嗪（Terazosin）的降压机制与哌唑嗪相同，口服吸收较哌唑嗪完全，生物利用度约90%。血药浓度达峰时间为1～2h，进食对吸收无明显影响。特拉唑嗪在肝内广泛代谢，主要经胆道排泄。$t_{1/2}$约为12h，是哌唑嗪的2～3倍。降压作用持续时间长，每日口服1次即可。首剂效应发生率少于哌唑嗪。

三、血管平滑肌扩张药

血管平滑肌扩张药通过直接扩张血管，发挥其降压作用。肼屈嗪等可扩张小动脉，对容量血管无明显作用，由于小动脉扩张，血压下降，通过压力感受性反射，可以反射性地兴奋交感神经，使心率加快、心肌收缩力增强、心排出量增加，部分抵消其降压作用。肼屈嗪等可以使心衰患者病情加重，诱发心绞痛，还可以反射性增加肾脏醛固酮的分泌，导致水钠潴留，并可能增加高血压患者心肌肥厚的程度，限制了其临床应用。硝普钠等可扩张小动脉和小静脉，使容量血管扩张，回心血量减少，虽不增加心排出量，但可反射性地兴奋交感神经。

血管平滑肌扩张药不会引起直立性低血压、阳痿等，但因其不良反应较多，一般不单独用于高血压的治疗，主要在其他一线抗高血压无效时加用此药。

硝普钠

【体内过程】

硝普钠（Sodium Nitroprusside）口服不吸收，静脉给药起效快，1～2min即可出现明显的降压作用，在体内产生的CN^-可被肝脏转化成SCN^-，主要经肾排泄。

【药理作用】

硝普钠的作用机制如图29－2所示。

硝普钠在血管平滑肌内代谢为一氧化氮（NO），后者具有强大的舒张血管平滑肌的作用。本药可以明显的扩张小静脉、小动脉，使血压降低。其降压效果可在数分钟内起效，但作用时间较短，停药后5min血压即回升。

【临床应用】

高血压危象，也可用于急、慢性心功能不全的患者。

【不良反应】

可出现恶心、呕吐、精神不安、肌肉痉挛、头痛、皮疹、出汗、发热等。大剂量或连续使用可引起血浆氰化物或硫氰化物浓度升高而中毒，可导致甲状腺功能减退。用药时应严密监测血浆氰化物的浓度。由于其在光照下可以变成氰化物，临床多新鲜配制，容器避光。

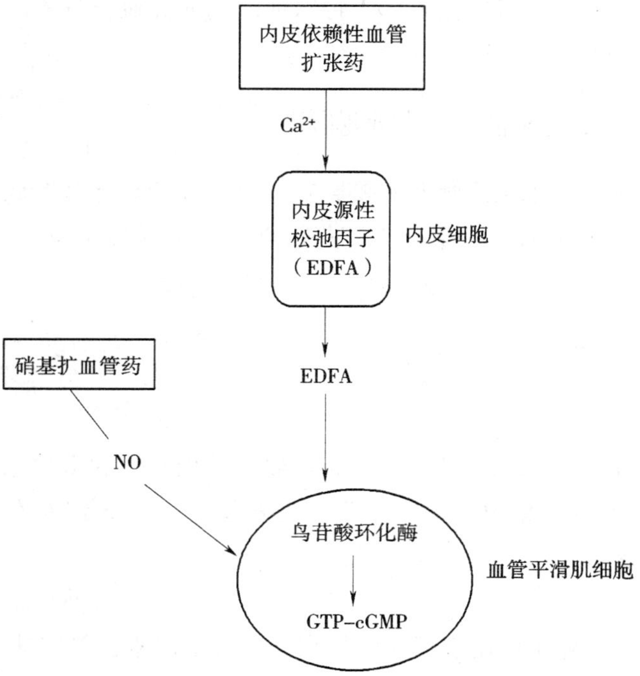

图 29－2　硝普钠的作用机制

肼屈嗪

肼屈嗪（Hydralazine）主要扩张小动脉，降低血压。本品能增加肾血流量，但是，由于能反射性地兴奋交感神经，激活肾素－血管紧张素－醛固酮系统，临床应用受到限制。主要用于中度高血压，与利尿药或 β 受体阻断药合用可增加疗效，减少不良反应。

四、神经节阻断药

神经节阻断药可以阻断交感神经节和副交感神经节，从而阻断二者对其效应器官的作用。神经节阻断药对各个具体器官的作用，取决于交感神经和副交感神经对器官的支配作用，两者对效应器官的作用取决于何者占优势而定。血管主要受交感神经系统调节，以交感神经占优势，神经节阻断药可以阻断交感神经的缩血管作用，使血管扩张，特别是使小动脉扩张，外周阻力下降，同时可以扩张静脉，使回心血量和心排出量均减少，降压作用明显。由于神经节阻断药还可以阻断副交感神经节，阻断其占优势的器官效应，可以出现便秘、扩瞳、口干、尿潴留等。

此类药物有樟磺咪芬（Trimethaphan Camsylate）、美卡拉明（Mecamylamine）、六甲溴铵（Hexamethonium Bromide）等。

神经节阻断药曾广泛地用于治疗高血压，但是由于其降压作用过强过快，不良反应多，限制了其临床应用。目前主要用于特殊情况例如高血压危象、主动脉夹层动脉瘤、外科手术中的控制性低血压等。

五、去甲肾上腺素能神经末梢阻断药

去甲肾上腺素能神经末梢阻断药主要影响儿茶酚胺的贮存和释放，从而影响交感神经对血管的作用，产生降压效果。此类药物有利血平（Reserpine）、胍乙啶（Guanethidine）。

利血平

【体内过程】

利血平（Reserpine）口服吸收不完全，药物在体内转化为多种代谢物，其代谢物和原形药主要经肾和肠道排出。口服用药1周才起效，2～3周左右达到高峰，停药后尚能维持3～4周。

【药理作用】

1. 降压作用 其降压作用主要与中枢和外周肾上腺素能神经末梢囊泡内递质的耗竭有关。利血平能够和囊泡上的胺泵结合，抑制胺类递质的再摄取，胺类递质被胞浆内的单胺氧化酶所破坏，同时也能抑制多巴胺的摄取，进而使去甲肾上腺素合成障碍，最终使囊泡内的递质减少或耗竭。利血平降压时伴有心率减慢。降压达到一定程度后，再增加剂量不会使血压进一步降低，仅能延长其作用时间和增加不良反应。

2. 镇静、安定作用 利血平具有镇静、安定作用，与氯丙嗪相似，但作用较弱。

【临床应用】

用于轻度高血压，与利尿药合用降压效果较好。

【不良反应】

常见鼻塞、乏力、胃酸分泌过多、胃肠运动增加及腹泻等。中枢神经系统可以出现镇静、嗜睡，严重者可出现抑郁症，应立即停药。

胍乙啶

【体内过程】

胍乙啶（Guanethidine）口服吸收不规则，个体差异大，吸收率3%～27%。吸收后部分进入去甲肾上腺素能神经末梢，但不易透过血脑屏障。在肝脏代谢，其代谢物及原形药经肾排出。

【药理作用】

降压作用强而持久，服用后24h起效，2～3天作用达到高峰，停药后作用持续

1～2周。胍乙啶被交感神经末梢摄取，浓集于突触前膜，发挥膜稳定作用，阻止递质的释放，并抑制胺泵的功能，阻止递质的再摄取，导致递质耗竭。降压时，舒张阻力血管和容量血管，使外周阻力下降，回心血量减少，肾、脑血流量减少，易引起水钠潴留，削弱其降压效果。

【临床应用】

重度高血压。

【不良反应】

不良反应较多，常见眩晕、乏力、呕吐、腹泻、心动过缓、男性患者射精困难等，严重者可引起体位性低血压。禁用于心、脑、肾供血不足的患者及嗜铬细胞瘤患者。

六、钾通道开放药

钾通道开放药可以促进钾通道开放，使钾离子外流增加，细胞膜超极化，膜兴奋性减少，钙离子内流减少，血管平滑肌舒张，进而使血压下降。代表药物有米诺地尔（Minoxidil）、吡那地尔（Pinacidil）、尼可地尔（Nicorandil）等。

钾通道开放药在降压的同时，伴有反射性的心动过速和心输出量增加。能选择性地扩张冠状动脉、胃肠道血管、脑血管，而不扩张肾和皮肤血管。与利尿药和β受体阻断药合用，可以纠正其水钠潴留和反射性心动过速等副作用。

七、其他

目前尚有其他的抗高血压药物，与上述的作用机制不同，具有明显的降压作用，如呋喃吡啶类的沙克太宁（Cicletanine），能增加前列腺素的合成；肾素抑制药雷米克林（Remikiren）、依那克林（Enalkiren）；能够阻断5－HT_{2A}受体和轻度阻断α_1受体的酮色林（Ketanserin）；非选择性内皮素受体阻断药波生坦（Bosentan）等。

第四节　抗高血压药物的治疗目标及应用原则

一、治疗目标

（一）有效降压及终生治疗

有效的降压治疗可以减少高血压并发症的发生率。一般认为，患者在平静状态下，一日数次测血压，血压≥150/95mmHg就需治疗。影响高血压的危险因素有：肥胖、老年、吸烟、血脂异常、糖尿病等，如果患者具有1～2个危险因素，血压≥140/90mmHg即需治疗。血压的控制目标是在140/90mmHg以下。但是，目前高血压的控制率不到10%。很多患者的血压没有达到控制目标或者没有坚持用药。应明确，高血压的发病原因未明，不能根治，必须终身用药。要加强健康知识的教育，避免“尽量不用药”和“无效治疗”。

（二）保护靶器官

高血压的靶器官损害包括心肌肥厚、肾小球硬化、小动脉重构等。在高血压的治疗过程中，一定要考虑高血压对靶器官的损伤，保护靶器官。目前的降压药物可以将血压控制到目标血压。但是，并不是所有的降压药都有保护靶器官的作用。比较好的保护靶器官的药物有血管紧张素转化酶抑制剂、AT_1 受体阻断药、长效的钙通道阻断剂。

（三）平稳降压

研究证明，高血压的靶器官损害主要是由血压不稳定所造成。24h 内血压存在生理性的自发性波动，称为血压波动性。研究发现，血压控制水平相同的患者，血压波动性大的患者其靶器官损害及并发症的发生率增加，给患者带来身体和经济上的损失。因此，要尽量做到平稳降压。但是，影响血压波动的因素很多，完全做到平稳降压几乎是不可能的。目前应尽量控制人为因素导致的血压波动。短效的降压药对血压波动影响较大，对高血压患者，应尽量应用长效制剂，减少血压的波动。

二、抗高血压药物的应用原则

（一）根据病情选用药物

轻度的高血压其血压升高不多且不稳定，症状不明显，可先采取控制体重、低钠饮食、运动等措施，如果血压不能达到控制目标，可以先选用利尿药氢氯噻嗪，效果不好时可改用或加用普萘洛尔。中度高血压可以在应用利尿药的基础上，加用可乐定、哌唑嗪、肼屈嗪等，也可用卡托普利或硝苯地平。重度高血压，可以在上述治疗的基础上加用或改用胍乙啶、米诺地尔等。高血压危象时可选用硝普钠、二氮嗪，但降压速度不能过快。各类抗高血压药的主要不良反应见表 29－1。

表 29－1 各类抗高血压药的主要不良反应

类别	钠离子	血容量	肾素	直立性低血压	交感神经活性
利尿药	↓	↓	↑	—	—
中枢性降压药	↑	↑	↓	+	↓
神经节阻断药	↑	↑	↑	—	+
α 受体阻断药	↑	↑	—	+	—

续表

类别	钠离子	血容量	肾素	直立性低血压	交感神经活性
β受体阻断药	↑	—	—	↓	—
血管扩张药	↑	↑	↑	+	↑
钙通道阻断药	↑	↑	↑	—	↑
ACEI	—	—	—	—	—

注：+：有影响；—：不变；↑：上升；↓：下降。

（二）联合用药

单一的抗高血压药物不能有效地控制血压时，如果增加剂量，不但不能增加降压效果，反而使不良反应增加。此时一般多采用联合用药，但应注意各药的作用特点，不宜将同类药物合用。若同类药物合用，不能增加降压作用，反而会增加不良反应的发生率。尽量选用降压机制不同，不良反应不叠加或者能够相互抵消的药物。

（三）根据合并症选择药物

高血压患者多伴有肥胖、高脂血症、糖尿病等合并症。应根据合并症选用药物，如合并心力衰竭者可选用利尿药、卡托普利、硝苯地平、哌唑嗪等，不宜用β受体阻断药和胍乙啶；合并心绞痛者宜用硝苯地平、β受体阻断药；合并肾功能不全者宜用卡托普利、硝苯地平、甲基多巴、肼屈嗪等；合并消化性溃疡者可选用可乐定，不宜用利血平；伴有窦性心动过速者宜用普萘洛尔，合并精神抑郁者不宜用利血平和甲基多巴；合并支气管哮喘者不宜用β受体阻断药；合并糖尿病或痛风者不宜用噻嗪类利尿药，具体见表29－2。抗高血压药物对代谢的影响见表29－3。

（四）剂量个体化

不同患者或同一患者在不同病程阶段对药物的反应性不同，所需剂量不同，应根据“最好疗效、最小不良反应”的原则，为每一位患者选用合适的药物和剂量。

表29－2　各种抗高血压药在高血压患者不同病理及生理情况的利弊比较

不同状况	宜用	不宜用
慢性心力衰竭	ACEI，利尿药，哌唑嗪，肼屈嗪	β受体阻断药，利血平，钙通道阻断药
心绞痛	β受体阻断药，钙通道阻断药，α_1受体阻断药，ACEI	肼屈嗪
老年人	利尿药，可乐定，钙通道阻断药	β受体阻断药
青壮年	β受体阻断药，可乐定，哌唑嗪	利尿药
糖尿病	ACEI，可乐定，哌唑嗪	β受体阻断药，利尿药

续表

不同状况	宜用	不宜用
哮喘及阻塞性肺疾患	钙通道阻断药，利尿药，ACEI	β受体阻断药
孕妇	甲基多巴，可乐定，利尿药，肼屈嗪	β受体阻断药
抑郁患者	哌唑嗪，肼屈嗪，ACEI	甲基多巴，利血平
肾功能不全	可乐定，硝苯地平，ACEI，襻利尿药，肼屈嗪	噻嗪类利尿药
心动过速	β受体阻断药，可乐定，利血平	硝苯地平，肼屈嗪
高血脂	哌唑嗪，可乐定，ACEI	利尿药，β受体阻断药
痛风（高尿酸血症）	可乐定，哌唑嗪，钙通道阻断药，ACEI	利尿药，β受体阻断药

表29－3　抗高血压药物对代谢的影响

类别	胰岛素抵抗	血脂	血钾
利尿药	↑	↑	↓
β受体阻断药	↑	↑	—
钙通道阻断药	—	—	—
ACEI	↓	—	↑
α_1受体阻断药	↓	↓	—

注：—：不变；↑：上升；↓：下降。

小结　目前临床常用的抗高血压药有利尿药、血管紧张素转化酶抑制药、血管紧张素Ⅱ受体阻断药、钙通道阻断药、β受体阻断药等，氢氯噻嗪是一线的抗高血压药物，其降压作用平缓，是轻中度高血压的首选药，其主要的不良反应是电解质紊乱，因此，临床应用时应定期检查血液中电解质的水平，及时调整电解质，长期应用氢氯噻嗪可以引起血脂升高、糖耐量降低。由于高血压的患者多伴有肥胖、高脂血症、糖尿病等其他疾病，在一定程度上限制了氢氯噻嗪的应用。卡托普利通过抑制血管紧张素转化酶，降低体内血管紧张素Ⅱ的水平，具有良好的降压效果，长期应用可以引起高血钾、血管神经性水肿、干咳等，部分患者不能耐受，可改用血管紧张素Ⅱ受体阻断药氯沙坦等，其降压效果好，长期应用无耐受性，停药后不反跳，可用于各型高血压，尤其是伴有糖尿病及胰岛素抵抗、左心室肥厚、心力衰竭、急性心肌梗死的患者。血管紧张素Ⅱ受体阻断药氯沙坦等多用于不能耐受卡托普利的患者，因其价格昂贵，不宜被患者接受。钙通道阻断药硝苯地平等具有良好的降压效果，但由于血管扩张，可反射性地兴奋交感神经，部分抵消其有益作用，临床多和β受体阻断药合用。临床多推荐使用其缓释制剂，短效的硝苯地平、中效的尼群地平等疗效好，价格低廉，是临床的常用药。β受体阻断药普萘洛尔是常用的一线抗高血压药，降压效果好，尤其是对心输出量高及肾素活性偏高者疗效较好，对伴有心绞痛、偏头痛、焦虑症的患者较好，对伴有支气管哮喘、高血脂、房室传导阻滞、窦性心动过缓、严重的左心功能不全患者禁用。

高血压的治疗要根据患者高血压的分级及其伴有的危险因素，选用合适的药物，达到良好的降压效果，从而减少和减轻高血压的并发症的发生和发展，提高患者的生活质量，延长患者的生命。

思考题

1. 试述抗高血压药物的分类及其代表药。
2. 抗高血压治疗的目标和应用原则是什么？
3. 简述各种抗高血压药物的作用特点及临床应用。

制剂与用法

氢氯噻嗪（Hydrochlorothiazide）　片剂：25mg。口服，12.5～25mg/次，1～2次/d。

硝苯地平（Nifedipine）　片剂（心痛定片）：10mg。口服，5～10mg/次，3次/d。遮光密闭保存。

尼群地平（Nitrendipine）　片剂：10mg，20mg。口服，10～20mg/次，1～2次/d，维持量10～20mg/d。

拉西地平（Lacidipine）　片剂：2mg，4mg。口服，4mg/次，1次/d。

氨氯地平（Amlodipine）　片剂：5mg。口服，5～10mg/次，1次/d。

盐酸普萘洛尔（Propranolol Hydrochloride）　片剂：10mg。口服，10～20mg/次，3～4次/d，以后每周增加剂量10～20mg，直至达到满意疗效，一般每日用量以不超过300mg为宜。遮光密闭保存。

阿替洛尔（Atenolol）　片剂：25mg，50mg，100mg。口服，50～100mg/次，1次/d。

美托洛尔（Metoprolol）　片剂：50mg，100mg。口服，50～100mg/d，分2～3次服，可逐渐加量，必要时可增至200mg/d。维持量为50～200mg/d。缓释剂美托洛尔可每日给药一次，50～100mg/次。

拉贝洛尔（Labetalol）　片剂：0.1g，0.2g。口服，开始时，0.1g/次，2～3次/d，如效果不佳，可增至0.2g/次，3～4次/d；对一般的轻、中、重度高血压的剂量分别为0.8g/d，0.6～1.2g/d，1.2～2.4g/d。

卡托普利（Captopril）　片剂：25mg，50mg，100mg。口服，开始时25mg/次，3次/d，饭前服，逐渐增至50mg/次，3次/d；最大剂量：450mg/d。

马来酸依那普利（Enalapril） 片剂：5mg，10mg。口服，开始时，2.5～5mg/d，治疗量为2.5～40mg/d，可1次或分2次服用。

氯沙坦（Losartan） 片剂：25mg，50mg。口服，25mg/次，2次/d。

盐酸可乐定（Clonidine Hydrochloride） 片剂：0.075mg。口服，0.075～0.15mg/次，1～3次/d，根据并且可逐渐增加剂量，极量：0.4～0.6mg/次。注射剂：0.15mg/ml，肌注或静脉注射，0.15～0.3mg/次，必要时可每6h重复一次。遮光密闭保存。点眼用0.25%溶液1～2滴，2～3次/d。

盐酸哌唑嗪（Prazosin Hydrochloride） 胶囊剂：1mg，2mg，5mg；片剂：0.5mg，1mg，2mg。口服，首次0.5mg/次，然后1mg/次，3次/d。一般每隔2～3天增加1mg。

盐酸肼屈嗪（Hydralazine Hydrochloride） 片剂：10mg，25mg，50mg。口服，最初剂量：10～25mg/次，3次/d，以后按需要增至50mg/次，3次/d。最大剂量不能超过200mg/d。应遮光、密闭、干燥保存。

硝普钠（Sodium Nitroprusside） 粉针剂：50mg。静滴，50mg以5%葡萄糖溶液2～3ml溶解，然后根据所需浓度再稀释于250ml、500ml或1000ml的5%葡萄糖溶液，缓慢静滴（容器避光），根据临床症状与血压调整用量，滴速不超过3μg/（kg·min）。配制时间超过4h的溶液不宜使用。本品为鲜红色透明结晶状粉末，遮光（并加黑纸包裹）、密闭保存。

硫酸胍乙啶（Guanethidine Sulfate） 片剂：10mg，25mg。口服，开始，5～10mg/次，1～2次/d，以后每周递增10mg/d，血压控制后改为维持量，一般每日用量20～80mg。

米诺地尔（Minoxidil） 片剂：2.5mg。口服，开始时2.5mg/次，2次/d，以后逐渐增至5～10mg/次，2次/d。遮光密闭保存。

（刘月丽 韩 丽）

第三十章

离子通道与抗心律失常药

离子通道（ion channels）是位于细胞膜脂质双分子层的跨膜蛋白，它对离子具有高度的选择性，可以允许某些特定的离子通过，是维持细胞生物电活动的基础。随着科学研究的深入，人们发现离子通道基因缺陷及功能改变与某些先天性或获得性疾病的关系密切。随着电生理及分子生物学的发展，特别是膜片钳（pach clamp）技术的应用，人类开始从分子水平来阐明疾病的发病机制，并为研究离子通道药物的药理作用、临床应用、不良反应等提供了作用靶点，为疾病治疗提供了新方向。心律失常的发生和发展与离子通道密切相关，目前，大多数的抗心律失常药通过作用于离子通道，从而达到抗心律失常的效果。

第一节　离子通道概论

一、离子通道的发展史

1955 年，Hodgkin 和 keens 在研究中发现，神经轴突对钾离子通透类似钾离子通过许多狭窄的空洞，并提出了“通道”的概念。

1949 年，Cole 和 Marmont 发明了电压钳（voltage clamp）技术，Hodgkin、Huxley 和 Kata 对其改造后，并成功的将其应用于神经轴突动作电位离子电流的研究。自此，人们开始用电压钳来测定细胞膜的通透性，研究膜电流及其离子成分，并提出一系列方程式来描述钠电导和钾电导，以及预测动作电位的形状。由于研究成果出色，他们于 1963 年获得了诺贝尔医学生理学奖。

电压钳已广泛地应用于可兴奋细胞的通道研究，但是由于它技术上的局限性，使其应用受到一定程度的限制。1976 年 Neher 和 Sakmann 建立了膜片钳技术，弥补了电压钳技术的不足，大大地推动了细胞生物学的发展，Neher 和 Sakmann 因此获诺贝尔生物学奖。

二、离子通道的特性

离子通道具有离子选择性和门控特性。离子选择性是指离子通道只允许某种特定的离子通过，对离子的大小和电荷都有严格的要求。门控特性是指离子通过离子通道受闸门限制，当闸门打开，离子可以通过；闸门关闭时，离子则不能通过。离子通道大多是处于关闭状态的，只有在特定的情况下，离子通道开启，离子才能通过，引起离子的跨膜转运。一般来讲，离子通道处于3种状态：激活（activation）、失活（inactivation）和关闭。在某种特定的条件下，离子通道开放，并允许离子顺浓度差或者电压差通过离子通道，被称为激活态。当离子通道关闭，不能允许特定的离子通过，即使在外界条件的刺激下，也不能开放，被称为失活态。关闭状态和失活态不同，关闭状态的离子通道不允许离子通过，但是，当给予适当的外界刺激时，离子通道可以开启，允许离子通过。

三、离子通道的分类

根据激活方式的不同，离子通道可分为电压门控离子通道（voltage gated channels）和配体门控离子通道（ligand gated channels）。前者包括电压依赖型钠通道、钙通道、钾通道和氯通道等，其离子通道的激活受膜电位变化的影响，同时也受膜电位变化的时间影响。后者的开启受配体的控制，当配体与离子通道的结合位点结合后，离子通道开启。此种通道一般以递质或者受体命名，如N型乙酰胆碱受体，γ-氨基丁酸受体。

（一）钠通道

钠通道（sodium channels），顾名思义，就是允许Na^+跨膜通过的离子通道，是目前研究最为清楚的离子通道。该通道是维持细胞膜兴奋性和传导性的基础，动作电位的0期除极主要依赖Na^+的快速内流。钠通道分为三类：神经类、骨骼肌类和心肌类。神经类的钠通道对河豚毒素敏感性高，而对芋螺毒素敏感性较低；骨骼肌类的钠通道则对这两种毒素的敏感性均很高；而心肌类的钠通道则对这两种毒素的敏感性均很低。

（二）钙通道

钙通道（calcium channels）是允许钙离子通过的离子通道，细胞膜上主要存在电压门控钙通道和受体激活的钙通道。

1. 电压门控钙通道

目前，已经克隆出6种亚型的电压门控钙通道（voltage-gated Ca^{2+} channels），它们分别是L、N、T、P、Q、R型。

2. 受体调控性钙通道

受体调控性钙通道（receptor-operated Ca^{2+} channels）是储存在细胞器内的钙释放到胞浆的主要途径，主要存在于肌质网（sarcoplasmic reticulum，SR）和内质网（endoplasmic reticulum）膜上。肌质网和内质网上的受体调控性钙通道主要被三磷酸肌醇（inositol triphosphate，IP_3）、Ca^{2+}等第二信使激活。当受体门控性钙通道被激活后，通道开放，钙离子由内质网或肌质网外流，引发一系列的细胞兴奋－收缩偶联等生理活动。细胞膜除极化时，细胞膜上电压门控性的钙通道开放，钙离子内流，进入胞浆，进入胞浆的钙离子作为第二信使，引发肌质网和内质网释放钙离子，这一过程被称为“Ca^{2+}诱发的Ca^{2+}释放”。

目前主要有两种钙释放通道：① Ryanodine 受体钙释放通道，② IP_3 释放钙通道。Ryanodine 受体钙释放通道有 3 种亚型，即 RY_1、RY_2 和 RY_3，RY_1 主要分布于骨骼肌，RY_2 主要分布于心脏，RY_3 主要分布于脑。IP_3 释放钙通道主要位于细胞器上，如内质网和肌质网，目前已确定有 IP_3R_1、IP_3R_2 和 IP_3R_3 3 种亚型。

（三）钾通道

钾通道（potassium channels）分布比较广泛，是目前发现亚型最多的离子通道，主要分布于心脏、血管、骨骼肌、神经、胃肠道、血液及气管等细胞。钾通道在维持细胞膜的兴奋性方面具有重要的作用。1987 年克隆出第一个钾通道基因后，目前已克隆出几十种亚型。

钾通道包括有电压依赖性钾通道、钙依赖性钾通道和内向整流钾通道。

（四）氯通道

氯通道（chloride channels）是允许氯离子通过的一种离子通道，参与 Cl^-－HCO_3^- 交换及 Na^+－K^+－$2Cl^-$、K^+－Cl^-等的共同转运。目前已发现至少 9 种氯通道。该通道主要分布于溶酶体、线粒体、内质网等细胞器上，其在稳定兴奋细胞的膜电位及抑制动作电位的产生方面具有重要的作用，但其功能更主要是抑制动作电位的产生。氯通道主要分为电压敏感性氯通道、囊性纤维跨膜电导调节体和 γ－氨基丁酸（GABA）受体氯通道 3 种。

四、离子通道的生理功能

离子通道位于细胞膜和细胞器膜上，可以允许特定的离子通过，这在维持细胞活性、膜电位、动作电位等方面起重要作用，是信号传导过程的重要环节。离子通道的生理功能概括起来主要包括以下几个方面。

（一）维持细胞的兴奋、传导及不应性

在可兴奋细胞膜上存在离子通道，当神经冲动传来，离子通道开放，允许离子通过，离子的快速内流，引起膜两侧离子浓度的变化，形成动作电位，并将冲动传导给未兴奋区，从而完成兴奋的传导。当离子通道失活时，即使有神经冲动传来，也不能引起离子通道的开放，最终，在一定的时间内即使有冲动传来，细胞也不能产生动作电位，这段时间被称为不应期。可见，离子通道维持了细胞的兴奋性、不应性及传导性。钠通道和钙通道在细胞兴奋产生快速除极中发挥重要作用，而钾通道则在复极过程中发挥重要的作用。

（二）引起兴奋-收缩偶联及兴奋-分泌偶联

钙通道的开放和关闭在维持细胞兴奋-收缩偶联及兴奋-分泌偶联等方面发挥重要作用。在肌肉等可兴奋细胞，钙离子内流进入细胞内，并作为第二信使，诱导肌浆网和内质网释放钙离子，从而引起兴奋-收缩偶联。而在腺体及神经细胞，钙离子内流则可以引起腺体分泌及神经递质释放。

（三）对血管平滑肌的影响

血管平滑肌上存在钠通道、钾通道、钙通道等，这些离子通道可以调节血管平滑肌的收缩及舒张。

（四）参与信号传导过程

在神经肌肉接头，神经递质的释放需要钙离子的参与。钙离子作为重要的第二信使，在信号传导过程中发挥重要的作用。在中枢神经系统，电压门控离子通道和化学门控离子通道可使突触前膜及突触后膜除极化或超极化，进而引起突触后神经元功能状态的改变，如当GABA与受体上的特定位点结合后，GABA受体-氯通道开放，氯离子内流，进而引起突触后膜超极化，产生中枢抑制效应。

（五）维持细胞的形态及功能

细胞膜内外存在离子浓度差，这主要由细胞膜上的 Na^+，K^+-ATP 酶的维持。此外，$Na^+-K^+-2Cl^-$、Na^+-Cl^- 等转运子在维持细胞的形态和功能方面发挥重要的作用。

五、作用于离子通道的药物

（一）作用于钠通道的药物

临床上应用的主要是钠通道阻断药，如：局麻药、抗癫痫药及抗心律失常药。具体内容见各章节。

（二）作用于钾通道的药物

作用于钾通道的药物包括钾通道阻断药及钾通道开放药。它们通过影响钾通道的开放或关闭，影响钾离子的内流或外流而发挥药理作用。钾通道开放，钾离子外流，膜超极化，进而会降低钠通道及钙通道的开放几率，降低细胞膜的兴奋性；当钾通道关闭，钾离子外流减少，则可以延长动作电位时程及有效不应期。

1. 钾通道阻断药

多种无机离子及有机化合物都能阻断钾通道，目前临床应用的钾通道阻断药主要是磺酰脲类降糖药及抗心律失常药。钾通道阻断药主要分为4类：选择性的钾通道阻断药、非选择性的钾通道阻断药、磺酰脲类降断药、新Ⅲ类抗心律失常药。

2. 钾通道开放药

钾通道开放药是选择性的增加钾离子通透性的药物，可促进钾离子外流，使细胞膜超极化，其在镇痛、降血压等方面具有很好的疗效。

六、钙通道阻断药

目前临床上广泛应用的影响钙通道的药物是钙通道阻断药。其通过选择性地作用于钙通道，阻断钙通道的开放，使细胞内钙离子减少，从而发挥药理效应。目前临床应用的钙离子阻断药主要是 L 型电压门控钙通道。根据化学结构的不同，钙通道阻断药主要分为 3 类。

（1）二氢吡啶类　常用药物有硝苯地平、尼卡地平、尼群地平、氨氯地平、尼莫地平等。

（2）苯并噻氮䓬类　常用药物有地尔硫䓬、克仑硫䓬、二氯呋利等。

（3）苯烷胺类　常用药物有维拉帕米、加洛帕米、噻帕米等。

3 种钙通道阻断药均可作用于钙通道，减少钙通道开放的频率来减少钙离子的内流，但是三者的结合位点是不同的，二氢吡啶类的结合位点在细胞膜的外侧，苯并噻氮䓬类和苯烷胺类的结合位点在细胞膜的外侧。

【体内过程】

口服均能吸收，但是由于其首关效应强，生物利用度较低，其中以氨氯地平的生物利用度最高，约为 65% ~90% 。血浆蛋白结合率高，在肝脏被代谢成无活性或活性明显减低的物质，由肾脏排出。硝苯地平、地尔硫䓬等药物的 $t_{1/2}$ 较短，约为 4h，其缓释制剂及第二代的双氢吡啶的 $t_{1/2}$ 较长，药效可以保持 24h。3 种钙通道阻断药的药代动力学参数如表 30 –1 所示。

表 30 –1　3 种钙通道阻断药的药代动力学参数

	口服生物利用度	产生作用时间	$t_{1/2}$	分布	消除
维拉帕米	20% ~35%	<1.5min（i. v） 30min（口服）	6h	90% 与血浆 蛋白结合	70% 肾脏排出； 15% 胃肠道消除
硝苯地平	45% ~70%	<1min（i. v） 5 ~20min（口服，舌下）	4h	90% 与血浆 蛋白结合	肝脏代谢 80%， 肾脏排泄
地尔硫䓬	40% ~65%	<1.5min（i. v） >30min（口服）	3 ~4h	70% ~80% 与血浆 蛋白结合	肝脏代谢后 由粪便排出

【药理作用】

1. 对心脏的作用　钙离子阻断药可以使钙离子内流减少，心肌细胞内钙离子浓度降低，使兴奋收缩脱偶联，心肌收缩力减弱，同时降低心肌细胞的耗氧量。钙通道阻断药还可以作用于血管平滑肌的钙通道，使血管舒张，降低血压。但是，血压的降低可以使交感神经活性反射性的增加，可以部分抵消其降压作用。

窦房结和房室结是慢反应细胞，其 0 期除极和 4 期缓慢除极主要依赖于钙离子内流，钙离子内流决定慢反应细胞的自律性和传导性。钙通道阻断药使钙离子内流减少，可以使自律性降低，传导减慢，从而减慢心率。其中地尔硫䓬和维拉帕米的负性频率和负性传导作用最强，硝苯地平对窦房结和房室结的影响比较小，但是其扩血管作用是最强的。3 种钙通道阻断药对心血管效应的比较见表 30－2。

表 30－2　3 种钙通道阻断药心血管效应的比较

	负性肌力	负性频率	冠脉扩张	外周血管扩张
维拉帕米	+	+ +	+ + +	+ +
硝苯地平	－	－	+ + +	+ + +
地尔硫䓬	+	+	+ + +	+

2. 对平滑肌的作用

（1）血管平滑肌的收缩主要依赖细胞膜外的钙离子内流，钙通道阻断药减少钙离子内流，所以对血管平滑肌的作用比较明显，明显的扩张血管，其中以对动脉的作用最为明显，对静脉的作用较小。在动脉中以冠状动脉的作用最为明显，能明显舒张输送血管及阻力血管，增加冠状动脉的血流量，所以能有效治疗心绞痛。

（2）钙通道阻断药能明显松弛支气管平滑肌，大剂量的钙通道阻断药能松弛胃肠道、子宫、输尿管平滑肌。

3. 抗动脉粥样硬化作用　钙通道阻断药可以干扰动脉粥样硬化的形成过程，分别作用于以下环节，有抗动脉粥样硬化的作用。

（1）阻滞钙离子内流，减轻钙超载，减轻钙超载对动脉壁的损伤。

（2）抑制平滑肌增殖及纤维蛋白的合成，增加动脉血管的顺应性。

（3）通过抑制脂质过氧化，保护内皮细胞，使内皮细胞免受脂质过氧化损伤。

（4）增加动脉壁内溶酶体酶及胆固醇酯的活性，加快脂蛋白的代谢，减低细胞壁内胆固醇水平。

4. 对血液系统的影响　钙通道阻断药可以降低红细胞的脆性，同时也能减轻钙超载对红细胞的损伤。钙离子是引起血小板聚集的重要因素，钙通道阻断药可以阻滞钙离子内流，抑制血小板的聚集和活化。

5. 对肾功能的影响　钙通道阻断药可以舒张血管，减低血压，但不引起水钠潴留。二氢吡啶类的药物可以增加高血压患者的肾血流量，具有排钠利尿的作用。

【临床应用】

1. 高血压　钙通道阻断药的降压作用已经逐渐得到肯定。尼群地平、硝苯地平、尼莫地平等能有效的扩张外周血管，降压作用较强，已经广泛的应用于临床，主要用于严重高血压的治疗。长期用药可以使外周阻力下降 30%～40%，也能降低肺循环阻力，因此，可以用于并发心源性哮喘的严重高血压。维拉帕米和地尔硫䓬主要用于轻度和中度高血压的治疗。

2. 心绞痛　钙通道阻断药对各种类型的心绞痛都有效，其中硝苯地平对变异性心绞痛的效果最佳。劳累性心绞痛发作时，冠状动脉供血不足，钙通道阻断药可以扩张冠状动脉，减慢心率，降低心肌收缩力，增加心肌供氧及减轻心肌耗氧。第三代的钙通道阻断药均有效。不稳定心绞痛是由于动脉粥样硬化斑块的形成或者破裂及冠脉痉挛引起的，维拉帕米及地尔硫䓬的效果较好，硝苯地平和β受体阻断药合用能发挥良好的效果。

3. 心律失常　具体见抗心律失常药。

4. 脑血管病　尼莫地平、氟桂利嗪等可以预防蛛网膜下腔出血引起的脑血管痉挛及栓塞。

5. 其他　钙通道阻断药还可以用于外周血管痉挛性疾病、支气管哮喘、偏头痛等，预防动脉粥样硬化的发生。

【不良反应】

钙通道阻断药相对比较安全，其不良反应主要与其扩张血管和抑制心肌有关。不良反应有：颜面潮红、头痛、头晕、恶心、便秘等。维拉帕米和地尔硫䓬的严重不良反应包括低血压和心功能抑制。

【药物相互作用】

钙通道阻断药的血浆蛋白结合率高，和其他血浆蛋白结合率高的药物合用时，竞争血浆蛋白，注意减少其他药物的剂量。钙通道阻断药能提高地高辛的血药浓度，延长西咪替丁 $t_{1/2}$，硝苯地平能降低奎尼丁的血药浓度。

第二节　抗心律失常药

心律失常（arrhythmia）是由于起源异常和节律异常引起的心脏疾病，临床上可分为快速型心律失常和缓慢型心律失常。

一、心脏电生理基础

心肌细胞具有兴奋性、传导性、收缩性和（或）自律性。根据动作电位的特征，心肌细胞可分为快反应细胞和慢反应细胞两大类。根据其是否具有自律性，心肌细胞又可分为自律细胞和非自律细胞。窦房结具有自律性，当窦房结细胞自动除极后，细胞即被兴奋，产生动作电位，其兴奋性可传导至心房、房室结、左右房室束支、普肯耶纤维和心室肌，并最终导致整个心肌收缩。

（一）动作电位的特征

快反应细胞和慢反应细胞具有不同的动作电位特征。心房肌、心室肌、普肯耶细胞是快反应细胞，其动作电位0相快速除极是由钠离子快速内流引起的；窦房结和房室结细胞是慢反应细胞，其动作电位的0期除极是钙离子内流所致。1相快速复极期，钠离子内流减少，钾离子快速内流；2 相缓慢复极期，是由钙离子和少量钠离子内流和钾离子外流引起的；3 相快速复极期，是由钾离子外流增加所致；4 相为静息期，钙离子或钠离子内流增加。0 相 ~3 相为动作电位时程（action potential duration，APD）。

心脏不同部位细胞的动作电位特征与心电图的关系如图 30－1 所示。

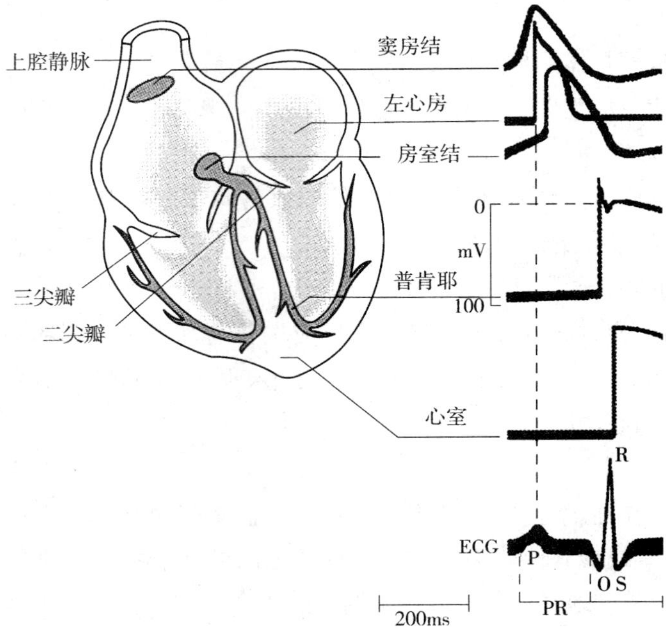

图 30－1　心脏不同部位细胞的动作电位特征及与心电图的关系

（二）静息膜电位对动作电位的影响

当静息膜电位绝对值高于 80mV，所有钠通道都处于可开放状态，接受阈刺激就可产生动作电位，0 相上升速率快，传导速度快。当静息膜电位的绝对值较低（－60mV）时，大多数的钠通道失活，细胞的兴奋性降低，0 相除极速度慢，传导减慢。

心肌细胞接受刺激后，所能产生的 0 相最大上升速率与膜电位水平有关，称为膜反应性，即心肌细胞对刺激的反应能力。膜反应性与 0 相最大上升速率成正相关，膜反应性越大，0 期最大上升速率也大，传导速度快，反之，膜反应性越小，则传导速度慢。快反应细胞的膜反应性较大，慢反应细胞的膜反应性低。

二、心律失常发生的原因

（一）折返激动

当心脏两点之间存在不止一条传导通路时，冲动可以沿一条传导通路传出，并沿另一条传导通路折回，而再次兴奋原来已经被兴奋的细胞，这会影响心脏整体的协调统一，是形成心律失常的基础（图 30－2）。折返可以分为解剖性折返和功能性折返两类。预激综合征（wolff－parkinson－white syndrome，WPW syndrome）就属于解剖性折返。发生解剖性折返的必要条件有 3 个：①心脏存在解剖通路；②解剖环路中的不同部分的不应期不一致；③环路中有传导阻滞。而功能性折返则不需要有解剖环路存在即可发生。

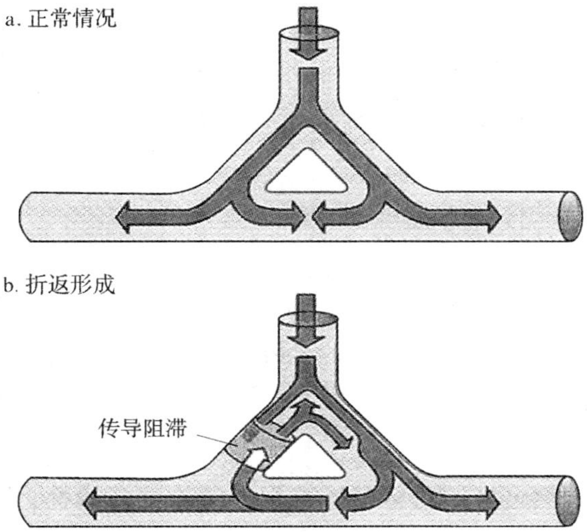

图 30－2　折返产生的机制

（二）自律性增加

当自律细胞的自律性增加时，可以诱发心律失常。如在交感神经活性增加、低血钾、机械牵拉等条件下，可以出现自律性增加，并诱发心律失常。非自律性细胞，在缺血缺氧的情况下，也可以出现自律性，表现为起源异常的心律失常。

（三）后除极

在心肌细胞尚未完全恢复到静息期时，如果提前出现除极，就称为后除极（after-depolarization）。如果后除极扩布就会引起异常节律，发生心律失常。后除极引发的异常冲动的发放，称为触发活动

1. 早后除极

早后除极（图 30－3）常发生在动作电位的 2、3 相，是一种发生在完全复极之前的后除极，APD 延长时易于发生。早后除极多由钙离子内流增加所致。

2. 迟后除极

迟后除极（图 30－3）多发生于 4 相，是由于细胞内钙离子过多，诱发 $Ca^{2+}-Na^{+}$ 交换，使钠离子内流增多所致。

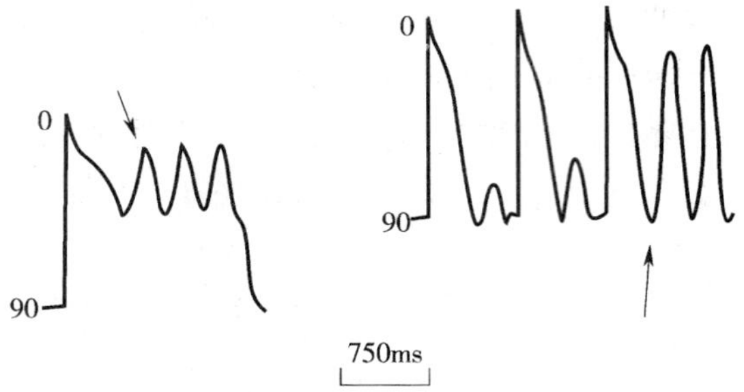

a. 早后除极　　　　b. 迟后除极

图 30－3　心肌细胞的早后除极和迟后除极

三、抗心律失常药作用机制和分类

（一）抗心律失常药作用机制

根据心律失常发生的原因，抗心律失常药可分别作用于诱发心律失常发生的各个环节而产生抗心律失常的作用。

1. 降低自律性

抗心律失常药可以通过抑制房室结、普肯耶纤维的自律性，降低异位节律，恢复窦性心律而产生抗心律失常的作用。当窦房结的自律性增加时，临床上可以表现为窦性心动过速，可以通过减少 4 相除极的速率而降低窦房结的自律性，如 β 肾上腺素受体阻断药。窦房结和房室结的自律性是由 4 相钙离子自动内流所形成，普肯耶纤维的自律性是由 4 相钠离子自动内流所形成，钠通道和钙通道阻断药阻滞相应的离子内流，可降低窦房结和房室结、普肯耶纤维的自律性。腺苷和乙酰胆碱可以促进钾离子外流，增加静息期膜电位绝对值，而降低自律性。钾通道阻断药可延长动作电位时程而降低自律性。

2. 减少后除极和触发活动

后除极和触发活动主要是由于钙离子内流，或者细胞内钠离子浓度增加，诱发钠钙交换所致，因此，钠通道阻断药和钙通道阻断药可以有效的减少后除极和触发活动。

3. 消除折返

当体内存在解剖性折返通路或者功能性的折返时，可以改变传导性，钙通道阻断药和 β 受体阻断药都可以降低房室结的传导性，使折返消除在房室结，有利于消除房室结折返所致的室上性心动过速。钙通道阻断药、钠通道阻断药和钾通道阻断药可以延长心肌细胞的 ERP，使折返激动刚好落在心肌细胞的有效不应期内，消除折返。

（二）抗心律失常药分类

目前的抗心律失常药可以分为四大类：钠通道阻断药、β 受体阻断药、延长动作电位时程的药物、钙通道阻断药。必须要注意的是，每一个抗心律失常药都可以导致心律失常，因此，临床必须根据患者的具体情况，慎重选择抗心律失常药。

1. Ⅰ类　钠通道阻断药

（1）Ⅰa类，适度阻断钠通道的药物，主要包括奎尼丁、普鲁卡因胺等。

（2）Ⅰb类，轻度阻断钠通道的药物，主要包括利多卡因、苯妥英钠等。

（3）Ⅰc类，重度阻断钠通道的药物，主要包括普罗帕酮、氟卡尼等。

2. Ⅱ类　β受体阻断药

β受体阻断药可以阻断心肌细胞上的β受体，抑制交感神经兴奋所致的心律失常，临床常用药物有普萘洛尔等。

3. Ⅲ类　延长动作电位时程的药物

抑制钾通道，抑制复极过程，延长APD和ERP，临床常用的药物有胺碘酮等。

4. Ⅳ类　钙通道阻断药

抑制钙离子内流，抑制窦房结和房室结的自律性，减少后除极引起的触发活动，临床常用的药物有维拉帕米和地尔硫䓬。

四、临床常用的抗心律失常药

（一）钠通道阻断药

1. Ⅰa类

奎尼丁

【体内过程】

奎尼丁（Quinidine）口服易吸收，口服后1～2h血药浓度即达高峰，生物利用度约为70%～80%，血浆蛋白结合率约80%，组织中的药物浓度较血药浓度高，约是血药浓度的10～20倍，在心肌组织的浓度最高。$t_{1/2}$为5～7h，主要在肝脏代谢，其羟化的代谢产物仍有药理活性，20%以原形从尿液中排出。

【药理作用】

除了适度地阻断钠通道和钾通道外，本药还具有抗胆碱和阻断外周α受体的作用。

（1）适度地阻断钠通道，降低快反应细胞的自律性，能明显抑制病态窦房结综合症患者的窦房结，对正常的窦房结作用不明显。

（2）抑制0相钠离子内流，使0相上升速率减慢，降低膜反应性，可以阻滞传导，将单向的传导障碍转变为双向传导障碍，从而消除折返。

（3）抑制钾离子外流，延长APD和ERP，使复极延迟，有利于治疗快速型心律失常。

（4）抗胆碱作用和阻断外周α受体的作用，可以使血压降低。

【临床应用】

对大多数的心律失常都有作用，临床主要用于心房纤颤、心房扑动、室上性及室性心动过速。奎尼丁可以治疗强心苷不能控制的心房扑动，可以用于电复律早期控制心室律和窦性节律。，也可以用于心房纤颤的预防。

【不良反应】

1. 胃肠道反应 恶心、呕吐、腹泻、腹痛等。

2. 金鸡纳反应 奎尼丁是从金鸡纳树皮中提取获得的一种生物碱，可以引起金鸡纳反应，临床主要表现为恶心、呕吐、腹痛、腹泻、头昏、耳鸣、视力模糊等胃肠道反应加中枢神经系统症状。此反应与剂量大小有关。

3. 心血管系统反应 奎尼丁心脏毒性反应较重，可以出现室内传导阻滞和房室传导阻滞。当心电图出现 QRS 波增宽，QT 间期延长时，应及时停药或者减量。奎尼丁还可以导致奎尼丁晕厥，此与剂量无关，发生率较低，但后果严重，临床表现为意识丧失，惊厥，阵发性心动过速，甚至室速，应及时抢救。阻断 α 受体可以引起血压下降，抗胆碱作用可以导致窦性心律增加，房室传导加快。

【药物相互作用】

奎尼丁与地高辛合用，可以增加地高辛的血药浓度，应注意减小地高辛的剂量。与血浆蛋白结合率较高的药物，如华法林、双香豆素等合用，可使它们的游离血浆药物浓度增加，增强这些药物的作用，联合应用时，应注意减量。与肝药酶诱导剂合用，可以加快奎尼丁的代谢。

普鲁卡因胺

【体内过程】

普鲁卡因胺（Procainamide）口服吸收快而完全，起效快，达峰时间约为 1h，$t_{1/2}$ 为 3～6h，生物利用度为 80%，在肝脏代谢为 *N*－乙酰普鲁卡因胺，后者亦具有抗心律失常的作用，但其药物活性与普鲁卡因胺不同，它不具有钠通道阻断药的特征，但具有钾通道阻断药的特征。其原形及代谢产物均由肾脏排泄。

【药理作用】

与奎尼丁相似，但不具有抗胆碱和阻断外周 α 受体的作用。能降低自律性，减慢传导，延长 APD 和 ERP。

【临床应用】

同奎尼丁，临床主要作为静脉用药，用于抢救急症病例，但不作为急性心肌梗死所致心律失常的首选药。

【不良反应】

胃肠道反应如恶心、呕吐等。静脉给药过快可以引起低血压。剂量过大时可抑制心脏。过敏反应较常见，可表现为皮疹、药热、白细胞减少等。少数患者还可出现红斑狼疮，多见于慢代谢性的患者。

2. Ⅰb 类

利多卡因

【体内过程】

利多卡因（Lidocaine）口服吸收好，但首关消除明显，可达70%，临床多静脉注射给药。血浆蛋白结合率为70%，$t_{1/2}$为2h，在肝脏代谢，10%的药物以原形经肾脏排出。

【药理作用】

对静息态的钠通道无阻断作用，对激活和失活态的钠通道作用明显，因此，本药对除极化组织如缺血组织的作用强。心肌缺血时，细胞外钾离子浓度偏高，减慢传导。利多卡因可以促进细胞内钾离子外流，缩短普肯耶细胞及心室肌细胞的APD和ERP，因心房肌细胞的APD较短，对心房的阻滞作用较弱。对正常的心肌影响较小。

【临床应用】

室性心律失常，特别适用于急性心肌梗死或强心苷中毒所导致的室性心动过速或室颤，为首选药。对心脏手术或心导管术引起的室性心律失常也有效。

【不良反应】

肝功能不良的患者，清除本品的能力下降，$t_{1/2}$明显延长，在应用时应适当减少剂量。大剂量可以出现心律减慢、房室传导阻滞、血压下降等心脏反应，静脉给药过快还可以引起头昏、嗜睡、激动不安、感觉异常等。

苯妥英钠

苯妥英钠（Phenytoin Sodium）与利多卡因相似，轻度抑制钠通道，降低普肯耶细胞的4相自动除极速率，降低其自律性。苯妥英钠能与地高辛竞争Na^+，K^+-ATP酶，抑制地高辛中毒导致的室性心律失常，抑制迟后除极及其所诱发的触发活动。低浓度还能够加快传导。临床主要用于地高辛中毒导致的室性及房性心律失常，其中以对室性心律失常的效果最为显著，也可以用于心肌梗死、电复律、心脏手术、心导管术等引起的室性心律失常。

美西律

美西律（Mexiletine）的化学结构和药理作用与利多卡因相似，但其口服吸收快，作用时间长，约为6～8h，可用于多种室性心律失常，对强心苷中毒、急性心肌梗死所致的室性心律失常有效。多用于对利多卡因无效的室性心律失常的治疗。房室传导阻滞、窦房结功能不全、心室内传导阻滞、有癫痫病史、低血压或肝病患者慎用。

3. Ic 类

普罗帕酮

【体内过程】

普罗帕酮（Propafenone）口服吸收好，服药早期首关消除明显，生物利用度低，但连续用药后，肝脏达到饱和，生物利用度可增加。口服后半小时起效，2～3h 达到高峰，作用时间 6～8h，$t_{1/2}$为 5～8h。在肝脏代谢后，由肾脏排泄。

【药理作用】

重度阻断钠通道，可以抑制动作电位 0 相上升速率，降低心房、心室、普肯耶细胞、房室结等的传导速度和自律性。对 APD 的缩短作用强于对 ERP 的缩短作用，相对延长 ERP。有局麻作用。有轻度的 β 受体阻断作用和钙离子拮抗作用。

【临床应用】

适用于室性及室上性期前收缩，室性及室上性心动过速，以及伴心动过速和心房颤动的预激综合征。

【不良反应】

不良反应较轻，常见胃肠道反应如味觉改变和便秘等。心血管系统可见低血压、房室传导阻滞。偶见粒细胞减少，红斑狼疮综合征。心电图 QRS 波增宽超过 20% 或 RT 间期明显延长应减量或停药。不宜与其他抗心律失常药合用，以免加重心脏抑制。

氟卡尼

氟卡尼（Flecainide）口服吸收迅速，$t_{1/2}$较长，约为 14h，生物利用度高，血浆蛋白结合率约 40%，在肝脏代谢后由肾脏排出。对钠通道的阻断作用较 Ia 类、Ib 类强。是广谱的抗心律失常药，可用于室性及室上性心律失常，但其导致心律失常几率较高，限制了它的应用。不良反应包括头痛、头晕、视力模糊等中枢神经系统症状。充血性心力衰竭患者慎用，心肌梗死患者禁用。

（二）β 受体阻断药

主要通过阻断 β 受体发挥作用，降低交感神经活性，降低自律性，减慢传导，消除异位节律。

普萘洛尔

【体内过程】

普萘洛尔（Propranolol）口服吸收完全，但首关消除明显，生物利用度低，约为 30%～40%，在体内的个体差异大，需要从小剂量开始给药，个体化用药。血浆蛋白结合率达93%，$t_{1/2}$为3～4h，肝功能不全患者$t_{1/2}$明显延长。在肝脏代谢后由肾脏排出。

【药理作用】

阻断β受体，降低窦房结、房室结、普肯耶细胞的自律性，减少迟后除极和触发活动，延长房室结的有效不应期，减慢房室传导。

【临床应用】

适用于室上性心动过速，尤其是交感神经兴奋、甲状腺功能亢进及嗜铬细胞瘤等引起的窦性心动过速。对于心肌梗死的患者，可以缩小梗死的范围，减少心律失常的发生率。对运动或情绪激动引起的室性心律失常有效。可以和强心苷合用或者单独应用用于治疗心房纤颤、心房扑动及阵发性室上性心动过速。

【不良反应】

本药突然停药有反跳现象。低血压、高血脂及高血糖患者慎用，窦性心动过缓、严重的左心功能不全、传导阻滞、支气管哮喘及外周血管痉挛性疾病等禁用。

美托洛尔

美托洛尔（Metoprolol）选择性地阻断β_1受体，大剂量也能阻断β_2受体。其可降低窦房结、房室结的自律性，明显减慢传导。主要用于室上性心动过速的治疗。不良反应与普萘洛尔相似。阻断β_1受体，故可用于糖尿病和哮喘的患者，但剂量不宜过大。

（三）延长动作电位时程药

胺碘酮

【体内过程】

胺碘酮（Amiodarone）口服吸收缓慢，血药浓度达峰时间为6～8h，生物利用度约为40%，血浆蛋白结合率高达95%，静脉注射10min内起效，迅速分布到各组织器官。$t_{1/2}$可长达数周，主要在肝脏代谢。

【药理作用】

对心肌细胞膜多种离子通道都有阻断作用，可降低窦房结和普肯耶纤维的自律性，减慢房室结和普肯耶纤维的传导性。明显延长APD和ERP，延长QT间期和QRS波。胺碘酮延长APD的作用不依赖于心率的快慢，无翻转使用依赖性。轻度拮抗肾上腺素能α和β受体，有扩血管的作用。

【临床应用】

胺碘酮为广谱的抗心律失常药，对室上性和室性快速型心律失常均有效，可以将心房扑动、心房颤动和室上性心动过速转复为窦性心律。

【不良反应】

常见的有心血管反应，如窦性心动过缓、房室传导阻滞和 QT 间期延长，偶见尖端扭转型心动过速。静脉注射剂量过大或速度过快时，可以出现血压下降，甚至心力衰竭。房室传导阻滞和 QT 间期延长综合征的患者忌用。

长期应用可见角膜褐色微粒沉着，对视力无影响，停药后可消失。少量患者可出现甲状腺功能亢进或减退、肝坏死。偶见间质性肺炎和肺纤维化。

索他洛尔

索他洛尔（Sotalol）能阻断 β 受体，降低窦房结和普肯耶纤维的自律性，减慢房室传导；能显著抑制钾通道，延长心房、心室及普肯耶纤维的 APD 和 ERP。口服吸收快，生物利用度高达 90% ~100%。血浆蛋白结合率低，$t_{1/2}$为 12 ~15h，主要以原形的形式从肾脏排泄。临床用于转复和预防室上性心动过速、预激综合征伴发室上性心动过速、心房扑动或颤动，及其他的各种室性心动过速。对急性心肌梗死并发严重心律失常有良好的预防作用。

（四）钙通道阻断药

维拉帕米

【体内过程】

维拉帕米（Verapamil）口服吸收快而完全，口服 2 ~3h 可以达到峰浓度，首关消除明显，生物利用度仅为 10% ~30%。在肝脏代谢，其代谢产物去甲维拉帕米仍有活性。$t_{1/2}$为 3 ~7h。

【药理作用】

对激活态和失活态的钙通道都有抑制作用，对钾通道也有一定程度的抑制作用。可以降低窦房结的自律性，对缺血时心房、心室、普肯耶纤维的异常节律有抑制作用，可减少后除极所引发的触发活动；可减慢房室传导，延长 ERP。此外，还可减慢心率，但由于其阻断钙通道，使血管扩张，在整体这一作用可因反射性的兴奋交感神经而被掩盖。

【临床应用】

用于治疗室上性和房室结折返引起的心律失常效果好，是治疗阵发性室上性心动过速的首选药，静脉注射后可快速恢复窦性心律。对心肌梗死、心肌缺血及洋地黄中毒引起的室性早搏亦有效。

【不良反应】

口服较安全，可引起面红、头晕、头痛等，长期服用可出现便秘和踝部水肿，静脉注射可出现血压过低、心动过缓等，并可加重心功能不全的症状。病态窦房结综合征、重度低血压、严重心功能不全和重度房室传导阻滞的患者禁用，老年患者应慎用。

（五）其他

腺苷

腺苷（Adenosine）为内源性的嘌呤核苷酸，其可通过作用于G蛋白偶联的腺苷受体，激活心脏的乙酰胆碱敏感的钾通道，缩短APD，延长ERP。临床多静脉注射，起效快，$t_{1/2}$约10s。在体内被大多数组织细胞摄取后被腺苷脱氨酶灭活。临床多用于终止室上性心律失常。静脉注射速度过快可以致短暂心脏停搏。治疗剂量可出现胸闷、呼吸困难等不良反应。

五、抗心律失常药的特征与应用原则

（一）常用抗心律失常药物的特征

如表30-3、表30-4所示。

表30-3　常用抗心律失常药的作用

药物	钠通道阻断作用		不应期		钙通道阻断作用	异位起搏活动	抗交感作用
	正常细胞	除极细胞	正常细胞	除极细胞			
奎尼丁	+	++	↑	↑↑	+	↓↓	+
普鲁卡因胺	+	+++	↑	↑↑↑	0	↓	+
利多卡因	0	+++	↓	↑↑	0	↓↓	0
普罗帕酮	+	++	↑	↑↑	+	↓↓	+
氟卡尼	+	+++	0	↑	0	↓↓	0
普萘洛尔	0	+	↓	↑↑	0	↓↓	+++
胺碘酮	+	+++	↑↑	↑↑	+	↓↓	+
索他洛尔	0	0	↑↑	↑↑↑	0	↓↓	++
维拉帕米	0	+	0	↑	+++	↓↓	+
腺苷	0	0	0	0	0	0	+

注：普萘洛尔无直接的阻断钙通道的作用，但可抑制交感神经兴奋所致的钙电流增加。

表30-4　常用抗心律失常药的临床药理特征

药物	窦房结自律性	房室结不应期	PR间期	QRS时程	QT间期	心律失常的治疗	
						室上性	室性
奎尼丁	↑↓	↑↓	↑↓	↑↑	↑↑	+	+++
普鲁卡因胺	↓	↑↓	↑↓	↑↑	↑↑	+	+++
利多卡因	无	无	0	0	0	0	+++
普罗帕酮	0	↑	↑	↑↑↑	0	+	+++

续表

药物	窦房结自律性	房室结不应期	PR 间期	QRS 时程	QT 间期	心律失常的治疗 室上性	室性
氟卡尼	无↓	↑	↑	↑↑↑	0	+	+ + + +
普萘洛尔	↓↓	↑↑	↑↑	0	0	+	+
胺碘酮	↓↓	↑	可变	↑	↑↑↑↑	+ + +	+ + +
索他洛尔	↓↓	↑↑	↑↑	0	↑↑↑	+ + +	+ + +
维拉帕米	↓↓	↑↑	↑↑	0	0	+ + +	0
腺苷	↓↓	↑↑↑	↑↑↑	0	0	+ + + +	未定

（二）抗心律失常药的应用原则

目前的抗心律失常药都可以导致心律失常，因此，在临床选用抗心律失常药时，一定要根据心律失常的类型及其诱发因素选择相应的药物，个体化用药，才能达到更好的临床疗效。

1. 认识和消除各种致病因素及诱因

如电解质紊乱、心肌缺血、心肌梗死、各种药物、甲状腺疾病都可以导致心律失常，因此临床用药时一定要认识和消除各种致病因素和诱因。

2. 明确诊断，根据适应证选药

（1）窦性心动过缓　在治疗原发病的基础上，可选择β肾上腺素受体阻断药或钙通道阻断药。

（2）心房纤颤和心房扑动　可先电复律，然后采用奎尼丁、普罗帕酮或胺碘酮维持窦性心律。

（3）阵发性室上性心动过速　维拉帕米首选，也可选用普萘洛尔、胺碘酮、奎尼丁、普罗帕酮等。

（4）室性早搏　偶发或无症状者不用治疗。根据诱因选择抗心律失常药，由急性心肌梗死所致者可用利多卡因，由强心苷中毒所致者可选择苯妥英钠，其他可根据个人情况选择相应的药物。

（5）阵发性室上性心动过速　多选用利多卡因。

（6）心室颤动　要尽快恢复心室率，除了心脏按摩和电除颤外，还可选用普鲁卡因胺等药。

3. 个体化用药

了解各种抗心律失常的药动学特点及其临床适应证，根据患者自身情况选择合适的药物和剂量。

4. 掌握临床禁忌

了解各种抗心律失常药的临床禁忌证，减少患者的危险因素。

5. 联合用药

当一种药物疗效不佳或者不能达到临床治疗目的时，可以联合应用其他类型的抗心律失常药。在联合用药时，应主要选择作用不同靶点及不良反应或潜在不良反应不会叠加的药物。

小结　心律失常是临床上常见病、多发病，引起心律失常的原因主要有折返激动、自律性增加、触发活动。目前，临床应用的抗心律失常药都有一定程度的导致心律失常作用，因此，为临床用药带来一定的困难。离子通道的开启和关闭是影响心律失常的主要因素，治疗心律失常的药物多数作用于离子通道，从而达到抗心律失常的效果。

针对心律失常发生的原因，目前临床常用的抗心律失常药有利多卡因、苯妥英钠、普萘洛尔、胺碘酮、维拉帕米，它们通过作用于不同的靶点，从而达到抗心律失常的作用。利多卡因是轻度阻断钠通道的药物，其特点是对激活和失活状态的钠通道都有阻断作用，对静息态的钠通道没有阻断作用，特别是对缺血区除极化的组织作用强，对正常心肌组织影响较小，对心脏的毒性低。临床利多卡因多注射给药，对心脏手术、心导管术、急性心肌梗死等引起的室性心律失常有较好的效果。苯妥英钠能够与强心苷竞争 Na^+，K^+ -ATP 酶，对强心苷中毒引起的室性心律失常有效，但快速静注容易引起低血压，高浓度可引起心动过缓。普萘洛尔是 β 受体阻断药，通过阻断 β 受体，降低窦房结、房室结、普肯耶纤维的自律性，对由于交感神经兴奋、甲状腺功能亢进、嗜铬细胞瘤等的窦性心动过速有较好的疗效。胺碘酮是延长动作电位时程的药物，是广谱的抗心律失常药，通过阻断钠通道、钾通道、钙通道，能明显地延长动作电位时程，对心房扑动、心房颤动、室上性心动过速、室性心动过速都有效。长期应用胺碘酮可以导致甲状腺功能亢进或减退及肝功能坏死，个别患者会出现间质性肺炎和肺纤维化，长期应用应检测肺功能和血清 T_3、T_4。维拉帕米是钙通道阻断药，可降低窦房结的自律性，减慢房室传导，延长有效不应期，对室上性和房室折返引起的心律失常效果较好，是阵发性室上性心动过速的首选药，口服安全，不良反应较少。

心律失常是一个复杂的过程，心律失常的治疗要根据心律失常发生的原因及其特点，选择相应的药物，才能达到较好的治疗效果。

思考题

1. 简述钙离子通道阻断药的作用机制、临床应用及其代表药物。
2. 简述常用抗心律失常药的分类及各类抗心律失常药的作用特点。
3. 如何合理应用抗心律失常药?

制剂与用法

硝苯地平（Nifedipine） 片剂：5mg，10mg；控释片：20mg；胶丸剂：5mg；胶囊剂，5mg，10mg。口服，5～10mg/次，3次/d，急用可以舌下含服。缓释片，每12h1次，20mg/次。

尼卡地平（Nicardipine） 片剂：10mg，20mg，40mg。口服，20mg/次，3次/d。

尼群地平（Nitrendipine） 片剂：10mg。口服，10～20mg/次，2次/d。

尼莫地平（Nimoldipine） 口服：一日剂量40～60mg，分2～3次服。

氨氯地平（Amlodipine） 片剂：2.5mg，5mg，10mg。口服，开始时5mg/d，以后可以根据情况增加剂量，最大剂量10mg/d。

非洛地平（Felodipine） 缓释片，1次/d。开始时2.5～5mg/d，2周后调整剂量，最大剂量为20mg/d。

地尔硫䓬（Diltiazem） 片剂：30mg；缓释片：30mg。口服常用量，30～60mg/次，3次/d；用于心律失常，30～60mg/次，4次/d；用于心绞痛，每6～8h30～60mg；用于高血压，每日剂量120～240mg，分3～4次服。

维拉帕米（Verapamil） 片剂：40mg；注射剂：5mg/2ml。口服，40～120mg，3～4次/d；稀释后缓慢静脉注射或者静脉滴注，5～10mg/次，症状控制后改用片剂口服维持。

氟桂利嗪（Flunarizine） 胶囊剂：5mg。口服，5～10mg/次，1次/d。

硫酸奎尼丁（Quinidine Sulfate） 片剂：0.2g。用于心房扑动或心房颤动时，先试服0.1g，如无不良反应，次日每2～4h一次，0.2g/次，连续5次。如果第一日未转为窦性心律，又无毒性反应，第二日用0.3g/次，每2h一次，共5次，仍未转为窦性心律的可再服一日，然后改为0.4g/次，每日量不超过2g；转为窦性心律后，用维持量，0.2g/次，每6h一次，2～3次/d。用于频发性室性早搏，0.2g/次，3～4次/d。极量：口服0.6g/次，3次/d。用本药复律时必须住院，每次服药前要检查血压、心律和心电图，当心电图出现QRS延长25%～50%、收缩压90mmHg、心率减慢（60次/分钟）或其他不良反应时，应停药观察。

盐酸普鲁卡因胺（Procainamide Hyrochloride） 片剂：0.125g，0.25g。口服，0.25～0.5g/次，每4～6h一次。缓释剂每12h一次。注射剂：0.1g/ml，0.2g/2ml，0.5g/5ml。紧急复律时，每5min注入100mg或20min内注入200mg，直至有效或者剂量达到1～2g。有效后静脉滴注维持，速度为1～4mg/min。

盐酸利多卡因（Lidocaine Hydrochloride） 注射剂：0.1g/5ml，0.4g/20ml。转复室性心律失常时，可一次静脉注射50～100mg，如无效，可再静脉注射一次，但累积量不宜超过300mg，有效后，以1～4mg/min的速度静脉滴注，以补充消除量，但每小时药量不宜超过100mg。

苯妥英钠（Phenytoin Sodium）　片剂：50mg，100mg。口服，第一日 0.5～1g，第2、3 日 500mg/d，分 3～4 次服，之后 300～400mg/d 维持。静脉注射，0.125～0.25g，用注射用水溶解后缓慢注射，不超过 0.5g/d。注射剂呈强碱性，对组织的刺激性大，不宜静脉注射或肌内注射。

美西律（Mexiletine）　片剂：50mg，100mg。口服，一次 50～200mg，每 6～8h 一次，维持量 100mg/次，3 次/d。注射剂：100mg/2ml。紧急复律时，静脉注射 100～250mg，10～15min 内注射完。

普罗帕酮（Propafenone）　片剂：100mg，150mg。口服，150mg/次，3 次/d，3～4 天后剂量可增至每次 300mg，2 次/d。注射剂：35mg/10ml。静脉注射，70mg/次，稀释后 3～5min 内注射完；如无效，20min 后可再注射一次，1 日总量不超过 350mg。

盐酸普萘洛尔（Propranolol Hydrochloride）　片剂：10mg。口服，每次从 10～20mg 开始，3～4 次/d，根据疗效增加至最佳剂量。注射剂：5mg/5ml。静脉注射 1～3mg/次，一般 2～3min 内给 1mg，注射时应密切注意心率、血压、心功能情况。

胺碘酮（Amiodarone）　片剂：100mg，200mg。口服，一般 200mg，3 次/d（最大剂量可达 1000～1500mg/d），有效后用维持量 100～400mg/d。注射剂：150mg/3ml。对快速性心律失常并需要立即复律者，可静脉注射，也可 600～1000mg 溶于葡萄糖溶液中滴注。

腺苷（Adenosine）　治疗阵发性室上性心动过速（包括 WPW 综合征），静注后，可使患者恢复到窦性节律。静脉注射开始 3mg，迅速注射，如在 1～2min 内无效，可给予 6mg，必要时在 1～2min 之后给予 12mg。

（刘月丽　韩　丽）

第三十一章

抗充血性心力衰竭药

充血性心力衰竭（congestive heart failure，CHF）又称慢性心功能不全，是由于多种疾病导致心功能不全的一种慢性综合征。CHF 是指在充分静脉回流的情况下，心脏泵血量绝对或相对不足，不能满足全身组织器官代谢需求的一种病理状态。临床上以组织灌流不足及体循环和（或）肺循环淤血为主要特征。

1. CHF 时心脏的功能改变

CHF 时由于各种原因导致心肌受损，心脏的收缩功能和（或）舒张功能发生障碍。收缩功能障碍主要表现为心肌收缩能力减弱，心搏出量减少，射血分数下降，组织器官灌流不足。舒张功能障碍则表现为心室充盈异常，心室舒张受限或不协调，心室顺应性降低，心室舒张末期压增高，体循环和（或）肺循环淤血等。

2. CHF 时心脏的结构改变

CHF 时由于心肌长期处于超负荷状态而导致心肌细胞缺血、缺氧，细胞能量代谢障碍，心肌过度牵张，心肌细胞内 Ca^{2+} 超负荷等病理改变，并进一步引发心肌细胞肥大，细胞凋亡，细胞外基质成分堆积，心肌组织纤维化等形态学改变。这种病理变化称为心脏重构，表现为心肌肥厚、心腔扩大，心脏收缩和舒张功能障碍。

3. CHF 时神经内分泌变化

CHF 发生时机体产生复杂的神经、体液变化，主要表现在如下几个方面。

（1）交感神经系统激活　由于心肌收缩力的减弱和心输出量的下降，引起交感神经系统活性的反射性升高，从而使心肌收缩性增高、心率加快、血管收缩，这些变化在 CHF 的早期起到一定代偿作用，但长期的交感神经系统激活使心肌氧气消耗增加、后负荷加重，可使病情恶化，形成恶性循环。高浓度的去甲肾上腺素还可直接导致心肌细胞的凋亡、坏死。

（2）肾素－血管紧张素系统（renin－angiotensin system，RAS）激活　CHF 时因肾血流量减少而导致 RAS 系统被激活，血液中的血管紧张素 II 含量升高。RAS 的激活在 CHF 的早期同样具有一定代偿作用，但长期 RAS 激活导致全身小动脉收缩、促进醛固酮释放增加而致水钠潴留，这都会进一步加重心脏负担而加重病情。长期的 RAS 系统激活还具有促进生长因子的产生、促原癌基因的表达以及增加细胞外基质合成等作用，最终导致心肌肥厚、心脏重构。

（3）其他　CHF 时还会发生精氨酸加压素（AVP）、内皮素（ET）、肾上腺髓质素（AM）、心房利钠肽和脑利钠肽等的分泌增加。AVP 可增加血管平滑肌细胞内 Ca^{2+} 含量而导致血管收缩，使心脏负担加重。内皮素（ET）具有强烈收缩血管作用和正性肌力作用，还具有明显促生长作用而引起心室重构，CHF 时心内膜下心肌可以自分泌、旁分泌的方式释放 ET。AM、心房利钠肽和脑利钠肽的分泌增多则可产生舒张血管、减少水钠潴留等对改善心衰有益的作用。

4. CHF 时 β_1 受体信号转导的变化

CHF 时交感神经系统的长期激活可致心肌 β_1 受体密度降低，数量减少，同时 β_1 受体与兴奋性 G_s 蛋白脱偶联，G_s 量减少，活性下降，而抑制性 G_i 蛋白数量增多或活性增高，G_s/G_i 比值下降，使得心肌对 β_1 受体激动药的反应性下降。β_1 受体的下调及敏感性下降与 CHF 时 G 蛋白偶联受体激酶（GRKs）的活性增强有关，GRKs 能将已被激动剂占领并与 G 蛋白偶联的受体磷酸化，形成磷酸化受体，磷酸化受体又与阻碍素结合而与 G 蛋白脱偶联，使受体敏感性下降。

5. CHF 治疗药物的分类

根据药物的作用及作用性质，治疗 CHF 的药物可分为如下几类。

（1）强心苷类　如地高辛、洋地黄毒苷等。

（2）肾素－血管紧张素系统抑制药　包括：①血管紧张素转化酶抑制药，如卡托普利、依那普利等；②血管紧张素 II 受体（AT_1）拮抗药，如氯沙坦、缬沙坦等；③醛固酮拮抗药，如螺内酯。

（3）利尿药　如氢氯噻嗪、呋塞米等。

（4）β 受体阻断药　如卡维地洛、美托洛尔等。

（5）扩血管药　如硝普钠、硝酸甘油、哌唑嗪等。

（6）非强心苷类正性肌力药　如多巴酚丁胺、氨力农等。

第一节　正性肌力药

一、强心苷类

强心苷类药物选择性地作用于心脏，具有增强心肌收缩性和影响心肌电生理的作用，临床上主要用于治疗 CHF 和某些心律失常。常用强心苷类药物有地高辛（Digoxin）、洋地黄毒苷（Digitoxin）、毛花苷丙（Cedilanide）和毒毛花苷 K（Strophanthin K）。强心苷类药物大多来源于植物如紫花洋地黄和毛花洋地黄，故又称为洋地黄类药物（digitalis）。强心苷类药物的基本化学结构由糖和苷元结合而成（图 31－1），其主要药理作用来源于苷元，苷元的结构特征对其活性的影响至关重要，而糖的部分则对苷元的活性具有重要影响，如增加苷元的水溶性，增强对心肌的亲和力，延长苷元的强心作用等。

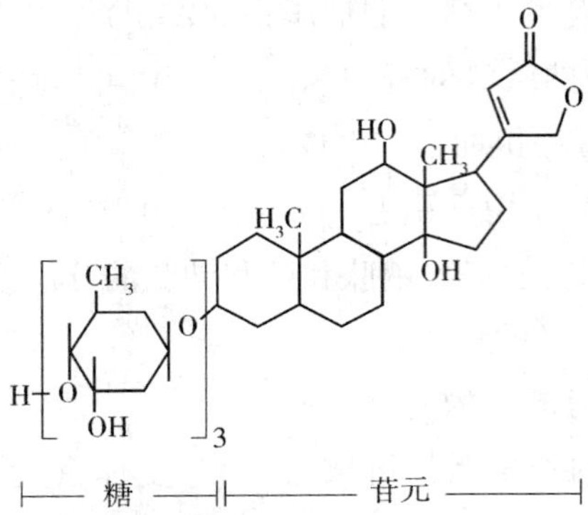

图 31-1 强心苷的化学结构

【体内过程】

强心苷的化学结构相似，作用性质相同，但由于其侧链的不同，导致各药具有不同的药代动力学特点。

1. 吸收 各强心苷类药物的口服吸收率差异很大，如洋地黄毒苷的脂溶性高，给药后几乎能全部吸收，地高辛的生物利用度在 20% ~80% 之间，具有较大的个体差异，而去乙酰毛花苷丙和毒毛花苷 K 在胃肠道吸收很少，不宜口服给药。

2. 分布 不同强心苷类药物在血液中具有不同的血浆蛋白结合率。强心苷在体内分布广泛，在心、肝、肾和骨骼肌中分布较多，并可透过血脑屏障到达脑组织。地高辛易通过胎盘屏障，胎儿血药浓度几乎与母体相同。

3. 代谢 洋地黄毒苷在肝中代谢率较高，肝药酶诱导剂可促进其代谢，合用时应酌情增加洋地黄毒苷的用量。地高辛在肝中代谢较少，主要与葡萄醛酸结合而失效。毛花苷丙和毒毛花苷 K 在体内代谢最少。

4. 排泄 地高辛约 60% ~90% 以原形经肾排泄，毛花苷丙和毒毛花苷 K 因极性大，易溶于水，几乎全部以原形经肾排泄，老年人及肾功能不良者血药浓度升高，容易发生中毒。洋地黄毒苷主要以代谢物形式经肾排泄，小部分经胆汁排泄，进入肠道后可再吸收，形成肝肠循环，使消除减慢，血浆 $t_{1/2}$ 长达 5 ~7d。

【药理作用】

1. 正性肌力作用（positive inotropic effect） 强心苷可选择性作用于心脏，增强心脏的收缩性，这称为正性肌力作用。强心苷对离体的乳头状肌及体外培养细胞均可表现出正性肌力作用，可见这种作用是其直接作用在心肌细胞产生的。强心苷的正性肌力作用具有如下特点：①加快心肌纤维的缩短速度，心肌收缩敏捷，使舒张期相对延长，有利于心脏的休息；②增强衰竭心肌的收缩力，使心输出量增加；③加强心肌收缩力的同时并不增加心肌耗氧量，相反可降低衰竭心肌的耗氧量。

强心苷正性肌力作用的机制：强心苷的正性肌力作用与其增加心肌细胞内 Ca^{2+} 的含量有关。强心苷能与心肌细胞膜上的 Na^+，K^+-ATP 酶结合并抑制其活性，导致钠泵失灵，使得细胞内 Na^+ 增多，K^+ 减少。细胞内 Na^+ 增多后，再通过 Na^+-Ca^{2+} 双向交换机制，使 Na^+ 内流减少，Ca^{2+} 外流减少，或者使 Na^+ 外流增加，Ca^{2+} 内流增加，最终导致心肌细胞内 Ca^{2+} 增加（图 31－2）。由于 Ca^{2+} 是介导心肌细胞兴奋－收缩偶联的关键物质，故其在细胞中含量的增加可导致心肌细胞收缩性增强。

中毒剂量下，强心苷严重抑制 Na^+，K^+－ATP 酶，使心肌细胞内 Na^+ 和 Ca^{2+} 大量增加，也使细胞内 K^+ 明显减少，而后者可导致心肌细胞自律性增高，传导减慢，易引起心律失常。

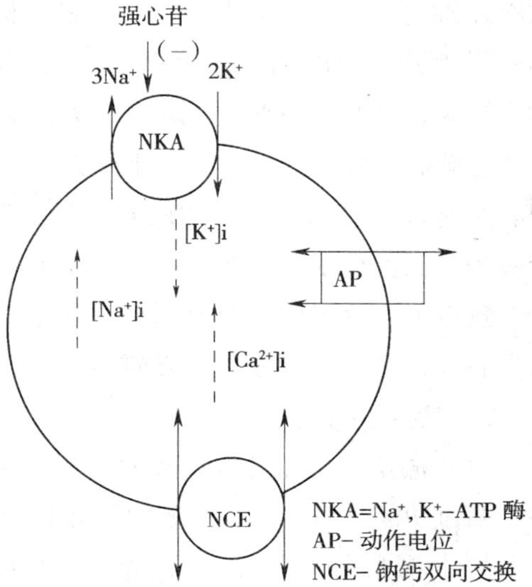

图 31－2 强心苷作用机制

2. 负性频率作用（negative chronotropic action） 即减慢窦性频率的作用，治疗剂量的强心苷对正常心率影响小，但对心率加快及伴有房颤的 CHF 患者则可显著降低其心率。心功能不全时由于心搏出量减少，通过压力感受器反射性兴奋交感神经系统，导致心率加快。强心苷通过增强心肌收缩力，增加心输出量，使压力感受器的反射减弱，而迷走神经张力增强，从而减慢心率。强心苷还可增加心肌对迷走神经的敏感性，这是其负性频率作用的另一个机制。

3. 对心肌电生理特性的影响 强心苷对心肌电生理特性的影响比较复杂，对心肌不同部位具有不同的作用，且随剂量的不同而有所差异。治疗剂量下，因增强心肌收缩力而反射性兴奋迷走神经，促进 K^+ 外流，抑制 Ca^{2+} 内流，使膜的最大舒张电位负值增大，从而降低窦房结自律性，减慢房室传导速度；对迷走神经的兴奋作用促进 K^+ 外流，使心房肌细胞静息电位加大，从而加快心房传导速度。中毒剂量的强心苷对 Na^+，K^+－ATP 酶产生过度抑制，使细胞内失 K^+，最大舒张电位减小，自律性增高；细胞内 Ca^{2+} 增加可引起 Ca^{2+} 振荡、早后除极、迟后除极等，故强心苷中毒时可产生各种心律失常。

4. 其他作用 治疗剂量的强心苷可通过正性肌力作用兴奋迷走神经、降低交感神经张力，但中毒剂量的强心苷则可兴奋交感神经中枢，明显增加交感神经冲动发放，还可兴奋延脑极后区的催吐化学感受区而引起呕吐。强心苷可降低血浆肾素活性，减少血管紧张素 II的生成，进而降低外周血管阻力和醛固酮分泌，有利于对抗心衰时过度激活的 RAS 系统。强心苷对心力衰竭患者有明显利尿作用，主要是由于其改善心功能后导致肾血流量和肾小球滤过率增加，也可通过抑制肾小管细胞膜的 Na^+，K^+－ATP 酶，减少肾小管对 Na^+ 的重吸收，产生排钠利尿作用。强心苷对血管平滑肌有直接收缩作用，但对 CHF 患者来说，由于强心苷降低交感神经系统活性的作用超过其直接缩血管效应，故用药后外周阻力不变或稍降。

【临床应用】

1. 心力衰竭 强心苷类药物一直以来都是治疗 CHF 的重要药物，现多用于以收缩功能障碍为主，对利尿药、ACE 抑制药和 β 受体阻断药疗效欠佳的患者。强心苷对不同病因所引起 CHF 的疗效有很大差别：对房颤伴心室率快的心力衰竭患者疗效最佳；对瓣膜病、风湿性心脏病（高度二尖瓣狭窄除外）、冠状动脉粥样硬化性心脏病和高血压性心脏病疗效良好；对继发于甲亢、重症贫血及维生素 B_1 缺乏等疾病的心力衰竭，因心肌能量代谢障碍而疗效较差；对肺源性心脏病、活动性心肌炎、严重心肌损伤，疗效较差，且易发生中毒；对伴有机械性阻塞的心力衰竭，如缩窄性心包炎、严重二尖瓣狭窄等疗效不佳或无效；对扩张型心肌病、心肌肥厚、舒张性心力衰竭者不应选用强心苷，而应首选 β 受体阻断药、ACE 抑制药。

2. 某些心律失常

（1）心房纤颤 心房纤颤的主要危险在于心房过多的冲动传到心室，使心室率过快，泵血功能受损，引起严重的循环障碍。强心苷具有减慢房室传导的作用，可阻止过多的冲动通过房室结传到心室，从而减慢心室率，改善心室泵血功能，但多数患者并不能终止心房纤颤。

（2）心房扑动 心房扑动的冲动较强而规则，因而更易传入心室，引起难以控制的心室加快。强心苷可缩短心房有效不应期，使心房扑动转化为心房颤动，而在转化为心房颤动后，强心苷则较易控制其心室率，部分患者甚至在转化为房颤后停用强心苷可恢复窦性节律。

（3）阵发性室上性心动过速 强心苷通过增强迷走神经活性，降低心房的兴奋性而终止阵发性室上性心动速，但强心苷本身所引起的室上性心动过速则禁忌使用。

【不良反应】

强心苷的安全范围狭窄，一般治疗量已接近中毒量的 60%，而个体对强心苷的生物利用度及敏感性差异较大，故易发生毒性反应，特别是在低血钾、高血钙、低血镁、心肌缺氧、酸碱平衡失调、发热、心肌病理状态、高龄及合并用药等因素存在时更易发生。

1. 毒性反应的表现

（1）胃肠道反应 表现为厌食、恶心、呕吐、腹泻，为较常见的早期中毒反应，剧烈呕吐可引起低血钾而加重强心苷中毒。心衰未控制时由于胃肠道静脉淤血也可引起上述反应，应注意鉴别。

（2）中枢神经系统反应 可有眩晕、头痛、疲倦、失眠、谵妄等症状，还有视觉障碍，表现为黄视症、绿视症及视物模糊等，可能与强心苷在视网膜分布较多有关。视觉障碍为中毒的先兆症状，可作为停药指征。

（3）心脏反应　是强心苷最严重的毒性反应，可出现各种类型的心律失常，常见以下类型：①快速型心律失常：可有室性早搏、二联律、三联律及室性心动过速，甚至发生室颤。最常见和最多见的为室性早搏，约占心脏毒性发生率的1/3。室性心动过速最为严重，应立即停药并抢救，以免发展为致死性室颤。快速型心律失常的发生与强心苷高度抑制 Na^+，K^+-ATP 酶以及引起迟后除极有关。②房室传导阻滞：强心苷可引起不同程度的房室传导阻滞，严重者可出现完全阻滞，与其提高迷走神经兴奋性有关。③窦性心动过缓：可降低窦房结的自律性，引起窦性心动过缓，但窦性停搏少见，心率降至60次/分以下时，应作为停药指征之一。

2. 毒性反应的防治　用药时应避免可诱发或加重中毒的因素，如低血钾、高血钙、低血镁、心肌缺血等。用药过程中应严密观察，警惕中毒先兆症状，当出现一定次数的室性早搏、窦性心动过缓及视觉异常时，应及时减量或停用强心苷和排钾利尿药。用药过程中最好能进行强心苷的血药浓度监测，地高辛浓度在3.0ng/ml，洋地黄毒苷浓度在45ng/ml以上时可确诊为中毒。

出现快速型心律失常，应及时补 K^+，K^+ 通过与强心苷竞争心肌细胞膜上的 Na^+，K^+-ATP酶，减轻或阻止中毒的发展，但肾功能不全、高钾血症及严重房室传导阻滞患者不宜补钾。苯妥英钠用于救治强心苷中毒引起的重症快速型心律失常，该药可治疗室性早搏及心动过速而不抑制房室传导，还可以将强心苷从 Na^+，K^+-ATP 酶上解离，恢复酶的活性。利多卡因可用于治疗强心苷所致的严重室性心动过速和心室纤颤。强心苷中毒引起的房室传导阻滞、窦性心动过缓等缓慢型心律失常可用阿托品进行救治。地高辛抗体的 Fab 片段对强心苷有很强的亲和力，能将强心苷从 Na^+，K^+-ATP酶上解离出来，对解救致死性中毒有明显效果。

【药物相互作用】

奎尼丁能将地高辛从组织结合处置换下来而提高其血药浓度，两药合用时，应减少地高辛用量的30%～50%。其他抗心律失常药如胺碘酮、钙通道阻断药、普罗帕酮也能提高地高辛血药浓度，合用时也应酌情减量。苯妥英钠能增加地高辛在肝脏的代谢而降低其血药浓度。拟肾上腺素药可增强心肌对强心苷的敏感性，易导致强心苷中毒。排钾利尿药可导致低血钾而加重强心苷的毒性，合用时应适当补钾。

【给药方法】

传统的强心苷类药物给药方法分两步进行，即先在短期内给予能充分发挥最大疗效的剂量，即全效量，之后每日给予一定剂量以维持疗效。此法起效快，但易致强心苷中毒，目前已少用。对病情不急的 CHF 患者，目前多采用小剂量维持法，即每日给予维持量，经4～5个半衰期后可达稳态血药浓度而发挥治疗作用，此法可减少强心苷中毒的发生。

二、非强心苷类

（一）儿茶酚胺类

儿茶酚胺类药物可通过激动心脏 β_1 受体，增强心肌收缩力，增加心输出量，缓解心衰症状。但 CHF 时交感神经系统处于激活状态，内源性儿茶酚胺的长期影响使心脏 β_1 受体下调并对儿茶酚胺的敏感性下降，因此儿茶酚胺类正性肌力药仅用于强心苷类药物疗效不佳或禁忌者，也适用于伴有心率减慢或传导阻滞的心衰患者。

多巴胺

小剂量多巴胺（Dopamine）激动 D_1、D_2 受体，扩张肾、肠系膜及冠状血管。稍大剂量可激动 β 受体，促进去甲肾上腺素的释放，抑制其摄取，可加强心肌收缩性，增加心输出量。大剂量时可激动 β 受体，血管收缩，心脏后负荷增加。多巴胺多用于急性心力衰竭，静脉滴注给药。不良反应主要是室性心律失常和心绞痛，大剂量时还可有恶心、呕吐等反应。

多巴酚丁胺

多巴酚丁胺（Dobutamine）主要激动心脏 β_1 受体，对 α 和 β_2 受体的作用轻微。多巴酚丁胺能明显增强心肌收缩力，降低血管阻力，提高衰竭心脏的心脏指数，增加心排血量，适用于中度 CHF 的治疗。

扎莫特罗

扎莫特罗（Xamoterol）为 β_1 受体部分激动药，轻度 CHF 或休息时，交感神经活性较低，该药可发挥激动药作用，在重症或劳累激动时，交感神经活性较高，该药则表现出受体阻断作用。主要用于轻度 CHF 患者，不良反应有胃肠道反应、头痛、胸痛、心悸、低血压、肌痛和支气管痉挛等。

（二）磷酸二酯酶抑制药

磷酸二酯酶具有水解细胞内第二信使环磷酸腺苷（cAMP）的功能，磷酸二酯酶抑制药（phosphodiesterase inhibitor，PDEI）通过抑制磷酸二酯酶活性而明显提高心肌细胞内 cAMP 的含量，从而增加细胞内的 Ca^{2+} 浓度，产生正性肌力作用。还可提高血管平滑肌细胞膜内的 cAMP，促进肌浆网对 Ca^{2+} 螯合，使细胞内 Ca^{2+} 浓度降低而产生血管舒张作用。故 PDEI 可通过正性肌力和扩血管的双重作用缓解心衰症状，属正性肌力扩血管药。但该类药物用于治疗 CHF 时能否降低心衰患者的病死率尚有争论，主要用于心衰时短时间的支持疗法，尤其是对强心苷、利尿药及扩血管药反应不佳的患者。

氨力农和米力农

氨力农（Amrinone）是一种双吡啶类化合物，其不良反应重，常见恶心、呕吐，心律失常发生率较高，还可导致血小板减少和肝损害。米力农（Milrinone）为氨力农的衍生物，对磷酸二酯酶的抑制作用比氨力农强20倍，不良反应较氨力农少，对血小板和肝功能影响较小，偶有头痛、失眠、室性心律失常等。

匹莫苯

匹莫苯（Pimobendan）为苯并咪唑类衍生物，除了对磷酸二酯酶的抑制作用外，还可提高心肌收缩成分对细胞内 Ca^{2+} 的敏感性，该作用可在心肌细胞内 Ca^{2+} 不增加的前提下提高心肌收缩性，避免因细胞内 Ca^{2+} 过多而引发的心律失常及心肌细胞损伤。

第二节　减轻心脏负荷药

一、利尿药

CHF时体内水、钠潴留导致心脏负荷加重，是加重心衰的重要因素。利尿药能促进钠、水排泄，减少血容量和回心血量，使心脏前负荷降低，并缓解静脉淤血及其所引发的组织水肿。利尿药的排钠作用，还可减少通过 $Na^{+}-Ca^{2+}$ 交换进入细胞内的 Ca^{2+}，使血管收缩程度降低，从而降低心脏后负荷，改善心脏泵血功能，缓解心衰症状。

轻度CHF单独应用噻嗪类中效利尿药即可收到良好疗效，对中、重度CHF或单用噻嗪类疗效不佳者，可采用袢利尿药或噻嗪类与留钾利尿药合用，严重CHF、慢性CHF急性发作、急性肺水肿或全身水肿者，噻嗪类利尿药常无效，需静脉给予大剂量呋塞米。留钾利尿药的利尿作用弱，常不单独使用，而与其他利尿药联合应用，能增强利尿效果并防止血钾降低，还可有效拮抗醛固酮的作用。

利尿药是一种广泛应用于各种心力衰竭的药物，在心衰的治疗中有重要地位。但利尿药易引起水、电解质平衡紊乱，尤其是排钾利尿药可引起低钾血症，是CHF时诱发心律失常的常见原因，特别是与强心苷合用时更易发生，故使用时应注意补钾或与留钾利尿药合用。利尿药可因减少血容量而导致交感神经系统反射性兴奋，有效循环血量的减少还可能降低心排血量，故大剂量利尿药反而可能会导致心力衰竭的恶化。

二、血管扩张药

CHF的发生发展与心脏的负荷增加密切相关，适当降低心脏的前、后负荷有助于改善心功能。血管扩张药通过扩张静脉使回心血量减少，心脏前负荷降低，进而降低肺楔压、左室舒张末压（LVEDP）等，缓解肺部淤血症状；也可通过扩张小动脉使外周阻力降低，心脏后负荷下降，心排血量增加，缓解组织缺血缺氧症状。

硝酸酯类

硝酸酯类药物有硝酸甘油（Nitroglycerin）和硝酸异山梨酸（Isosorbide Dinitrate）等，其主要作用是扩张静脉，使静脉容量增加，回心血量减少，右房压力减轻，从而缓解肺部淤血以及由此引起的呼吸困难。另外还可选择性舒张心外膜冠状血管，在缺血性心肌病时增加冠脉血流可提高心室的收缩和舒张功能，缓解心衰症状。硝酸酯类扩血管机制是由于它们可在平滑肌及血管内皮细胞中产生一氧化氮（NO），NO 有强大的扩血管作用，能激活鸟苷酸环化酶，增加平滑肌细胞内 cGMP 含量，从而激活依赖于 cGMP 的蛋白激酶，促使肌球蛋白轻链去磷酸化而松弛血管平滑肌。

肼屈嗪

肼屈嗪（Hydralazine）能扩张小动脉，降低心脏后负荷，增加心输出量，还能明显增加肾血流，对肾功能不全的病人可以选用。肼屈嗪的扩血管作用可激活交感神经系统和 RAS，故长期单独应用疗效难以持续。主要用于肾功能不全或对 ACE 抑制药不能耐受的 CHF 患者。

硝普钠

硝普钠（Nitroprusside Sodium）能扩张小动脉和小静脉，降低心脏前、后负荷。硝普钠具有强效、快速的特点，静脉给药后 2～5min 即可见效，可快速控制危急的 CHF，适用于需迅速降低血压和肺楔压的急性肺水肿、难治性心衰、高血压危象等危重病例。

哌唑嗪

哌唑嗪（Prazosin）为选择性 α_1 受体阻断药，对动脉和静脉均有扩张作用，降低心脏前、后负荷，增加心输出量。

第三节　肾素－血管紧张素系统抑制药

肾素－血管紧张素系统（RAS）在 CHF 的早期被代偿性激活，长期的 RAS 活性升高可加重心脏负担，并导致心肌肥厚、心脏重构。对 RAS 具有抑制作用的血管紧张素转化酶（ACE）抑制药和血管紧张素 II 受体（AT_1）阻断药在 CHF 的治疗中具有重要地位。临床研究表明，ACE 抑制药不仅可以缓解心衰症状、提高患者生活质量，而且能够显著降低患者的病死率。

一、血管紧张素转化酶抑制药

该类药物基本作用相同，均通过抑制 ACE 酶而产生对 CHF 的治疗作用，临床常用药物有卡托普利（Captopril）、依那普利（Enalapril）、培朵普利（Perindopril）、雷米普利（Ramipril）、贝那普利（Benazapril）、福辛普利（Fosinopril）和西拉普利（Cilazapril）等。

【药理作用】

1. 减轻心脏负担　ACE 抑制药可通过舒张血管降低心脏的前、后负荷。其扩血管作用是通过抑制体循环及局部组织中的血管紧张素 I 向血管紧张素 II 的转化，使血液及局部组织中血管紧张素 II 的含量减少，从而减弱血管紧张素 II 对血管的收缩作用。ACE 抑制药还可以减少缓激肽的降解，使血液中缓激肽含量上升，这是其舒张血管作用的另一机制。ACE 抑制药还通过减少血管紧张素 II 的生成，使醛固酮生成减少，水钠潴留减轻，从而降低心脏前负荷。

2. 降低交感神经系统活性　血管紧张素 II 通过如下机制提高交感神经系统活性：①作用于交感神经突触前膜的 AT_1 受体促进去甲肾上腺素释放；②作用于中枢神经系统的 AT_1 受体，促进中枢交感神经的冲动传递；③促进交感神经节的神经传递功能。ACE 抑制药减少血管紧张素 II的生成，使 CHF 患者的交感神经系统活性降低，改善心功能。ACE 抑制药的抗交感神经作用可以使下调的 β 受体得以恢复，并增强 G_s 蛋白量而增强腺苷酸环化酶活性，还能降低血中儿茶酚胺含量，提高副交感神经的张力。

3. 抑制心血管重构　血管紧张素 II 和醛固酮是导致心肌及血管重构的主要因素，它们能促进心肌细胞增生，使胶原纤维含量增加，心肌细胞纤维化。ACE 抑制药在小剂量不影响血压的情况下即可减少血管紧张素 II 和醛固酮的形成，因此具有防止和逆转心血管重构的功能。

【临床应用】

ACE 抑制药和利尿药一起作为治疗心力衰竭的一线药物已广泛用于临床，对舒张性心力衰竭的疗效明显优于传统药物地高辛。用于治疗 CHF 能缓解或消除症状、提高运动耐力、改善生活质量、防止和逆转心肌肥厚及降低病死率，对尚未出现症状的早期心功能不全患者，还能延缓心力衰竭的发生。

二、血管紧张素 II 受体阻断药

常用的 AT_1 阻断药有氯沙坦（Losartan）、缬沙坦（Valsartan）及厄贝沙坦（Irbesartan）等。该类药物通过阻断血管紧张素 II 与 AT_1 受体结合，拮抗 RAS 的活性。用于治疗 CHF 与 ACE 抑制药疗效相似，而不良反应较少，不易引起咳嗽、血管神经水肿，常作为对 ACE 抑制药不能耐受患者的替代品。

三、醛固酮抑制药

螺内酯（Spironolactone）是醛固酮的竞争性拮抗药，其结构与醛固酮相似，可竞争胞浆中的醛固酮受体，阻止醛固酮－受体复合物的核转位，产生拮抗醛固酮的作用。

CHF 时由于 RAS 的激活，导致醛固酮的浓度明显增高，可高达正常的 20 倍以上。

大量醛固酮的存在除了导致体内钠、水潴留外，还有明显的促生长作用，可促进纤维细胞增殖，导致心血管重构，加速心衰恶化。醛固酮还可阻止心肌细胞摄取去甲肾上腺素，使去甲肾上腺素浓度增高而诱发冠状动脉痉挛和心律失常，增加心衰时室性心律失常和猝死的可能性。单独使用螺内酯治疗 CHF 仅发挥较弱作用，但与 ACE 抑制药合用则可同时降低血管紧张素 II 和醛固酮的水平，既能进一步减少患者的病死率，又能降低室性心律失常的发生率。

第四节 β 受体阻断药

由于β受体阻断药可抑制心肌收缩力，故传统观点认为 CHF 的治疗应禁忌使用该药。自 20 世纪 70 年代中期以来，经大量临床试验证明，卡维地洛（Carvedilol）、比索洛尔（Bisoprolol）和美托洛尔（Metoprolol）长期应用可显著改善 CHF 症状，提高患者生活质量，降低病死率，目前已被推荐为治疗 CHF 的常规用药。

【药理作用】

1. 抗交感神经作用 交感神经系统在 CHF 时长期处于激活状态，高浓度的儿茶酚胺类物质可直接导致心肌细胞的凋亡、坏死。β受体阻断药通过阻断心脏β受体，拮抗过量儿茶酚胺对心脏的毒性作用。β受体阻断药能减轻由过量儿茶酚胺引起的心肌细胞 Ca^{2+} 的大量内流以及由此导致的大量能量消耗及线粒体损伤，避免心肌细胞坏死。交感神经系统的过度兴奋使肾素分泌增加，激活 RAS，β受体阻断药可阻断肾脏球旁细胞 β_1 受体，使肾素分泌减少，RAS 活性降低，减轻由 RAS 引发的心血管重构。β受体阻断药还可上调 CHF 患者的 β_1 受体，恢复其信号转导的能力，改善其对儿茶酚胺类物质的敏感性。卡维地洛还有 β_1 受体阻断作用及抗氧化作用，表现出更广泛的抗交感神经作用。

2. 抗心律失常和心肌缺血作用 β受体阻断药具有明显的抗心律失常作用和抗心肌缺血作用（见第三十章和第三十二章），这些作用均有助于其降低 CHF 的病死率及猝死率，为其治疗 CHF 的重要机制。

【临床应用】

β受体阻断药主要用于治疗扩张型心肌病，对扩张型心肌病及缺血性 CHF，长期应用可阻止临床症状恶化、改善心功能、降低心律失常及猝死的发生。应用初期可使血压下降、心率减慢、充盈压上升、心输出量下降、心功能恶化，故应用时宜小剂量开始，并与强心苷类药物合用以消除其负性肌力作用。

【注意事项】

（1）正确选择适应证，以扩张型心肌病 CHF 的疗效最好。

（2）使用β受体阻断药改善心功能的平均起效时间一般为 3 个月，心功能的改善与治疗时间成正比，故该药用于治疗 CHF 时应坚持长期使用。

（3）如前所述，β受体阻断药开始使用时因其负性肌力作用而可能使心功能恶化，故应小剂量开始使用并逐渐增加剂量，直至患者能耐受而又不加重病情的剂量。

（4）使用β受体阻断药治疗 CHF 应与其他抗 CHF 药物合用，临床经验表明，应合并应用利尿药、ACE 抑制药和地高辛，并以此作为基础治疗措施。若使用β受体阻断药时停用原有的治疗药物，可导致β受体阻断药的治疗失败。

小结 充血性心力衰竭（CHF）是多种疾病导致心功能不全的一种慢性综合征，治疗药物包括正性肌力药、利尿药、扩血管药、肾素－血管紧张素系统抑制药以及β受体阻断药。强心苷类对心肌具有正性肌力和负性频率作用，用于各种 CHF 及某些特殊心律失常的治疗，其安全范围狭窄，最严重的毒性反应为心脏毒性。利尿药通过促进水、钠排出减少心脏前负荷；扩血管药通过扩张静脉和动脉，使心脏前、后负荷降低。肾素－血管紧张素系统抑制药包括 ACE 酶抑制药和 AT_1 阻断药，它们通过对抗血管紧张素Ⅱ的作用减轻心脏负担、抑制心血管重构并可抑制交感神经系统活性，是 CHF 药物治疗的最重要进展之一。β受体阻断药可对抗 CHF 时长期处于激活状态的交感神经系统，并具有明显抗心律失常和心肌缺血作用，主要用于治疗扩张型心肌病 CHF。

思考题

1. 试述强心苷类药物的临床适应证、不良反应及防治措施。
2. 结合肾素－血管紧张素系统对心血管功能的调节作用，分析卡托普利治疗 CHF 的机制。
3. β受体阻断药通过阻断心脏β受体抑制心肌收缩力，为何可用于 CHF 的治疗？使用时有哪些注意事项？
4. 结合 CHF 的病理生理，分析各类抗 CHF 药物的作用机制。

制剂与用法

地高辛（Digoxin） 片剂：0.25mg。一般首剂 0.25～0.75mg，以后 0.25～0.5mg，每 6h 1 次，直到洋地黄化，再改用维持量 0.25～0.5mg/d。轻型慢性病例：0.5mg/d。

毒毛花 K（Strophanthin K） 注射液：0.25mg/ml。静脉注射，0.25mg/次，0.5～1mg/d。极量：0.5mg/次，1mg/d。

毛花丙苷（Cedilanide） 注射液：0.4mg/2ml。静脉滴注，0.2～0.4mg/次，1～2 次/d。

洋地黄毒苷（Digitoxin） 片剂：0.1mg。口服，0.05～0.2mg/次。极量：0.4mg/次，1mg/d。

多巴酚丁胺（Dobutamine） 注射液：20mg/2ml，250mg/5ml。250mg/d，加入250ml或500ml 5%葡萄糖注射液，静脉注射，每分钟2.5～10μg/kg。

米力农（Milrinone） 片剂：2.5mg，10mg。口服，5～10mg/次，3次/d。注射液：10mg/10ml。静脉注射，20～25μg/kg，每分钟0.25～1μg/kg。

氨力农（Amrinone） 片剂：0.1g。口服，0.1～0.2g/次，3次/d。注射液：50mg/10ml。静脉注射，0.5～1mg/kg，每分钟5～10μg/kg。

卡托普利（Captopril） 片剂：12.5mg，25mg，50mg，100mg。口服，从12.5mg，2～3次/d开始，最大剂量150mg/d。

依那普利（Enalapril） 片剂：5mg，10mg，20mg。口服，2.5～10mg/次，2次/d，最大剂量40mg/d。

卡维地洛（Carvedilol） 片剂：10mg，25mg。在应用强心苷等药物基础上，3.125mg/次，2次/d，2周后可渐增至25mg/次，2次/d。

（王九辉 李佩琼）

第三十二章

抗心绞痛药

心绞痛（angina pectoris）是冠状动脉供血不足，心肌急剧的、暂时性的缺血与缺氧所引起的临床综合征，主要表现为阵发性的胸前区疼痛。疼痛部位主要在胸骨体中段或上段，可波及心前区，常放射至左肩、左臂内侧，疼痛性质常为压迫、发闷或紧缩性，也可有烧灼感，偶伴濒死的恐惧感觉。发作时，患者往往不自觉地停止原来的活动，直至症状缓解。心绞痛持续发作若不及时缓解则可能发展为急性心肌梗死，故应采取及时有效的治疗措施。

第一节　概　　述

临床上将心绞痛分为以下 3 种类型：①劳累性心绞痛：疼痛由劳累、情绪激动或其他增加心肌需氧量的因素所诱发，休息或舌下含服硝酸甘油后迅速缓解。包括稳定型心绞痛、初发型心绞痛以及恶化型心绞痛。②自发性心绞痛：疼痛的发生与心肌需氧量增加无明显关系，多发生于安静状态，发作时症状较重，时限较长，且不易为硝酸甘油所缓解。包括卧位型心绞痛、变异型心绞痛、中间综合征和梗死后心绞痛。③混合性心绞痛：即能在心肌需氧量增加时发生，亦可在心肌需氧量无明显增加时发生。临床上常将初发型、恶化型及自发性心绞痛称为不稳定型心绞痛。

心绞痛的发生是由于心肌需氧与供氧的平衡失调，导致心肌暂时性缺血缺氧，无氧代谢产物（乳酸、丙酮酸、组胺、缓激肽、K^+等）在心肌组织聚积，刺激心肌自主神经的传入纤维末梢，导致疼痛的发生。任何导致心肌组织血氧供应减少和（或）心肌组织对血氧需求增加的因素都可成为心绞痛的诱因。

决定心肌耗氧量的主要因素有 3 个：心室壁张力、心率和心肌收缩力。心室壁张力越大，维持张力所需能量越多，心肌耗氧量就越大。心室壁张力与心室容积及心室内压力成正比，心室容积扩大与心室内压力上升均可导致心肌耗氧量增加。射血时心室内压力上升，故每搏射血时间增加也可导致心肌耗氧增加。心率与心肌耗氧量成正比。心肌收缩力越强则耗氧量越大。临床上常将上述影响因素简化为二项乘积，即“心率×收缩压”，作为粗略估算心肌耗氧量的指标。

心肌的氧气供应取决于动、静脉氧分压差以及冠状动脉血流量。正常情况下，心肌细胞摄取血氧的能力已接近极限，故增加氧供应主要依靠增加冠状动脉的血流量。冠状动脉具有很大的储备，运动或缺氧时冠状动脉适度扩张即可将血流量增加数倍。动脉粥样硬化导致冠状动脉狭窄或部分分支闭塞时，其扩张性减弱，血流量减少，冠脉循环的储备能力下降。此时一旦出现心脏负荷加重，心肌耗氧增加，就可能由于冠状动脉不能相应扩张，使心肌组织氧气消耗和供应的平衡失调，导致心肌缺血缺氧，引发心绞痛。

临床上常用的抗心绞痛药物包括3类：硝酸酯类、钙通道阻断药和β受体阻断药，它们都具有降低心肌氧气消耗，改善冠状动脉供血的作用，从而恢复心肌需氧与供氧平衡，缓解心绞痛。

第二节 硝酸酯类

本类药物以硝酸甘油最为常用，除此之外，还有硝酸异山梨酯、单硝酸异山梨酯和戊四硝酸等，它们都含有硝酸多元酯结构，其分子中的—O—NO_2是发挥药效的关键结构。

一、硝酸甘油

硝酸甘油（Nitroglycerin）是本类药物的代表药，用于防治心绞痛已有百余年历史，由于其具有起效快、疗效确切、使用方便、经济等优点，至今仍是心绞痛防治的最常用药物。

【体内过程】

口服给药首关效应明显，生物利用度仅为8%。临床常采用舌下含服给药，可避免首关效应，生物利用度达80%。含服后经口腔黏膜迅速吸收，1～2min即可起效，疗效可持续20～30min，血浆$t_{1/2}$约为3min。硝酸甘油也可经皮肤吸收，将硝酸甘油软膏涂抹在前壁皮肤或将贴膜剂贴于胸部皮肤可持续较长的有效血药浓度。硝酸甘油在肝内经谷胱甘肽－有机硝酸酯还原酶转化为二硝酸代谢物，少量转化为一硝酸代谢物及无机亚硝酸盐，然后与葡萄糖醛酸结合并由肾脏排出体外。

【药理作用】

硝酸甘油的基本药理作用是松弛平滑肌，以松弛血管平滑肌的作用最为明显。可扩张体循环及冠脉血管，尤其是对静脉血管的扩张作用最为显著。硝酸甘油通过其扩血管作用降低心肌氧气消耗，增加心肌组织的血氧供应，从而产生抗心绞痛的作用。

1. 降低心肌耗氧量 硝酸甘油可明显扩张静脉血管，特别是较大的静脉血管，使大量血液滞留在静脉中，从而减少回心血量，心脏前负荷降低，心室容积缩小，心室内压减小，心室壁张力降低，射血时间缩短，最终导致心肌耗氧量的下降。硝酸甘油对动脉血管也有显著舒张作用，使心脏射血时的阻力下降，减轻心脏后负荷，也能降低心肌耗氧量。但动脉血管的扩张导致血压下降，可反射性兴奋交感神经系统，使心率加快，心肌收缩力增强，心肌耗氧增加，这种作用可通过合用β受体阻断药加以克服。

2. 增加缺血区心肌组织的血流灌注 在冠状动脉因动脉粥样硬化或痉挛而狭窄时，缺血区的阻力血管因缺氧、代谢产物聚积而处于扩张状态，因此非缺血区的血管阻力要高于缺血区。硝酸甘油能选择性扩张较大的心外膜血管、输送血管及侧支血管，而对阻力血管的扩张作用较弱，故而用药后可将血液顺压力差从输送血管经侧支血管流向缺血区，从而增加缺血区的血液供应（图32－1）。

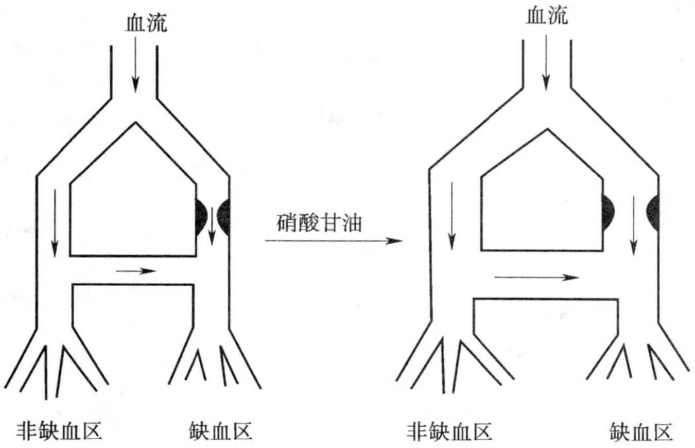

图32－1 硝酸甘油对冠脉血流分布的影响

（血液从阻力较大的非缺血区经扩张的侧支循环流向阻力较小的缺血区）

3. 增加心内膜供血 营养心肌的冠状动脉从心外膜层垂直穿过心室肌成网状分布于心内膜下，因此心内膜下心肌组织的血液供应容易受到心室壁张力和心室内压的影响。心绞痛发作时，因心肌缺氧导致心室壁张力和心室内压升高，冠脉血管受压明显而导致心内膜组织缺血最为严重。硝酸甘油通过扩张静脉使回心血量减少，降低室壁张力和心室内压，有利于血液从心外膜血管流向心内膜缺血区。

4. 保护缺血的心肌细胞 硝酸甘油在体内可生成NO，并促进PGI_2、降钙素基因相关肽等物质生成，这些物质均对心肌细胞具有保护作用。硝酸甘油不仅能减轻缺血导致的心肌细胞凋亡坏死、缩小心肌梗死的范围、改善心室重构，还具有增强心肌电稳定性，提高室颤率，消除折返激动，改善房室传导，减少心肌缺血综合征等作用。

【作用机制】

硝酸甘油于平滑肌细胞内在谷胱甘肽转移酶的作用下释放出一氧化氮（nitric oxide，NO），NO与可溶性鸟苷酸环化酶（GC）结合并激活该酶，GC被NO激活后可促使细胞内的第二信使环磷鸟苷（cGMP）生成增多，并进一步激活cGMP依赖性蛋白激酶，继而抑制细胞外Ca^{2+}的内流、减少细胞内Ca^{2+}的释放，导致细胞内Ca^{2+}含量降低。细胞内 Ca^{2+} 含量的下降使肌球蛋白轻链去磷酸化，最终导致血管平滑肌的舒张（图 32－2）。NO 是一种内源性血管舒张因子，由血管内皮细胞合成并释放，参与体内多种生理及病理过程。硝酸甘油通过与其相同的机制舒张血管平滑肌，但并不依赖于血管内皮细胞，因而对内皮损伤的血管仍然能够发挥舒张作用。NO 还具有抑制血小板的粘附和聚集、防止动脉硬化的形成等作用，这也有助于冠心病和心绞痛的治疗。另外，硝酸甘油的扩血管作用还有 PGI_2 和降钙素基因相关肽的参与。

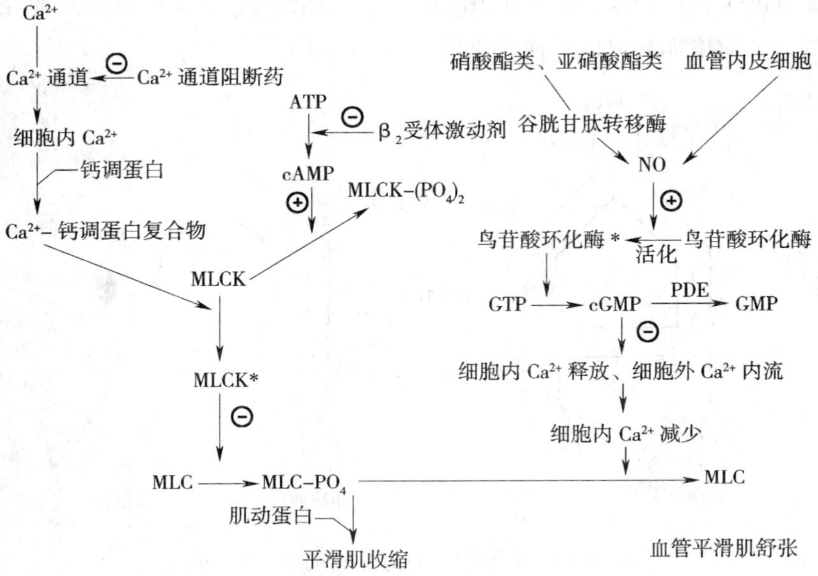

图 32－2　血管平滑肌舒缩的调节及硝酸酯类和钙通道阻断药作用机制示意图

＊表示活性型；MLCK 为肌球蛋白轻链激酶；PDE 为磷酸二酯酶

【临床应用】

1. 心绞痛和心肌梗死　硝酸甘油是缓解心绞痛最常用的药物，舌下含服给药可迅速缓解心绞痛症状，适用于各型心绞痛的预防和治疗，尤其是对稳定性心绞痛作用最为明显。用于治疗急性心肌梗死时多采用静脉给药，不仅能降低心肌耗氧量、增加缺血心肌组织的血液供应，还能抑制血小板的粘附和聚集，使梗死范围缩小。反复连续使用时应减少用量，以免因血压过度下降而导致心、脑等重要脏器灌注压过低而加重缺血。

2. 充血性心力衰竭　硝酸甘油通过扩张静脉和动脉，减轻心脏前、后负荷，缓解肺部淤血，还可增加冠脉血流，提高心室收缩和舒张功能，可与其他药物合用治疗充血性心力衰竭（见第三十一章）。

3. 急性呼吸衰竭和肺动脉高压　可舒张肺血管，降低肺血管阻力，改善肺动力。

【不良反应】

1. 急性不良反应　硝酸甘油的急性不良反应多是由于其舒张血管作用造成的，例如舒张头、面、颈、皮肤等部位的血管可导致暂时性面颊部皮肤潮红，舒张脑膜血管可引起搏动性头痛，舒张眼内血管可升高眼内压等。大剂量可致直立性低血压。剂量过大可使血压过度下降，反射性作用于颈动脉窦和主动脉弓压力感受器，引起交感神经系统兴奋，导致心率加快，心肌收缩增强，心肌耗氧增加而加重心绞痛症状。超剂量硝酸甘油可引发高铁血红蛋白症，表现为呕吐、发绀等。

2. 耐受性 连续使用硝酸甘油2周左右可产生耐受性，停药1～2周又可恢复其敏感性。不同硝酸酯类药物之间存在交叉耐受性。耐受性的产生受给药剂量、频度、途径和剂型的影响，给药剂量过大或反复应用过频易产生。耐受性产生后需加大给药剂量，但这会加重不良反应，较重的耐受性即使加大给药量也难以达到满意的疗效。硝酸甘油产生耐受性的机制尚不清楚，可能是细胞生成NO的过程中需要－SH，而硝酸甘油使－SH耗竭，血管平滑肌NO生成障碍所致，这种情况又称为“血管耐受”。另一种可能的机制又称为“伪耐受”，可能是硝酸甘油的扩血管作用使血管内压力迅速下降，机体代偿性激活交感神经系统和肾素－血管紧张素系统，使水钠潴留、血容量及体重增加、血液稀释、红细胞比容降低等，导致硝酸甘油作用下降甚至消失。为避免硝酸甘油耐受性的发生，应避免大剂量给药和无间隙给药，可通过补充－SH供体，合理调配膳食等措施预防耐受性的发生。

二、硝酸异山梨酯和单硝酸异山梨酯

硝酸异山梨酯（Isosorbide Dinitrate）又名消心痛，作用、作用机制与硝酸甘油相似，但作用较弱，药效持续时间较长，属长效类硝酸酯类药物。舌下含服2～3min起效，也可采用口服给药，起效时间约为30min，并可维持3～5h。口服吸收个体差异较大，剂量大时易致头痛和低血压等不良反应。主要用于预防心绞痛和心肌梗死后心力衰竭的长期治疗。

单硝酸异山梨酯（Isosorbide Mononitrate）又名异乐定，为硝酸异山梨酯的代谢产物之一。口服给药无首关效应，生物利用度几乎达到100%。服药后1h血药浓度达峰值，作用时间持续8h，血浆$t_{1/2}$约5h。临床上适用于冠心病的长期治疗和预防心绞痛发作，也适用于心肌梗死后的治疗和肺循环高血压的治疗。

第三节 β受体阻断药

可用于治疗心绞痛的β受体阻断药有普萘洛尔（Propranolol）、阿普洛尔（Alprenolol）、吲哚洛尔（Pindolol）、噻吗洛尔（Timolol）、美托洛尔（Metoprolol）、阿替洛尔（Atenolol）、醋丁洛尔（Acebutolol）、纳多洛尔（Nadolol）等。

【药理作用】

1. 降低心肌耗氧量 心绞痛发作时，交感神经活性增强，血液中及心肌局部的儿

茶酚胺含量增高，更大程度地激动心脏 β_1 受体，导致心率加快，心肌收缩力增强，使心肌耗氧增加。对血管 α 受体的激动作用则可导致外周阻力增加，心脏后负荷加重，也可增加耗氧量。心率加快使心室舒张时间相对缩短，心肌灌流时间减少，导致心肌供血减少，从而进一步加重心肌缺血缺氧。β 受体阻断药通过阻断心脏 β_1 受体，抑制心脏活动，使心率减慢、心肌收缩力减弱、心肌纤维缩短速度减慢、血压下降，从而明显降低心肌耗氧量而缓解心绞痛。临床观察表明，普萘洛尔对用药后心率减慢和收缩性减弱明显的心绞痛患者疗效最好。另一方面，β 受体阻断药对心肌收缩性的抑制作用可导致心室容积增加，射血时间延长，从而导致心肌耗氧量相对增加，部分抵消其降低耗氧量的作用。但多数患者在用药后的心肌总耗氧量是降低的。

2. 改善缺血区供血 冠脉血管上的 β_2 受体被阻断后，血管舒张程度下降，而缺血区血管处于代偿性扩张状态，这导致非缺血区血管阻力相对增加，促使血液向缺血区血管流动，从而增加缺血区心肌组织的血液供应。由于 β 受体阻断药使心率减慢，心室舒张时间相对延长，有利于血液从心外膜血管流向易缺血的心内膜区。另外，β 受体阻断药可促进氧自血红蛋白解离而增加组织供氧，还可通过抑制脂肪分解酶，使心肌游离脂肪酸的含量减少，从而改善缺血区心肌对葡萄糖的摄取和利用，改善糖代谢，减少氧耗。

【临床应用】

β 受体阻断药用于治疗稳定型和不稳定型心绞痛，能减少发作次数，对伴有高血压及心律失常者尤为有效。对于仅有缺血心电改变而无临床症状的患者，长期使用 β 受体阻断药能缩短缺血时间。β 受体阻断药不能用于治疗因冠状动脉痉挛引起的变异型心绞痛，因其可阻断冠脉 β_2 受体，使 α 受体占优势，导致冠状动脉收缩，加重心绞痛症状。

β 受体阻断药对急性心肌梗死也有效，可缩小梗死范围，并使近期有心肌梗死患者的心绞痛发病率和病死率下降。但由于本类药物可抑制心肌收缩力，故使用时应慎重。

β 受体阻断药与硝酸酯类药物合用，可取长补短，取得较好的协同疗效。硝酸甘油通过扩张静脉，回心血量减少的作用，抵消 β 受体阻断药所致的心室容积扩大和心室射血时间延长；而 β 受体阻断药则可通过阻断心脏 β 受体，减弱硝酸甘油因扩张动脉所致的反射性心率加快、心肌收缩性增强。两类药物合用时宜选用作用时间相近的药物，通常以普萘洛尔与硝酸异山梨酯合用，合用时用量减少，不良反应也减少。但两药都具有降压作用，若血压下降过度，则不利于心绞痛的治疗。

第四节 钙通道阻断药

钙通道阻断药的基本药理作用为阻断 Ca^{2+} 通道，抑制 Ca^{2+} 内流，减少细胞内的

Ca^{2+}含量，具有广泛的药理作用及临床应用，是临床常用的预防和治疗心绞痛药物。常用抗心绞痛的钙通道阻断药有硝苯地平、维拉帕米、地尔硫䓬、哌克昔林和普尼拉明等。

【药理作用】

1. 降低心肌氧气消耗 通过阻断钙离子通道使心肌细胞内Ca^{2+}含量减少，产生负性肌力作用。还能减慢房室结传导速度，降低窦房结自律性，使心率减慢。对血管平滑肌钙通道的阻断作用则导致血管舒张，血压下降，心脏负荷减轻，这些作用都可降低心肌耗氧量。

2. 扩张冠状动脉 钙通道阻断药对冠脉中较大的输送血管和侧支循环以及小的阻力血管均有舒张作用，尤其是对处于痉挛状态的血管具有显著改善作用，从而增加冠脉流量和侧支循环，改善缺血区的血液灌注。

3. 保护缺血心肌细胞 心肌缺血时，细胞膜对Ca^{2+}的通透性增加，细胞外Ca^{2+}内流增多，导致细胞内Ca^{2+}积聚，尤其是线粒体内Ca^{2+}超负荷，从而失去氧化磷酸化的能力，促使细胞死亡。钙通道阻断药可阻止Ca^{2+}内流，减轻细胞Ca^{2+}超载，进而保护缺血的心肌细胞。

4. 抑制血小板聚集 不稳定心绞痛的发生与血小板粘附和聚集以及冠脉血流量减少有关，钙通道阻断药阻止Ca^{2+}内流，降低血小板内Ca^{2+}浓度，抑制血小板粘附与聚集。

【临床应用】

钙通道阻断药是常用的治疗和预防心绞痛药物，适用于各型心绞痛。与β受体阻断药相比，钙通道阻断药具有如下优点：①β受体阻断药禁用于因冠脉痉挛引起的变异型心绞痛，而钙通道阻断药对冠脉血管有强大的舒张作用，因而对变异性心绞痛疗效最佳；②β受体阻断药禁用于心肌缺血伴外周血管痉挛性疾病患者，而钙通道阻断药对外周血管也有舒张作用，因而适用于此类患者的治疗；③支气管哮喘患者禁用β受体阻断药，而钙通道阻断药可松弛支气管平滑肌，故更适合治疗心肌缺血伴支气管哮喘患者；④β受体阻断药对心肌具有较强的抑制作用，而钙通道阻断药对心肌抑制作用较弱，硝苯地平还可因其较强的扩血管作用引起血压下降，反射性兴奋交感神经而使心肌收缩力增强。

硝苯地平（Nifedipine）又名心痛定，扩血管作用较强，对变异型心绞痛最有效，也用于稳定型心绞痛，尤其适用于伴高血压的患者。治疗急性心肌梗死能促进侧支循环，缩小梗死范围。其降压作用强，可反射性加快心率，增加心肌氧气消耗，与β受体阻断药合用可发挥协同作用。

维拉帕米（Verapamil）又名异搏定，扩血管作用较弱，对变异型心绞痛常不单独使用。对稳定型心绞痛的疗效与β受体阻断药相似。具有明显的抗心律失常作用，适用于伴心律失常的心绞痛患者。对心脏抑制作用较强，可抑制心肌收缩性和传导性，与β受体阻断药合用时应慎重，禁用于伴心衰及明显房室传导阻滞的心绞痛患者。

地尔硫䓬（Diltiazem）适用于各型心绞痛，作用强度介于硝苯地平和维拉帕米之间。选择性舒张冠状动脉，对外周血管扩张作用弱，较少引起低血压。对心脏抑制作用强，慎用于伴房室传导阻滞、窦性心动过缓及心衰的心绞痛患者。

小结 心绞痛（angina pectoris）是冠状动脉供血不足、心肌急剧的暂时性的缺血与缺氧所引起的临床综合征，临床上常用药物有硝酸酯类、钙通道阻断药和β受体阻断药。硝酸甘油通过在平滑肌细胞内释放出NO而产生扩血管作用，进而降低心肌氧气消耗，增加缺血区及心内膜下心肌组织的血液供应，适用于各型心绞痛的预防和治疗，具有起效快、疗效确切、使用方便、经济等特点，至今仍是心绞痛防治的最常用药物。β受体阻断药适用于治疗稳定性和不稳定性心绞痛，对伴有高血压及心律失常者尤为有效，但不宜用于变异型心绞痛。钙通道阻断药适用各型心绞痛，对变异型心绞痛疗效最佳，并适用于伴支气管哮喘和外周血管痉挛的心绞痛患者。

思考题

1. 硝酸酯类抗心绞痛的药理机制是什么？
2. 普萘洛尔抗心绞痛的机制是什么？
3. 硝酸酯类与β受体阻断药联合应用治疗心绞痛的理由是什么？
4. 钙通道阻断药治疗心绞痛的机制是什么？

制剂与用法

硝酸甘油（Nitroglycerin）　片剂：0.3mg，0.5mg，0.6mg。舌下含化，0.3～0.6mg/次。注射液：1mg/ml，2mg/ml，5mg/ml。5～10mg/次，溶于5%葡萄糖注射液中，静脉滴注。软膏：2%，涂于前臂或胸前皮肤2～3cm^2。贴剂（transderm－nitro 5及10，在24h内可分别吸收5及10mg硝酸甘油），宜夜间贴用，贴皮时间不超过8h。

硝酸异山梨酯（Isosorbide Dinitrate）　片剂：2.5mg，5mg，10mg。舌下含化，5～10mg/次。

单硝酸异山梨酯（Isosorbide Mononitrate）　片剂：20mg。口服，20mg/次，2～3次/d。

盐酸普萘洛尔（Propranolol Hydrochloride）　片剂：10mg。抗心绞痛：10mg/次，3次/d，口服，可根据病情增减剂量。

硝苯地平（Nifedipine）　片剂：10mg。口服，10～20mg/次，3次/d。

维拉帕米（Verapamil）　片剂：40mg。口服，40～80mg/次，3～4次/d。缓释片：120mg，180mg，240mg。口服，180～240mg/次，1～2次/d。

地尔硫䓬（Diltiazem）　片剂：30mg，60mg，90mg。口服，30mg/次，3～4次/d。缓释片：30mg，60mg，90mg。口服，30～120mg/次，2次/d。

（王九辉　李佩琼）

第六篇　应用于血液及激素类药物药理

第三十三章

作用于血液与造血器官的药物

血液凝固是由多种凝血因子参与的一个复杂的蛋白质水解活化的连锁反应，参与此过程的包括以罗马数字编号的13个凝血因子和前激肽释放酶（prekallikrein，Pre－K）、激肽释放酶（kallikrein，Ka）、高分子激肽原（high molecular weight kininogen，HMWK）、血小板磷脂（PL或PF3）等，目前认为凝血过程至少包括3个基本的生化反应：①凝血酶原激活物的形成；②凝血酶原激活物在钙离子的参与下使凝血酶原转变为有活性的凝血酶；③可溶性的纤维蛋白原在凝血酶的作用下转变为不溶性的纤维蛋白。第1反应中，又因起动方式及因子X激活途径不同而分为内源性与外源性凝血两个途径。凝血过程如图33－1所示。

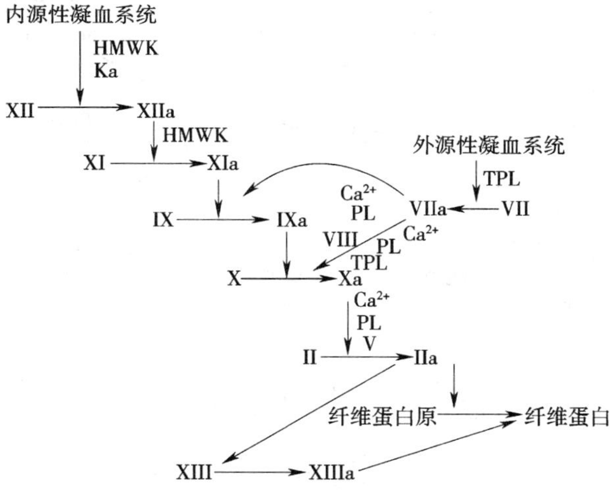

图33－1　凝血过程示意图

HMWK：高分子激肽原；Ka：激肽释放酶；TPL：组织凝血活素；PL：血小板磷脂

第一节　促凝血药

维生素K

维生素K（Vitamin K，VitK）的基本结构为甲萘醌。维生素K_1存在于绿色植物中，K_2由肠道细菌合成或得自腐败鱼粉。K_3、K_4均为人工合成，K_3为亚硫酸氢钠甲萘醌（menadione sodium bisulfate），K_4 为乙酰甲萘醌（menadione diacetate）。维生素 K_1 现也可人工合成。

【体内过程】

天然维生素 K_1 和 K_2 为脂溶性，口服后必须依赖胆汁吸收；人工合成的维生素 K_3 和 K_4 为水溶性，口服直接吸收。口服维生素 K_1 后 6～12h 即发生作用。维生素 K 吸收后在肝内迅速代谢，以葡萄糖醛酸、硫酸结合型代谢物经肾及胆汁排泄。由胆汁排出肠道者，尚有少量可重吸收，进行肝肠循环。

【药理作用】

维生素 K 作为羧化酶的辅酶，参与凝血因子Ⅱ、Ⅶ、Ⅸ、Ⅹ前体的活化过程。这些因子上的谷氨酸残基必须在肝微粒体酶系统羧化酶的参与下羧化为 γ－羧基谷氨酸，使这些因子具有与 Ca^{2+} 结合的能力，并连接磷脂表面和调节蛋白，从而具有凝血活性。在羧化反应中，氢醌型维生素 K 被转化为环氧型维生素 K，后者在 NADH 作用下还原为氢醌型，继续参与羧化反应（图 33－2）。当维生素 K 缺乏或环氧化物还原反应受阻（如被香豆素类抑制），凝血因子Ⅱ、Ⅶ、Ⅸ、Ⅹ的合成停留于前体状态，凝血酶原时间延长，引起出血。

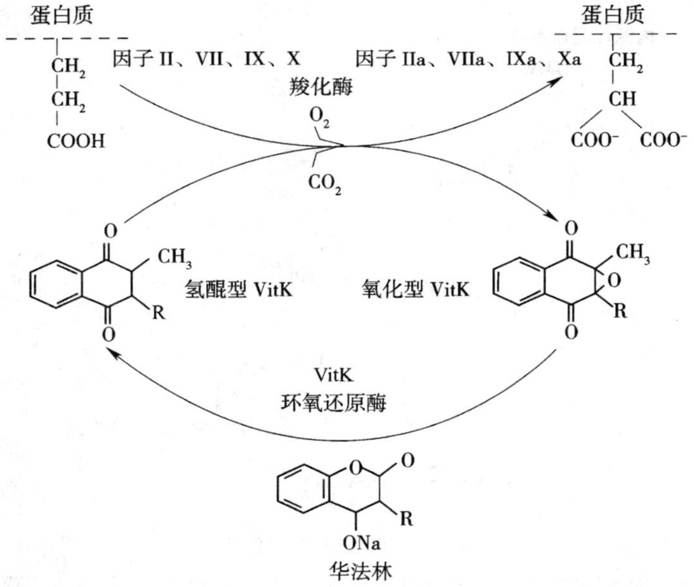

图 33－2 维生素 K 作用示意图

【临床应用】

用于治疗维生素 K 缺乏引起的出血，如梗阻性黄疸、胆瘘，慢性腹泻所致出血；新生儿出血；香豆素类、水杨酸钠等所致出血。长期应用广谱抗生素应作适当补充，以免造成维生素 K 缺乏。

【不良反应】

维生素 K_1 静脉注射太快可产生潮红、出汗、胸闷、虚脱等。较大剂量维生素 K_3 可使新生儿、早产儿或葡萄糖-6-磷酸脱氢酶缺乏者引发溶血及高铁血红蛋白症。

其他促凝血药

凝血因子制剂是从健康人体或动物血液中提取后，经分离提纯，冻干后制备的含不同凝血因子的制剂，主要用于凝血因子缺乏时的替代疗法。

凝血酶原复合物（Prothrombin Complex，人因子Ⅸ复合物）是由健康人静脉血分离而得的含有凝血因子Ⅱ、Ⅶ、Ⅸ、Ⅹ的混合制剂。临床主要用于治疗乙型血友病、严重肝脏疾病、香豆素类抗凝剂过量和维生素K依赖性凝血因子缺乏所致的出血。

抗血友病球蛋白（Antihemophilic Globulin）含凝血因子 VIII 及少量纤维蛋白原。临床主要用于治疗甲型血友病。静脉滴注过速可引起头痛、发热、荨麻疹等症状。

第二节 抗凝血药

抗凝血药（anticoagulants）指能通过干扰机体凝血因子而影响生理性凝血的某些环节，阻止血液凝固的药物，主要用于血栓栓塞性疾病的预防与治疗。

肝素

肝素（Heparin）含有长短不一的酸性黏多糖。主要由硫酸-D-葡萄糖胺、硫酸-L-艾杜糖醛酸、硫酸-D-葡萄糖胺及D-葡萄糖醛酸中两种双糖单位交替连接而成，分子量为3000～15000。因含有大量硫酸基和羧基，带大量负电荷呈强酸性。肝素存在于哺乳动物的许多脏器中，但以肺和肠黏膜的含量最高，药用肝素是从猪小肠黏膜或牛肺中提取而得。

【体内过程】

肝素是带大量负电荷的大分子，不易透过生物膜，口服不被吸收。肌内注射易引起局部出血和刺激症状。常静脉给药，80%与血浆蛋白结合，分布容积甚小。主要在肝脏中经肝素酶分解代谢，大部分经网状内皮系统清除，极少以原形从尿排出。肝素的生物半衰期与给药剂量有关，静脉注射 100 U/kg、400 U/kg、800U/kg，$t_{1/2}$分别为 1h、2.5h 和 5h。肺栓塞患者 $t_{1/2}$缩短，肝功能障碍的患者 $t_{1/2}$延长。

【药理作用】

1. 抗凝作用 肝素在体内、体外均有强大抗凝作用。静脉注射后，抗凝作用立即发生，其机制主要是增强抗凝血酶Ⅲ的活性。抗凝血酶Ⅲ（antithrombin Ⅲ，ATⅢ）是凝血酶及因子Ⅸα、Ⅹα、Ⅺα、Ⅻα等含丝氨酸的蛋白酶的抑制剂。它与凝血酶通过精氨酸-丝氨酸肽键相结合，形成ATⅢ凝血酶复合物而使酶灭活，肝素与ATⅢ结合，可加速这一反应达千倍以上。肝素与ATⅢ所含的赖氨酸结合后引起ATⅢ构象改变，使ATⅢ所含的精氨酸残基更易与凝血酶的丝氨酸残基结合。一旦肝素-ATⅢ凝血酶复合物形成，肝素就从复合物上解离，再次与另一分子ATⅢ结合而被反复利用。

2. 降血脂作用 肝素能使血管内皮释放脂蛋白脂酶，从而水解乳糜微粒及极低密度脂蛋白（VLDL）。但停用肝素后此作用立即消失，临床意义不大。

3. 抗炎作用 表现为抑制炎症介质活性和炎症细胞活动。

4. 抑制血管平滑肌细胞增生 具有抗血管内膜增生等作用。

5. 抑制血小板聚集 因为凝血酶促进血小板聚集，这可能是继发于凝血酶被抑制的结果。

【临床应用】

1. 血栓栓塞性疾病 主要用于防止血栓形成与扩大，如深静脉血栓、肺栓塞、脑栓塞以及急性心肌梗死。尤其适用于急性动、静脉血栓形成。

2. 弥漫性血管内凝血（DIC） 应早期应用，防止因纤维蛋白原及其他凝血因子耗竭而发生继发性出血。

3. 体外抗凝 如用于心血管手术、心导管、血液透析等抗凝。

【不良反应】

1. 出血 是肝素主要不良反应，应用过量易引起自发性出血。一旦发生，停用肝素，并静脉缓慢注射带有正电荷的硫酸鱼精蛋白（Protamine），每1mg鱼精蛋白可中和100U肝素。用药期间应控制剂量及监测凝血时间或部分凝血激酶时间（PTT）。

2. 血小板减少症 部分病人用药期间可出现血小板缺乏，可能与肝素引起血小板聚集作用有关。用药期间应监测血小板数量。

3. 其他 肝素不易通过胎盘屏障，但妊娠妇女应用可引起骨质疏松，并且易导致早产及胎儿死亡。也可引起皮疹、药热等过敏反应。肝、肾功能不全，有出血倾向、消化性溃疡、严重高血压患者、孕妇都禁用。

低分子量肝素

低分子量肝素（Low Molecular Weight Heparin，LMWH）系用化学或酶法使普通肝素解聚而成，平均分子量约为4000~6000。常用制剂有依诺肝素（Enoxaparin）、达替肝素（Dalteparin）、阿地肝素（Ardeparin）、贝米肝素（Bemiparin）、舍托肝素（Certoparin）等。

【体内过程】

低分子肝素的$t_{1/2}$明显长于普通肝素，约为普通肝素的8倍，生物利用度是普通肝素的3倍。静注可维持12h，皮下给药的生物利用度几乎达100%，每日一次即可，使用方便。

【药理作用】

具有选择性抗凝血因子Xa活性，对凝血酶及其他凝血因子影响不大。其抗凝血因子Xa/IIa活性比值明显增加，一般为1.5～4.0，而普通肝素为1左右。分子量越低，抗凝血因子Xa活性越强，这样就使抗血栓作用与出血作用分离，保持了肝素的抗血栓作用而降低了出血的危险。

【临床应用】

临床用于预防手术后血栓栓塞、预防深静脉血栓形成、肺栓塞、血液透析时体外循环的抗凝剂、末梢血管病变等。少数资料报道尚可用于因肝素引起的过敏或血小板减少症的替代治疗。尚有报道用于一些栓塞性疾病的特殊治疗。本品临床应用尚处于研究探索阶段。

【不良反应】

不良反应与注意事项同肝素，用量过大仍可导致自发性出血，使用时需进行血液学监护。

依诺肝素

依诺肝素（Enoxaparin）为第一个上市的LMWH，系从猪小肠黏膜提取制备。本品具有强大而持久的抗血栓形成作用。本品皮下注射后吸收迅速完全。不易透过血脑屏障，部分经肾脏排泄。临床主要用于预防深静脉血栓形成、肺栓塞等。较少出现出血，偶见血小板减少症，肝功能异常。禁用于急性细菌性心内膜炎、大出血、血小板减少症；活动性消化系统溃疡、中风（系统性栓塞所致的除外）和有出血倾向者。

香豆素类

香豆素类是一类含有4－羟基香豆素基本结构的物质（图33－3），无体外抗凝作用，口服参与体内代谢才发挥抗凝作用，故称口服抗凝药。有双香豆素（Dicoumarol）、华法林（Warfarin，苄丙酮香豆素）和醋硝香豆素（Acenocoumarol，新抗凝）等，它们的药理作用相同。

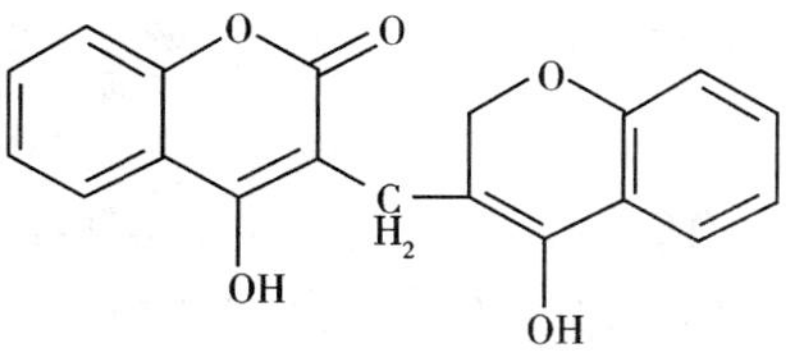

双香豆素

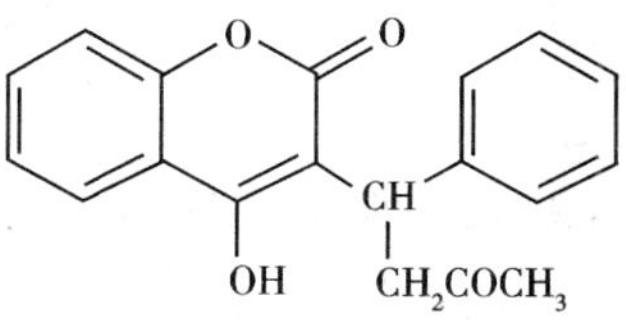

华法林

图33－3 香豆素类结构图

【体内过程】

华法林口服吸收完全，2～8h达血药浓度高峰。与血浆蛋白结合率约为97%，能透过胎盘。$t_{1/2}$为10～60h。主要在肝及肾中代谢。

双香豆素口服吸收慢且不规则。与血浆蛋白结合率为90%～99%，与其他血浆蛋白结合率高的药物同服时，可增加双香豆素的游离药物浓度，使抗凝作用增强甚至诱发出血。$t_{1/2}$为10～30h。

醋硝香豆素$t_{1/2}$为8h，大部分以原形经肾排出，但还原型代谢产物仍有抗凝作用，$t_{1/2}$为20h。

【药理作用】

香豆素类是维生素K拮抗剂，在肝脏竞争性抑制维生素K由环氧化物向氢醌型转化所需的酶系，从而阻止维生素K的反复利用，影响含有谷氨酸残基的凝血因子Ⅱ、Ⅶ、Ⅸ、Ⅹ的羧化作用，使这些因子停留于无凝血活性的前体阶段，从而影响凝血过程。对已形成的上述因子无抑制作用，因此抗凝作用出现时间较慢。一般需8～12h后发挥作用，1～3天达到高峰，停药后抗凝作用尚可维持数天。

【临床应用】

主要用于防止血栓形成与发展。也可作为心肌梗死辅助用药。口服有效，作用时间较长。但作用出现缓慢，剂量不易控制。也用于风湿性心脏病、髋关节固定术、人工置换心脏瓣膜等手术后防止静脉血栓发生。

【不良反应】

主要是出血。用药期间监测凝血酶原时间（PT），一般控制在25～30s（正常值12s），剂量据此进行调节。过量发生出血时，可用维生素K对抗，必要时输新鲜血浆或全血。禁忌证同肝素。其他不良反应有胃肠反应、过敏等。可致畸胎，孕妇禁用。

【药物相互作用】

食物中维生素K缺乏或应用广谱抗生素，使体内维生素K含量降低，可加强本类药物作用；阿司匹林等血小板抑制剂可与本类药物发生协同作用；水杨酸盐、丙米嗪、甲硝唑等肝药酶抑制剂以及水合氯醛、羟布腙、甲磺丁脲、奎尼丁等可使本类药物作用加强。巴比妥类、苯妥英钠等肝药酶诱导剂以及口服避孕药可使本类药物作用减弱。

第三节 纤维蛋白溶解药与纤维蛋白溶解抑制药

当机体的生理性止血或病理因素引起小血管内形成血凝块时，需要纤维蛋白溶解系统使之溶解，以防血栓形成。凝血中形成的纤维蛋白，可经纤溶酶作用从精氨酸－赖氨酸键上分解成可溶性物质，使血栓溶解。纤维蛋白溶解药（fibrinolytics）激活纤溶酶而促进纤溶，也称溶栓药（thrombolytic drugs），使纤溶酶原转为纤溶酶，导致血栓溶解。目前应用的纤溶药主要缺点是对纤维蛋白无特异性，诱发血栓溶解同时伴有严重出血。较新纤溶药如t－PA有一定程度的特异性，但半衰期短，人体应用仍有出血并发症。为加强特异性以减少出血并发症，并延长半衰期，采用生物工程学方法研制开发高效而特异的新纤溶药的工作正在进行。

链激酶

链激酶（Streptokinase，SK）为天然的第一代溶栓药，是从C组β溶血性链球菌培养液中提取的一种非酶性单链蛋白，分子量为47000，链激酶1U相当于0.01g蛋白质。现用基因工程技术制成重组链激酶（Recombinant Streptokinase，rSK）。

【药理作用】

能与纤溶酶原结合，形成SK－纤溶酶原复合物后，促使游离的纤溶酶原转变成纤溶酶，溶解纤维蛋白。因此，SK的活性不需要纤维蛋白存在，SK－纤溶酶原复合物也不受血液中α_2－抗纤溶酶（α_2－AP）的抑制。

【临床应用】

静脉或冠脉内注射可使急性心肌梗死面积缩小，梗死血管重建血流。对深静脉血栓、肺栓塞、眼底血管栓塞、透析通道栓塞、人工瓣膜栓塞等均有疗效。但须早期用药，血栓形成不超过6h疗效最佳。

【不良反应】

主要为出血，因为被激活的纤溶酶不但溶解病理性的，也溶解生理性的纤维蛋白。SK有抗原性，可引起过敏反应。严重者可注射氨甲苯酸，更严重者可补充纤维蛋白原或全血。活动性出血3个月内，有脑出血或近期手术史者禁用。有出血倾向，胃、十二指肠溃疡，分娩未满4周，严重高血压，癌症患者禁用。

尿激酶

尿激酶（Urokinase，UK）由人尿或肾细胞组织培养液提取的天然第一代溶栓药，是目前国内应用最广泛的溶栓药，无抗原性。UK为体内纤溶系统的成员，能直接激活纤溶酶原，使纤溶酶原从精氨酸－缬氨酸处断裂成纤溶酶。本品对纤维蛋白无选择性。进入血液中的UK，可被循环中的纤溶酶原激活剂的抑制物（plasminogen activator inhibitor，PAI）所中和，但PAI很快就会被耗竭。UK的$t_{1/2}$为11～16min，作用短暂。在肝、肾被灭活。

临床应用同SK，主要用于心肌梗死和其他血栓栓塞性疾病。因价格昂贵，仅用于SK过敏或耐受者。不良反应为出血及发热，较SK少。禁忌证同SK。

组织纤溶酶原激活因子

组织纤溶酶原激活因子（tissue Plasminogen Activator，t－PA）为较新的纤溶药。内源性t－PA由血管内皮产生，已能用DNA重组技术制备。t－PA对循环血液中纤溶酶原作用很弱，对与纤维蛋白结合的纤溶酶原作用则强数百倍，所以对血栓部位有一定选择性。$t_{1/2}$为3min，静脉滴注用于急性心肌梗死。剂量过大也引起出血。

重组水蛭素

重组水蛭素（Recombinant Hirudin），是由水蛭素（hirudin）通过基因重组技术制成，分子量为7000。

水蛭素因最早从水蛭中分离而得名。天然水蛭素由65个氨基酸残基组成，分子量7000。水蛭素能同凝血酶的催化中心及纤维蛋自原结合中心发生不可逆的结合，使凝血酶失活。由凝血酶介导的各种效应均可被水蛭素抑制或阻断，为目前发现的最强的凝血酶抑制剂。

本品口服不易吸收，静脉注射后进入细胞间隙，不易透过血脑屏障，主要以原形（90%～95%）经肾脏排出。$t_{1/2}$约为1h。主要用于防治冠状动脉成形术后再狭窄、弥散性血管内凝血（DIC）或血透中血栓形成，以及不稳定型心绞痛的辅助治疗。

阿尼普酶

阿尼普酶（Anistreplase），又称茴香酰化纤溶酶原/链激酶激活剂复合物（anisoylated plasminogen streptokinaseactivator complex，APSAC）是一种新型纤溶酶原激活剂。本品为链激酶与赖氨酸纤溶酶原以1：1的比例形成的复合物，分子量为131000。进入血液中的APSAC通过茴酰化使纤溶酶原的活性部位得到保护，这样可避免注射时非特异地激活，进入体内缓慢脱茴酰而生效。血浆$t_{1/2}$为90～105min，一次静脉注射30mg就能产生较好溶栓效果。而且本品是选择性纤维蛋白溶栓药，很少引起全身性纤溶活性增强，故出血少。临床应用同UK。

葡萄球菌激酶

葡萄球菌激酶（Staphylokinase，SAK）是从某些金黄色葡萄球菌株的培养液中获得，现为基因重组产品，无酶活性，作用与链激酶相似。SAK先与纤溶酶原形成复合物，后者裂解纤溶酶原为纤溶酶。试用于急性心肌梗死病人，疗效较链激酶佳，出血较少。

雷特普酶

雷特普酶（Reteplase）属第三代溶栓药。具有以下特点：溶栓疗效高（血栓溶解快，防止血栓再形成，提高血流量），见效快，耐受性好，生产成本低，给药方法简便，不需要按体重调整给药剂量。用于急性心肌梗死病人。常见不良反应为出血。血小板减少症、有出血倾向患者慎用。

抗纤维蛋白溶解剂

抗纤溶剂（antifibrinolysin）临床常用的有氨甲环酸（Tranexamic Acid）、氨甲苯酸

（Aminomethylbenzoic Acid，PAMBA）等。本类药物低剂量时竞争性对抗纤溶酶原激活因子，阻断其与纤维蛋白结合，高浓度直接抑制纤溶酶活性。

【临床应用】

用于纤溶亢进所致出血，如肺、肝、脾、前列腺、甲状腺、肾上腺等手术时的异常出血，对一般慢性渗血效果较好。口服吸收良好，也可注射给药。

【不良反应】

本品常见有胃肠道反应。用量过大可致血栓形成，诱发心肌梗死。合用避孕药或雌激素的妇女，更易出现血栓倾向。肾功能不全者慎用。

第四节 抗血小板药

血小板的基本生理功能是黏附、聚集、释放和分泌颗粒内容物（如 ADP、5－羟色胺等），血小板活化后能提供磷脂表面，促进血液凝固的进行，形成由纤维蛋白包绕血小板组成的血栓。血小板在止血、血栓形成、动脉粥样硬化等过程中起着重要作用。

抗血小板药物是指对血小板功能有抑制作用的药物，主要通过抑制花生四烯酸代谢，增加血小板内 cAMP 浓度等机制而抑制血小板黏附、聚集和分泌功能。根据其作用机制可以分为：①抑制血小板代谢酶的药物，包括环氧酶抑制药如阿司匹林、TXA_2 合成酶抑制药如利多格雷、腺苷酸环化酶活化剂如前列环素、磷酸二酯酶抑制剂如潘生丁；②特异性地抑制 ADP 介导的血小板活化的药物如氯噻匹定；③抑制凝血酶的药物如水蛭素；④血小板 GPⅡb/Ⅲa 受体阻断药如阿昔单抗等。

阿司匹林

阿司匹林（Aspirin）是花生四烯酸代谢过程中的环氧酶的抑制药。阿司匹林能与环加氧酶活性部分丝氨酸发生不可逆的乙酰化反应，使酶失活，抑制花生四烯酸代谢，减少对血小板有强大促聚集作用的血栓素 A_2（TXA_2）的产生，使血小板功能抑制。环加氧酶的抑制，也抑制血管内皮产生前列环素（PGI_2），后者对血小板也有抑制作用。阿司匹林对血小板中环加氧酶的抑制是不可逆的，只有当新的血小板进入血液循环才能恢复。但对血管内皮细胞中环加氧酶的抑制弱而可逆，故对 PGI_2 的形成影响小。因此，每天口服小剂量（50～75mg）的阿司匹林就能引起最大抗血小板作用。

【药理作用】

抑制血小板聚集，抗血栓形成。阿司匹林可抑制 TXA_2 的合成，影响血小板聚集，引起凝血功能障碍，延长出血时间。临床试验证明，小剂量（40～80mg）的阿司匹林即可最大限制地抑制血小板聚集，作用持续 2～3d。阿司匹林在较大剂量（0.3g）时也能抑制血管壁内 PGI_2 合成酶的活性而减少其合成，从而促进凝血及血栓形成。小剂量阿司匹林即可显著减少 TXA_2 的水平而对 PGI_2 合成无明显影响。

【临床应用】

小剂量阿司匹林可用于防治血栓性疾病。作为溶栓疗法的辅助抗栓治疗，减少缺血性心脏病发作和复发的危险，常用于冠状动脉粥样硬化性疾病、心肌梗死、脑梗死、深静脉血栓形成和肺梗死等。对一过性脑缺血也可减少发生率及死亡率。

双嘧达莫

双嘧达莫（Dipyridamole）又名潘生丁（Persantin），为环核苷酸磷酸二酯酶抑制药，对血小板有抑制作用。

【体内过程】

本品口服吸收缓慢，生物利用度为27%～59%。口服后1～3h血药浓度达峰值，与血浆蛋白结合率高达91%～99%。消除$t_{1/2}$为10～12h。主要在肝脏转化为葡萄糖醛酸偶联物。可因肝肠循环而延缓消除，大部分从胆汁排泄，少量从尿中排出。

【药理作用】

（1）能抑制血小板的黏附性，防止其黏附于血管壁的损伤部位。

（2）能抑制磷酸二酯酶活性，使cAMP增高；激活腺苷活性，进而激活血小板腺苷环化酶使cAMP浓度增高，协同抗血小板聚集作用。

（3）抑制血小板生成TXA_2，降低其促进血小板聚集作用；并可直接刺激血管内皮细胞产生PGI_2，增强其活性。

【临床应用】

单独应用作用较弱。一般与口服抗凝血药如华法林合用治疗血栓栓塞性疾病，增强疗效，如防止心脏瓣膜置换术术后血栓形成。

【不良反应】

较常见不良反应为胃肠道刺激。由于血管扩张，血压下降，导致头痛、眩晕、潮红、晕厥等。心绞痛患者慎用。

前列环素

前列环素（Prostacyclin，PGI_2）又名依前列醇（Epoprostenol）是迄今为止发现的活性最强的血小板聚集内源性抑制剂。能激活腺苷环化酶而使cAMP浓度增高。既能抑制多种诱导剂引起的血小板聚集与分泌，又能扩张血管，有抗血栓形成作用。PGI_2性质极不稳定，$t_{1/2}$仅2～3min。采用静脉滴注，用于急性心肌梗死、外周闭塞性血管疾病等。

常见的不良反应有低血压、心率加速、面部潮红、头痛等，其发生率随剂量加大而增多。也可有胃痉挛、恶心、呕吐、胃部不适、血糖升高、嗜睡、胸痛等。

噻氯匹啶

噻氯匹啶（Ticlopidine）是噻烯吡啶类药物，为一新型强效血小板抑制剂。

【体内过程】

口服吸收良好，1～3h 达血药峰浓度。经肝脏转化，其代谢产物中 2－酮代谢物的抗血小板作用比原药强 5～10 倍。大部分从肾脏排出，少部分从胆汁和肠道排泄。$t_{1/2}$为 12～22h。连续服药 2～4d 可产生抗血小板活性，2 周后达血药稳态浓度。

【药理作用】

其作用机制与阿司匹林不同，它是一种非环氧化酶抑制剂。对低浓度与高浓度磷酸腺苷（ADP）诱导的血小板聚集有很强的抑制作用。另外对低剂量花生四烯酸 AA、TXA_2 类似物、胶原、凝血酶与血小板活化因子（PAF）等诱导的血小板聚集也有抑制作用。能使出血时间延长 3～5 倍。并降低血小板黏附与释放反应。

【临床应用】

用于预防急性心肌再梗死，一过性脑缺血及中风和治疗间歇性跛行，以及稳定型心绞痛等，疗效优于阿司匹林。也可用于糖尿病性视网膜病。

【不良反应】

本品最严重的不良反应是中性粒细胞减少，甚至全血细胞减少，因此，在用药 3 个月内需定期检查血常规。腹泻也比较常见，严重者需停药。此外，尚有轻度的出血、皮疹、肝脏毒性等。

氯吡格雷（Clopidogrel）与噻氯匹啶是同一类药物，药理作用、临床应用相似。主要优点在于不良反应较轻，对骨髓无明显毒性，不引起白细胞减少。

阿昔单抗

阿昔单抗（Abciximab，Centorx，Reopro）是血小板糖蛋白（GP）Ⅱb/Ⅲa 的人/鼠嵌合单克隆抗体，为血小板 GPⅡb/Ⅲa 受体阻断药。

【体内过程】

静脉注射本品后，游离血小板数量迅速下降，主要发生在第一个半衰期（10min）内和第二个半衰期（30min）内，作用快可能是因为该药与血小板糖蛋白Ⅱb/Ⅲa 受体结合迅速。本品静脉滴注（0.25mg/kg）2h 后，能抑制 90% 以上的血小板凝集。给药 10 天后，仍出现少量的糖蛋白Ⅱb/Ⅲa 受体阻断。

【药理作用】

该药竞争性、特异性地阻断血小板 GPⅡb/Ⅲa 受体，而防止纤维蛋白原、血小板凝集因子（VWD）、玻璃体结合蛋白及纤维蛋白结合素与激活的血小板结合。

已知引起血小板聚集的黏附蛋白大多含有精氨酸－甘氨酸－天门冬氨酸（RGD）序列，也是 GPⅡb/Ⅲa 受体特异性的识别、结合位点。本药与血小板表面的 GPⅡb/Ⅲa 受体结合，以阻断纤维蛋白原、VWD 因子和其他有黏性的分子与受体位点结合，从而抑制血小板聚集防止形成血栓、堵塞血流而致心肌急性缺血。

【临床应用】

临床适用于不稳定型心绞痛的治疗，降低心肌梗死发生率。也适用于经皮穿刺冠状血管成形术或动脉粥样化切除术，为防止病人突然发生冠状血管堵塞引起心肌急性缺血而做的辅助治疗。

【不良反应】

可能发生血小板减少，故给予本品前后应监测血小板。出血是最常见的不良反应。因此，有活动性出血或有出血倾向的患者禁用。其他不良反应包括低血压、恶心、呕吐、头痛、心动过缓、发热和血管功能障碍等。

【药物相互作用】

由于本药有抑制血小板凝集的作用，故在与其他影响凝血的药物合用时要谨慎，如溶血栓药、口服抗凝药、非甾体抗炎药及潘生丁等。也不能与低分子右旋糖配合用，易诱发出血。

第五节 抗贫血药

贫血是指循环血液中红细胞数或血红蛋白量低于正常。按照病因及发病机制的不同可分为缺铁性贫血、巨幼红细胞性贫血和再生障碍性贫血。后者是骨髓造血功能抑制所致，治疗比较困难。缺铁性贫血临床比较常见，由铁缺乏引起，可通过补充铁剂治疗，巨幼细胞性贫血可用补充叶酸和维生素 B_{12} 治疗。

铁剂

铁是人体必需的元素，人体每日所需至少 15mg 铁，主要有两个来源：一是外源性铁，从食物中即可获得；一个是内源性铁，由红细胞破坏后释放出来，每天约 25mg。当机体的摄入不足，或胃肠道吸收障碍，或慢性失血等都可影响血红蛋白的合成，引起贫血。

常用铁剂有硫酸亚铁（Ferrous Sulfate）、枸橼酸铁铵（Ferric Ammonium Citrate）和右旋糖酐铁（Iron Dextran）等。

【体内过程】

口服铁剂或食物中外源性铁都以亚铁 Fe^{2+} 形式在十二指肠和空肠上段吸收。胃酸、维生素 C、食物中果糖、半胱氨酸等有助于铁的还原，可促进吸收。胃酸缺乏以及食物中高磷、高钙、鞣酸等物质使铁沉淀，有碍吸收。四环素等与铁络合，也不利于吸收。食物中肉类的血红素中铁吸收最佳。蔬菜中铁吸收较差。一般食物中铁吸收率为 10%，成人每天需补充铁 1mg，所以食物中铁为 10 ~ 15mg 就能满足需要。

铁的吸收与体内贮存铁多少有关。吸收进入肠黏膜的铁根据机体需要或直接进入骨髓供造血使用，或与肠黏膜去铁蛋白结合以铁蛋白（ferritin）形式贮存其中。吸收入血浆的铁与转铁蛋白（transferrin）的 2 个铁结合位点形成复合物。胞浆膜上有转铁蛋白受体，该复合物与受体结合，通过受体调节的胞饮作用进入细胞，铁分离后，去铁的转铁蛋白被释出细胞外继续发挥作用。

铁的排泄主要通过肠黏膜细胞脱落以及胆汁、尿液、汗液而排除体外，每日约 1mg。

【药理作用】

铁是红细胞成熟阶段合成血红素必需物质。吸收到骨髓的铁，吸附在有核红细胞膜上并进入细胞内的线粒体，与原卟啉结合后所形成的血红素再与珠蛋白结合，即形成血红蛋白。

【临床应用】

治疗缺铁性贫血，如慢性失血性贫血（月经过多、痔疮出血、子宫肌瘤等）、营养不良、儿童生长发育、妊娠引起的贫血，疗效极佳。口服铁剂 1 周，血液中网织红细胞即可上升，10～14 天达高峰，2～4 周后血红蛋白明显增加，但达正常值常需 1～3 个月。为使体内铁贮存恢复正常，待血红蛋白正常后尚需减半量继续服药 2～3 个月。

硫酸亚铁吸收良好，价格也低，最常用。枸橼酸铁铵为三价铁，吸收差，但可制成糖浆供小儿应用。右旋糖酐铁供注射应用，仅限于少数严重贫血而又不能口服者应用。

【不良反应】

口服铁剂最常见的不良反应是胃肠道刺激症状，如恶心、腹痛、腹泻等。饭后服用可以减轻。也可引起便秘、黑便，因铁与肠腔中硫化氢结合，减少了硫化氢对肠壁的刺激作用。注射用铁剂可有局部刺激症状，如皮肤潮红、荨麻疹等变态反应。小儿误服 1g 以上铁剂可引起急性中毒，表现为头痛、坏死性胃肠炎、呕吐、腹痛、血性腹泻、休克、呼吸困难、甚至死亡。急救措施为以 1%～2% 的碳酸氢钠溶液洗胃，并以特殊解毒剂去铁胺（Deferoxamine）注入胃内以结合残存的铁。

叶酸类

叶酸（Folic Acid）又称蝶酰谷氨酸，是由蝶啶核、对氨基苯甲酸及谷氨酸 3 部分组成。广泛存在于动、植物性食品中。人体所需的叶酸只能直接从食物中摄取。

【体内过程】

正常机体每日最低需要叶酸 50μg，食物中每天有 50～200μg 叶酸在十二指肠和空肠上段吸收，妊娠妇女可增至 300～400μg。食物中叶酸多为聚谷氨酸形式，吸收前必须在肠黏膜经 α－L－谷胺酰转移酶（α－L－glutamyl transferase）水解成单谷氨酸形式，并经还原和甲基化形成 5－甲基四氢叶酸（5－CH_3H_4PteGlu）后才吸收入肝及血液，广泛分布于体内。叶酸及其代谢物主要经肾排泄，少部分由胆汁经粪便排泄，部分经重吸收形成肝肠循环。

【药理作用】

食物中叶酸和叶酸制剂进入体内后，在二氢叶酸还原酶的作用下，转化为四氢叶酸（H_4PteGlu），后者能与多种一碳单位结合成四氢叶酸类辅酶，传递一碳单位，参与体内多种生化代谢，包括：①嘌呤核苷酸的从头合成；②从尿嘧啶脱氧核苷酸（dUMP）合成胸嘧啶脱氧核苷酸（dTMP）；③促进某些氨基酸的互变（图 33－4，图 33－5）。当叶酸缺乏时，上述代谢障碍，DNA 合成受阻，细胞有丝分裂减少。由于对 RNA 和蛋白质合成影响较少，使血细胞 RNA∶DNA 比率增高，出现巨幼红细胞性贫血。消化道上皮增殖受抑制，出现舌炎和腹泻。

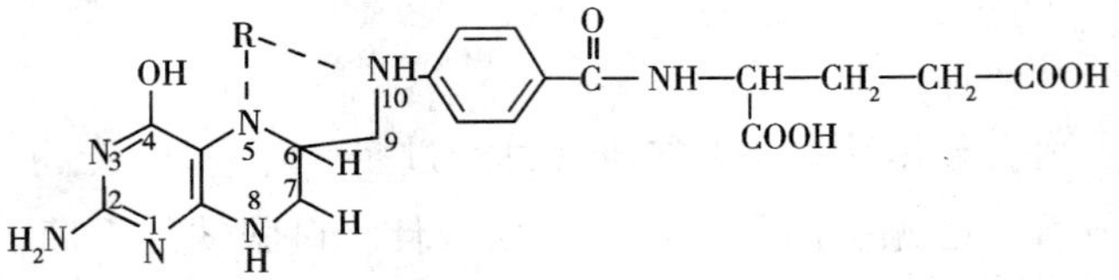

位置	R	四氢叶酸及其类似物名称
N^5	－H	H_4PteGlu（四氢叶酸）
N^5	$-CH_3$	5－CH_3H_4PteGlu（5－甲基四氢叶酸）
N^5	－CHO	5－$CHOH_4$PteGlu（5－甲酰四氢叶酸）
N^{10}	－CHO	10－$CHOH_4$PteGlu（10－甲酰四氢叶酸）
$N^{5,10}$	＝CH－	5，10－CHH_4PteGlu（5，10－甲炔四氢叶酸）
$N^{5,10}$	$-CH_2-$	5，10－CH_2H_4PteGlu（5，10－甲烯四氢叶酸）

图 33－4　四氢叶酸及其一碳单位取代物的结构和名称

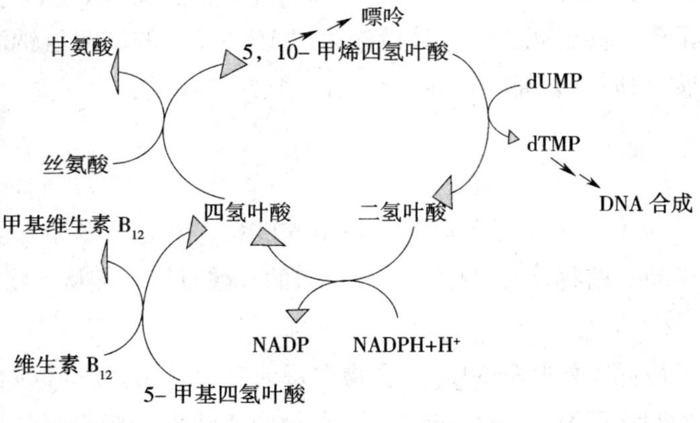

图 33－5　叶酸和维生素 B_{12} 的代谢及它们的相互关系

【临床应用】

用于各种原因所致巨幼红细胞性贫血的补充治疗。与维生素 B_{12} 合用效果更好。叶酸对抗剂甲氨蝶呤、乙胺嘧啶、甲氧苄氨嘧啶等所致巨幼红细胞性贫血，由于二氢叶酸还原酶的抑制，造成四氢叶酸生成障碍，故应用叶酸无效，需用甲酰四氢叶酸钙（Calciumleucovorin）治疗。此外，维生素 B_{12} 缺乏所致"恶性贫血"，大剂量叶酸治疗可纠正血常规，但不能改善神经症状。故治疗时以维生素 B_{12} 为主，辅以叶酸。

维生素 B_{12}

维生素 B_{12}（Vitamin B_{12}，钴胺素）为含钴的水溶性 B 族维生素，广泛存在于动物内脏、牛奶、蛋黄中。钴原子带有各种配体如—CN，—OH，$—CH_3$ 和 5′-脱氧腺苷基，因而有氰钴胺、羟钴胺、甲钴胺和 5′-脱氧腺苷钴胺等维生素 B_{12} 同类物。体内具有辅酶活性的维生素 B_{12} 为甲钴胺和 5′-脱氧腺苷钴胺。药用维生素 B_{12} 为氰钴胺素、羟钴胺素，性质稳定。

【体内过程】

口服维生素 B_{12} 必须与胃壁细胞分泌的糖蛋白即"内因子"结合才能免受胃液消化而进入空肠吸收。维生素 B_{12} 与蛋白解离，再与转钴胺素（transcoholamin II，TC II）结合贮存于血液中，转运至肝脏后，90% 的维生素 B_{12} 与转钴胺素 I 结合，贮存于肝内。主要从肠道排出，可形成肝肠循环。注射时大部分经肾排出。

胃黏膜萎缩致"内因子"缺乏可影响维生素 B_{12} 吸收，引起"恶性贫血"。正常人每天需要维生素 B_{12} 1μg，每天从食物中提供 2～3μg 即可满足需要。由于肝有大量贮存，食物中即使无维生素 B_{12}，也不易造成缺乏。

【药理作用】

维生素 B_{12} 为细胞分裂和维持神经组织髓鞘完整所必需。体内维生素 B_{12} 主要参与下列两种代谢过程：

（1）同型半胱氨酸甲基化成甲硫氨酸需有维生素 B_{12} 参与甲基的转移。该甲基是维生素 B_{12} 自 5-CH_3H_4PteGlu 得来，然后转给同型半胱氨酸，5-CH_3H_4PteGlu 则转变成 H_4PteGlu，促进四氢叶酸循环利用。故维生素 B_{12} 缺乏会引起叶酸缺乏症状，同时还可能导致同型半胱氨酸堆积，产生高同型半胱氨酸血症。

（2）甲基丙二酰辅酶 A 变为琥珀酰辅酶 A 而进入三羧酸循环，需有 5′-脱氧腺苷钴胺素参与。维生素 B_{12} 缺乏，甲基丙二酰辅酶 A 积聚，导致异常脂肪酸合成，影响正常神经髓鞘脂质合成，出现神经损害症状。

从以上代谢过程可知，对巨幼红细胞性贫血二药可以互相纠正，但神经症状必须用维生素 B_{12} 治疗。

【临床应用】

主要用于恶性贫血及巨幼红细胞性贫血。也可作为神经系统疾病（如神经炎、神经萎缩等）及肝脏疾病等的辅助治疗，或与叶酸联合使用治疗高同型半胱氨酸血症。

红细胞生成素

红细胞生成素（Erythropoietin，EPO）是由肾脏近曲小管管周细胞（peritubular

cells）产生的糖蛋白激素，分子量约34000。现临床应用为基因工程人工合成。EPO能刺激红系干细胞生成，促成红细胞成熟，使骨髓内网织红细胞和成熟红细胞释放入血。贫血、缺氧时红细胞生成素在肾脏的合成与分泌大量增加。但肾脏疾病、骨髓损伤或缺铁时，此合成增加机制即被破坏。

临床主要用于肾衰竭需施行血液透析的贫血患者，也可用于慢性肾功能不全、肿瘤化疗及艾滋病药物治疗等引起的贫血。不良反应有血压上升、癫痫发作、注射部位血栓形成以及流感样症状。

第六节　促进白细胞增生药

维生素B_4、鲨肝醇等已被作为升白细胞药应用多年，但疗效较差。基因重组及克隆技术则为集落刺激因子的生产和应用创造了条件。

粒细胞集落刺激因子

粒细胞集落刺激因子（granulocyte colony - sitmulating factor，G - CSF）是血管内皮细胞、单核细胞和成纤维细胞合成的糖蛋白。能促进中性粒细胞成熟；刺激成熟的粒细胞从骨髓释出；增强中性粒细胞趋化及吞噬功能。对巨噬细胞、巨核细胞影响很小。现用的G - CSF如非格司亭（Filgrastim）为基因重组产品。皮下注射5 ~ 10μg/kg，4 ~ 6h血药浓度达高峰；高于10μg/kg，血药浓度可维持16h。静静滴注（60μg/kg，20 ~ 30min滴完），$t_{1/2}$为0.75 ~ 7.2h。可用于肿瘤化疗、放疗引起的骨髓抑制，也用于自体骨髓移植。对再生障碍性贫血、骨髓再生不良也有应用。可升高中性粒细胞，减少感染发生率。患者耐受良好，略有轻度骨骼疼痛，长期静脉滴注可引起静脉炎。皮下注射可有局部反应。应在化疗药物应用前或后24h应用。

粒细胞/巨噬细胞集落刺激因子

粒细胞/巨噬细胞集落刺激因子（granulocyte - macrophage colony - stimulating factor，GM - CSF）在T淋巴细胞、单核细胞、成纤维细胞、血管内皮细胞均有合成。它与白介素3（interleukin 3）共同作用于多向干细胞和多向祖细胞等细胞分化较原始部位，因此可刺激粒细胞、单核细胞、巨噬细胞和巨核细胞等多种细胞的集落形成和增生。对红细胞增生也有间接影响。对成熟中性粒细胞可增加其吞噬功能和细胞毒性作用，但降低其能动性。临床应用的为基因重组产品，如莫拉司亭（Molgramostim）和沙格司亭（Sargramostim）。用于防治骨髓抑制疗法引起的白细胞减少症；也用于骨髓衰竭患者白细胞低下；预防白细胞减少引发的感染并发症，也可用于血小板减少症。不良反应有皮疹、发热、骨及肌肉疼痛。首次静脉滴注时可出现潮红、低血压、呼吸急促、呕吐等症状，应以吸氧及输液处理。

第七节 血容量扩充剂

大量失血或失血浆（如烧伤）可引起血容量降低，导致休克。迅速扩充血容量是抗休克的基本疗法。除全血和血浆外，也可应用人工合成的血容量扩充剂。血容量扩充剂的共同特点是能维持血液胶体渗透压；排泄较慢；无毒、无抗原性。目前最常用的是右旋糖酐。

右旋糖酐

右旋糖酐（Dextran）是高分子葡萄糖的聚合物，由于聚合的葡萄糖分子数目不同，可得不同分子量的产品。临床应用的有右旋糖酐70（中分子量，平均分子量为70000），右旋糖酐40（低分子量，平均分子量为40000）和右旋糖酐10（小分子量，平均分子量为10000）等。

【体内过程】

右旋糖酐70在血液中存留时间较久，24h约排出50%，作用维持12h。右旋糖酐10则仅维持3h。

【药理作用】

右旋糖酐分子量较大，可提高血浆胶体渗透压，从而扩充血容量，维持血压。作用强度与维持时间依中、低、小分子量而逐渐缩小。低分子和小分子右旋糖酐能抑制血小板和红细胞聚集，降低血液黏滞性，并对凝血因子Ⅱ有抑制作用，因而能防止血栓形成和改善微循环。小分子右旋糖酐是从肾脏排出，可以产生强大的渗透性利尿作用。

【临床应用】

各类右旋糖酐主要用于低血容量休克，包括急性失血、创伤和烧伤性休克。低分子右旋糖酐由于能改善微循环，抗休克效果好。低、小分子右旋糖酐也用于DIC，血栓形成性疾病，如脑血栓形成、心肌梗死、心绞痛、血管闭塞性脉管炎、视网膜动静脉血栓等。

【不良反应】

少数患者用药后出现皮肤过敏反应，极少数人可出现过敏性休克。故首次用药应严密观察5～10min，发现症状，立即停药，及时抢救。用量过大可因凝血因子被稀释和血小板功能受干扰而出现凝血障碍。血小板减少症、出血性疾病、心功能不全以及少尿的肾脏病人禁用。

小结 作用于血液及造血器官的药物包括抗凝血药、抗血小板药、纤维蛋白溶解药、促凝血药、抗贫血药、促进白细胞增生药及血容量扩充药。

生理情况下，血液在血管中正常运行，不凝固，有抗凝系统；损伤出血可止血，有促凝血系统。凝血是非常复杂的生化连锁反应，有十几个凝血因子。血小板、Ca^{2+}、因子Ⅹa、Ⅱa等是凝血的重要因子。抗凝血药通过影响这些重要因子治疗血栓栓塞性疾病，常见的代表药有肝素和香豆素类。促凝血药通过影响这些因子来治疗出血性疾病。常见的促凝血药有维生素K、凝血酶等。纤溶系统，其主要生理功能是限制血液中的凝块增大和从伤口愈合处移走纤维蛋白。用溶栓药激活纤溶系统，使血栓溶解，能有效地治疗血栓栓塞症。抗血小板药可抑制血小板黏附、聚集以及释放等功能，抑制血栓形成，从而用于治疗动脉粥样硬化、心肌梗死、心绞痛等疾病。

当机体循环血液中的红细胞数和血红蛋白量低于正常时称为贫血。针对不同的发病机制可给于铁剂、叶酸、维生素B_{12}等补充治疗。也可应用造血细胞生长因子来促进血细胞的生成。当机体大量失血造成的血容量降低时，可用血容量扩充药进行治疗，常见的有右旋糖酐。

思考题

1. 试比较肝素与香豆素类抗凝作用及特点。
2. 小剂量阿司匹林的抗血小板机制是什么？
3. 试述抗血小板药的分类及作用机制。

制剂与用法

肝素钠（Heparin Sodium）　静脉注射或静脉滴注，500～10 000U/次，稀释后用，1次/3～4h，总量为25000U/d，过敏体质者先试用1000U，如无反应，可用至足量。

依诺肝素（Enoxaparin）　注射剂，20～40mg/次，1次/d，皮下注射。用于血液透析，1mg/kg，从动脉导管中注入。

华法林（Warfarin Sodium）　片剂，首次6～20mg，以后每日2～8mg。

双香豆素（Dicoumarol）　片剂，0.1g/次，第一天2～3次/d，第二天1～2次/d，以后0.05～0.1g/d。

新抗凝（Acenocoumarol）　片剂，第一天16～28mg/次，第二天起2～10mg/次，1次/d。

阿司匹林（Aspirin）　片剂，75mg/次，1次/d。

盐酸噻氯匹定（Ticlopidine Hydrochloride）　片剂，250～500mg/次，1次/d，进餐时服。

链激酶（Streptokinase）　粉针剂，初始剂量，50万U溶于生理盐水或5%葡萄糖液中，静脉滴注，30min滴完。维持剂量，60万U/h静脉滴注。疗程一般24～72h。为防止过敏反应可给糖皮质激素。

尿激酶（Urokinase）　粉针剂，以注射用水 3 ~ 5ml 溶解后加于 10% 葡萄糖液20 ~ 40ml 静注，1.5 万 ~ 2 万 U/次，2 次/d，第 4 天起改为 1 万 ~ 2 万 U/次，1 次/d，一般 7 ~ 10 日。静脉滴注则先以负荷剂量 2000 ~ 4000U/30min，继以 2000 ~ 4000U/h，维持 12h。

组织纤溶酶原激活因子（t - PA）　粉针剂，首剂 10mg，静脉注射。以后第 1h50mg，第 2、3h 各 20mg 静脉滴注。

维生素 K_1（Vitamin K_1）　肌内注射或静脉注射，10mg/次，2 ~ 3 次/d。

维生素 K_3（Vitamin K_3）　肌内注射，4mg/次，2 ~ 3 次/d。

维生素 K_4（Vitamin K_4）　片剂，2 ~ 4mg/次，3 次/d。

硫酸亚铁（Ferrous Sulfate）　片剂，0.3 ~ 0.6g/次，3 次/d。

枸橼酸铁铵（Ferric Ammonium Citrate）　糖浆，1 ~ 2ml/（kg·d），分 3 次服。

右旋糖酐铁（Iron Dextran）　深部肌内注射，25 ~ 50mg/次，1 次/d。总剂量（mg）=（正常 Hb - 患者 Hb/100）× 血容量 × 3.5 × 1.5

叶酸（Folic Acid）　口服，5 ~ 10mg/次，3 次/d。肌内注射，15 ~ 30mg/次，1 次/d。

甲酰四氢叶酸钙（Calcium Leucovorin）　肌内注射，3 ~ 6mg/次，1 次/d。

维生素 B_{12}（Vitamin B_{12}）　肌内注射，50 ~ 500μg/次，1 ~ 2 次/d。

红细胞生成素（Erythropoietin）　注射剂，开始 50 ~ 100U/kg，皮下或静脉注射，3 次/周。2 周后视血细胞比容增减剂量。

生白能（Leucomax，GM - CSF）　干粉注射剂（300μg/支，含 3.33×10^6 单位），5 ~ 10μg/kg，每日一次皮下注射，于化疗停止一天后使用，连用 7 ~ 10 日。

右旋糖酐（Dextran）　6%，10%，12% 溶液，视病情选用，静脉滴注。

（刘　嫱　符　健）

第三十四章

肾上腺皮质激素类药物

肾上腺皮质激素类药物包括糖皮质激素类药和盐皮质激素类药，是人工合成品，它们的生物效应与体内分泌的同类激素基本相同。以氢化可的松为代表的糖皮质激素由肾上腺皮质分泌，它在体内产生的生物效应超过25种，调节之广泛，机制之复杂，临床应用之多是其他所有药物所不能达到的，但众多的效应都趋向于提高机体的应激功能是很明显的；由于糖皮质激素的生物效应广泛而复杂，因而它的临床应用也就广泛而复杂，副作用等不良反应也就广泛而复杂。

第一节　肾上腺皮质激素概述

两个肾上腺分别位于腹膜后的两个肾脏的上方，右肾上腺呈三角形，左肾上腺呈椭圆形或半月形，每一肾上腺重量约为4g。肾上腺分髓质和皮质两部分。髓质由嗜铬细胞组成，可合成释放肾上腺素及去甲肾上腺素，但以肾上腺素为主，均为儿茶酚胺类。肾上腺皮质组织所分泌的化学物质为甾体类（steroid，类固醇），均为环戊烷多氢菲（甾核）的衍生物。肾上腺皮质组织由外至内可分为三带：球状带、束状带及网状带。球状带较薄，其细胞主要分泌盐皮质激素（mineralocorticoids），有醛固酮和去氧皮质酮等，调节人体的水盐平衡；束状带最厚，其细胞分泌以皮质醇为主的糖皮质激素（glucocorticoids，GCs），有氢化可的松和可的松等，参与糖、脂肪及蛋白质代谢的调节；网状带与髓质相接，其细胞主要分泌性激素。通常所指的肾上腺皮质激素，不包括性激素。临床常用的皮质激素是指糖皮质激素。

【化学结构与构效关系】

肾上腺皮质激素共同的基本结构为甾核（图34－1）。构效关系非常密切：①C_3 的酮基、C_{20}的羰基及 C_{4-5}的双键是保持生理功能所必需；②糖皮质激素的 C_{17}上有－OH；C_{11}上有＝O 或－OH；③盐皮质激素的 C_{17}上无－OH；C_{11}上无＝O 或有 O 与 C_{18}相联；④C_{1-2}为双键以及 C_6 引入－CH_3 则抗炎作用增强、水盐代谢作用减弱；⑤C_9 引入－F，

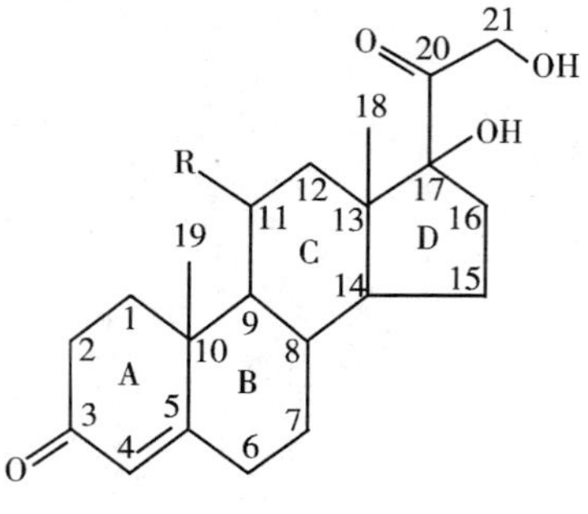

图34－1　甾核的基本结构图

C_{16}引入—CH_3 或 –OH 则抗炎作用更强、水盐代谢作用更弱。为了提高皮质激素的临床疗效，曾对它们的结构进行改造并获得多种新型药物。

第二节 糖皮质激素

【作用机制】

糖皮质激素（GCs）发挥作用的基本机制是基因效应：GCs 的大多数作用是通过与细胞浆中的糖皮质激素受体（GR）结合，经过复杂的信号转导，增加或减少靶基因的表达而实现。现已证明，GR 广泛分布于肝、肺、脑、骨、胃肠平滑肌、淋巴组织、胸腺、成纤维细胞等的靶细胞浆中，是由约 800 个氨基酸构成的直链多肽，存在 GR_{α} 和 GR_{β} 两种亚型。GR_{α} 活化后产生经典的激素效应，而 GR_{β} 不具备与激素结合的能力，作为 GR_{α} 拮抗体作用。细胞浆中的 GR（通常指 GR_{α}）与热休克蛋白 90（heat shock protein 90，HSP_{90}）、热休克蛋白 70（HSP_{70}）和亲免疫蛋白（immunophilin，IP）等结合而组成复合体，处于未被激活状态。一旦 GC 进入细胞与 GR 结合使 GR 构象发生改变，则 HSP 与 GR_{α} 分离，且 GR 发生磷酸化，转变为活性态。活化的 GC–GR 复合物快速地转位进入细胞核，在细胞核内与特异性 DNA 位点——即靶基因的启动子（promoter）序列的 GCs 反应元件（GRE）或负性 GCs 反应元件（nGRE）相结合，影响基因转录，相应地引起转录增加或减少，继而通过 mRNA 影响蛋白质合成，改变介质相关蛋白的水平，从而产生特定的生物效应。

糖皮质激素（GCs）发挥作用的另一重要机制是快速效应：主要包括非基因的受体介导效应和生化效应两类。其主要特点表现为起效迅速，对转录和蛋白质合成抑制剂不敏感。

【药理作用】

糖皮质激素（GCs）具有非常广泛而复杂的作用，且随着给药剂量的不断增加，各种效应（作用）随即也显现出来，并随着机体状况不同而有不同的显著表现。但主要作用可归纳成“五抗五提高”十大作用。

1. 抗炎症作用 炎症是由各种因素（如物理、化学、病原体、免疫等）引起组织变质、渗出、增生的病理反应。糖皮质激素不论对什么因素引起的，以什么性质（变质或渗出或增生）为主的，属在什么阶段（早期或中期或后期）的炎症，都具有强大的全面的非特异性的抗炎作用。

糖皮质激素通过改善微循环，提高血中糖、氨基酸和脂类等营养物质的供给；提高组织对细菌内毒素的耐受力，稳定细胞溶酶体膜，减轻炎症介质和免疫反应的损伤等，从而延缓（或消除）了受刺激部位组织细胞的变质（变性或坏死）；糖皮质激素通过抑制炎性介质的产生和释放而减弱了小及微动脉的扩张充血，抑制毛细血管通透性，抑制白细胞浸润及吞噬反应；也通过增高血管对儿茶酚胺的敏感性，增加血管张力，降低血管的通透性等，从而减轻了局部的血管扩张、渗出和水肿，从而减轻了局部的红肿热痛表现；糖皮质激素通过抑制毛细血管和纤维母细胞的增生及胶原蛋白的合成，延缓了肉芽组织的生成，从而抑制了炎症增生。

糖皮质激素抗炎的深入机制十分复杂，至今仍未完全阐明，可能是糖皮质激素通过在靶细胞内影响基因转录，改变介质相关蛋白的水平，进而对炎症细胞和分子产生影响而发挥抗炎作用。具体表现有：①诱生炎症抑制蛋白脂皮素1，从而使炎症介质减少；②抑制细胞因子及黏附分子的表达；③抑制诱生型NO合成酶和环氧化酶2，从而抑制一氧化氮（NO）生成。抗炎的几个主要环节如下：

（1）抑制炎症介质的产生及释放　前列腺素（PG）和白三烯（LT）是主要的炎症介质，PG能引起红、肿、热、痛等炎症反应，LT有较强的白细胞趋化作用与增强血管通透性作用；糖皮质激素通过增加脂皮素（1iopcortin）的合成而抑制PG及LT的生成，因为脂皮素可抑制磷脂酶A_2的活性，使细胞膜上的花生四烯酸释放减少，从而减少PG及LT的产生。黏附分子及趋化因子也是炎症反应的介质，在促进炎症细胞向炎症部位移行和浸润中起重要作用；糖皮质激素能抑制黏附分子及趋化因子的基因表达、减少其生成，从而抑制其作用。糖皮质激素还可通过诱导血管紧张素转化酶而降解缓激肽，产生抗炎作用。

（2）抑制细胞因子的产生　与炎症反应有关的细胞因子有白介素-1（interleukin-1，IL-1）、IL-2、IL-3、IL-4、IL-5、IL-6、IL-8、肿瘤坏死因子α（TNFα）、γ-干扰素（γ-IFN）及粒细胞-巨噬细胞集落刺激因子（GM-CSF）等。这些细胞因子能促进血管内皮细胞黏附白细胞进而使后者从血管内渗出到炎症部位，并能使内皮细胞、中性粒细胞及巨噬细胞活化，还能使血管通透性增加，刺激成纤维细胞增生及淋巴细胞增生与分化。因此，其在慢性炎症过程中起着重要作用，能决定炎症的性质和持续时间。糖皮质激素能抑制上述细胞因子基因的转录，使其产生减少，从而抑制细胞因子介导的炎症过程。此外，糖皮质激素还可通过抑制IL-2受体的合成，或通过逆转活化转录因子活化蛋白-1（AP-1）的活化调节，而对抗致炎细胞因子的效应。

（3）抑制一氧化氮（NO）生成　一氧化氮合酶（NOS）可被许多细胞因子诱导，使NO生成增多而增加炎症部位的血浆渗出、水肿形成及组织损伤，加重炎症症状。糖皮质激素通过抑制NOS的基因表达，使NO生成减少而发挥抗炎作用。

（4）降低炎症的血管反应　糖皮质激素能增高血管对儿茶酚胺的敏感性，增加血管张力，降低血管的通透性。还可诱导生成血管皮素（vasocortin），由于血管皮素能抑制组胺、缓激肽等引起的血管通透性增加，故糖皮质激素具有抑制炎症反应中血管舒张的作用。

2. 抗免疫作用　糖皮质激素对非特异性固有免疫一般无影响，主要是对特异获得性免疫及其超敏反应（俗称变态反应或过敏反应）有某种程度的抑制作用。

糖皮质激素能干扰淋巴组织在抗原作用下的分化和扩增，以及阻断致敏T淋巴细胞所诱发的单核细胞和巨噬细胞的募集，从而抑制皮肤迟发型超敏反应和组织器官移植的排异反应。可通过：①诱导淋巴细胞DNA降解；②影响淋巴细胞的物质代谢；③诱导淋巴细胞凋亡；④抑制核转录因子NF-κB活性。但是糖皮质激素不能使正常人淋巴细胞溶解，也不能使免疫球蛋白合成或补体代谢明显下降，更不能抑制特异性抗体的合成，对速发型超敏反应尤其早期相一般作用不明显，所以糖皮质激素抑制免疫作用的范围和程度是有限的。

3. 抗内毒素作用 糖皮质激素提高机体对细菌内毒素的耐受力，降低内毒素对机体的损害，使机体在遭受内毒素的强烈刺激下，可避免重要机能活动紊乱，从而保持各种重要生命体征的平稳状态。动物在给予糖皮质激素后，能够耐受致死量500倍的内毒素而存活。但糖皮质激素不能中和、破坏内毒素，对细菌外毒素亦无作用。

4. 抗发热作用 糖皮质激素对各种原因引起的发热都具有强大的退热作用，而不会使正常体温下降，尤其对严重的中毒型感染及晚期癌肿的发热，常具有迅速而良好的退热作用。糖皮质激素在多个环节抑制发热作用：在发热激活物阶段，通过稳定溶酶体膜减少病原体中激活物的释放、抗内毒素及减少组织坏死等；在内生致热原阶段，通过抑制白介素-6（IL-6）、肿瘤坏死因子（TNF）及巨噬细胞炎症蛋白（MIP-1）等的产生和释放；在体温调节中枢调定点的调高发热物质阶段，通过抑制PGE_2的产生和释放，等等。

5. 抗休克作用 对各种类型休克，较大剂量糖皮质激素都能使之不同程度地缓解和改善，提高机体的耐受力，达到较好的抗休克效果。

休克是由于组织血流灌流不足而引起全身性危重病理综合征，糖皮质激素的抗休克作用其实也是综合性的：①提高了血浆中的葡萄糖、氨基酸和脂类的含量，这样不但保障了休克时重要组织器官（如中枢神经、心脏、肾等）的能量物质供给，从而维持了重要组织器官机能的运转，进而提高了抗休克的能力，也为在休克时受损伤的组织提供修复的营养物质，加速了修复；②提高中枢神经的兴奋性（休克时中枢神经兴奋性低下，如神志淡漠、反应迟钝等表现），可提高神经元的传导能力及神经元间信息传递的能力，从而提高了休克状态下中枢神经的调节能力；③提高了血管的正常机能，如降低了血管对某些缩血管物质的敏感性，避免了血管痉挛（感染性休克等），改善了微循环；也增强了心血管对儿茶酚胺的敏感性，提高血管的正常张力，避免血管的松弛（如过敏性休克等），同时又增强心肌收缩能力、促进房室传导，从而提高了有效血液循环；④稳定溶酶体膜，减少心肌抑制因子（myocardial depressant factor，MDF）的形成；⑤抑制某些炎性因子的产生，减轻全身炎症反应综合征及组织损伤，使微循环血流动力学恢复正常，改善休克状态；⑥提高机体对细菌内毒素的耐受力；等等。

6. 提高血浆“三大营养物质”作用 指升高血浆中葡萄糖、氨基酸和脂类的含量，而且随糖皮质激素用药剂量增加而升高，大剂量甚至可出现糖尿病的毒性反应。

在机体缺乏 GCs 时（如皮质功能不全），小剂量 GCs 可调节葡萄糖、氨基酸、脂类等物质的正常代谢，在机体处于应激状态时（如中毒、感染、创伤、休克、大出血等等），大剂量 GCs 可相应提高了血浆中的葡萄糖、氨基酸、脂类的含量，从而保障了重要组织器官的能量物质供给，维持重要组织器官的机能运转，也为受损伤的组织提供修复的营养物质。而若长期大剂量使用可产生不良反应。

（1）升高血浆葡萄糖　糖皮质激素通过促进糖异生，抑制脂肪及肌肉摄取葡萄糖，使血浆葡萄糖浓度升高。大剂量使用糖皮质激素还可使血浆葡萄糖过高，甚至产生类似糖尿症，但停药后可消失。

（2）升高血浆氨基酸　糖皮质激素主要通过促使肌肉，以及皮肤、骨骼、淋巴等组织的蛋白质分解生成氨基酸进入血浆。若长期大剂量使用糖皮质激素，由于长期的蛋白质分解可造成肌肉萎缩和无力、皮肤变薄、骨质疏松变脆（易骨折）、淋巴组织萎缩和生长迟缓（应激状态和大剂量糖皮质激素抑制生长激素分泌）。

（3）升高血浆脂类　通过促四肢脂肪分解，使血浆游离脂肪酸升高和血浆胆固醇升高。若大剂量长期使用糖皮质激素，可出现类皮质功能亢进综合征，而长期升高的血浆脂类可堆积于不分解脂肪的头面和躯干部，形成所谓的“向心性肥胖”。

7. 提高血红蛋白及凝血因子作用　①促进骨髓造血功能，使红细胞和血红蛋白的含量增高，促使贫血恢复正常，提高运输氧的能力；②大剂量可使骨髓生成血小板增多，并促进肝脏合成纤维蛋白原释放进入血流，提高血浆纤维蛋白原浓度，缩短凝血时间，恢复正常凝血机能；③也可促使中性粒细胞数增多，但却降低其游走、吞噬、消化及糖酵解等功能，因而减弱其对炎症区的浸润与吞噬活动；④可使淋巴细胞性白血病的淋巴细胞溶解，使淋巴组织萎缩，血中淋巴细胞减少。也可使正常人淋巴细胞进入血流中减少，但是糖皮质激素不能使正常人淋巴细胞溶解；⑤使血中嗜酸性粒细胞、嗜碱性粒细胞减少。

8. 提高心－血管功能作用　增强心肌收缩能力、促进房室传导，及增强血管正常张力。糖皮质激素①通过提高心脏血管对儿茶酚胺及血管紧张素Ⅱ（ATⅡ）的敏感性、提高心肌收缩力，促进房室传导，尤其在应激状态时还稳定溶酶体膜，减少心肌抑制因子的形成；②通过提高血管对儿茶酚胺及血管紧张素Ⅱ（ATⅡ）的敏感性，提高了血管的正常张力，避免血管病理性松弛；糖皮质激素也降低了血管对某些缩血管物质的敏感性，避免了血管病理性痉挛。

9. 提高中枢兴奋性作用　能提高中枢神经系统的兴奋性，加速神经元的传导及神经元间信息的传递，可使精神兴奋、欣快、激动、失眠等，可诱发原有中枢兴奋异常的焦虑、躁狂、精神失常；诱发原有癫痫发作；大剂量可致儿童惊厥。

10. 提高胃酸、胃蛋白酶作用　糖皮质激素提高食欲，增加胃酸及胃蛋白酶的分泌，促进消化吸收，增加营养物质进入血液；长期超生理剂量应用糖皮质激素类药物，可诱发或加重消化性溃疡。

【临床应用】

1. 严重状态的应激辅助治疗 应激就是机体在受到内外环境变化的刺激时，提高机体的适应能力。糖皮质激素通过“五抗”起着消除刺激的作用，通过“五提高”起着提高适应能力的作用。由于机体生命活动总是处在不断变化的内外环境中，因此当被切除了双侧肾上腺皮质的动物，由于丧失了提高应激功能的重要激素，动物在数天内必死无疑。如果被切除了双侧肾上腺皮质的动物，通过体外补充糖皮质激素，动物就能长期存活。由于糖皮质激素有着良好的提高应激功能作用，所以在如严重创伤、大面积烧伤、严重缺氧、大出血、疼痛、惊恐、急性一氧化碳中毒、甲状腺危象、严重感染、严重炎症及严重超敏反应等情况下，应用糖皮质激素辅助治疗，可缓解严重状态，辅助机体度过危险期。

2. 抗休克的辅助治疗 对不同病因不同类型的休克在相应的治疗措施基础上，联合应用糖皮质激素的超大剂量短期疗法，通常可获较好效果。

3. 缓解严重急性感染状态的治疗 在如中毒型菌痢、暴发性流脑、感染中毒性肺炎、重症伤寒、猩红热、败血症、急性粟粒型肺结核、重症钩端螺旋体病、重症病毒传染性肝炎、重度流行性出血热、乙型脑炎、流行性腮腺炎、麻疹、疟疾并发黑尿热、急性血吸虫病等的严重感染状态时，使用大剂量糖皮质激素可迅速缓解严重感染状态，避免心、脑等重要器官的严重损害，避免病情恶化，辅助机体度过危险期，这是需要的治疗措施。但由于糖皮质激素不但无杀灭无抑制病原体生长繁殖的作用，而且还一定程度抑制了机体的免疫功能，因而可能导致感染的加重和扩散。所以宜在有效、足量的抗病原体药物治疗前提下，宜短时间内使用糖皮质激素（在强烈病原刺激下，短时间 GCs 影响免疫不明显）。在不严重的一般感染不宜使用糖皮质激素，在目前缺乏有效杀灭病毒药物情况下，不严重的病毒感染（如带状疱疹）尤其不宜使用。

4. 急性炎症的治疗 无论是感染性还是非感染性炎症，糖皮质激素都具有强大而全面的消炎作用，能对抗各种原因如感染、物理、化学、生理、免疫等所引起的炎症性变质、渗出、增生，能够缓解由炎症造成的全身症状和器官局部损害。糖皮质激素对如类风湿性关节炎、急性痛风性关节炎、急性风湿炎、蛇毒伤口局部组织坏死炎症、生石灰（氢氧化钙）烧伤呼吸道炎症、非感染性肝炎、血管炎病（如结节性动脉周围炎）、急进性肾炎、各种感染性炎症等，都能获得较好的消炎效果。

5. 防止炎症后遗症的治疗 糖皮质激素能够良好地抑制炎性渗出和抑制纤维组织增生性炎症，从而抑制粘连及瘢痕的形成。如结核性脑膜炎、脑炎、心包炎、风湿性心瓣膜炎、胸膜炎、腹膜炎、损伤性关节炎、睾丸炎及烧伤后瘢痕炎症组织先增生后挛缩等，早期应用糖皮质激素，可防止后遗症发生。对于虹膜炎、角膜炎、视网膜炎和视神经炎等非特异性眼炎，应用后也可迅速消炎止痛、防止角膜混浊及瘢痕粘连的发生。

6. 免疫性疾病的治疗 糖皮质激素对 4 种类型的超敏反应都具有良好的抑制作用。

（1）过敏性疾病（多属于Ⅰ型——速发型超敏反应） 如荨麻疹、过敏性鼻炎、支气管哮喘、血管神经性水肿和过敏性休克等，主要应用肾上腺素受体激动药和抗组胺药物治疗。对严重病例或其他药物无效时，可应用糖皮质激素作辅助治疗。

（2）自身免疫性疾病（多属于Ⅱ型——细胞毒型或细胞溶解型超敏反应和Ⅲ型——免疫复合型或血管炎型超敏反应） 如自身免疫性贫血、药物性溶血性贫血、粒细胞减少症、血小板减少性紫癜、甲状腺功能亢进、重症肌无力；类风湿、严重风湿热、系统性红斑狼疮、肾病综合征；剥脱性皮炎（Ⅳ型——迟发型超敏反应），等等，应用糖皮质激素后可缓解症状。对多发性皮肌炎，GCs 为首选药。不宜单用，一般采用综合疗法，以免引起不良反应。

（3）器官移植排斥反应 若与免疫抑制剂如环孢霉素 A 等合用，疗效更好，并可减少两药的剂量。

7. 某些血液病的治疗 用于急性淋巴细胞性白血病、粒细胞减少症、再生障碍性贫血、血小板减少症和过敏性紫癜等均有一定疗效。

8. 替代（补充）疗法 适用于急性或慢性皮质功能减退（也包括皮质次全切除、腺垂体功能减退、肾上腺危象）。

9. 脑水肿的利尿治疗 急性脑水肿在应用利尿药无效时，因糖皮质激素能提高肾小球滤过率和拮抗抗利尿激素作用，当加用糖皮质激素后可获得利尿和减轻脑水肿的效果。

10. 局部用药治疗 局部用药对接触性皮炎、湿疹、肛门瘙痒、牛皮癣及眼前部炎症等有疗效。肌肉韧带或关节劳损，可将醋酸氢化可的松加 1% 普鲁卡因注射液注入韧带压痛点或关节腔内，消炎止痛。吸入缓解哮喘。

【不良反应】

不良反应多数是由于长期大剂量应用引起。

1. 中枢神经兴奋性增高 可致精神兴奋、失眠；可诱发精神失常，可诱发癫痫发作；大剂量可致小儿惊厥。

2. 诱发或加重感染 由于糖皮质激素抑制了机体的免疫机能会使原有感染加重，也可使体内潜伏感染显现，也更容易患新的感染，而且由于抗发热抗炎抗免疫，可在无任何感染体征中感染在隐蔽中加重。

3. 诱发或加重消化性溃疡 由于糖皮质激素促进胃酸和胃蛋白酶分泌，减少胃黏液分泌，对抗纤维组织增生，减慢了黏膜溃疡的修复，故可诱发或加剧原有溃疡，甚至引起出血或穿孔的危险。由于糖皮质激素具有提高应激和欣快作用，所以往往是无痛性溃疡，甚至出血或穿孔。

4. 愈合迟缓 创口愈合的快速依赖于炎症肉芽组织的增生，糖皮质激素抑制了毛细血管和纤维母细胞的增生及胶原蛋白的合成，延缓了肉芽组织的生成，可造成创口的愈合迟缓。

5. 骨质疏松、肌肉萎缩 糖皮质激素促进骨骼及肌肉蛋白分解，可造成骨质疏松和肌肉萎缩。并减少肠对钙吸收和促进肾尿排钙，同时由于抑制生长激素分泌从而抑制成骨细胞分裂和功能，因而易发生骨折，甚至自发性骨折，严重者可患无菌性骨关节坏死，尤其绝经期妇女易发生。

6. 生长迟缓　糖皮质激素抑制生长激素分泌，又促进蛋白质分解，儿童长期大剂量可造成生长迟缓。

7. 类皮质功能亢进综合征　向心性肥胖、血糖过高甚至出现糖尿；高血脂、高胆固醇、高血糖而促进动脉硬化；具有较弱的盐皮质激素样保钠排钾作用，长期用药可致轻度水钠潴留、高血压等。一般无需特殊处理，停药后症状和体征逐渐消退，必要时采取对症治疗。

8. 诱发眼病　长期局部使用糖皮质激素可致感染、角膜溃疡及眼内压升高，严重者可诱发青光眼；可并发白内障等。

9. 禁忌证　曾患或现患严重精神病及癫痫，活动性消化性溃疡病，新近胃肠吻合术，骨折，创伤修复期，角膜溃疡，肾上腺皮质功能亢进症，严重高血压、糖尿病，妊娠，抗菌药不能控制的感染如麻疹、水痘、霉菌感染等。当适应证与禁忌证同时并存时，应全面分析，权衡利弊，慎重决定。一般说，病情危重的适应证，虽有禁忌证存在，仍不得不用，待危急情况过去后，尽早停药或减量。尽管糖皮质激素是联合治疗重度重症肌无力的药物，但在未用新斯的明提高肌力前使用糖皮质激素，可致呼吸肌无力而使呼吸停止。

10. 停药反应

（1）药源性肾上腺皮质功能不全　长期超生理量应用糖皮质激素，尤其是连日给药的患者，体内糖皮质激素超过正常水平，通过负反馈作用，使下丘脑－垂体－肾上腺皮质系统抑制，腺垂体促肾上腺皮质激素（adreno－corticotropic hormone，ACTH）分泌减少，可致内源性肾上腺皮质激素分泌功能减退，严重的可致肾上腺皮质萎缩（图34－2）。肾上腺皮质功能恢复的时间与用药剂量、用药期限和个体差异有关。停用激素后垂体分泌ACTH的功能需经3～5个月才恢复。肾上腺皮质对ACTH起反应功能的恢复约需6～9个月或更久。当外源性糖皮质激素减量过快或突然停药时，遇到如感染、创伤、出血、手术等刺激，由于内源性肾上腺皮质激素不能立即分泌补足，机体应激能力较低下，可能出现肾上腺皮质功能不全或肾上腺危象，表现为食欲减退、恶心、呕吐、肌无力、低血糖、低血压、休克等。少数人在较小的内外环境变化刺激时，也会出现皮质功能不全或肾上腺危象，这时须及时抢救。

防治措施：停药须经缓慢的减量过程，不可骤然停药；停用糖皮质激素后应连续应用ACTH 7天左右；在停药1～2年内如遇应激情况，如感染、出血、手术等，应及时给予足量的糖皮质激素。

（2）反跳现象及撤药综合征　指长期用药因减量太快或突然停药所致原有疾病复发或加重的现象，称为反跳现象。是患者对糖皮质激素产生依赖性或病情未完全控制所致，常需加大剂量再行治疗，待症状缓解后再缓慢减量直至停药。长期用药减量太快或突然停药时，有些患者出现一些原来疾病没有的症状如疲乏无力、发热、关节肌肉酸痛、肌僵直、情绪低沉、不思饮食、甚至恶心、呕吐等，称为撤药综合征。

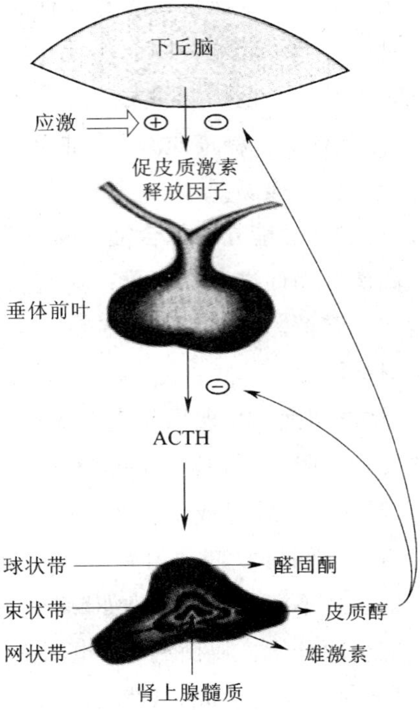

注："+"表示促进；"-"表示反馈性抑制

图34-2 糖皮质激素分泌的调节与反馈示意图

【体内过程】

1. 吸收与分布 糖皮质激素脂溶性大，口服、注射均吸收迅速、完全。可的松或氢化可的松口服后1~2h血药浓度达峰值，作用持续8~12h。氢化可的松在血浆中80%与皮质激素转运蛋白（CBG）结合，10%与白蛋白结合，游离型约占10%；人工合成品与CBG的结合较少（约70%），因而作用较强。

2. 代谢与排泄 主要在肝代谢，由尿排出。可的松、泼尼松等C_{11}上的氧必须在肝脏加氢还原为羟基才有效，因此对严重肝功能不全者，应使用C_{11}有羟基的氢化可的松、泼尼松龙等。肝、肾功能不全时，可使糖皮质激素$t_{1/2}$延长；甲状腺功能亢进、妊娠或口服避孕药时，肝代谢加速，使$t_{1/2}$缩短。与肝药酶诱导剂如苯巴比妥、苯妥英钠合用时，需增加糖皮质激素的用量。

常用糖皮质激素类药物比较，见表34-1。

表34-1 常用糖皮质激素类药物的比较

类别	药物	对受体的亲和力	水盐代谢（比值）	糖代谢（比值）	抗炎（比值）	等效剂量（mg）	$t_{1/2}$（h）	半效期（h）
短效类	氢化可的松（Hydrocortisone）	1	1.0	1.0	1.0	20	1.5	8~12
	可的松（Cortisone）	0.01	0.8	0.8	0.8	25	1.5	8~12
中效类	泼尼松（Prednisone）	0.05	0.6	3.5	3.5	5	>3.3	12~36
	泼尼松龙（Prednisolone）	2.2	0.6	4.0	4.0	5	>3.33	12.36

续表

类别	药物	对受体的亲和力	水盐代谢（比值）	糖代谢（比值）	抗炎（比值）	等效剂量（mg）	$t_{1/2}$（h）	半效期（h）
中效类	甲泼尼龙（Methylprednisolone）	11.9	0.5	5.0	5.0	4	>3.33	12~36
	曲安西龙（Triamcinolone）	1.9	0	5.0	5.0	4	>3.33	12.36
长效类	地塞米松（Dexamethasone）	7.1	0	30	30	0.75	>5.0	36~54
	倍他米松（Betametasone）	5.4	0	30~35	25~35	0.60	>5.0	36~54
外用类	氟氢可的松（Fludrocortisone）	3.5	125	–	12	–	–	–
	氟轻松（Fluocinolone）	1	–	–	40	–	–	–

注：受试对象为胎儿肺细胞。

【用法与疗程】

1. 大剂量冲击疗法 适用于急性、重度、危及生命的疾病的抢救，如严重中毒性感染及中毒性休克。常用氢化可的松静脉给药，首剂200~300mg，一日量可超过1g，以后逐渐减量，疗程通常不超过3天。例如，①治疗休克可用超大剂量，每次静脉注射1g，每日4~6次；②于器官移植后、难治性肾病综合征、全身性红斑狼疮危象，可采用“脉冲疗法”，即每日一次静脉注射氢化可的松3g，3日一个疗程；③抑制器官移植急性排斥危象时，可采用氢化可的松静脉给药，3天序贯用量为3g、2g和1g，必要时加用环磷酰胺，常可迅速见效。大剂量应用时宜并用氢氧化铝凝胶等以防止急性消化道出血。

2. 一般剂量长期疗法 多用于结缔组织病、肾病综合征、顽固性支气管哮喘、中心性视网膜炎、淋巴细胞性白血病等。常用泼尼松口服，开始每日10~30mg，一日3次，获得临床疗效后，逐渐减量，每3~5天减量1次，每次按20%左右递减，直到合适的最小维持量。疗程约为6~12月。

最小维持量应比生理上分泌的GCs量稍高，按泼尼松计算，生理量应为7.5mg（相当于氢化可的松37.5mg）。维持量用法有两种：①每日晨给药法：即每晨7~8时1次给药，用短时间作用的GCs，如可的松、氢化可的松等。②隔晨给药法：即每隔一日，早晨7~8时给药1次。皮质激素的分泌具有昼夜节律性，每日上午8~10时为分泌高峰，随后逐渐下降，午夜12时为低潮，这是由ACTH昼夜节律所引起。临床用药可随这种节律进行，即长期疗法中对某些慢性病采用隔日一次给药法，将一日或两日的总药量在隔日早晨一次给予，此时正值皮质激素正常分泌高峰，对肾上腺皮质功能的抑制性影响较小。此法应当用中效的GCs如泼尼松、泼尼松龙，而不用长效的GCs，以免引起对下丘脑－垂体－肾上腺轴的抑制。

在长时间使用GCs治疗过程中，遇下列情况之一者，应撤去或停用GCs：①维持量已减至正常基础需要量（如泼尼松每日5～7.5mg），且经长期观察，病情确已稳定不再活动者；②伴有严重不良反应或并发症，难以继续用药者；③治疗效果差，不宜再用GCs，需改药者。

3. 小剂量替代（补充）疗法 适用于治疗急、慢性肾上腺皮质功能不全症（包括肾上腺危象、阿狄森病）、肾上腺次全切除术后及脑垂体前叶（腺垂体）功能减退。一般维持量，可的松每日12.5～25mg，或氢化可的松每日10～20mg。一般选用氢化可的松，每日10～20mg，早晨给全日量的2/3，中午给全日量的1/3。需长期应用，必要时加用盐皮质激素。

4. 隔日疗法 根据糖皮质激素分泌的昼夜节律，隔日清晨顿服两日总量，此时给予较大剂量糖皮质激素恰好处在体内正常分泌的高峰，故对肾上腺皮质功能的抑制较小。适用于按常规疗法使疾病急性期得以控制后的长期维持治疗，是安全有效的给药方法。本疗法以用泼尼松、泼尼松龙等中效制剂较好。

5. 局部用药 用于治疗皮肤病及眼前部炎症如结膜炎、虹膜炎等，宜选用氢化可的松、氟轻松及泼尼松龙等。

第三节 盐皮质激素类药

盐皮质激素类（mineralocorticoids）主要有醛固酮（Aldosterone）和去氧皮质酮（Desoxycorticosterone）两种，因其对水、盐代谢有较强的作用，而对糖代谢的作用很弱而得此名。醛固酮主要促进远曲小管中Na^+、Cl^-的重吸收和K^+、H^+的排出，其中潴Na^+的作用是原发的。此外，醛固酮对唾液腺、汗腺、肌肉和胃肠道黏膜细胞也同样有潴Na^+、排K^+的作用。故醛固酮分泌过多可使唾液、汗液和粪中Na^+降低而K^+增高。醛固酮潴钠排钾机制是：通过与肾远曲小管上皮细胞内特殊受体相结合，转位进入细胞核，作用于染色质DNA，引起某种特异mRNA的合成，生成一类醛固酮诱导蛋白质（aldosterone induced protein，AIP），使上皮钠通道（epithelial sodium channel，ENaC）活性增强，表现为ENaC开放频率及开放数目增加，从而促进肾小管细胞膜对Na^+的重吸收。去氧皮质酮在机体内分泌量微，具有与醛固酮相似的潴钠排钾作用。但对糖代谢几无影响。

临床上，去氧皮质酮与GCs（如可的松或氢化可的松）合用作为替代疗法，治疗慢性肾上腺皮质功能减退症，以纠正病人失钠、失水和钾潴留等，从而恢复水和电解质的平衡。替代疗法的同时，须每日补充食盐6～10g。如伴有其他疾病如活动性结核病者，尚需积极进行抗结核等原发疾病的治疗。

第四节　促皮质素与皮质激素抑制药

一、促皮质素

促皮质素（corticotrophin，ACTH，促肾上腺皮质激素）是在下丘脑分泌的促皮质素释放激素（CRH）作用下，由腺垂体合成、分泌的激素。ACTH 正常分泌具有昼夜节律，早晨 8 时最高，血中浓度可达 22pg/ml；晚上 22 ~ 24 时最低，血中浓度仅为 9.6pg/ml。ACTH 的生理意义在于促进糖皮质激素的合成与分泌，糖皮质激素也可对 CRH、ACTH 产生负反馈调节作用。药用 ACTH 是从家畜腺垂体提取的多肽制剂，口服无效，需注射给药，$t_{1/2}$约为 15min。临床可用于诊断腺垂体 - 肾上腺皮质轴功能及防止长期应用糖皮质激素患者发生皮质萎缩和功能不全。但易引起过敏反应，应予注意。

二、皮质激素抑制药

美替拉酮

美替拉酮（Metyrapone，甲吡酮）能抑制 11β - 羟化反应，干扰 11 - 去氧皮质酮转化为皮质酮，抑制 11 - 去氧氢化可的松转化为氢化可的松，而降低它们的血浆水平。临床用于治疗肾上腺皮质肿瘤和产生 ACTH 的肿瘤所引起的氢化可的松过多症；还可用于垂体释放 ACTH 功能试验。可引起消化道反应、眩晕等不良反应。

米托坦

米托坦（Mitotane）能选择性作用于肾上腺皮质束状带和网状带，使细胞呈局灶性退行性变、萎缩与坏死，但不影响球状带，故不影响醛固酮分泌。对碳链裂解酶系、11β - 羟化酶和 21 - 羟化酶均有较强抑制作用，抑制皮质激素生物合成的多个环节。还能诱导肝细胞合成参与甾体类激素代谢的某些酶类，加速甾体分解。主要用于治疗不宜手术切除的皮质癌、皮质功能亢进而诱发的库欣综合征，也可作为皮质癌切除后的辅助治疗。主要不良反应有恶心、呕吐、厌食（发生率 80%）、嗜睡（发生率 34%）、皮炎（发生率 20%），此外还有头痛、眩晕、乏力、精神错乱、肌肉震颤等。过量可引起肾上腺皮质功能不全。

氨鲁米特

氨鲁米特（Aminoglutethimide，氨基苯哌啶酮）能抑制胆固醇转变成 20α - 羟胆固醇，而阻断类胆固醇生物合成的第一个反应，从而对氢化可的松和醛固酮的合成产生抑制作用。能有效减少肾上腺肿瘤和 ACTH 过度分泌时氢化可的松的增多。它也能与美替拉酮合用，治疗由垂体所致 ACTH 过度分泌诱发的柯兴综合征。

小结 尽管糖皮质激素的生物效应广泛而复杂，但大都趋向于提高机体的应激功能，因而在机体应激状态时（除非禁忌证）大都可作为辅助治疗，如在非激状态下的长期大量使用便转为不良反应；尽管糖皮质激素的作用（效应）、用途（临床应用）和不良反应广泛而复杂，但归结起来主要是“10 大作用、10 大用途、10 大不良反应”。

“10 大作用”：抗炎症作用、抗免疫作用、抗内毒素作用、抗发热作用、抗休克作用、提高血浆“三大营养物质”作用、提高血红蛋白及凝血因子作用、提高心－血管功能作用、提高中枢兴奋性作用、提高胃酸胃蛋白酶作用。

“10 大用途”：严重状态的应激辅助治疗、抗休克的辅助治疗、缓解严重急性感染状态的治疗、急性炎症的治疗、防止炎症后遗症的治疗、免疫性疾病的治疗、某些血液病的治疗、脑水肿的利尿治疗、局部用药治疗。

“10 大不良反应”：中枢神经兴奋性增高、诱发或加重感染、诱发或加重消化性溃疡、愈合迟缓、骨质疏松和肌肉萎缩、生长迟缓、类皮质功能亢进综合征、诱发眼病、禁忌证、停药反应。

思考题

1. 糖皮质激素的药理作用、临床应用和不良反应的相互联系。
2. 长期应用糖皮质激素主要有哪些不良反应？禁忌证是什么？
3. 严重感染的患者能否使用糖皮质激素？如果目前尚无有效化疗该病原体药，糖皮质激素是否还能使用？
4. 长期应用糖皮质激素后如何正确停药？
5. 隔日疗法的依据是什么？

制剂与用法

醋酸可的松（Cortisone Acetate） 替代（补充）疗法：口服，12.5～37.5mg/d，分 2 次；药理治疗：口服，开始 75～300mg/d，分 3～4 次，维持量 25～50mg/d。肌内注射，25～125mg/次，2～3 次/d。

氢化可的松（Hydrocortisone，Cortisol） 替代（补充）疗法：口服，20～30mg/d，分 2 次；药理治疗：口服，开始 60～120mg/d，分 3～4 次。维持量 20～40mg/d。静脉滴注，100～200mg/次或更多，1～2 次/d，临用时以等渗氯化钠注射液或 5% 葡萄糖注射液 500ml 稀释。0.5%～2.5% 软膏外用。

氢化可的松琥珀酸钠酯（Hydrocortisone Sodium Succinate） 肌内或静脉注射。135mg 相当于氢化可的松 100mg。

泼尼松（Prednisone）　一般开始剂量，5～15mg/次，3～4次/d，维持量5～10mg。

泼尼松龙（Prednisoloiene）　口服，开始20～40mg/d，分3～4次。维持量5mg/d。静脉滴注，10～20mg/次，加入5%葡萄糖注射液50～500ml中应用。

甲泼尼松龙（Methylprednisolone）　口服，开始16～40mg/d，分4次；维持量4～8mg/d。注射用其琥珀酸钠酯，53mg相当于甲泼尼龙40mg。

地塞米松（Dexamethasone）　口服，开始0.75～1.5mg/次，3～4次/d，维持量0.5～0.75mg/d。皮下、肌内或静脉注射，5～10mg/次，2次/d。

曲安西龙（Triamcinolone）　开始8～40mg/d，分1～3次，维持量4～8mg/d。肌内注射，40～80mg/次，1次/w。关节腔内或皮损部位注射，10～25mg/次。

倍他米松（Betametasone，Celestone）　口服，开始1.5～2mg/d，分3～4次，维持量0.5～1mg/d。

氟轻松（Fluocinolone Acetonide）　0.01%～0.025%软膏剂、洗剂、霜剂。外用，3～4次/d。

促皮质素（Cortcotrophin）　静脉滴注，5～25U/次，溶于注射用生理盐水内，于8h内滴入，1次/d。肌内注射，25～50U/次。

美替拉酮（Metyrapone）　在两天对照观察期后，口服，每4h750mg，共6次。

（云天佑）

第三十五章

甲状腺激素类药和抗甲状腺药

甲状腺激素的基本功能是促进细胞氧化能量物质产生能量（ATP + 热量），供给机体新陈代谢等生命活动需要的能量。因此适量的甲状腺激素是保障机体正常机能及生长发育，保障中枢神经及交感神经系统兴奋性的必要条件。因此，当甲状腺激素缺乏发生在胎儿~1 岁时可导致呆小病，当缺乏发生在成年后可导致黏液性水肿病；而当体内甲状腺激素过多时，即由于氧化分解能量物质过多，产热量过多，中枢神经及交感神经系统兴奋性过高等，可导致机体消瘦、体温升高（怕热）、心动过速、烦躁、震颤等甲状腺功能亢进症（甲亢）。因此对甲状腺激素缺乏症可采用直接或间接补充甲状腺激素治疗，对甲亢症则可采用抗甲状腺药治疗或部分切除或放射治疗。

第一节　甲状腺激素类药

一、甲状腺激素

甲状腺激素（thyroid hormone）包括四碘甲状腺原氨酸（tetraiodothyronine，T_4，即甲状腺素 thyroxine）和三碘甲状腺原氨酸（triiodothyronine，T_3），由甲状腺滤泡上皮细胞合成和分泌。

【甲状腺激素的合成、贮存、分泌与调节】

甲状腺具有高度摄碘和浓集碘的能力，血液循环中的碘离子（I^-）被甲状腺细胞通过碘泵主动摄取。正常时，甲状腺中 I^- 浓度为血浆中浓度的 25 倍，甲亢时可达 250 倍。

1. 合成与贮存　甲状腺滤泡上皮细胞内，在过氧化物酶的作用下，被摄入细胞内的 I^- 氧化成活性碘（I^0），I^0 与甲状腺球蛋白（TG）上的酪氨酸残基结合，生成一碘酪氨酸（T_1）和二碘酪氨酸（T_2）。再在过氧化物酶的作用下，一分子 T_1 和一分子 T_2 偶联成 T_3，两分子 T_2 偶联成 T_4。T_3 和 T_4 与 TG 结合贮存于甲状腺滤泡的胶质中。

2. 分泌与调节　在促甲状腺激素（TSH）作用下，滤泡上皮细胞将 TG 吞入细胞内并与溶酶体结合，在溶酶体的蛋白水解酶作用下，TG 水解并释放 T_3、T_4 入血。垂体释放的 TSH 受下丘脑促甲状腺激素释放激素（TRH）的调节，促进甲状腺细胞增生，

促进 T_3、T_4 合成和释放。当血液中游离 T_3、T_4 的浓度增高时，又能反馈抑制垂体 TSH 的合成和分泌。

甲状腺激素的合成－分泌－调节及抗甲状腺药作用环节如图 35－1 所示。

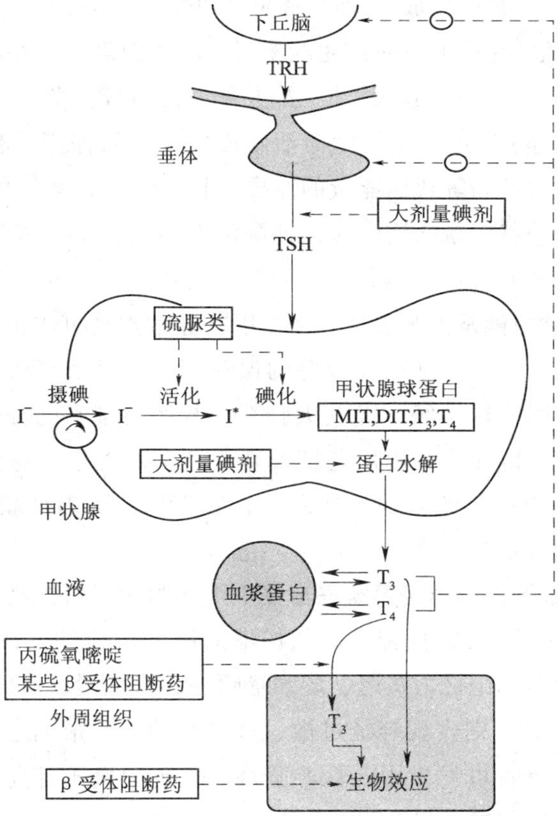

图 35－1　甲状腺激素的合成－分泌－调节及抗甲状腺药作用环节示意图

【体内过程】

临床应用的甲状腺激素是由家畜（猪、牛、羊等）的甲状腺体脱脂、干燥、研碎而得，含 T_3 和 T_4，以 T_4 为主。

口服易吸收，T_4、T_3 的生物利用度分别为 50%～75% 和 90%～95%，99% 以上的甲状腺激素与甲状腺结合蛋白（TBG）结合。在外周组织中约 35% 的 T_4 脱碘成 T_3 后才产生效应，故 T_3 作用快而强，用药后 6h 内起效，24h 作用达高峰，维持时间短，$t_{1/2}$ 约 2 日；T_4 则作用慢而弱，用药后 24h 尚无明显作用，经 7～10 日作用达高峰，维持时间长，$t_{1/2}$ 为 5 日。T_4、T_3 主要在肝、肾、线粒体内脱碘，代谢物经肾排泄。T_4、T_3 可通过胎盘，也可进入乳汁，故孕妇或哺乳期妇女慎用。

【生理与药理作用】

血流中的甲状腺激素（T_3 和 T_4）与血浆蛋白解离后，T_3 和 T_4 通过转运体进入靶细胞，T_4 可脱掉一个碘后转化为 T_3，然后 T_3 进入细胞核与甲状腺激素受体（thyroid receptor，TR）相互作用。T_3 与 TR 的亲和力比 T_4 大 10 倍，85% ~90% 的 TR 与 T_3 结合，故 TR 又称为 T_3 受体。T_3 进入细胞核内与 TR 结合后，便启动靶基因转录 mRNA，通过翻译合成新的功能蛋白（如酶等），产生生物效应。由于 T_3 作用快而强，T_4 作用弱而慢，因此通常 T_4 通过转化成 T_3 而发挥更强更快的作用。

1. 促进细胞物质氧化代谢——产生能量（ATP + 热量） 甲状腺激素最重要的作用是促进细胞对糖、游离脂肪酸、甘油三酯及氨基酸等能量物质的氧化产生能量（最重要的是生成 ATP，也产热），供给生命活动需要。从而保障了机体的合成、组织更新、修复、生长、发育等新陈代谢能量的需要。目前认为，其作用机制与 Na^+，K^+ - ATP 酶活性有关，即甲状腺激素增多时，该酶活性增高，ATP 水解增多，导致 ADP 浓度上升，ADP 可刺激线粒体呼吸增强，从而使耗氧和产热增加。

2. 保障机体正常机能及生长发育 适量甲状腺激素是机体正常新陈代谢、正常机能活动、蛋白质合成、骨骼的生长发育等的保障。甲状腺激素缺乏时机体新陈代谢将发生障碍，由于出生时中枢神经（尤其大脑）的神经元基本已分化分裂完毕，分化分裂最迟延至新生儿期，因而尤其在胎儿期及新生儿期缺乏甲状腺激素，将导致智力低下或呆小病的发生；甲状腺激素缺乏如发生在成年后，可出现新陈代谢低下等症状，较严重者可发生黏液性水肿。

3. 提高中枢神经及交感神经系统兴奋性 甲状腺激素可提高中枢神经兴奋性，也提高交感神经系统兴奋性，包括神经 - 效应器后膜的反应性。在甲状腺激素缺乏者，其精神淡漠、反应迟钝、记忆力减退、萎靡嗜睡、心率减慢、血压偏低、体温下降等；在该激素过多而亢进者，则表现神经过敏、多言好动、紧张忧虑、焦躁易怒、失眠不安、肌肉震颤等，严重者可发生甲亢性心脏病，表现为血压升高、心律失常、心力衰竭等。目前认为，其作用机制与上调 β 肾上腺素受体有关。

【临床应用】

1. 呆小病 呆小病是甲状腺功能减退始于胎儿或新生儿期，若尽早诊治，发育仍可正常。若治疗过晚，尤其在 1 岁内若甲状腺激素未得到补足，将来躯体虽可发育正常，但将终生智力低下。甲状腺激素治疗，应从小剂量开始，做到剂量个体化，并终身用药。

2. 黏液性水肿 甲状腺片开始剂量为 15mg/d，逐渐增至 120mg/d，2 ~3 周后如基础代谢率恢复正常，可逐渐减至维持量 80mg/d。另外，伴有垂体功能减退者应先给皮质激素；伴有昏迷者先静脉注射 T_4 或 T_3，待患者苏醒后改为口服；老年人、循环系统严重疾患者慎用。

3. 单纯性甲状腺肿 以含碘食盐、食物预防为主，亦可用甲状腺片作补充治疗。适量甲状腺激素可抑制 TSH 分泌，缓解甲状腺组织代偿性增生肥大；或用于减轻甲亢患者服用抗甲状腺药后的突眼、甲状腺肿大及防止甲状腺功能低下等。

4. T_3 抑制试验 对摄碘率高的患者，用作鉴别诊断。患者口服 $T_3$60 ~100μg 共 6 日，重复做 ^{131}I 摄碘试验。单纯性甲状腺肿患者摄碘抑制率应超过服 T_3 前 50% 以上，而甲状腺功能亢进患者其抑制率低于50%。

【不良反应】

剂量过大可出现甲状腺功能亢进的临床表现，如心悸、多汗、失眠、手震颤、体重减轻等，重者可出现腹泻、呕吐、发热、脉搏快而不规则，甚至心绞痛、心力衰竭、肌肉震颤或痉挛等。对老年人和心脏病患者可致心绞痛和心肌梗死，应立即停药，必要时用β受体阻断药治疗。糖尿病、冠心病、快速型心律失常患者禁用。

二、左甲状腺素

左甲状腺素（Levothyroxine，T_4）为人工合成的四碘甲状腺原氨酸，口服吸收约50%，起效慢，作用弱，但维持时间长，$t_{1/2}$为6～7日。药理作用、临床应用及不良反应与甲状腺激素相似。黏液性水肿昏迷者可静脉注射，症状改善后改用口服制剂。

三、碘赛罗宁

碘赛罗宁（Liothgronine，T_3）为人工合成的三碘甲状腺原氨酸。口服吸收约90%，服后数小时显效，1～3日作用达高峰，停药后作用持续1～3日，$t_{1/2}$约33h。主要用于治疗严重的甲状腺功能减退症，但一般不作为替代治疗首选药。还可用于甲状腺癌的治疗及甲状腺功能亢进的鉴别诊断。不良反应同甲状腺激素。

第二节　抗甲状腺药

抗甲状腺药是能干扰甲状腺激素的合成与释放，消除甲状腺功能亢进症状的药物。常用的有硫脲类、碘和碘化物、放射性碘和β受体阻断药4类。

一、硫脲类

硫脲类药物可分为：①硫氧嘧啶类，包括甲硫氧嘧啶（Methylthiouracil）、丙硫氧嘧啶（Propyhhiouracil）；②咪唑类，包括甲巯咪唑（Thiamazole，他巴唑）、卡比马唑（Carbimazole，甲亢平）。

【体内过程】

硫氧嘧啶类药物口服吸收迅速，生物利用度约80%，2h血药浓度达高峰，血浆蛋白结合率为75%，在体内分布广泛，易进入乳汁和通过胎盘，$t_{1/2}$为1～2h。甲巯咪唑的$t_{1/2}$为6～13h，作用持续时间较长，其作用强度是硫氧嘧啶类的10倍，疗效与甲状腺内浓度有关，而该浓度与每日给药量成正相关；卡比马唑在体内转化成甲巯咪唑而发挥作用。硫脲类药物主要在肝代谢，其代谢物及部分原形以结合型随尿排泄。

【药理作用】

1. 抑制甲状腺激素的合成　通过抑制甲状腺过氧化物酶（其本身作为过氧化物酶

的底物而被氧化），进而抑制酪氨酸的碘化及偶联，从而抑制 T_3、T_4 的生物合成。该药不抑制 T_3、T_4 从腺泡释放，对已合成释放的 T_3、T_4 亦无对抗作用，须待已合成的甲状腺激素耗竭后才显效。故改善甲亢症状常在用药后 2～3 周，恢复基础代谢率需 1～3 个月。

2. 抑制外周组织 T_4 转化为 T_3 能较强抑制外周组织的 T_4 转化为生物活性较强的 T_3，可迅速控制血清中 T_3 水平，故可作为重症甲亢和甲状腺危象的首选药物。其中丙硫氧嘧啶作用明显。

3. 抑制甲状腺免疫球蛋白的生成 降低血循环中甲状腺刺激性免疫球蛋白。因甲亢发病机制与自身免疫反应异常有关，故该作用对甲亢有一定的二级病因治疗作用。

【临床应用】

1. 甲亢的内科治疗 适用于轻症和不宜手术或放射性碘治疗者，如儿童、青少年、术后复发、年老体弱的中重度患者，兼有心、肝、肾、出血性疾患等病人；开始治疗给大剂量，经 1～3 个月症状显著减轻或基础代谢率接近正常时，即可递减剂量，直至维持量，疗程 1～2 年。

2. 甲亢术前准备 甲状腺次全切除术前先用硫脲类药物控制甲状腺功能，使之接近正常或恢复，可减少甲亢病人因麻醉、手术合并症或甲状腺危象的发生。但因用药后反馈性 TSH 分泌增多，促使甲状腺体增生和血管增生，因此，需在术前 2 周加服大剂量碘剂，使甲状腺缩小、变硬，减少出血，便于手术进行。

3. 甲状腺危象的辅助治疗 甲亢患者由于精神刺激、感染、手术等诱因作用，使大量甲状腺激素释放入血，导致病情急剧恶化，称为甲状腺危象。患者可因高热、虚脱、心力衰竭、肺水肿及电解质代谢紊乱而死亡。临床主要用大剂量碘剂抑制甲状腺激素释放和其他综合治疗，同时需应用大剂量硫脲类联合辅助治疗，以减少甲状腺激素的合成。

【不良反应】

1. 过敏反应 常见有药疹、瘙痒和荨麻疹等轻度过敏反应，少数伴有发热；也可引起狼疮样反应、淋巴结病及关节痛等。偶可发生肝炎。

2. 胃肠反应 如厌食、呕吐、腹痛、腹泻等。

3. 粒细胞缺乏症 为严重不良反应，发生率约 0.3%～0.6%，多出现在治疗后 2～3个月。应定期检查血常规，注意与甲亢本身引起的白细胞数偏低相区别。用药后，如果患者出现咽痛、发热、肌痛、乏力和感染等现象，应立即查白细胞，及时停药可恢复。

4. 甲状腺肿和甲状腺功能减退症 长期过量应用时发生，但一般多不严重，及时停药后可自愈，必要时可考虑替代治疗。孕妇慎用或不用，哺乳期妇女、结节性甲状腺肿及甲状腺癌等禁用。

二、碘及碘化物

临床常用的有碘化钾（Potassium Iodide）、碘酸钾（Potassium Iodate）、复方碘溶液（Compoundiodine Solution，卢戈液）。

【药理作用】

1. 小剂量碘增加甲状腺激素合成　可预防单纯性甲状腺肿。碘是甲状腺激素合成的原料，当碘摄入量不足时，甲状腺激素合成减少，反馈性地使 TSH 分泌增多，刺激甲状腺组织增生性肥大，称单纯性甲状腺肿（地方性甲状腺肿）。小剂量碘作为供碘原料，参与甲状腺激素合成，因而可预防单纯性甲状腺肿。

2. 大剂量碘产生抗甲状腺作用　每日用量超过 6mg，则发挥抗甲状腺作用。这是因为：①抑制甲状腺球蛋白水解酶，使 T_4、T_3 不能与甲状腺球蛋白解离，抑制其释放；②抑制过氧化物酶，影响酪氨酸碘化和碘化酪氨酸的缩合，使 T_4、T_3 合成减少；③拮抗 TSH 作用，使甲状腺缩小。大剂量碘的抗甲状腺作用快而强，用药后 1～2 日起效，10～15 日达最大效应。此时若继续用药，反使碘的摄取受抑制，胞内 I^- 浓度下降，而失去抗甲状腺效应，甲亢又可复发。故碘化物不能单独用于甲亢的内科治疗。

【临床应用】

1. 单纯性甲状腺肿　在单纯性甲状腺肿流行地区，食盐中按 1/100 000～1/10 000 的比例加入碘化钠，可防止发病。疾病早期用复方碘溶液或碘化钾即可，必要时加用甲状腺片以抑制腺体增生。对晚期患者疗效差，应考虑手术治疗。

2. 甲亢的术前准备　甲状腺功能亢进的部分病例需要对腺体做部分手术切除治疗，但由于甲状腺血管非常丰富，给手术带来不便，尤其在应用了硫脲类药物后甲状腺体将更加充血变脆。由于大剂量碘能够拮抗 TSH 促进腺体增生的作用，从而使腺体缩小、变韧、血管减少等效果。因此通常在术前 2 周加用复方碘溶液，每次 5 滴，每日 3 次，可获得腺体缩小、变韧、血管减少等效果，使手术便利进行及减少出血。

3. 甲状腺危象　口服复方碘溶液 30～45 滴（约 1.5～2.0ml）每日 4 次，也可用碘化钾 0.5g 加于 10% 葡萄糖溶液中静脉滴注，每日 3 次，一般 24h 即可充分发挥作用。如病情紧急，也可与抗甲状腺药物同时应用。在甲状腺危象缓解后，应立即停用。

【不良反应】

1. 过敏反应　用药后立即或几小时内发生，表现为皮疹、药热、血管神经性水肿等，严重者可因上呼吸道黏膜水肿及喉头水肿而窒息，停药后可消退，必要时给予抗过敏治疗。

2. 慢性碘中毒　表现为口腔及咽喉部烧灼感、流涎、金属味、齿和齿龈疼痛、胃部不适、剧烈头痛等，也可出现高钾血症。

3. 诱发甲状腺功能紊乱　久用可诱发甲亢、甲状腺功能减退和甲状腺肿。碘能进入乳汁并能通过胎盘，引起新生儿甲状腺肿，严重者可压迫气管而致命，故孕妇与哺乳期妇女慎用。

三、放射性碘

临床常用的放射性碘为^{131}I，$t_{1/2}$为8日，用药后2个月可消除其放射性的99%以上。

【药理作用】

利用甲状腺高度摄碘能力，口服或静脉注射Na^{131}I溶液后，^{131}I被甲状腺摄取浓集，参与甲状腺激素的合成，并贮存于甲状腺滤泡的胶质中，此时^{131}I释放出β射线（99%）和γ射线（1%）。β射线在组织内的射程为0.5～2mm，辐射损伤仅限于甲状腺实质，使滤泡上皮破坏、萎缩、分泌减少，引起类似切除部分甲状腺的作用，因增生组织对辐射更为敏感，损伤很少波及周围其他组织。γ射线射程远，在体外可测得，故可用于测定甲状腺摄碘功能。

【临床应用】

1. 甲亢治疗 ^{131}I适用于不宜手术、术后复发及抗甲状腺药治疗无效或过敏者。用药1个月后见效，3～4个月后甲状腺功能可恢复正常。

2. 甲状腺功能检查 小剂量^{131}I可用于检查甲状腺功能。甲亢时摄碘率高，摄碘高峰时间前移。反之，摄碘率低，摄碘高峰时间后延。

【不良反应】

可引起甲状腺功能低下，一旦发生应补充甲状腺激素。^{131}I对儿童有致癌作用。故年龄小于20岁、妊娠或哺乳期妇女、严重肝肾功能不全者、白细胞减少患者和重度甲亢患者等不宜用^{131}I治疗。

四、β受体阻断药

目前用于甲亢治疗的β受体阻断药有普萘洛尔、阿替洛尔、美托洛尔等。其作用机制主要是通过阻断β受体，减轻甲亢患者交感－肾上腺系统兴奋症状。此外，还可通过抑制甲状腺激素分泌及阻止外周组织T_4脱碘成为T_3而发挥抗甲亢作用。

临床主要用于控制甲亢症状、甲亢术前准备及甲状腺危象的辅助治疗，适用于不宜手术、不宜应用抗甲状腺药及^{131}I治疗的甲亢患者。甲亢患者用药后，可迅速减轻其焦虑、震颤及窦性心动过速等症状；甲亢手术前应用大剂量β受体阻断药可避免甲状腺充血，缩短手术时间，利于手术进行；静脉注射给药可帮助甲状腺危象患者度过危险期。若与硫脲类药物合用则疗效更好。

小结

1. 甲状腺激素包括四碘甲状腺原氨酸（T_4，即甲状腺素）和三碘甲状腺原氨酸（T_3）。主要用于治疗：①呆小病；②黏液性水肿；③单纯性甲状腺肿（通过反馈性抑制 TSH 分泌，缓解甲状腺组织代偿性增生肥大）。

2. 硫脲类药物（甲硫氧嘧啶、丙硫氧嘧啶；甲巯咪唑、卡比马唑）为抗甲状腺药。主要用于：①甲亢的内科治疗；②甲亢的术前准备；③甲状腺危象的辅助治疗（首选丙硫氧嘧啶，其能有效抑制外周组织的 T_4 转化为生物活性较强的 T_3）。

3. 碘及碘化物（碘化钾、碘酸钾、复方碘溶液——卢戈液）。

（1）小剂量碘增加甲状腺激素合成，反馈性抑制 TSH 分泌，缓解甲状腺组织代偿性增生肥大，可用于单纯性甲状腺肿。

（2）大剂量碘（>6mg/d）产生抗甲状腺作用：①抑制甲状腺球蛋白水解酶，抑制其释放 T_4、T_3；②抑制过氧化物酶，使 T_4、T_3 合成减少；③拮抗 TSH 作用，使甲状腺缩小。可用于甲亢的术前准备和甲状腺危象。

思考题

1. 硫脲类抗甲状腺药治疗甲亢的药理作用与机制、临床应用与不良反应。为何甲亢患者术前先服用硫脲类后，再服用大剂量碘？

2. 甲亢术前准备和甲状腺危象的病人各用何药治疗，为什么？

3. 甲状腺激素的作用及临床应用。

4. 碘及碘化物、放射性碘及 β 受体阻断药抗甲状腺的药理作用、作用机制、用途及主要的不良反应。

制剂与用法

甲状腺（Thyroid）　片剂含碘量为 0.17% ~0.23%。治疗黏液性水肿：开始不超过 15 ~30mg/d，渐增至 90 ~180mg/d，分 3 次服；基础代谢恢复到正常（成人在 -5% 左右，儿童应在 +5% 左右）后，改用维持量（成人一般为 60 ~120mg/d）。治疗单纯性甲状腺肿：开始每天 60mg，渐增至 120 ~180mg/d，疗程一般为 3 ~6 个月。

碘塞罗宁（Iiothyronine；三碘甲状腺原氨酸钠，Sodiuum Triiodothvronine）　成人开始 10 ~20μg/d，以后逐渐增至 80 ~100μg/d，分 2 ~3 次；儿童体重在 7kg 以下者开始 2.5μg/d，7kg 以上者 5μg /d，以后每隔 1 周增加 5μg /d；维持量 15 ~20μg/d，分 2 ~3次服。

甲状腺素钠（Sodium Thyroxine）　本品 0.1mg 相当于甲状腺片 60mg，口服 0.1 ~0.2mg/d；静脉注射，0.3 ~0.5mg/d。

丙硫氧嘧啶（Propylthiouracil）　开始剂量 300 ~600mg/d，分 3 ~4 次；维持量 25 ~100mg/d，分 1 ~2 次服。

甲硫氧嘧啶（Methylthiouracil）　剂量同丙硫氧嘧啶。

甲巯咪唑（Thiamazole；他巴唑，Tapazole） 开始剂量20～60mg/d，分3次服；维持量5～10mg/d，服药最短不能少于1年。

卡比马唑（Carbimazole） 15～30mg/d，分3次服；服用4～6周后如症状改善，改用维持量，2.5～5mg/d，分次服。

碘化钾（Potassium Iodide） 治疗单纯性甲状腺肿开始剂量宜小，10mg/d，20天为一疗程，连用2疗程，疗程间隔30～40天，约1～2个月后，剂量可渐增大至20～25mg/d。总疗程约3～6个月。

复方碘溶液（卢戈液，Lugol's solution） 每1000 ml含碘50g，碘化钾100g。治疗单纯性甲状腺肿：0.1～0.5ml/次，1次/d，2周为1疗程，疗程间隔30～40天。用于甲亢术前准备：3～10滴/次，3次/d，用水稀释后服用，约服2周。用于甲状腺危象：首次服2～4ml，以后每4h1～2ml；或静脉滴注，3～5ml加于10%葡萄糖注射液500ml中。

（云天佑）

第三十六章

胰岛素和其他降血糖药

胰岛素由胰岛 β 细胞分泌，是体内唯一降低血葡萄糖（简称血糖）浓度的激素，也是唯一促进糖原、脂肪、蛋白质合成的激素。糖尿病是由于体内胰岛素分泌不足或伴胰岛素作用效力下降，引起血糖水平过高及脂肪、蛋白质代谢紊乱的综合征。糖尿病可导致血管、心脏、肾脏、神经、眼等组织器官的慢性病变；当病情严重或应激时可发生如糖尿病酮症酸中毒（DKA）、高血糖高渗状态等严重代谢紊乱。糖尿病临床分为 3 大型：①1 型糖尿病（T1DM），是由于 β 细胞破坏，常导致胰岛素绝对缺乏；②2 型糖尿病（T2DM），是由于胰岛素抵抗（胰岛素作用效力下降）伴胰岛素分泌相对不足造成；③其他特殊类型糖尿病。目前糖尿病的药物治疗主要是通过使用胰岛素和其他降血糖药物以控制血糖水平的对症治疗。

第一节　胰　岛　素

胰岛素（insulin）是由两条多肽链组成的酸性蛋白质，A 链含 21 个氨基酸残基，B 链含 30 个氨基酸残基，A、B 两链通过两个二硫键以共价键相连接组成。人类胰岛素分子量为 5808。药用胰岛素一般多由猪、牛胰腺提取获得。目前可通过重组 DNA 技术利用大肠埃希菌、酵母菌等生物合成胰岛素，还可将猪胰岛素 B 链第 30 位的丙氨酸用苏氨酸代替而获得人胰岛素。

【药理作用】

1. 降低血糖作用　一方面通过促进葡萄糖进入多数组织（尤其肝脏、肌肉、脂肪）细胞内，并促进葡萄糖磷酸化，进而氧化利用、合成糖原（如肝糖原和肌糖原）和转化（如在脂肪细胞内转化成脂肪）而贮存，从而使血糖去路增加；另一方面对糖原的分解和肝糖异生有抑制作用，故又使血糖来源减少，共同作用的结果使血浆葡萄糖浓度降低。

2. 降低血脂（包括脂肪酸和酮体）作用　一方面通过促进脂肪酸进入脂肪细胞内合成甘油三酯贮存；另一方面抑制细胞内脂肪酶，减少细胞内脂肪分解释放，减少游离脂肪酸和酮体的生成，共同作用使血脂（包括脂肪酸和酮体）水平降低。所以胰岛素缺乏时血脂升高。

3. 促进蛋白质合成 ①促进氨基酸通过膜的转运进入细胞内；②加快细胞核的复制和转录，增加 DNA 和 RNA 的生成；③作用于核蛋白体，加速翻译，促进蛋白质合成；④抑制蛋白质分解（在肌肉明显）和抑制肝糖异生（抑制肝脏将氨基酸转化成糖）。胰岛素能增强蛋白质合成，对机体可促进生长，但需与生长激素共同作用时才明显。

4. 促进钾离子内流 可激活 Na^+，K^+ - ATP 酶，促进 K^+ 内流，增加细胞内的 K^+ 浓度。

【作用机制】

胰岛素通过激活靶细胞膜胰岛素受体（insulin receptor，InsR）而发挥作用。这些受体存在于机体所有组织，数目从每个细胞表面 40 个（红细胞）到 30 万个（肝、脂肪细胞）不等。胰岛素受体是由 2 个 α 亚单位和 2 个 β 亚单位组成的跨膜大分子糖蛋白复合物。

胰岛素通过激活胰岛素受体而发挥作用。胰岛素受体是由两个分子量为 13000 的 α 亚单位和 2 个分子量为 90000 的 β 亚单位组成的大分子蛋白复合物。α 亚单位位于胞膜外，含胰岛素结合部位；β 亚单位为跨膜蛋白，含酪氨酸蛋白激酶（TPK），具有接受与传递信息的功能。当胰岛素与其受体 α 亚单位结合后，激活了酪氨酸蛋白激酶，引起受体 β 亚单位自身及胞内其他蛋白的酪氨酸残基磷酸化，从而启动磷酸化的连锁反应；活化的胰岛素受体激酶还可通过 G 蛋白激活特定的磷脂酶 C，通过第二信使如磷脂肌醇系统产生生物效应。胰岛素还可以使葡萄糖转运蛋白从细胞内重新分布到细胞膜，从而加速葡萄糖的转运和利用。

【临床应用】

1. 糖尿病 对胰岛素缺乏的各型糖尿病均有效，主要适应证为：

（1）1 型糖尿病 胰岛素是唯一有效的治疗药物，且须终身用药。

（2）2 型糖尿病 经饮食控制或用口服降血糖药物疗效不满意者。

（3）继发性糖尿病 如因垂体疾病、胰腺疾病、胰腺切除、药物及化学物质等引起的糖尿病。

（4）糖尿病急性并发症 如糖尿病酮症酸中毒、高血糖高渗状态及乳酸性酸中毒伴发的高血糖症状。

（5）糖尿病伴有合并症 合并严重感染、消耗性疾病、高热、创伤及手术、妊娠等各型糖尿病。

2. 纠正细胞内缺钾 合用葡萄糖（G）、胰岛素（I）和氯化钾（K）液（称“GIK 极化液”）静滴，可促进 K^+ 进入细胞，纠正细胞内缺钾，并提供能量。可防治心肌梗死时的心律失常。

【体内过程与制剂】

1. 制剂与吸收 胰岛素为蛋白质，普通制剂易被消化酶破坏，口服无效，须注射给药。皮下注射吸收快；尤以前臂外侧和腹壁明显。

为延长胰岛素的作用时间，可制成中、长效制剂。用碱性蛋白质（如精蛋白）与之结合，使等电点提高到7.3，接近体液pH，降低其溶解度，再加入微量锌使之稳定。这类制剂经皮下或肌内注射后，在注射部位发生沉淀，再缓慢释放、吸收，作用维持时间延长。所有中、长效制剂均为混悬剂，不可静脉注射。所以临床上常用的胰岛素制剂按起效快慢和维持时间长短分为：短效类（如正规胰岛素）、中效类（如低精蛋白锌胰岛素及珠蛋白锌胰岛素）和长效类（如精蛋白锌胰岛素），见表36－1。

表36－1　胰岛素制剂及其作用时间

分类	药　物	注射途径	作用时间（h） 开始	高峰	维持	给药时间
短效	正规胰岛素（Regular Iusulin）	静脉	立即	0.5	2	急救
		皮下	0.5～1	2～3	6～8	餐前0.5h，3～4次/d
中效	低精蛋白锌胰岛素（Isophane Insulin）	皮下	2～4	8～12	18～24	早餐或晚餐前1h，1～2次/d
	珠蛋白锌胰岛素（Globin Zinc Insulin）	皮下	2～4	6～10	12～18	
长效	精蛋白锌胰岛素（Protamine Zinc Insulin）	皮下	3～6	16～18	24～36	早餐或晚餐前1h，1次/d

现已有胰岛素吸入剂，胰岛素吸入剂是将重组胰岛素与适宜辅料制备的溶液经喷雾干燥后得到，患者使用专用的吸入器，将雾化的胰岛素经口腔吸入送达肺部，达到给药目的。目前可应用于临床的制剂有Exubera（吸入型胰岛素，Inhaled Insulin），剂量视病情而定，规格lmg和3mg，口腔吸入。这将极大地缓解长期反复注射胰岛素给患者带来的痛苦和不便，提高病人用药的依从性和生活质量。

2. 分布与消除　胰岛素吸收后血浆蛋白结合率低（约10%），主要经肝、肾灭活，由谷胱甘肽转氨酶还原二硫键，再由蛋白水解酶水解成短肽或氨基酸，$t_{1/2}$为10min。但胰岛素与组织结合后，作用可维持数小时。严重肝、肾功能不全者影响其灭活，$t_{1/2}$延长。

【不良反应】

1. 低血糖　最为常见，多为胰岛素用量过大或未按时进食所致。普通胰岛素能迅速降低血糖，此时患者出现饥饿感、出汗、心悸、焦虑、震颤等症状，严重者可出现昏迷、惊厥、休克，甚至死亡。发生低血糖后，一般轻者可口服糖水，重者应立即静脉注射50%葡萄糖注射液20～40ml进行救治。需特别注意，有些老年患者发生低血糖时，往往缺乏典型症状，迅速表现为昏迷，称为"无警觉性低血糖昏迷"。

2. 过敏反应　一般反应轻微而短暂，如荨麻疹、血管神经性水肿，偶见过敏性休克。多因牛胰岛素所致，可改用高纯度胰岛素或人胰岛素。

3. 胰岛素耐受性（胰岛素抵抗） 机体对胰岛素的敏感性降低称为胰岛素耐受性，可分为急性和慢性两种类型。

急性耐受性的产生常由并发感染、创伤、手术、情绪激动等应激状态所致，此时血中抗胰岛素物质增多；或因酮症酸中毒时，血中大量游离脂肪酸和酮体的存在妨碍了葡萄糖的摄取和利用。出现急性耐受性时，需短时间内增加胰岛素剂量达数百乃至数千单位，消除诱因后可恢复常规治疗量。

慢性耐受性产生的原因较为复杂，可能是：①体内产生了抗胰岛素受体的抗体，对此可用免疫抑制药控制症状，可使患者对胰岛素的敏感性恢复正常；②胰岛素受体数量的变化（如高胰岛素血症时，靶细胞膜上胰岛素受体数目下调）或靶细胞上的葡萄糖转运系统失常，此时换用其他动物的胰岛素或改用高纯度胰岛素并适当调整其剂量常可奏效。

4. 脂肪萎缩 胰岛素注射部位皮下脂肪萎缩，改用高纯度胰岛素可减少此反应。

【药物相互作用】

噻嗪类、呋塞米、二氮嗪等可抑制内源性胰岛素分泌；糖皮质激素、雌激素、口服避孕药、甲状腺激素、肾上腺素、苯妥英钠等均可降低胰岛素的作用；雄激素、同化激素、单胺氧化酶抑制药等可增强胰岛素的降血糖作用；水杨酸盐、磺胺类、抗凝血药、甲氨蝶呤等可与胰岛素竞争与血浆蛋白结合，而增强胰岛素的作用；β 受体阻断药能阻断低血糖时的代偿性升血糖反应，且可掩盖心率加快等早期低血糖症状，应避免合用。

第二节 口服降血糖药

本类药物具有口服有效，使用方便的特点。临床常用的口服降血糖药有磺酰脲类及双胍类等。

一、磺酰脲类

常用的磺酰脲类药物有甲苯磺丁脲（Tolbutamide，D860）、氯磺丙脲（Chlorpropamide）、格列本脲（Glibenclamide，优降糖）、格列吡嗪（Glipizide）、格列齐特（Gliclazide，达美康）、格列波脲（Glibonuride）、格列喹酮（Gliquidone）、格列美脲（Glimepiride）等。

【体内过程】

本类药物口服吸收迅速而完全，与血浆蛋白结合率高。多数药物在肝内经氧化代谢，代谢物经肾排泄。但氯磺丙脲则主要以原形由肾小管分泌排泄，故其作用时间长。常用药物的药动学特点见表 36－2。

表 36-2 常用磺酰脲类药物的药动学特点

药 物	达峰时间（h）	维持时间（h）	血浆蛋白结合率（%）	$t_{1/2}$（h）
甲苯磺丁脲	3~5	6~8	88	4~6
氯磺丙脲	10	35~60	>90	25~40
格列本脲	2~6	10~24	90~95	10~16
格列吡嗪	1~2	10~24	>90	3~7
格列齐特	2~6	24	95	10~12
格列波脲	2~4	12~24	95	6~10
格列喹酮	2~3	8~24	>90	1.5
格列美脲	2~3	24	99.5	2.7~7

【药理作用】

1. 降血糖 对正常人和胰岛功能尚存的糖尿病患者均有降血糖作用，但对胰岛功能完全丧失的患者无效。作用机制：①刺激胰岛β细胞分泌胰岛素，使血中胰岛素增多；②降低胰岛素代谢，增加靶细胞膜上胰岛素受体的数目与亲和力，增强胰岛素的作用；③减少胰高血糖素的分泌。

2. 氯磺丙脲的抗利尿作用 氯磺丙脲能促进抗利尿激素的分泌并增强其作用，而发挥抗利尿作用。

3. 格列齐特影响凝血功能 格列齐特能抑制血小板黏附、降低ADP诱导的血小板聚集；还刺激纤溶酶原的生成，恢复纤溶活性，改善微循环。对预防或减轻糖尿病患者微血管并发症有一定作用。

【临床应用】

1. 糖尿病 用于2型糖尿病且胰岛功能在30%以上者。对胰岛素产生耐受者，可减少胰岛素的用量。

2. 尿崩症 仅可选用氯磺丙脲，与氯噻嗪合用可提高疗效。

【不良反应】

1. 胃肠反应 常见恶心、呕吐、胃痛、厌食和腹泻等，多与剂量有关。减少剂量或继续服药可消失。

2. 过敏反应 可出现皮疹、粒细胞减少、血小板减少、溶血性贫血等。偶见肝损害和胆汁淤积性黄疸。

3. 低血糖症 氯磺丙脲和格列本脲可引起持久性低血糖，为较严重的不良反应，可导致不可逆性脑损伤或死亡，虽不多见，但应警惕。老年患者和肝肾功能不全者更易发生。由于低血糖往往持续较久，需反复注射葡萄糖解救。

4. 中枢神经系统反应 大剂量氯磺丙脲可引起精神错乱、嗜睡、眩晕、共济失调等。

【药物相互作用】

水杨酸类、磺胺类、保泰松、双香豆素类和甲氨蝶呤等与血浆蛋白结合率较高的药物，可使本类药物游离型增多、作用增强而诱发低血糖；氯霉素、保泰松等肝药酶抑制剂可使甲苯磺丁脲的 $t_{1/2}$ 延长；丙磺舒、青霉素和别嘌醇等从肾小管分泌排出的药物，可阻碍氯磺丙脲的排泄而使 $t_{1/2}$ 延长。

二、双胍类

双胍类口服降血糖药物包括甲福明（Metformin，二甲双胍）、苯乙福明（Phenformin，苯乙双胍）。

【体内过程】

甲福明口服易吸收，不与血浆蛋白结合，肝代谢少，大部分以原形从尿中排泄，$t_{1/2}$ 为 2～3h。苯乙福明口服易吸收，1/3 在肝代谢，2/3 以原形从尿中排泄，$t_{1/2}$ 为 3h，降糖作用可持续 6～7h。

【药理作用】

双胍类药物能明显降低糖尿病患者血糖水平，但对正常人血糖无影响。其作用机制是由于减少葡萄糖经肠道吸收、促进组织摄取葡萄糖、增加肌肉组织中糖的无氧酵解、减少肝内糖异生使肝葡萄糖生成减少、增加胰岛素与受体的结合能力、抑制胰高血糖素的释放等。此外，还能降低高血脂患者的低密度和极低密度脂蛋白、甘油三酰及胆固醇，能延缓糖尿病患者血管并发症的发生。

【临床应用】

主要用于轻、中度 2 型糖尿病患者，尤其是单用饮食不能控制的伴有肥胖的患者。也可与胰岛素或磺酰脲类合用，治疗对胰岛素耐受的患者。

【不良反应】

常见口中金属味、口臭、胃肠刺激症状，发生率较磺酰脲类高。长期大量使用可引起维生素 B_{12} 及叶酸缺乏。苯乙福明因无氧酵解增加，易引起乳酸性酸中毒。故应用时应严格掌握适应证，并应限制剂量（每日不超过 75mg），对肝、肾功能不全、充血性心力衰竭和尿酮体阳性者应禁用。目前欧、美等国家已禁用双胍类药物。

三、α-葡萄糖苷酶抑制药

目前用于临床的有阿卡波糖（Acarbose）、伏格列波糖（Voglibose）和米格列醇（Miglitol）等。

本类药物的降血糖机制是能竞争性抑制小肠上皮刷状缘 α-葡萄糖苷酶，使淀粉类分解为麦芽糖进而转化为葡萄糖的速度减慢，减少葡萄糖的吸收，从而降低餐后血糖。临床主要用于葡萄糖耐量降低的轻症糖尿病患者及磺酰脲类或双胍类抑制餐后血糖不理想的患者。

由于吸收量少（约 2%），患者无全身不良反应，但可引起胃肠症状，表现有腹胀、嗳气、排气增多，甚至腹痛或便秘，溃疡病患者慎用。服药期间应增加碳水化合物的比例，并限制单糖的摄入量，以增加疗效。

四、胰岛素增敏药

本类药物多为噻唑烷二酮的衍生物，包括罗格列酮（Rosiglitazone）、吡格列酮（Pioglitazone）、环格列酮（Ciglitazone）、恩格列酮（Englitazone）等。

【作用机制】

本类药物主要通过增加肌肉及脂肪组织对胰岛素的敏感性而发挥降血糖作用。其作用机制主要通过竞争性激活肌肉及脂肪组织的过氧化物酶体增殖体－激活受体 γ（peroxisomal proliferator activated receptor γ，$PPAR_{\gamma}$），从而使：①脂肪细胞分化产生更多脂肪细胞；②增强胰岛素的信号传递及使脂肪细胞胰岛素受体数量增加；③降低脂肪细胞瘦素（leptin）和肿瘤坏死因子 α（TNF－α）的表达，进而降低胰岛素抵抗；④改善胰岛 β 细胞；⑤增加外周组织细胞葡萄糖的转运体蛋白合成，增加细胞摄取葡萄糖。胰岛素增敏药还能纠正脂质代谢紊乱，增加高密度脂蛋白（HDL）水平等。

【药理作用】

（1）减弱对胰岛素抵抗、降低高血糖；

（2）抗高血脂；

（3）改善胰岛 β 细胞功能；

（4）抗 2 型糖尿病的血管并发症，抗动脉粥样硬化。

【临床应用】

临床主要用于其他降血糖药疗效不佳的 2 型糖尿病患者，尤其对胰岛素耐受者。可单用，亦可与磺酰脲类或胰岛素联合应用。

【不良反应】

胃肠刺激；嗜睡、头痛；贫血；水肿、体重增加；本类药物中的曲格列酮（Troglitazone）可致个别人肝毒性，甚至肝功能衰竭而死亡。

五、其他类口服降血糖药

瑞格列奈

瑞格列奈（Repaglinide）为苯甲酸类衍生物，是新型的非磺酰脲类口服降血糖药。可通过刺激胰岛分泌胰岛素而发挥作用。其降血糖作用为格列本脲的 3～5 倍。口服吸收迅速，15min 起效，30min 血药浓度达峰值。在肝代谢，90% 经胆汁排泄，$t_{1/2}$ 为 1h。主要用于 2 型糖尿病患者。餐前服能降低餐后血糖。

小结

（一）胰岛素

1. 主要作用 促进血葡萄糖、脂酸、氨基酸进入细胞而利用和合成储存，并抑制分解，使血葡萄糖、脂肪酸、酮体、氨基酸下降。

2. 适应证 ①1型糖尿病；②经饮食控制或用口服降血糖药物疗效不满意的2型糖尿病；③继发胰岛损害性糖尿病；④糖尿病急性并发症；⑤糖尿病伴有合并症。

3. 重要不良反应及胰岛素耐受性 ①低血糖：多为胰岛素用量过大或未按时进食所致；②变态反应；③胰岛素耐受性：产生急性耐受状态，需短时间内增加胰岛素剂量达数百乃至数千单位，消除诱因后可恢复常规治疗量；产生慢性耐受状态，需更换用其他动物的胰岛素或改用高纯度胰岛素并适当调整其剂量常。

（二）口服降血糖药

1. 磺酰脲类

（1）降血糖作用 主要通过刺激胰岛β细胞分泌胰岛素发挥作用，对正常人和胰岛功能尚存的糖尿病患者均有降血糖作用，但对胰岛功能完全丧失的患者无效。

（2）用于2型糖尿病且胰岛功能在30%以上者。

（3）重要不良反应：①胃肠反应；②变态反应；③低血糖症：氯磺丙脲和格列本脲可引起持久性低血糖，为较严重的不良反应，可导致不可逆性脑损伤或死亡；④中枢神经系统反应：大剂量氯磺丙脲可引起精神错乱、嗜睡、眩晕、共济失调等。

2. 双胍类

（1）降血糖作用 主要通过减少葡萄糖经肠道吸收、增加肌肉组织中糖的无氧酵解等，能明显降低糖尿病患者血糖水平，但对正常人血糖无影响。

（2）用于单用饮食不能控制的伴有肥胖的轻、中度2型糖尿病患者；也可联合胰岛素或磺酰脲类治疗胰岛素耐受者。

（3）重要不良反应：①苯乙福明因无氧酵解增加易引起乳酸性酸中毒；②肝、肾功能不全、充血性心力衰竭和尿酮体阳性者应禁用；③长期大量使用可引起维生素B_{12}及叶酸缺乏；④常见口中金属味、口臭、胃肠刺激症状。

思考题

1. 胰岛素的药理作用、临床应用及不良反应。
2. 口服降血糖药的分类及它们各自的代表药物。
3. 比较胰岛素和口服降血糖药作用、作用机制、临床应用及不良反应。
4. 比较甲苯磺丁脲、氯磺丙脲、格列本脲的作用特点。

制剂与用法

胰岛素（Insulin；正规胰岛素，Regular Insulin） 剂量和给药次数视病情而定。通常以24h内排尿糖每2～4g，给胰岛素1U；中型糖尿病病人每日需给5～10U，重型者每日用量在40U以上。一般饭前半小时皮下注射，3～4次/d，必要时可作静脉注射或肌内注射。

低精蛋白锌胰岛素（Isophane Insulin） 剂量视病情而定，早饭前（或加晚饭前）30～60min给药，仅作皮下注射。

珠蛋白锌胰岛素（Globin Zinc Insulin） 剂量视病情而定，早饭前（或加晚饭前）30min给药，1～2次/d，皮下注射。

精蛋白锌胰岛素（Protamine Zinc Insulin） 剂量视病情而定，早饭前30～60min给药，1次/d，皮下注射。

Exubera（吸入型胰岛素，Inhaled Insulin） 剂量视病情而定，规格lmg和3mg，口腔吸入。

甲苯磺丁脲（Tolbutamide，D860，甲糖宁） 口服，第一天服1g/次，3次/d，第2天起0.5g/次，3次/d；饭前服，待血糖正常或尿糖少于每日5g时，改为维持量，0.5g/次，2次/d。

氯磺丙脲（Chlorpropamide，P－607） 口服。治糖尿病：0.1～0.3g/次，1次/d，待血糖降到正常时，剂量酌减至0.1～0.2g/d，早饭前一次服；治疗尿崩症：0.125～0.25g/d。

格列本脲（Glibenclamide，优降糖） 口服。开始每日早饭后服2.5mg，以后逐渐增量，但每日不得超过15mg，待增至每日10mg时，应分早、晚二次服，至出现疗效后，逐渐减量至2.5～5mg/d。

格列齐特（Gliclazide，达美康） 口服。治疗宜从小剂量开始，开始40～50mg/d，1次/d，早饭前半小时顿服；随后按情况递增至160～320mg/d，疗效满意后改用维持量，每日80～160mg。日剂量超过160mg时，2～3次饭前服用。

格列吡嗪（Glipizide） 通常开始剂量为每日5mg，一般早餐前30min口服，根据血糖改变调整剂量。最大剂量为每日40mg，每日剂量>15mg时应分次口服。

二甲双胍（Metformin，Diabex，DMBG，甲福明，降糖片） 0.25～0.5g/d，3次/d，饭后口服。以后根据尿糖（或血糖）情况增减。

罗格列酮（Rosiglitazone，文迪雅） 每次2～4mg，2次/d。

瑞格列奈（Repaglinide） 开始0.5mg/次，渐增至4mg/次，3次/d，餐前口服。

阿卡波糖（Acarbose） 开始饭前口服50mg，3次/d，根据血糖反应在6～8周后可增加到100mg，3次/d，最大剂量不得超过200mg，3次/d。

依克那肽（Exenatide） 皮下注射，剂量视病情而定，1～2次/d。

Sitagliptin Phosphate（Januvia） 口服，规格为25mg，50mg，100mg，建议起始剂量为100mg，1次/d。

普兰林肽（Pramlintide） 皮下注射，每次主餐（热量≥250kcal或碳水化合物≥30g）前给药，规格为3mg/5ml。对于1型糖尿病患者，普兰林肽的初始给药剂量应为15μg，以后再根据患者反应逐步将维持剂量加大到30μg或60μg，每次增加剂量的幅度为15μg；对于2型糖尿病患者，普兰林肽的初始剂量应为60μg，维持剂量可加大到120μg。

（云天佑）

第三十七章

性激素类药和避孕药

性激素（sex hormones）是性腺分泌的激素（甾体化合物），包括雌激素、孕激素和雄激素。临床应用的性激素类药物大多为人工合成品及其衍生物。常用的避孕药大多属于雌激素与孕激素的复合制剂。性激素的分泌受下丘脑和腺垂体促卵泡激素（follicle stimulating hormone，FSH）及黄体生成素（1uteinizing hormone，LH）的调节，而分泌的性激素又负反馈性调节（抑制）下丘脑和腺垂体，从而使性激素适量分泌，从而恰到好处地调节体内的靶组织。使用性激素类药物就是补充而达到治疗体内性激素不足的疾病，或通过较大剂量增强由于靶组织功能减退的疾病，或通过雌雄激素的相互拮抗作用以减弱雄（或雌）激素引起的疾病，或通过大剂量性激素的负反馈性调节（抑制）下丘脑和腺垂体而达到避孕的目的等。

第一节　人体内性激素的分泌与调节

性激素（sex hormones）为性腺分泌的类固醇激素（甾体化合物），包括雌激素、孕激素和雄激素。

性激素的合成与分泌受下丘脑－垂体前叶调节。下丘脑分泌促性腺激素释放激素（gonadotropin releasing hormone，GnRH），促使腺垂体前叶分泌促卵泡激素（follicle stimulating hormone，FSH）和黄体生成素（luteinizing hormone，LH）。在女性 FSH 促进卵巢的卵泡生长发育，并在 FSH 和 LH 的共同作用下，促使成熟的卵泡分泌雌激素和孕激素。在男性 LH（在男性又称间质细胞刺激素，interstitial cell stimulating hormone，ICSH）促进睾丸间质细胞合成与分泌睾酮（雄激素），FSH 在 LH 配合下共同调节生精过程。

如图 37－1 所示，性激素对垂体前叶的分泌功能具有正反馈和负反馈两方面的调节作用，这取决于机体的性周期。在排卵前血中雌激素水平较高，可直接或通过下丘脑促进腺垂体分泌 LH，导致排卵（正反馈）。在月经周期的黄体期，由于血中雌激素、孕激素水平较高，从而减少 GnRH 的分泌，抑制排卵（负反馈）。常用的甾体避孕药就是根据这一负反馈机制而设计的。垂体前叶所释放的 LH，对男性可促进睾丸间质细胞分泌雄激素，雄激素也可通过反馈机制抑制促性腺激素的释放。

临床应用的性激素类药物大多为人工合成品及其衍生物。常用的避孕药大多属于雌激素与孕激素的复合制剂。

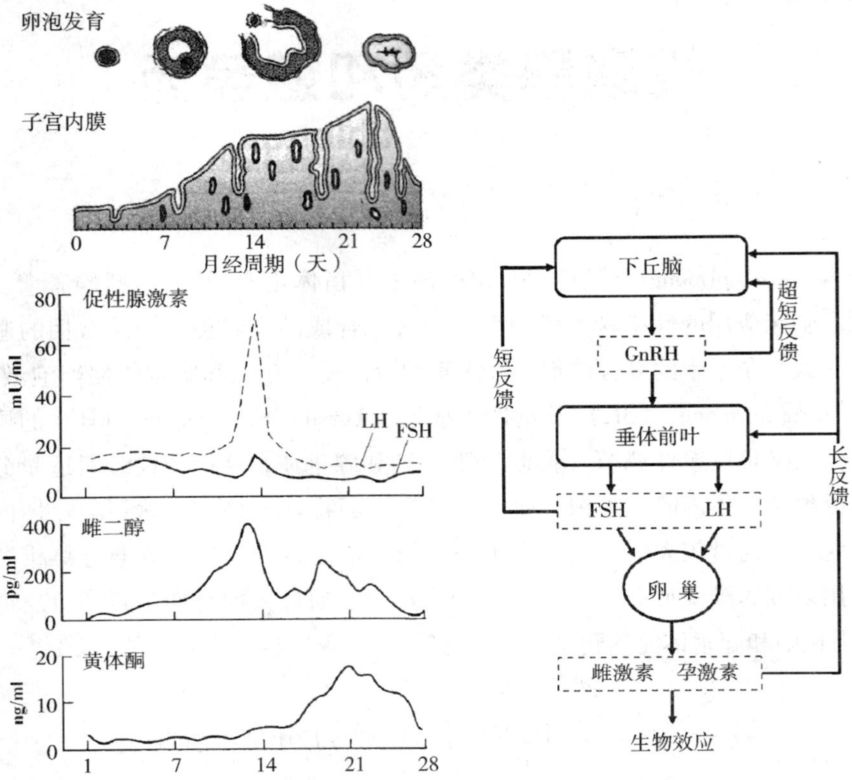

图 37－1 女性激素的分泌与调节示意图

第二节 雌激素类与抗雌激素类药

一、雌激素类药

（一）天然雌激素类药

天然雌激素包括雌二醇（Estradiol）、雌酮（Estrone）和雌三醇（Estriol）。雌二醇是卵巢分泌的主要激素。雌酮和雌三醇为雌二醇的代谢物，三者以雌二醇的活性最强。

【体内过程】

天然雌激素可经胃肠吸收，但易在肝脏破坏，多采用肌内注射给药。与性激素结合球蛋白（SHBG）和血浆白蛋白结合率50%以上。雌激素的代谢物大多与葡萄糖醛酸或硫酸结合，由尿排出，也有部分经胆汁排泄并形成肝肠循环。

【生理与药理作用】

1. 促进女性性成熟及维持女性性征 对未成年女性能促进第二性征和性器官的发育成熟，如子宫发育、乳腺腺管及腺泡增生、脂肪分布变化等；对成年女性可保持女性性征。

2. 子宫内膜反应 在与孕激素共同调节下使子宫内膜产生周期性变化，形成月经周期；增加子宫平滑肌对缩宫素的敏感性；促进阴道上皮增生，浅表层细胞角化。

3. 影响水盐和骨钙代谢 激活肾素－血管紧张素系统，使醛固酮分泌增加，有轻度水钠潴留作用，可使血压升高；通过刺激降钙素，增加骨骼钙沉积，减少骨骼钙吸收，加速骨骺闭合，可预防骨质疏松。

4. 剂量的反馈调节作用 较大剂量雌激素的负反馈机制抑制了下丘脑－腺垂体系统 GnRH 的释放，从而抑制排卵；较大剂量可反馈性抑制催乳素对乳腺的作用，从而抑制乳汁分泌。

5. 其他作用 抗雄激素的作用；增加高密度脂蛋白形成，减少低密度脂蛋白形成，降低胆固醇，有预防动脉粥样硬化作用。

【临床应用】

1. 更年期综合征 妇女更年期，由于卵巢功能降低，雌激素分泌不足，而垂体促性腺激素分泌增多，产生内分泌平衡失调现象，而出现一系列症状如面颈红热、恶心、失眠、情绪不安等，又称绝经期综合征。每个月经周期前 21 ~25 日补充雌激素可抑制垂体促性腺激素分泌，减轻各种症状。

2. 卵巢功能不全和闭经 原发性或继发性卵巢功能低下患者以雌激素替代治疗，可促进外生殖器、子宫及第二性征的发育。与孕激素类合用，可产生人工月经周期。

3. 功能性子宫出血 雌激素可促进子宫内膜增生，有利于出血创面修复而止血。可适当配伍孕激素，以调整月经周期。

4. 乳房胀痛及回乳 部分妇女停止授乳后引起乳房胀痛，大剂量雌激素能干扰催乳素对乳腺的刺激作用，使乳汁分泌减少而退乳消痛。

5. 晚期乳腺癌 对绝经 5 年以上的晚期乳腺癌患者，雌激素治疗缓解率可达 40% 左右。有研究认为，乳腺癌的发生与内源性雌酮有关。因绝经期妇女卵巢停止分泌雌二醇，而肾上腺分泌的雄烯二酮在周围组织可转化为雌酮，其对乳腺的持续作用，可引起乳腺癌。用大剂量雌激素可抑制腺垂体分泌促性腺激素，而减少雌酮的产生。

6. 前列腺癌 大剂量雌激素抑制垂体促性腺激素的分泌，可使睾丸萎缩及雄激素分泌减少，且雌激素能拮抗雄激素的作用，故可治疗前列腺癌。

7. 避孕 与孕激素合用。

8. 痤疮 多见于青年男女，由于过多的雄激素使皮脂腺分泌增多，堵塞皮脂腺和继发感染所致。雌激素能抑制雄激素分泌，并有抗雄激素作用。

9. 其他 局部应用雌激素，对老年性阴道炎及女阴干燥症有效；雌激素合用雄激素，对绝经期和老年性骨质疏松症可有一定疗效；小剂量雌激素长期应用可有效预防冠心病和心肌梗死等心血管疾病。

【不良反应】

常见恶心、食欲减退，口服给药多见；从小剂量开始，逐渐增加剂量可减轻反应。长期大剂量应用，可使子宫内膜过度增生，发生子宫出血，故患有子宫内膜炎者慎用；还可使水、钠潴留，引起高血压、水肿、并加重心力衰竭。雌激素对前列腺癌及绝经期后乳腺癌患者有治疗作用，但禁用于绝经期以前的其他肿瘤患者。妊娠期妇女禁用，以免致胎儿畸形。肝功能不全者慎用。

（二）合成雌激素类药

近年以雌二醇为母体，人工合成了许多能口服的高效、长效类固醇衍生物，如炔雌醇（Ethinylestradio1）、尼尔雌醇（Nilestrio1）、炔雌醚（Quinestro1）等，还合成了非类固醇结构简单的同型物如己烯雌酚（Diethylstilbestro1）等。其药理作用和临床应用与天然雌激素类药相似，主要用于女性避孕和更年期综合征等。

二、抗雌激素类药

本类药物能与雌激素受体结合，发挥竞争性拮抗雌激素作用。已用于临床的有氯米芬、他莫昔芬等。

氯米芬

氯米芬（Clomifene，氯蔗酚胺）为非甾体化合物，化学结构类似己烯雌酚。本药有较弱的内在活性（拟雌激素活性），能促进垂体前叶分泌促性腺激素，从而诱发排卵。作用机制可能与其在下丘脑水平竞争雌激素受体，阻断雌激素的负反馈作用有关。临床主要用于功能性不孕症，一个疗程（100mg/d，连续5日）诱发一次排卵，故应做重复治疗，对卵巢和垂体功能完全丧失者本药无效。本药还可用于功能性子宫出血、月经不调、晚期乳腺癌及长期应用避孕药后发生的闭经的治疗。主要不良反应为大剂量长期应用可引起卵巢肥大，故卵巢囊肿者禁用。

他莫昔芬

他莫昔芬（Tamoxifen）有较强的抗雌激素作用和较弱的雌激素活性。用于绝经期后妇女晚期乳腺癌，也用于绝经前妇女雌激素受体阳性乳腺癌。此外，对乳腺癌复发患者也有效。口服每次10～20mg，每日2次。最高日剂量为200mg。常见不良反应有潮红、恶心、呕吐等。偶见月经不调、阴道出血、皮炎等。大剂量和给药2年以上可使子宫内膜癌的发生率增高、视敏度降低、白内障和血栓栓塞危险性增加。

第三节　孕激素类与抗孕激素类药

一、孕激素类药

（一）天然孕激素类药

黄体酮

天然孕激素主要由卵巢黄体分泌，妊娠4个月后，黄体逐渐萎缩而由胎盘分泌直至分娩。

【体内过程】

黄体酮（Progesterone，孕酮）口服在胃肠及肝脏迅速破坏，故需注射给药。血浆中的黄体酮90%以上与蛋白结合，游离的仅占3%，其代谢物主要与葡萄糖醛酸结合，从尿排泄。

【药理作用】

1. 对生殖系统作用

（1）保胎作用　小剂量能促进子宫内膜由增殖期转化为分泌期，有利于孕卵的着床和胚胎发育；与缩宫素竞争受体，降低子宫对缩宫素的敏感性，抑制子宫收缩，起到保胎作用。

（2）避孕作用　大剂量能抑制腺垂体LH分泌，抑制卵巢的排卵过程，且可使子宫颈口闭合，黏液变稠，精子不易穿透，均有利于避孕。

（3）促进乳腺腺泡发育　为哺乳做准备。

2. 对代谢的影响　孕激素与醛固酮结构相似，有竞争性拮抗醛固酮作用，促进Na^+、Cl^-排泄，产生利尿作用。孕激素也是肝药酶诱导剂，可促进某些药物代谢；孕激素还可促进蛋白分解，增加尿素氮的排泄。

3. 升高体温　可通过下丘脑体温调节中枢影响散热过程，使月经周期的黄体相基础体温轻度升高。

【临床应用】

1. 功能性子宫出血　由于黄体功能不足，引起子宫内膜不规则的成熟与脱落，导致子宫持续性出血。应用孕激素可使子宫内膜同步转为分泌期，停药后3～5日发生撤退性出血。

2. 痛经和子宫内膜异位症　能抑制排卵并减轻子宫痉挛性收缩而止痛，还可使异位的子宫内膜萎缩退化。

3. 先兆流产或习惯性流产　主要用于孕激素分泌过低的先兆流产。对习惯性流产疗效不确切，且由于孕激素有可能增加婴儿先天性畸形的发生率，现已不主张常规使用。

4. 子宫内膜腺癌 大剂量孕激素可使子宫内膜瘤体萎缩，部分患者病情缓解，症状改善。

5. 前列腺肥大和前列腺癌 大剂量孕激素可反馈地抑制腺垂体分泌 LH，减少睾酮分泌，促使前列腺细胞萎缩退化，故有一定治疗作用。

6. 避孕 可用于避孕。

【不良反应】

较少，偶见头晕、恶心及乳房胀痛等。长期应用可引起子宫内膜萎缩，月经量减少，并易诱发阴道真菌感染。大剂量有可能致胎儿生殖器畸形。

（二）合成孕激素类药

合成孕激素类药按化学结构可分为两类：一类为 17α－羟孕酮类，包括甲羟孕酮（Medroxyprogesterone）、甲地孕酮（Megestrol）等；另一类为 19－去甲睾丸酮类，包括炔诺酮（Norethisterone）、炔诺孕酮（Norgestrel）、左炔诺孕酮（Levonorgestrel）等。其共同特点是：口服有效；生物活性半衰期延长；雄激素生物活性减弱；孕激素生物活性增强；除甲羟孕酮的药理作用、临床应用与黄体酮基本相似外，其他药物均为高效能孕激素，主要用作短效口服避孕药、速效避孕药，有些经改变剂型还可以用作长效避孕药。

二、抗孕激素类药

米非司酮

米非司酮（Mifepristone）是炔诺酮的衍生物，将炔诺酮的 17 位上的乙炔基由丙炔基取代，提高了与孕激素受体的亲和力；11β 位连接二甲胺苯基增加了与受体结合的稳定性。米非司酮几乎无孕激素活性，是孕激素受体的阻断药。米非司酮不但有抗孕激素和抗皮质激素活性，还具有较弱的雄激素活性。

本药口服有效，生物利用度高，血浆蛋白结合率高，$t_{1/2}$长，因此可延长下一个月经周期，不宜持续给药。由于本药有对抗黄体酮的子宫内膜作用，能抗孕卵着床，单用 600mg 可作为房事后避孕的有效措施。常见不良反应为恶心、腹痛和腹泻。还可引起子宫出血延长，但一般无需特殊处理。

第四节 雄激素类药及同化激素类药

一、雄激素类药

天然雄激素睾酮（Testosterone，睾丸酮），主要由睾丸间质细胞分泌。临床多用人工合成的睾酮衍生物，如甲睾酮（Methyltestosterone）、丙酸睾酮（Testosterone Propionate）、美睾酮（Mesterolone）等。

【体内过程】

睾酮口服易被肝脏破坏，一般用其油溶液肌内注射或植入皮下，吸收缓慢，作用可长达6周。人工合成品甲睾酮等不易被肝脏破坏，口服有效。

【药理作用】

1. 对生殖系统的作用　促进并维持男性性器官和第二性征的发育和成熟。也是正常精子的发生和成熟，以及精囊和前列腺分泌功能所必需。

2. 抗雌激素作用　大剂量可抑制垂体前叶促性腺激素的释放，抑制子宫内膜增生及卵巢功能。

3. 提高骨髓造血功能　在骨髓功能低下时，较大剂量的雄激素可刺激肾脏分泌红细胞生成素，并直接刺激骨髓造血功能。

4. 同化作用　促进蛋白质合成（同化作用），使肌肉发达，体重增加；减少蛋白质分解（异化作用），降低氮质血症。

5. 促进免疫球蛋白合成　增强机体免疫功能及抗感染能力，尚有糖皮质激素样抗炎作用。

【临床应用】

1. 睾丸功能不全　可用睾酮类药物作替代治疗，如睾酮皮下植入600mg，可维持血浆睾酮达生理水平4～5个月。

2. 更年期综合征及功能性子宫出血　通过对抗雌激素作用，使子宫血管收缩，内膜萎缩，对更年期综合征更为适宜。治疗功能性子宫出血，可用丙酸睾丸酮25mg于月经期结束后每5～7日肌内注射1次，至月经期改为每日1次，连用3日。

3. 乳腺癌和卵巢癌　能暂时减轻症状，可能与对抗雌激素作用、抑制垂体促性激素释放而减少雌激素分泌有关。此外，丙酸睾酮治疗子宫肌瘤，常能制止肌瘤的继续生长。

4. 贫血　对再生障碍性贫血患者，本类药物可使骨髓功能改善特别是红细胞生成加速。丙酸睾酮也可用于其他类型贫血的治疗。

5. 其他　小剂量雄激素能使患者食欲增加，加快体质恢复。用于各种消耗性疾病、长期卧床、放疗等体质虚弱者。

【不良反应】

1. 女性男性化　雄激素长期用于女性患者，可引起多毛、痤疮、声音变粗、闭经等男性化现象，应停止用药。孕妇及前列腺癌患者禁用。

2. 黄疸　多数雄激素可干扰肝内毛细胆管的排泄功能，引起胆汁淤积性黄疸，应立即停药。

3. 水钠潴留　肾炎、肾病综合征、肝功能不全、高血压及心力衰竭的患者应慎用。

二、同化激素类药

同化激素（anabolic steroids）是人工合成的睾丸酮衍生物，临床上常用的有苯丙酸诺龙（Nandrolone Phenylpropionate）、司坦唑醇（Stanozolol，康力龙）及美雄酮（Metandienone，去氢甲基睾丸素）等。

本类药物与雄激素类药物不同，其雄激素活性减弱，而蛋白质合成作用增强，用于女性患者，男性化现象明显减少。主要用于蛋白质合成减少或吸收不足、蛋白质分解亢进或损失过多所致的慢性消耗性疾病，也用于再生障碍性贫血、白细胞减少症，应注意同时增加食物蛋白质成分。也可引起胆汁淤积性黄疸及水钠潴留等不良反应。禁忌证同雄性激素类药。

第五节　避　孕　药

生殖过程包括精子和卵子的形成与成熟、排卵、受精、着床，以及胚胎发育等多个环节，阻断其中任何一个环节，都可以避孕或终止妊娠。上述环节多发生在女性体内，因而避孕药大多为女性避孕药。避孕药是指能阻碍受孕和终止妊娠的药物，对安全性要求高，有效率要求超过99%。目前临床应用的避孕药主要有抑制排卵药、干扰孕卵着床药和抗早孕药等。

一、主要抑制排卵的避孕药

本类药物是最常用的女性避孕药，由孕激素和雌激素类药物配伍制成。

【药理作用】

该类制剂中的雌激素通过负反馈机制，抑制下丘脑GnRH的释放，从而减少FSH分泌，使卵泡的生长成熟过程受阻；孕激素则抑制LH释放，两者协同作用抑制排卵。此外，本类药物还有以下作用：①使子宫内膜的正常增生受到抑制，影响受精卵着床；②影响子宫和输卵管的正常活动，改变受精卵的运行速度，以致受精卵不能适时到达子宫；③使宫颈黏液变得更黏稠，使精子不易进入子宫腔等。临床研究证实，如按规定用药，用药期间避孕效果可达99%以上。

【分类与用法】

抑制排卵药根据药效长短及使用方法可分为以下3类。

1. 短效口服避孕药　主要成分为孕激素。主要抑制排卵，是目前应用最广的一类避孕药。其显著优点是：①高效避孕作用，几乎100%有效；②使用方便，不影响性功能及快感；③月经类型正常，无明显不良反应；④对月经周期有调节作用；⑤停药后可恢复生育能力；⑥可降低卵巢与子宫内膜癌的发病率；⑦可预防乳房疾病的发生。

2. 长效口服避孕药　主要成分为高效的炔雌醚。主要抑制排卵，口服后可贮存于机体脂肪组织内，逐步释放并代谢为有活性的炔雌醇，消除半衰期延长。

3. 长效注射避孕药 主要抑制排卵。戊酸雌二醇为雌二醇的长效脂类衍生物，己酸羟孕酮和甲地孕酮的混悬液在肌内注射后可贮存于局部，缓慢释放而达到长效避孕作用。

常用甾体避孕药的制剂与成分，见表37－1。

表37－1 常用甾体避孕药的制剂与成分

类别	制剂名称	成分	
		孕激素（mg）	雌激素（mg）
短效口服避孕药	复方炔诺酮片	炔诺酮0.6	炔雌醇0.035
	复方甲地孕酮片	甲地孕酮1.0	炔雌醇0.035
	复方炔诺孕酮1号片	炔诺孕酮0.3	炔雌醇0.03
长效口服避孕药	复方炔诺酮2号片	炔诺孕酮10.0	炔雌醚2.0
	复方氯地孕酮片	氯地孕酮12.0	炔雌醚3.0
	复方次甲氯地孕酮片	甲氯地孕酮12.0	炔雌醚3.0
长效注射避孕药	复方己酸孕酮注射液	己酸羟孕酮250.0	戊酸雌二醇5.0
	复方甲地孕酮注射液	甲地孕酮25.0	戊酸雌二醇5.0

【不良反应】

可有头晕、恶心、挑食等类早孕反应，坚持用药2～3个月后减轻或消失。少数发生子宫不规则出血时，可加服炔雌醇。如连续闭经2个月，应予停药。可诱发血栓性静脉炎、肺栓塞或脑血管栓塞等栓塞性疾病，应予注意。个别可有血压升高；哺乳期妇女用药可使乳汁减少。

【禁忌证】

乳房肿块及宫颈癌患者禁用；急慢性肝炎、充血性心力衰竭及有其他水肿倾向者慎用；糖尿病需用胰岛素者亦慎用。

二、干扰孕卵着床药

常用的干扰孕卵着床药（探亲避孕药）有甲地孕酮（探亲避孕1号片）、炔诺孕酮（探亲避孕片）、左炔诺孕酮等，属高效孕激素。能快速抑制子宫内膜的发育和分泌功能，干扰孕卵着床而产生避孕作用。主要特点是在使用时间上灵活方便，不受月经周期的限制，无论在排卵前、排卵期或排卵后服用都有效。夫妻探亲同居当晚或房事后服用，避孕工具失败或没有采取措施者，均可口服本类药物作为避孕的应急措施。

三、抗早孕药

抗早孕药是在妊娠期的前12周内，能产生完全流产的终止妊娠药物。如早期应用，其效果相当于一次正常月经，故又称催经止孕药。临床常用米非司酮与米索前列醇序贯配伍应用。其特点是：完全流产率高；对母体无明显不良反应；流产后月经周期能迅速恢复；对再次妊娠无影响。

米索前列醇和米非司酮

米索前列醇（Misoprosto1）为前列腺素 E_1 的衍生物，对妊娠子宫有显著收缩作用。与米非司酮（Mifepristone）合用抗早孕效果更好，且具有使用方便、口服有效、不良反应较少等优点。口服 0. 5h 可达最大效应，$t_{1/2}$ 为 1. 5h。

本药联合应用小剂量的米非司酮已成为当前最成功的抗早孕药物，适用于停经 49 天内的早期妊娠，可获得 95% 的完全流产率。。

小结

（一）雌激素类药

1. 主要作用　促进女性性器官的发育和成熟，维持女性第二性征，参与形成月经周期，较大剂量可抑制排卵、抑制乳汁分泌及抗雄激素，增加骨骼的钙盐沉积等作用。

2. 适应证　①绝经期综合征及绝经后和老年性骨质疏松症；②卵巢功能不全和闭经；③功能性子宫出血；④乳房胀痛及退乳；⑤晚期乳腺癌；⑥前列腺癌；⑦痤疮；⑧避孕。

3. 重要不良反应　①常见厌食、恶心、呕吐及头昏等；②长期大量应用可使子宫内膜过度增生，引起子宫出血；③水、钠潴留，胆汁淤积性黄疸等。此外，雌激素拮抗药氯米芬可诱发排卵，用于功能性不孕症、功能性子宫出血、月经不调、晚期乳腺癌及长期应用避孕药后发生的闭经等。

（二）雌激素拮抗药氯米芬

诱发排卵用于功能性不孕症，功能性子宫出血、月经不调、晚期乳腺癌及长期应用避孕药发生的闭经的治疗。主要不良反应为大剂量长期应用可引起卵巢肥大，故卵巢囊肿者禁用。

（三）孕激素类药

1. 主要作用　促进子宫内膜由增殖期转为分泌期，有利于受精卵的着床和胚胎发育；降低子宫对缩宫素的敏感性；促进乳腺腺泡发育；抑制排卵；并可升高体温。

2. 适应证　①功能性子宫出血；②痛经和子宫内膜异位症；③先兆流产和习惯性流产；④子宫内膜腺癌、前列腺肥大和前列腺癌。不良反应较少，但黄体酮有时可致生殖器畸形，炔诺酮等可引起肝功能障碍。

（四）雄激素类药

1. 主要作用　促进男性器官及副性器官的发育和成熟，促进男性生殖功能；促进蛋白质合成（同化作用）；并促进骨髓造血功能。

2. 适应证 ①睾丸功能不全；②功能性子宫出血；③晚期乳腺癌；④贫血；⑤消耗性疾病、骨质疏松、生长延缓等虚弱情况。不良反应有女性男性化，男性功能改变；肝毒性（胆汁淤积性黄疸）等。

（五）同化激素类药

同化激素类药物（苯丙酸诺龙等）男性化作用较弱，以同化作用为主，主要用于蛋白质同化或吸收不良，或蛋白质分解亢进或损失过多的病例。

（六）避孕药

主要抑制排卵的避孕药多为不同类型的雌激素和孕激素配伍组成的复方。

1. 主要作用 本类药物通过负反馈机制抑制排卵；抑制子宫内膜正常增殖而抗着床；增加宫颈黏液黏稠度，不利于精子进入宫腔；还能影响子宫和输卵管平滑肌的正常活动等。

2. 主要临床应用 常用的有短效口服避孕药、长效口服避孕药、长效注射避孕药，以及埋植剂和多相片剂等。

3. 重要不良反应 类早孕反应，子宫不规则出血，闭经，乳汁减少，凝血功能亢进，轻度损害肝功能等。

思考题

1. 雌激素、孕激素、雄激素的生理及药理作用，临床应用及不良反应、
2. 抗雌激素药氯米芬及同化激素类药的作用和应用。
3. 避孕药的分类、用途及应用注意事项。

制剂与用法

苯甲酸雌二醇（Estradiol Benzoate） 肌内注射，1~2mg/次，每周2~3次。

己烯雌酚（Diethylstilbestro1） 用于卵巢功能不全、垂体功能异常的闭经或绝经期综合征：一日量不超过0.25mg。用于人工周期，口服0.25mg/d，连服20天，待月经后再服，用法同前，共3周；或先用己烯雌酚lmg/次，每晚1次，连用22天，于服药后第16天开始肌内注射黄体酮10mg，共5天。阴道栓剂：0.1~0.5mg/粒。

炔雌醇（Ethinylestradio1，乙炔雌二醇） 作用比己烯雌酚强，用量为后者的1/20。

黄体酮（Progesterone） 肌内注射。先兆流产或习惯性流产：10~20mg/d。检查闭经的原因：10mg/d，共3~5天，停药后2~3天若见子宫出血，说明闭经并非由于妊娠。

醋酸甲羟孕酮（Medroxyprogesterone Acetate） 口服，2~10mg/d。

枸橼酸氯米芬（Clomifene Citrate） 口服，促排卵，50mg/d，1次/d，连服5天。

甲地孕酮醋酸酯（Megestrol Acetate） 口服，2~4mg/次。1次/d。

炔诺酮（Norethisterone） 口服，1.25~5mg/次，1次/d。

丙酸睾酮（Testosterone Propionate） 肌内注射，10~50mg/d，每周1~3次。

甲睾酮（Methyltestosterone） 舌下给药或口服，5~10mg/次，1~2次/d。

苯乙酸睾酮（Testosterone Phenylacetate） 肌内注射，效力较丙酸睾酮强而持久，故称长效睾酮。10~25mg/次，每周2~3次。

睾酮小片 75mg/片，每6周植入皮下1片。用于无睾症等作补充（替代）疗法。

苯丙酸诺龙（Nandrolone Phenylpropionate） 肌内注射，25mg/次，每周1~2次。

美雄酮（Metandienone） 口服，5~10mg/次，2~3次/d。

司坦唑醇（Stanozolo1） 口服，2mg/次，2~3次/d。

米非司酮（Mifepristone） 口服，顿服200mg/次；或25mg/次，2次/d，连续服3天。

（云天佑）

第三十八章

子宫平滑肌收缩药和舒张药

子宫平滑肌强有力的节律性收缩是娩出胎儿的动力保障，产后子宫平滑肌持续的强直性收缩又是避免产后出血和子宫复原的保障，而未孕或非分娩子宫平滑肌若发生过度的收缩，将导致痛苦或早产。对于分娩时子宫平滑肌收缩无力或非分娩时导致痛苦的过度收缩，可通过使用不同的药物与不同的剂量以使子宫平滑肌的功能趋于正常状态，达到治疗目的。但如对适应证和禁忌证把握不当，或使用药物不当或使用剂量过大，非但达不到治疗目的，还可能导致不良后果，例如子宫平滑肌强直性收缩，严重的如导致子宫破裂或胎儿宫内窒息等。

第一节　子宫平滑肌收缩药

临床常用的药物有垂体后叶素类、前列腺素类和麦角生物碱类。

一、垂体后叶素类

缩宫素

缩宫素（Oxytocin；催产素，Pitocin）是由丘脑下部合成，沿下丘脑－垂体束运至脑下垂体后叶（神经垂体）分泌的多肽类激素。目前药用的是从猪或牛的垂体后叶中提取分离的制剂。也可人工合成。从动物神经垂体提取的制剂含有缩宫素和少量的加压素（Vasopressin，抗利激素）。人工合成品内无加压素。中国药典规定缩宫素的效价以单位（U）计算，1U 相当于 2μg 缩宫素。

【体内过程】

口服易被破坏；可经鼻及口腔黏膜吸收，但作用较弱；肌内注射吸收良好，3～5min 内起效，$t_{1/2}$约 5～10min，作用可维持 20～30min。静脉注射起效快，维持时间短，故需要静脉滴注维持疗效。主要经肝代谢，少部分以原形经肾排泄。

【药理作用】

缩宫素选择性激动子宫平滑肌和乳腺的缩宫素受体，通过与该受体相偶联的 G 蛋白介导，激活磷脂酶 C（PLC），促进磷酸肌醇的生成，增加胞浆中 Ca^{2+} 浓度，引起生理或药理效应。

1. 兴奋子宫平滑肌 激动子宫平滑肌的缩宫素受体，使子宫平滑肌收缩加强，频率加快。缩宫素对子宫的影响具有以下3个主要特点。

(1) 用药剂量不同，子宫收缩的性质及强度不同。小剂量(2～5U)使子宫(尤其妊娠末期子宫)产生节律性收缩，收缩振幅加大，张力稍有增加，其收缩性质与正常分娩相似；随着剂量加大，子宫平滑肌收缩加强，张力持续增高，直至引起强直性收缩，这对产程中的胎儿和母体都是不利的。

(2) 对子宫不同部位平滑肌的作用不同。小剂量缩宫素使子宫体和底部平滑肌产生节律性收缩，而使子宫颈平滑肌松弛，有利于促进胎儿娩出。有研究认为，缩宫素激动蜕膜的缩宫素受体，促进 $PGF_{2\alpha}$ 及其代谢物13，14－二氢－15－酮 $PGF_{2\alpha}$ (PGFM)的合成与释放，使子宫体平滑肌兴奋，子宫颈平滑肌松弛。

(3) 子宫平滑肌对缩宫素的敏感性受子宫生理状态和雌激素及孕激素水平的影响。有研究证明，雌激素可促进子宫内膜和蜕膜中缩宫素受体上调，并提高受体对缩宫素的敏感性，孕激素的作用则相反。在妊娠早期，体内雌激素水平低、孕激素水平高，子宫的缩宫素受体密度低，对缩宫素不敏感，有利于胎儿正常发育；妊娠后期，体内雌激素水平高，子宫缩宫素受体密度增加，对缩宫素敏感性增高，至临产时雌激素水平和缩宫素受体密度达高峰，此时子宫对缩宫素最为敏感；分娩后子宫对缩宫素的敏感性逐渐降低。

2. 其他作用

(1) 激动乳腺的缩宫素受体，引起乳腺腺泡周围的肌上皮细胞(属平滑肌)收缩，可促进排乳，但不增加排乳总量。

(2) 大剂量缩宫素能松弛血管平滑肌，引起血压短暂降低；

(3) 轻度抗利尿作用。

【临床应用】

1. 催产、引产 对于胎位正常、无产道障碍、宫缩无力的难产，可用小剂量缩宫素催产，以加强子宫节律性收缩，促进分娩。对于死胎、过期妊娠或因患心脏病、肺结核等疾病而必须提前终止妊娠的孕妇，可用小剂量缩宫素引产。一般每次2.5U，用5%葡萄糖注射液500ml稀释后，先以每分钟8～10滴的速度静脉滴注，必须密切观察。以后根据子宫收缩和胎心情况调整滴注速度，最快不超过每分钟40滴。

2. 产后止血 产后出血时，应立即皮下或肌内注射较大剂量缩宫素(5～10U)，使子宫产生强直性收缩，压迫子宫肌层内血管而止血。但缩宫素作用不持久，临床上已被作用快而持久的麦角新碱所取代，或合用麦角制剂使子宫维持收缩状态。

3. 催乳 在哺乳前2～3min，用枸橼酸缩宫素鼻腔喷雾吸入或以滴鼻剂滴鼻给药(每次3滴)，经咽部黏膜吸收后，促进乳汁排出。也可用2～5U缩宫素肌内注射。

【不良反应】

偶见恶心、呕吐、心律失常。使用动物脑垂体提取的制剂，偶见过敏反应。过量导致子宫高频率甚至持续性强直收缩，可引起胎儿宫内窒息或子宫破裂。在用缩宫素催产或引产时，必须注意以下两点：①严格掌握剂量，根据宫缩和胎心情况及时调整静脉滴注速度，避免出现子宫强直性收缩；②严格掌握适应证，凡产道异常、胎位不正、头盆不称、前置胎盘、3次妊娠以上的经产妇或有剖宫产史者禁用，以防引起胎儿窒息或子宫破裂。

垂体后叶素

药用垂体后叶素（Pituitrin）是从猪或牛的脑垂体后叶中提取的粗制剂，内含缩宫素和血管升压素（Vasopressin，又称抗利尿激素 Antidiuretic Hormone）两种成分。

【药理作用与临床应用】

缩宫素和血管升压素的主要作用特点不同，但有较弱的交叉。但因加压素含量较多及其作用占优势，因而临床上主要应用于血管升压素的效应：

（1）抗利尿作用　与肾集合管的加压素受体结合，增加对水分的重吸收，使尿量明显减少，可用于治疗尿崩症；

（2）收缩血管　尤其对内脏的细小动脉收缩作用明显，可用于治疗肺出血（咯血）和食管、胃底静脉曲张出血（呕血）；

（3）升高血压、兴奋胃肠平滑肌；

（4）产后止血作用　对未孕子宫有兴奋作用，对妊娠子宫作用较弱；因对子宫平滑肌的选择性较低，不良反应较多，在催产、引产方面的应用已被缩宫素取代，用于产后止血也应注意其不良反应。

【不良反应】

可出现恶心、呕吐、面色苍白、出汗、心悸、胸闷、腹痛及过敏反应等，应立即停药。高血压、冠心病、肺心病、心力衰竭、妊娠高血压综合征等禁用。其余禁忌证同缩宫素。

二、前列腺素类

前列腺素（prostaglandins，PGs）是广泛存在于体内的不饱和脂肪酸，对心血管、呼吸、消化、生殖系统等具有广泛的生理和药理作用。与生殖系统有关的PG有地诺前列酮（PGE_2）、前列腺素 $F_{2\alpha}$（$PGF_{2\alpha}$）及其衍生物15-甲基前列腺素（15-$MEPGF_{2\alpha}$）等。

地诺前列酮

地诺前列酮（Dinoprostone，PGE_2）又称前列腺素 E_2。

【药理作用与临床应用】

1. 兴奋子宫平滑肌 对妊娠各期的子宫均有明显的兴奋作用。对临产前的子宫最为敏感；对妊娠初期和中期子宫的收缩作用远比缩宫素强，可引起足以导致流产的高频率和大幅度收缩。PGE_2 引起子宫收缩的特性与分娩时的阵缩相似，即在增强子宫平滑肌节律性收缩的同时，能使子宫颈松弛。可用于足月妊娠引产和中期妊娠引产，是一种比较安全有效的引产药，可静脉滴注，也可阴道内、羊膜腔内或宫腔内给药。用于妊娠早期引产所需剂量较大，易致较严重的不良反应。

2. 抗早孕 PGE_2 能促进黄体萎缩和溶解，使血中黄体酮水平急剧降低，子宫内膜脱落形成月经，对停经 49 天内的早孕妇女，催经止孕的成功率可达 96%。PGE_2 促使子宫收缩，也能妨碍受精卵着床而发挥抗早孕作用。

【不良反应】

静脉滴注可兴奋胃肠平滑肌，尤其引产所需剂量较大时，可引起较强烈的恶心、呕吐、腹痛、腹泻等。少数有头晕、头痛、胸闷、体温升高、心率加速、血压下降等症状，一般停药后即消失。静脉滴注过量可引起子宫强直性收缩，应严密观察宫缩情况，防止宫缩过强而导致子宫破裂。青光眼、心脏病、肝肾功能严重不全、哮喘、发热患者禁用。

三、麦角生物碱类

麦角（ergot）是寄生在黑麦上的一种麦角菌的干燥菌核，含有多种生物碱，均为麦角酸衍生物，根据其结构可分为：①氨基麦角碱类，以麦角新碱为代表；②氨基酸麦角碱类，包括麦角胺（ergotamine）和麦角毒（ergotoxine），麦角毒为麦角汀（ergocristine）、麦角隐亭（ergocryptine）和麦角柯宁碱（ergocornine）的混合物，临床应用的还有麦角毒衍生物二氢麦角碱。各种生物碱的主要作用和应用不同。

麦角新碱

麦角新碱（Ergometrine）口服、皮下注射或肌内注射均吸收快而完全，代谢和排泄较快，维持时间短暂。

【药理作用】

能选择性兴奋子宫平滑肌，使子宫收缩。与缩宫素比较，本药具有以下特点：①子宫对麦角新碱的敏感性也取决于子宫的功能状态，对妊娠子宫比未孕子宫敏感，尤其临产时和新产后最敏感；②子宫平滑肌收缩作用比缩宫素强而持久，稍大剂量即引起子宫强直性收缩，对子宫体和子宫颈的作用无明显差别，不能用于催产和引产。

【临床应用】

1. 子宫出血 用于产后、刮宫术后、月经过多等原因引起的子宫出血。常肌内注射 0.2 ~ 0.5mg，使子宫平滑肌产生强直性收缩，机械性压迫肌层内血管而止血。必要时 30min 后可重复给药一次。

2. 产后子宫复原　产后最初 10 天子宫复原过程进行很快，如复原缓慢则易致子宫出血或感染，可口服本药促进子宫收缩和复原。

【不良反应】

部分患者有恶心、呕吐、头晕、冷汗、面色苍白、血压升高等反应。偶见过敏反应，严重者可出现呼吸困难和血压下降。妊娠中毒症、高血压、冠心病禁用。胎儿及胎盘娩出前禁用，以免引起子宫破裂、胎儿宫内窒息或胎盘滞留宫内。

二氢麦角碱

二氢麦角碱（Dihydrorgotoxine，海得琴）口服吸收迅速，生物利用度为 25% ~ 50%，$t_{1/2}$为 4h。

【药理作用与临床应用】

本药为 α 受体阻断药，并能直接激动多巴胺和 5 - 羟色胺受体。

1. 扩张血管　阻断 α 受体，使外周血管扩张，血压下降，心率减慢，并能翻转肾上腺素的升压作用，临床用于治疗血管痉挛性疾病。也能缓解脑血管痉挛，降低脑血管阻力，增加脑血流量，改善脑细胞代谢和神经传递功能，可用于治疗老年退化性脑循环障碍、老年性痴呆、脑动脉硬化症及中风后遗症引起的头晕、头痛、注意力不集中、记忆力减退、抑郁、疲劳等症状。

2. 镇静作用　可与异丙嗪、哌替啶组成冬眠合剂，临床用于人工冬眠。

【不良反应】

较严重的不良反应为体位性低血压，患者在注射后应卧床 2h 以上。其他可见心悸、颜面潮红、头痛、眩晕、失眠等，偶见恶心、呕吐、口干、视力模糊等。低血压、严重动脉硬化、冠心病、肾功能不全、精神病患者等禁用；老年人及儿童慎用。

麦角胺

【药理作用与临床应用】

麦角胺（Ergotamine）直接作用于动脉和静脉，使血管收缩。收缩脑血管，可降低脑动脉搏动幅度。偏头痛可能与脑动脉舒张和搏动幅度加大有关，麦角胺治疗偏头痛的有效率可达 90%，但不能预防其发作。咖啡因也能收缩脑血管，减少脑动脉搏动，麦角胺与之合用可产生协同作用。

【不良反应】

长期应用可损害血管内皮细胞，特别是肝脏疾病和外周血管疾病患者更为敏感，可导致肢端坏死。

第二节 子宫平滑肌舒张药

子宫平滑肌舒张药（抗分娩药）主要用于治疗痛经和防治早产。具有子宫平滑肌舒张作用的药物有 β_2 受体激动药、硫酸镁、钙通道阻断药、前列腺素合成酶抑制药、缩宫素拮抗药等，目前临床应用的主要为前两类。

利托君

【药理作用与临床应用】

人子宫平滑肌有 β_2 受体分布，其被激动时可引起妊娠子宫及未孕子宫平滑肌舒张。利托君（Ritodrine，羟苄羟麻黄碱）主要激动子宫肌层的 β_2 受体，使子宫平滑肌舒张，降低子宫收缩频率和强度，对子宫自发性收缩或缩宫素引起的收缩均有抑制作用，能减少子宫的活动，延长妊娠期，使分娩推迟，有利于胎儿发育成熟。临床主要用于防治妊娠 20～37 周内的早产，约 80% 的患者可避免早产。也可增加胎儿体内血流量，促进胎儿肺成熟，预防新生儿呼吸窘迫综合征。

【不良反应】

本药也可激动 β_1 受体，引起心悸、胸闷、心律失常等不良反应。静脉给药可见恶心、呕吐、震颤、头痛、焦虑不安等。还可升高血糖和降低血钾，糖尿病及使用排钾利尿药的患者慎用。有严重心血管疾病及妊娠不足 20 周的孕妇禁用。

特布他林

特布他林（Terbutaline，间羟舒喘宁）为选择性 β_2 受体激动药，主要用于哮喘的治疗。也可激动子宫平滑肌的 β_2 受体，产生与利托君相似的松弛子宫平滑肌作用，并能增加子宫和胎盘血流量，改善宫内供氧环境，用于防治早产。同类药物还有沙丁胺醇、克仑特罗等。

硫酸镁

硫酸镁（Magnesium Sulfate）作用广泛，除抗惊厥、导泻等作用外，对子宫平滑肌也有舒张作用。主要通过对抗 Ca^{2+} 的作用，使子宫平滑肌松弛，并降低子宫对缩宫素的敏感性，从而抑制子宫收缩。可用于防治早产和妊娠高血压综合征及子痫发作。

小结

（一）缩宫素

1\. 主要作用 ①随着剂量的不断增加使子宫平滑肌的收缩力和收缩频率也不断增

加，大剂量可产生强直性收缩。②雌激素及妊娠末期子宫（受体上调）增加对缩宫素的敏感性而提高收缩作用，孕激素降低敏感性。③较小剂量主要收缩宫体和底部平滑肌产生节律性收缩，对宫颈平滑肌几无作用。

2．主要临床应用　注意严格把握适应证和禁忌证：①较小剂量用于催产和引产；②大剂量用于产后止血和子宫复原。使用剂量参阅制剂与用法。

3．重要毒性反应　胎儿宫内窒息或子宫破裂。

（二）麦角新碱

1．主要作用　常用量令子宫平滑肌较长时间强直性收缩，尤其对妊娠、临产时和新产后子宫敏感。

2．主要临床应用　①用于产后、刮宫术后、月经过多等原因引起的子宫止血。②产后子宫复原。

3．重要不良反应及禁忌证

（1）禁忌证　①催产和引产，胎儿及胎盘娩出前禁用；②妊娠中毒症、高血压、冠心病禁用。

（2）部分患者有恶心、呕吐、头晕、冷汗、面色苍白、血压升高等反应。偶见过敏反应，严重者可出现呼吸困难和血压下降。

（三）β_2 受体激动药

包括利托君、特布他林、沙丁胺醇、克仑特罗等。

（1）激动子宫平滑肌 β_2 受体产生舒张作用（包括妊娠子宫及未孕子宫），对抗子宫自发性或缩宫素作用的收缩，延长妊娠期。主要用于防治妊娠 20～37 周内的早产。

（2）激动子宫血管 β_2 受体和舒张子宫平滑肌，增加子宫和胎盘血流量，改善宫内供氧环境促进胎儿肺成熟和防治早产。

思考题

1．缩宫素收缩子宫平滑肌的作用特点、临床应用原则及不良反应。

2．麦角生物碱类收缩子宫平滑肌、收缩血管、阻断 α 受体等的作用特点、临床应用原则及不良反应。

3．前列腺素类对子宫平滑肌的作用特点、临床应用及不良反应。

制剂与用法

缩宫素（Oxytocin）　引产或催产：静脉滴注，2.5～5U/次，用氯化钠注射液稀释为每 1ml 含有 0.01U，开始每分钟不超过 0.01 ~ 0.02U，每 15 ~ 30min 增加 0.001 ~ 0.002U，至宫缩达正常水平，最快不超过每分钟 0.02U。控制产后出血：每分钟静脉点滴 0.02 ~ 0.04U，胎盘排出后可肌内注射 5 ~ 10U。催乳：在哺乳前 2 ~ 3min，用滴鼻液 3 滴/次，滴入一侧或双侧鼻孔。

马来酸麦角新碱（Ergometrine Maleate） 片剂，口服，0.2 ~ 0.4mg/次，2 ~ 4 次/d，至子宫收缩满意或流血明显减少。肌内注射，0.2mg/次，必要时 2 ~ 4h 重复一次。静脉滴注，0.2mg 以 5% 葡萄糖注射液稀释后应用。

（云天佑）

第七篇　应用于抗组胺、消化系统及呼吸系统药物药理

第三十九章

拟组胺药和抗组胺药

体内细胞间信息的传递由化学物质来传送，远隔细胞间信息的传递由被称为激素的化学物质来传送，如糖皮质激素、甲状腺激素等；紧密结合细胞间信息的传递，如神经元间或神经元所连结的效应细胞间的突触传递，由被称为递质的化学物质来传送，如去甲肾上腺素、乙酰胆碱等；而在局部组织范围内细胞间信息的传递则由被称为局部激素（local hormones）的化学物质来传送，又称为自体活性物质（autacoids），这些化学物质如前列腺素、组胺、5－羟色胺、白三烯和血管活性肽类（P 物质、激肽类、血管紧张素、利尿钠肽、血管活性肠肽、降钙素基因相关肽、神经肽 Y 和内皮素等）以及一氧化氮和腺苷等。之所以只在局部组织范围内传递是由于它们的消除半衰期很短，送不到远隔组织。并且，局部激素（自体活性物质）与循环激素不同，它是由许多组织而非特定内分泌腺产生的，不需由血液循环运送到远处的靶器官发挥作用。不管是激素，是递质，还是局部激素从细胞释放出来后，都要与被接收信息的靶细胞中的相对应受体结合，才能将信息传递给靶细胞，引起靶细胞的生物效应。例如由肥大细胞释放的局部激素（自体活性物质）组胺，须与靶细胞中的组胺受体结合，才引起靶细胞产生相应的生物效应，如靶细胞血管平滑肌产生的舒张效应。

第一节　组胺受体激动药

组胺受体激动药（histamine receptor agonist）是一类通过激动组胺受体而产生生物活性的药物，包括自体活性物质组胺和化学合成的组胺受体激动药。药物组胺通常无治疗用途，但其阻断药却广泛应用于临床。

一、组胺

体内组胺（histamine）由组氨酸经特异性的组氨酸脱羧酶催化下脱羧而产生，广泛分布于体内各组织中，其中以与外界接触的肺、皮肤和胃肠黏膜中含量最高。正常情况下，主要以无活性的结合型贮存于组织的肥大细胞和血液的嗜碱性粒细胞颗粒中。在组织损伤、炎症、神经刺激、某些药物或一些抗原/抗体反应时，引起这些细胞脱颗粒，使结合型组胺变为游离型而释放，作用于组胺受体而产生效应，Ⅰ型超敏反应

（或称速发型超敏反应）就是它的主要效应。

组胺受体目前发现有 H_1、H_2、$H_3$3 种亚型。各亚型被激动后，通过 G 蛋白介导和不同的第二信使产生效应。H_1 受体被激动，可引起磷脂肌醇水解增加和细胞内 Ca^{2+} 增加；H_2 受体被激动，使细胞内 cAMP 增加；H_3 受体被激动则可能减少 Ca^{2+} 内流。各亚型受体的分布及其激动后的效应，见表 39 - 1。

表 39 - 1　组胺受体的分布及其效应

受体	分布的组织	受体激动后效应	激动药	阻断药
H_1 受体	支气管，胃肠，子宫等平滑肌	收缩	组胺	苯海拉明
	皮肤血管，毛细血管	扩张，通透性增加	倍他斯汀	异丙嗪
	心房肌	收缩增强	2 - 甲基组胺	氯苯那敏
	房室结	传导减慢	-	阿司咪唑等
	中枢	觉醒反应	-	-
H_2 受体	胃壁细胞	分泌增加	组胺	西咪替丁
	血管	扩张	倍他唑	雷尼替丁
	心室肌	收缩增强	4 - 甲基组胺	法莫替丁等
	窦房结	心率加快	-	-
H_3 受体	中枢与外周神经末梢	负反馈性调节	组胺	硫丙咪胺
		组胺合成与释放	α - 甲基组胺	英普咪定

药用组胺为人工合成品，口服无效，皮下或肌内注射吸收迅速，但作用维持时间短。

【药理作用】

组胺对 H_1、H_2、H_3 受体均有激动作用。组胺受体效应在不同种属间存在较大差异。

1. 心肌收缩力增强、微血管舒张作用

（1）激动心脏 H_1 受体，减慢房室传导，增强心房肌收缩力；激动心脏 H_2 受体，使心率加快，心室肌收缩力增强。

（2）激动血管的 H_1 和 H_2 受体均可引起血管扩张，使收缩压和舒张压同时下降。其中，激动 H_1 受体可快速扩张毛细血管，增加毛细血管通透性，使体液和小分子蛋白进入组织间隙，引起局部水肿或有效循环血容量减少；激动 H_2 受体可产生缓慢而较持久的扩血管效应。

大剂量注射组胺，可发生强且持久的降血压，甚至休克。皮下小剂量注射，可出现“三重（联）反应”：毛细血管扩张出现红斑；毛细血管通透性增加，在红斑上形成丘疹；最后，通过轴索反射致小动脉扩张，丘疹周围形成红晕。

2. 对血小板的作用　激动血小板 H_1 受体使聚集，激动血小板 H_2 受体抗聚集。

3. 对平滑肌的作用　使变态体质者平滑肌收缩，健康人不敏感。激动 H_1 受体，引起平滑肌收缩，但各种平滑肌的敏感性不同。①健康人支气管平滑肌对组胺不敏感，但哮喘或其他肺部疾病患者对组胺的敏感性可增强 100 ~ 1000 倍，引起支气管收缩甚至痉挛，小剂量即可引起呼吸困难；②人子宫平滑肌对组胺不敏感，但孕妇发生变态反应时，可引起流产或早产；③胃肠平滑肌收缩，大剂量可引起腹泻。

4. 激动 H_2 受体使胃酸及胃蛋白酶分泌增加 组胺是强大的特异性胃酸分泌刺激剂，可激动胃壁细胞 H_2 受体使胃酸分泌增加，作用于胃壁主细胞使胃蛋白酶分泌增加。

5. 中枢兴奋、末梢瘙痒与疼痛 激动中枢 H_1 受体可产生兴奋作用。组胺对感觉神经末梢是强刺激剂，可激动其 H_1 受体，引起瘙痒和疼痛，这是荨麻疹和昆虫叮咬反应的主要原因。

【临床应用】

组胺无临床治疗价值，主要用于临床诊断。

1. 胃酸分泌试验 主要用于鉴别诊断真性胃酸缺乏症，恶性贫血、萎缩性胃炎和多数胃癌患者可出现真性胃酸缺乏或过少症。晨起空腹皮下注射磷酸组胺 0.25 ~ 0.5mg，如仍无胃酸分泌，即可诊断为真性胃酸缺乏症。目前临床多用五肽促胃酸激素代替，组胺已少用。

2. 麻风病辅助诊断 正常皮肤在皮内注射小剂量组胺后，局部出现“三联反应”。麻风病人由于皮肤神经受损，“三联反应”常不完全，可作为麻风病的辅助诊断。

【不良反应】

常见颜面潮红、头痛、低血压、心动过速、胃肠反应等。支气管哮喘、消化性溃疡病患者禁用。

二、其他组胺受体激动药

倍他斯汀

倍他斯汀（Betahistine，培他定）口服易吸收，也可注射给药，大部分以代谢物形式经肾排出。

【药理作用】

主要激动 H_1 受体，引起血管扩张，对毛细血管的扩张作用比组胺持久，但不增加毛细血管的通透性。扩张心脑血管，尤其对椎动脉系统有明显扩张作用，能显著增加心脑及周围循环血流量，改善血液循环；能松弛内耳毛细血管前括约肌，增加内耳血流量，减轻内耳淋巴性水肿，消除内耳性眩晕和耳鸣。此外，还有对抗儿茶酚胺的缩血管作用和抑制血小板聚集作用。

【临床应用】

主要用于治疗内耳眩晕症、耳鸣、血管性头痛及脑动脉硬化。也可用于急性缺血性脑血管疾病，如脑栓塞、一过性脑供血不足等。

【不良反应】

有口干、胃部不适、恶心、头痛、心悸、皮肤瘙痒等，可加重消化性溃疡。支气管哮喘、嗜铬细胞瘤患者及孕妇慎用。小儿禁用。

倍他唑

倍他唑（Betazole）对 H_2 受体有较强的选择性激动作用，对 H_1 受体作用微弱。主要刺激胃酸分泌，可作为组胺代用品用于胃酸分泌试验。有较轻的潮红、乏力、头痛等不良反应。

五肽胃泌素

五肽胃泌素（Pentagastrin）临床作为组胺代用品用于胃酸分泌试验。作用较磷酸组胺和倍他唑强，全身反应也较少。

第二节 组胺受体阻断药

组胺受体阻断药（histamine receptor antagonist）是一类能竞争性阻断组胺与其受体结合，产生抗组胺作用的药物。根据药物对受体的选择性不同可分为 3 类，其中临床常用的为 H_1 受体阻断药和 H_2 受体阻断药。

一、H_1 受体阻断药

临床应用的 H_1 受体阻断药有 50 余种，大多数具有与组胺侧链相似的乙基胺结构，对 H_1 受体有较强的亲和力，但无内在活性，故能竞争性阻断组胺的 H_1 型效应。常用 H_1 受体阻断药的特点见表 39－2。

表 39－2 常用 H_1 受体阻断药的特点比较

药物	H_1 受体阻断	镇静催眠	抗晕止吐	抗胆碱
苯海拉明（Diphenhydramine）	＋＋	＋＋＋	＋＋	＋＋＋
异丙嗪（Promethazine，非那根）	＋＋＋	＋＋＋	＋＋	＋＋＋
氯苯那敏（Chlorpheniramine，扑尔敏）	＋＋＋	＋	－	＋＋
曲吡那敏（Pyribenzamine，去敏灵）	＋＋	＋＋	－	/
布可立嗪（Buclizine，安其敏）	＋＋＋	＋	＋＋＋	＋
美可洛嗪（Meclozine，敏可静）	＋	＋	＋＋＋	＋
阿司咪唑（Astemizole，息斯敏）	＋＋＋	－	－	－
特非那定（Terfenadine）	＋＋＋	－	－	－
西替利嗪（Cetirizine）	＋＋＋	－	/	/
氯雷他定（Loratadine，克敏能）	＋＋＋	－	－	－
氯马斯汀（Clemastine，克立马丁）	＋＋＋＋	＋	/	/
左卡巴斯汀（Levocabastin，立复汀）	＋＋＋	/	/	/
苯茚胺（Phenindamine，抗敏胺）	＋	略兴奋	－	＋＋

注：＋＋＋强效，＋＋中效，＋弱效，－无效，/无资料。

【体内过程】

H_1 受体阻断剂口服或注射均易吸收，大部分在肝内代谢，代谢物从肾排出。药物以原形经肾排泄的甚少。口服后多数在 15～30min 起效，1～2h 作用达高峰，一般持续 4～6h。咪唑斯汀的 $t_{1/2}$ 长于 24h。阿司咪唑口服后达峰时间约 2～4h，排泄缓慢。由于其去甲基代谢产物仍具有 H_1 受体阻断活性，且存在肝肠循环，故其 $t_{1/2}$ 可长达 10 天以上。

【药理作用】

1. 外周 H_1 受体阻断作用　能竞争性阻断 H_1 受体，对组胺引起的毛细血管通透性增加和局部渗出水肿有明显对抗作用，并部分对抗组胺引起的血管扩张和血压下降。但对人的过敏性休克无保护效果，可能与人过敏性休克的发病还有其他多种介质参与有关。对组胺引起的支气管、胃肠和子宫平滑肌的痉挛性收缩具有拮抗作用。

2. 中枢抑制作用　多数 H_1 受体阻断药易通过血脑屏障进入脑内，阻断中枢 H_1 受体，拮抗了脑内源性组胺介导的觉醒反应，可有不同程度的中枢抑制作用．表现为镇静、嗜睡。中枢作用的性质及强度因个体敏感性和药物而异。中枢抑制作用以异丙嗪、苯海拉明最强，曲吡那敏、赛庚啶次之；特非那定、阿司咪唑因不能通过血脑屏障，西替利嗪选择性阻断外周 H_1 受体，故几乎不产生中枢抑制作用；阿伐斯汀、左卡巴斯汀、咪唑斯汀等均无镇静、嗜睡的不良反应。苯茚胺则引起较弱的中枢兴奋作用。

3. 抗胆碱作用　本类药物多数具有抗胆碱作用，以苯海拉明、异丙嗪较强。外周抗胆碱作用可引起阿托品样作用，而中枢抗胆碱作用可产生防晕和止吐效应。

4. 其他作用　较大剂量的苯海拉明、异丙嗪等可产生局部麻醉作用和奎尼丁样作用。赛庚啶还具有抗 5－HT 作用。咪唑斯汀对鼻塞尚具有显著疗效。

【临床应用】

1. 缓解皮肤黏膜变态反应性疾病　①对荨麻疹、花粉症和过敏性鼻炎等 I 型超敏反应疗效明显，可作为首选药物；②对慢性过敏性荨麻疹，与 H_2 受体阻断药合用效果较好；③对昆虫咬伤引起的皮肤瘙痒和水肿有良效；④对药疹和接触性皮炎的皮肤瘙痒有止痒效果，但对已经造成的皮肤损伤无效。治疗皮肤黏膜变态反应性疾病常选用无中枢抑制作用或中枢作用弱的药物。

H_1 受体阻断药氯马斯汀、曲吡那敏用于治疗支气管哮喘有一定疗效，其他 H_1 受体阻断药对支气管哮喘几乎无效。对过敏性休克无效。

2. 防晕止吐　苯海拉明、异丙嗪、布可立嗪、美可洛嗪对晕动病、妊娠呕吐和放射病呕吐等有止吐作用。预防晕动病常选用茶苯海明（Dimenhydrinate，乘晕宁），其为苯海拉明与氨茶碱形成的复盐，一般应在乘车船前 15～30min 用药。

3. 镇静催眠　防治皮肤黏膜变态反应性疾病引起的焦虑性失眠，可选用中枢抑制作用较强的苯海拉明、异丙嗪等。

4. 异丙嗪的应用　①输液反应的退热；②组合人工冬眠合剂；③与其他药物如平

喘药氨茶碱配伍使用，以对抗氨茶碱中枢兴奋、失眠的不良反应，同时也对气道炎症有一定的治疗效果。

【不良反应】

1. 中枢抑制反应 易透过血脑屏障类药物如苯海拉明和异丙嗪最为明显，可出现镇静、嗜睡、共济失调、乏力等中枢抑制现象，故驾驶员、高空作业、机器操作及精密仪器操纵人员应避免使用，以免发生意外。难透过血脑屏障、无中枢抑制类药物无此反应。

2. 消化道反应 口干、厌食、便秘或腹泻等。

3. 抗胆碱反应 多数药物具有抗胆碱作用，青光眼、尿潴留、幽门梗阻者禁用。

4. 心律失常 阿司咪唑与特非那定过量可致严重的心律失常。

5. 其他反应 偶见粒细胞减少及溶血性贫血；美克洛嗪有动物致畸报道，孕妇禁用。

二、H_2 受体阻断药

H_2 受体阻断类药能选择性阻断 H_2 受体，抑制胃壁细胞的胃酸分泌，主要用于治疗消化性溃疡，对 H_1 受体几乎无作用。临床常用的 H_2 受体阻断药有西咪替丁（Cimetidine）、雷尼替丁（Ranitidine）、法莫替丁（Famotidine）、尼扎替丁（Nizatidine）、罗沙替丁（Roxatidine）、乙溴替丁（Ebrotidine）等。

【体内过程】

H_2 受体阻断类药物口服吸收良好，血药浓度 0.5～3h 达高峰。生物利用度法莫替丁最低约 30%～50%，罗沙替丁可达 90%～100%。多数药物主要以原形经肾排泄，部分在体内代谢为 *S*－氧化物和 *N*－氧化物。乙溴替丁的 $t_{1/2}$ 较长，约 14～21h，其他 5 种药物的 $t_{1/2}$ 较短。肝功能不全者，主要在肝代谢的雷尼替丁的 $t_{1/2}$ 可明显延长。

【药理作用】

1. 抑制胃酸分泌 本类药物均竞争性阻断胃壁细胞的 H_2 受体，抑制组胺引起的胃酸分泌，对五肽胃泌素、M 受体激动剂、胰岛素、咖啡因刺激引起的胃酸分泌也有抑制作用，使胃液量减少、H^+ 浓度降低。各药抑制胃酸分泌的作用强度为：法莫替丁＞雷尼替丁、尼扎替丁、乙溴替丁＞罗沙替丁＞西咪替丁。也能减少胃蛋白酶的分泌。

2. 保护胃黏膜 乙溴替丁为新型 H_2 受体阻断药，除抑制胃酸分泌外，还能促进胃黏液分泌和改善黏液凝胶附着物的质量，使表皮生长因子（EGF）、血小板衍化生长因子（PDGF）表达增加，刺激上皮细胞增生，促进溃疡愈合。本药还具有抗幽门螺杆菌作用，其最低抑菌浓度（MIC）为 75μg/ml，并能增强红霉素、克拉霉素、四环素、阿莫西林、甲硝唑等药物的抗幽门螺杆菌活性。

3. 其他作用 西咪替丁阻断心血管系统的 H_2 受体，能对抗组胺引起的心脏正性肌力和正性频率作用，部分对抗组胺引起的舒张血管和降血压作用；阻断抑制性 T 淋

巴细胞的 H_2 受体，对机体免疫功能具有调节作用。

【临床应用】

H_2 受体阻断类药物主要用于消化性溃疡的治疗，对十二指肠溃疡的疗效优于胃溃疡，应用4～8周愈合率较高，延长用药可减少复发。较大剂量可用于卓－艾（Zollinger－Ellison）综合征治疗。也可用于胃肠吻合口的溃疡、反流性食管炎、消化性溃疡出血及急性胃炎引起的出血等胃酸分泌过多的疾病。

【不良反应】

H_2 受体阻断类药物不良反应发生率低，严重不良反应少见。偶有便秘、腹泻、腹胀、头痛、头晕、皮疹、瘙痒等。静脉滴注过快可减慢心率，减弱心肌收缩力。西咪替丁有抗雄激素作用，长期应用可致男性乳房发育及性功能障碍。

【药物相互作用】

西咪替丁为肝药酶抑制剂，可使华法林、苯妥英钠、茶碱、苯巴比妥、地西泮、普萘洛尔等药物的代谢减慢，合用时应调整剂量。雷尼替丁对肝药酶影响很弱，同类其他药物则无明显影响。

小结

（一）组胺受体的分布及其效应

1．激动 H_1 受体　重要效应是皮肤黏膜血管扩张，毛细血管通透性增加；其次是支气管、胃肠、子宫等平滑肌收缩；心房肌收缩增强；房室结传导减慢。

2．激动 H_2 受体　重要效应是胃壁细胞胃酸分泌增加；其次是血管扩张；心室肌收缩增强；窦房结心率加快。

3．激动 H_3 受体　中枢与外周神经末梢负反馈性调节组胺合成与释放。

（二）H_1 受体阻断药

主要有：苯海拉明、异丙嗪、氯苯那敏、布可立嗪、阿司咪唑等。

1．主要作用

（1）外周竞争性阻断 H_1 受体，明显减轻组胺引起的皮肤黏膜血管扩张，毛细血管通透性增加和局部渗出水肿；也能减轻组胺引起的支气管、胃肠和子宫平滑肌的痉挛性收缩。

（2）易透过血脑屏障的多数药可阻断中枢 H_1 受体和中枢抗胆碱作用，可产生镇静、嗜睡、抗晕动和止吐等效应。

2．主要临床应用　主要有：①缓解皮肤黏膜变态反应性疾病；②防晕止吐；③异丙嗪可用于输液反应的退热，及组合人工冬眠合剂。

3．重要不良反应

（1）中枢抑制　易透过血脑屏障类药物如苯海拉明和异丙嗪最为明显，可出现镇静、嗜睡、共济失调、乏力等中枢抑制现象。

(2) 外周抗胆碱反应　口干、厌食、便秘；青光眼、尿潴留、幽门梗阻者禁用。

(3) 其他反应　个别人粒细胞减少及溶血性贫血；阿司咪唑与特非那定过量可致严重的心律失常。

(三) H_2 受体阻断药

主要有：西咪替丁、雷尼替丁、法莫替丁、尼扎替丁、乙溴替丁等。

竞争性阻断胃壁细胞的 H_2 受体，产生抑制组胺引起的胃酸分泌，间接增强抗幽门螺杆菌作用。主要用于消化性溃疡。

思考题

1. 目前 H 受体有几个亚型？简述它们的主要分布及被激动后的重要效应。

2. H_1 受体阻断药的药理作用、临床应用和主要不良反应。苯海拉明、异丙嗪、氯苯那敏、布可立嗪、阿司咪唑有何特点？

3. H_2 受体阻断药西咪替丁、雷尼替丁、法莫替丁、尼扎替丁、乙溴替丁的作用特点及主要用途。

制剂与用法

盐酸苯海拉明（Diphenhydramine Hydrochloricde，Benadryl）　片剂：25mg。25～50mg/次，3次/d。注射剂：1ml∶20mg。肌内注射，20mg/次，1～2次/d。

茶苯海明（Dimenhydrinate，晕海宁，Theohydramine）　片剂：25mg，50mg，为苯海拉明与氨茶碱复合物。预防晕动病，行前半小时服50mg。

盐酸异丙嗪（Promethazine Hydrochloride；非那根，Phenergan）　片剂：12.5mg，25mg。12.5～25mg/次，2～3次/d。注射剂。2ml∶50mg。25～50mg/次，肌内或静脉注射。

盐酸曲吡那敏（Tripelennamine Hydrochloride，去敏灵，扑敏宁）　片剂：25mg，50mg。25～50mg/次，3次/d。

马来酸氯苯那敏（Chlorpheniramine Maleate，扑尔敏）　片剂：4mg。4mg/次，3次/d；小儿0.35mg/（kg·d），分3～4次/d。注射剂：1ml∶10mg，2ml∶20mg。5～20mg/次，皮下或肌内注射。

盐酸布可立嗪（Buclizine Hydrochloride，安其敏）　片剂，25～50mg/次，2次/d。

盐酸美克洛嗪（Meclozine Hydrochloride，敏可静）　片剂，25mg/次，2次/d。

酒石酸苯茚胺（Phenindamine Tartarte）　片剂，25mg。25mg/次，2～3次/d。

特非那定（Terfenadine）　片剂，60mg/次，2次/d；或120mg/次，1次/d。7～12

岁儿童30mg/次，6岁以下儿童减半，2次/d。孕妇和哺乳期妇女慎用。

米索前列醇（Misoprosto1）　口服，800μg/d，分2～4次与食物同服，用于十二指肠溃疡和胃溃疡。

恩前列素（Enprostil）　口服，35～70μg/次。

（云天佑）

第四十章

作用于消化系统的药物

消化系统药物包括助消化药、抗消化性溃疡药、止吐药与胃肠动力药、泻药与止泻药、肝胆疾病辅助用药等。

随着对胃肠生理及病理生理学研究的深入，新的治疗药物不断涌现。尤其是消化性溃疡治疗药物的研究取得了突破性的进展。20 世纪 70 年代，以西咪替丁为代表的 H_2 受体阻断药问世，自 80 年代后期，对 H^+，K^+ – ATP 酶有特异性抑制作用的质子泵抑制剂奥美拉唑、兰索拉唑、泮托拉唑等相继上市，成为治疗消化性溃疡的一线药物。近年来又开发了奥美拉唑的左旋体埃索美拉唑，成为第一个上市的手性质子泵抑制剂，对 H_2 受体阻断药疗效不佳的患者也有较好疗效。

第一节 助消化药

助消化药（digestants）多为消化液中的成分或是促进消化液分泌的药物，主要用于消化道分泌功能减弱或消化不良等，促进食物的消化。有些药物能阻止肠道内容物的过度发酵，也用于消化不良的治疗。

稀盐酸

稀盐酸（Dilute Hydrochloric Acid）主要增加胃液酸度，提高胃蛋白酶活性，用于慢性萎缩性胃炎等胃酸缺乏性疾病，与胃蛋白酶合用效果较好。常有腹胀、嗳气等不良反应。

胃蛋白酶

胃蛋白酶（Pepsin）主要作用是分解蛋白质，亦能水解多肽。常与稀盐酸合用治疗胃蛋白酶缺乏症及消化功能减退。遇碱破坏失效，故不能与碱性药物配伍。

胰酶

胰酶（Pancreatin）含胰脂肪酶、胰蛋白酶及胰淀粉酶。能消化脂肪、蛋白质及淀粉等。用于消化不良、食欲减退及胰液分泌不足以及胰腺炎等引起的消化障碍。能消化口腔黏膜而引起溃疡，故不能嚼碎。酸性环境中易破坏，故用肠溶片制剂。

干酵母

干酵母（Dried Yeast）含有 B 族维生素，可用于食欲减退、消化不良及维生素 B 缺乏性疾病的辅助治疗。宜嚼碎吞服，剂量过大可引起腹泻。

乳酶生

乳酶生（Biofermin）为干燥活乳酸杆菌制剂，肠内分解糖类产生乳酸，降低 pH，抑制腐败菌的繁殖，减少肠产气量。用于消化不良、腹胀及小儿消化不良性腹泻等。不宜与具有抗乳酸杆菌的抗生素（如四环素、氯霉素等）同时合用，也不宜与吸附剂、收敛剂、鞣酸、碱性药物（如抗酸剂）合用，以免影响疗效。

（云天佑）

第二节　治疗消化性溃疡药

消化性溃疡属于消化系统疾病，是一种全球性的常见病、多发病，患病率约为 10%。此病可发生在能与胃酸接触的任何部位，但以胃和十二指肠最为常见。

消化性溃疡的发病机制较为复杂，迄今尚未完全阐明。目前认为该病的发生与多种因素有关，如胃酸及胃蛋白酶的分泌、感染、遗传、体质、环境、饮食、生活习惯及神经精神因素等。诸上因素可通过不同的途径或机制，导致攻击性因子（胃酸、胃蛋白酶、幽门螺杆菌感染）对胃肠黏膜的侵袭作用增强和（或）防御因子（胃黏液和重碳酸氢盐分泌、前列腺素生成）减弱而促发溃疡形成。治疗消化性溃疡药通过抑制攻击性因子、增强黏膜保护因子而起作用，是一类能减轻溃疡病症状、促进溃疡愈合、防止溃疡复发和减少并发症的药物。目前临床上治疗消化性溃疡的药物主要包括抗酸药、抑制胃酸分泌药、增强胃黏膜屏障功能药、抗幽门螺杆菌药。

一、抗酸药

抗酸药（antacids）为无机弱碱性物质，是最早用来治疗与酸相关性疾病的药物，口服后在胃内直接中和胃酸，升高胃内 pH，降低胃蛋白酶活性，具有缓解疼痛、反酸等不适症状的作用。抗酸药不能抑制胃酸分泌，甚至可能引起反跳性胃酸分泌增加，长期应用有明显不良反应。因此抗酸药不是治疗消化性溃疡的首选药物。胃内容物可影响抗酸药作用，故应在餐后 1 ~ 1.5h 和晚上临睡前服用，才能达到较好的抗酸疗效。

碳酸氢钠（Sodium Bicarbonate）俗称小苏打，作用强、快而短暂。中和胃酸时产生 CO_2 气体，可引起嗳气、腹胀、继发性胃酸分泌增加。口服后可被肠道吸收，导致碱血症和碱化尿液。

碳酸钙（Calcium Carbonate）抗酸作用较强、快而持久。可产生 CO_2 气体，进入小肠的 Ca^{2+} 可促进胃泌素的分泌，引起反跳性胃酸分泌增加。

氧化镁（Magnesium Oxide）抗酸作用强、缓和而持久。不产生 CO_2 气体，肠道难吸收，不会引起碱血症。Mg^{2+} 通过渗透压作用可引起腹泻。

氢氧化镁（Magnesium Hydroxide）抗酸作用较强、较快。Mg^{2+} 有导泻作用。少量吸收后经肾排泄，如肾功能不良可引起血镁过高。

三硅酸镁（Magnesium Trisilicate）抗酸作用较强、慢而持久。在胃内生成胶状二氧化硅对溃疡面有保护作用。

氢氧化铝（Aluminum Hydroxide）抗酸作用较强、缓慢而持久。作用后产生的氧化铝有收敛、止血、致便秘作用。长期服用可影响肠道对磷酸盐的吸收。

目前，临床上很少单独使用抗酸药，多用其复方制剂，以增强抗酸作用，减少不良反应。如胃舒平、乐得胃等。

二、抑制胃酸分泌药

胃酸的分泌是由位于壁细胞分泌小管膜上的一种特殊酶（H^+，K^+ -ATP 酶）所介导，此酶又称质子泵，系由 α 和 β 两个亚基组成，是壁细胞分泌胃酸的最终环节。在静止状态时，质子泵无活性主要位于小管管泡内；当壁细胞受到刺激时，无活性的质子泵被激活，并被带到小管膜表面。H^+ 通过质子泵从壁细胞进入小管，小管内 K^+ 进入壁细胞，在 α 亚基催化 ATP 水解，产生能量的作用下，进行 H^+ - K^+ 交换。壁细胞小管内 H^+ 与被动扩散到细胞外的 Cl^- 结合形成胃酸（HCl）。壁细胞还存在另外的离子转运系统，将 K^+ 和 Cl^- 同时排到胃黏膜腔内，总的结果是保持胃内的 HCl 水平。

胃酸的分泌受中枢（神经性）和外周的诸多因子（内分泌性和旁分泌性）的复杂调控。胃壁细胞基底膜上存在 3 种受体，分别是乙酰胆碱受体、胃泌素受体和组胺受体。当中枢神经系统受到与食物相关的刺激时，通过迷走神经反射，兴奋胃壁的副交感神经，神经末梢释放乙酰胆碱（神经分泌）；食物进入胃内后，直接刺激胃窦部的胃泌素细胞分泌胃泌素（内分泌）；乙酰胆碱和胃泌素又共同激活与壁细胞相邻的肠嗜铬细胞（ECL cell），释放组胺（旁分泌）。这 3 种物质分别与壁细胞膜上的相应受体结合，活化质子泵，引起胃酸分泌。

大量的研究结果证明，虽然乙酰胆碱和胃泌素直接作用也能促进胃壁细胞的胃酸分泌，但 ECL 细胞释放的组胺是促进胃酸分泌最重要的调节途径。

综上所述，目前抑制胃酸分泌的常用药物分为 4 类：M 胆碱受体阻断药、胃泌素受体阻断药、H_2 受体阻断药、H^+，K^+ -ATP 酶抑制药（质子泵抑制药，proton pump inhibitors，PPI），其中 H_2 受体阻断药和 H^+，K^+ -ATP 酶抑制药是临床应用最广泛的抑酸药物。

（一）H_2 受体阻断药

主要 H_2 受体阻断药的比较如表 40－1 所示。

表 40－1　主要 H_2 受体阻断药的比较

	西咪替丁（Cimetidine）	雷尼替丁（Ranitidine）	法莫替丁（Famotidine）	尼扎替丁（Nizatidine）
生物利用度（%）	80	50	40	>90
抑酸相对强度	1	5～10	32	5～10
血浆半衰期（h）	1.5～2.3	1.6～2.4	2.5～4	1.1～1.6
疗效持续时间（h）	6	8	12	8
抑制 P450 相对强度	1	0.1	0	0

【体内过程】

本类药物口服吸收迅速，约 1～3h 后达到血药峰浓度，半衰期为 1～4h；药物在体内分布广泛，可通过血脑屏障和胎盘屏障；仅小部分药物（10%～35%）经肝脏代谢，以代谢产物或原形药物从肾脏排出。血液透析只能排出少量药物，故肌酐清除率降低的患者应减少药量。肝脏疾病虽不影响本药的剂量，但晚期肝病合并肾脏功能不良的患者必须减量。

【药理作用】

本类药物对 H_2 受体有高度选择性，能竞争性的阻断壁细胞基底膜的 H_2 受体，对 H_1 受体几乎无作用。对基础胃酸分泌的抑制作用最强，对进食、胃泌素、迷走神经兴奋及低血糖等诱导的胃酸分泌也有一定的抑制作用，故本类药物对以基础胃酸分泌为主的夜间胃酸分泌有良好的抑制作用。由于夜间胃酸分泌减少对十二指肠溃疡的愈合十分重要，因此本类药物已成为治疗十二指肠溃疡的首选，宜在晚餐后或入睡前服用。

【临床应用】

本类药物主要用于消化性溃疡的治疗，用药 4～6 周后能明显促进溃疡愈合。对十二指肠溃疡疗效优于胃溃疡。但停药后易复发，为避免复发，可用小剂量药物维持治疗。此外，亦可用于无并发症的胃食管反流的治疗和预防应激性溃疡的发生。

【不良反应】

本类药物不良反应发生率较低（<3%），反应轻微，主要表现为腹泻、眩晕、乏力、肌痛、便秘等。偶见中枢神经系统反应（意识混乱、幻觉、谵妄、语速加快等），多发生于静脉给药之后，血细胞减少亦有报道。大剂量长期使用西咪替丁，还可引起男性乳腺发育及性功能障碍，女性患者溢乳，这可能与其抑制二氢睾丸素与雄性激素受体结合及抑制细胞色素 P450 对雌二醇的代谢，导致血中雌二醇浓度增加有关。

（二）胃壁细胞 H^+，K^+－ATP 酶抑制药

前已述及，H^+，K^+－ATP 酶是壁细胞分泌胃酸的最终环节，抑制 H^+，K^+－ATP

酶，就能抑制胃酸形成的最后环节，使胃酸分泌减少。H^+，K^+-ATP 酶抑制药（质子泵抑制药）均为苯并咪唑衍生物，呈弱碱性，亲脂性强，容易穿透细胞膜，能特异性与 H^+，K^+-ATP 酶结合，使之失去活性，从而发挥抗酸分泌作用。本类药抗酸分泌作用强而持久，是迄今为止治疗消化性溃疡最有效的抗酸分泌药物，目前用于临床的药物有奥美拉唑、兰索拉唑、泮托拉唑、雷贝拉唑等。

【体内过程】

本类药物口服易吸收，口服后 0.5～3.5h 达血药峰浓度。奥美拉唑和雷贝拉唑的血浆蛋白结合率高于95%。各药吸收后能选择性地浓集于胃壁细胞内，主要经肝脏代谢，代谢物主要经肾脏排泄，部分随粪便排出，尿中未检出原形药物。血浆半衰期为1～3h，严重肝、肾功能不全者半衰期延长。多数药物可抑制 CYP450 酶的活性，因此可减慢华法林、地西泮、苯妥英钠等药物的体内代谢。

【药理作用】

本类药物通过抑制胃酸分泌发挥药理作用。本类药物进入壁细胞后，浓集于分泌小管，在此处的酸性环境中，迅速转化为次磺酸和亚磺酰胺，后者与 H^+，K^+-ATP 酶 α 亚单位的巯基共价结合使酶失活，减少胃酸分泌。而雷贝拉唑不需在体内转化，可直接与 H^+，K^+-ATP 酶结合，比其他同类药物起效更快，作用更强。由于药物与酶的结合为不可逆，因此其抑制胃酸分泌的作用强而且持久，同时使胃蛋白酶的分泌减少。此外，本类药物还有增加胃黏膜血流量和抑制幽门螺杆菌的作用。

【临床应用】

用于治疗反流性食管炎、消化性溃疡、上消化道出血、幽门螺杆菌感染。

【不良反应】

发生率较低（<3%）。主要有口干、恶心、呕吐、腹胀、腹泻、便秘等消化系统方面症状；头痛、头昏、失眠、外周神经炎等神经系统症状；偶见皮疹、男性乳腺发育、溶血性贫血等。

奥美拉唑

奥美拉唑（Omeprazole）是第一个问世的质子泵抑制药。本品单次口服生物利用度为35%，反复用药生物利用度可达60%，因此连续服用的效果优于单次服用。由于抑酸作用强大，胃内 pH 升高，反馈性地使胃黏膜中的 G 细胞分泌胃泌素，从而使血中胃泌素水平升高。但本品对组胺、五肽胃泌素等刺激引起的胃酸分泌也有明显抑制作用，因此总体并不影响其抑制胃酸分泌作用。

兰索拉唑

兰索拉唑（Lansoprazole）为第二代质子泵抑制药。口服生物利用度约85%，对胃酸不稳定。其抑制胃酸分泌作用和抗幽门螺杆菌的作用比奥美拉唑强。

泮托拉唑和雷贝拉唑

泮托拉唑（Pantoprazole）与雷贝拉唑（Rabeprazole）属于第三代质子泵抑制药。泮托拉唑在pH3.5~7.0条件下较稳定，抗溃疡病作用与泮托拉唑相似。雷贝拉唑在抗酸分泌能力和缓解症状、治愈黏膜损害的临床效果方面远优于其他抗酸药物。雷贝拉唑和泮托拉唑对肝脏CYP450酶系统的亲和力较奥美拉唑和兰索拉唑弱，因此对其他药物代谢影响较小，使药物治疗变得更安全。

（三）胃泌素受体阻断药

丙谷胺

丙谷胺（Proglumide）化学结构与胃泌素相似，竞争性阻断胃泌素受体，减少胃酸分泌；同时增加胃黏膜黏液合成，增强胃黏膜的屏障，从而发挥抗溃疡作用。

（四）M胆碱受体阻断药

M受体阻断药如阿托品及其合成代用品既可减少胃酸分泌也可松弛胃肠平滑肌，但在一般治疗剂量下抗酸分泌作用弱，增大剂量则不良反应较多，目前只有选择性M_1受体阻断药哌仑西平（Pirenzepine）用于消化性溃疡的治疗。

三、增强胃黏膜屏障功能的药物

在正常情况下，胃肠黏液和黏膜上皮共同组成的黏膜屏障对胃肠黏膜具有保护作用，这种屏障的完整性被破坏就容易导致胃、十二指肠溃疡的发生。因此，对于消化性溃疡的治疗，除了消除攻击性因素，抑制胃酸、胃蛋白酶的分泌外，还应积极使用增强黏膜抵抗力的保护性药物。这类药物主要通过增加黏液成分的重碳酸盐，改善黏膜微循环，促进上皮细胞再生与隔离胃酸和胃蛋白酶的侵蚀，而达到保护胃、十二指肠黏膜的目的。

米索前列醇

米索前列醇（Misoprostol）为前列腺素E_1的衍生物，口服吸收良好，与血浆蛋白结合率为80%~90%，在胃、肠、肝、肾中的药物浓度高于血液，半衰期1.6~1.8h。进入体内后与前列腺素受体结合，抑制基础胃酸及食物、组胺、胃泌素等引起的胃酸分泌，也可减少胃蛋白酶分泌。同时，可刺激黏液分泌，使黏液层增厚和重碳酸盐分泌增多，增加血流量而改善黏膜微循环。本品为抗消化性溃疡二线药，但对阿司匹林等非甾体抗炎药引起的消化性溃疡、胃出血有特效。不良反应为腹泻、恶心、头痛、子宫收缩等，孕妇禁用。

硫糖铝

硫糖铝（Sucralfate）是蔗糖硫酸酯的碱式铝盐，不溶于水，有较弱的缓冲作用。

本品在 pH 低于 4 时可解离为带负电荷的胶体，与溃疡面带正电荷的渗出蛋白质结合，形成一层薄膜覆盖于上皮细胞和溃疡面，可抵御胃酸和胃蛋白酶的侵蚀，有利于黏膜上皮的再生和溃疡面的愈合，作用可维持 6h 以上；能与胃蛋白酶和胆汁酸结合，减少其对胃黏膜的损伤，并能吸附表皮生长因子，使之在溃疡处浓集，促进溃疡愈合；还能促进前列腺素的合成，增加黏膜的抵抗力。本品在酸性环境下才有效，因此不能与抗酸药、抑制胃酸分泌药同用。不良反应轻微，主要有便秘、口干、恶心、胃部不适、腹泻、皮疹、头晕等。

枸橼酸铋钾

枸橼酸铋钾（Bismuth Potassium Citrate）在胃液中形成不溶性氧化铋胶体沉着于溃疡表面或基底肉芽组织，形成保护屏障而抵御胃酸、胃蛋白酶、酸性食物对溃疡面的侵蚀和刺激；也能与胃蛋白酶结合使其失活，促进胃黏液分泌，并有抑制幽门螺杆菌的作用，这对减少溃疡复发有一定意义。本药对消化性溃疡的治愈率达到或超过 H_2 受体阻断药，溃疡复发率则明显低于后者。避免与抗酸药或牛奶同服，以免升高血铋；服药期间可使舌、粪便染黑，偶见恶心等消化道症状。肾功能不良者禁用。

四、抗幽门螺杆菌药

幽门螺杆菌（Hp）为革兰阴性厌氧菌，在胃上皮表面生长，产生多种酶和细胞毒素，能损伤黏膜而诱发溃疡，是胃、十二指肠溃疡的危险因素。在我国，慢性胃炎患者 Hp 阳性的检出率达 60%～70%，胃溃疡达 70%～80%，十二指肠溃疡高达 90%～100%。现已证明，Hp 感染与消化性溃疡的发病及复发有着密切关系，因此，对伴有 Hp 感染的消化性溃疡主张清除 Hp，以控制和根治 Hp 阳性溃疡病。对于 Hp 阴性的溃疡病，如由非甾体抗炎药引起的溃疡不宜使用 Hp 清除药。

体外实验证实，该菌对多种抗菌药物敏感，但在体内采用单一抗菌药治疗很难根除，临床上多联合用药治疗。目前使用效果较好的抗 Hp 药有铋剂、阿莫西林、四环素、呋喃唑酮、甲硝唑、克拉霉素等。以下为一些临床常用的联合应用方案。

（1）PPI 标准剂量加阿莫西林（1500～2000mg/d）再加甲硝唑（800mg/d）或呋喃唑酮（200mg/d）。分成 2 次服用，疗程 7～14 天。。

（2）PPI 标准剂量加甲基红霉素（500～1000mg/d）再加阿莫西林（2000mg/d）或甲硝唑（800mg/d）或呋喃唑酮（200mg/d）。分成 2 次服用，疗程 7 天。

（3）铋剂标准剂量（480mg/d）加四环素或阿莫西林（1000～2000mg/d）再加甲硝唑（800mg/d）。分成 2～4 次服用，疗程 14 天。

（4）铋剂标准剂量（480mg/d）加甲基红霉素（500mg/d）再加甲硝唑（800mg/d）或呋喃唑酮（200mg/d）。分成 2 次服用，疗程 7 天。

（李佩琼　王九辉）

第三节　胃肠运动功能调节药与止吐药

胃肠壁有纵行的平滑肌又有环状的平滑肌，在黏膜下和纵肌与环肌间有着复杂的神经网络——独立的胃肠神经丛（图 40－1）。在复杂的神经和体液调节下进行着高度协调的运动。胃肠运动功能紊乱可表现为胃肠运动功能低下或亢进，导致多种消化道症状。临床主要采用对症治疗。

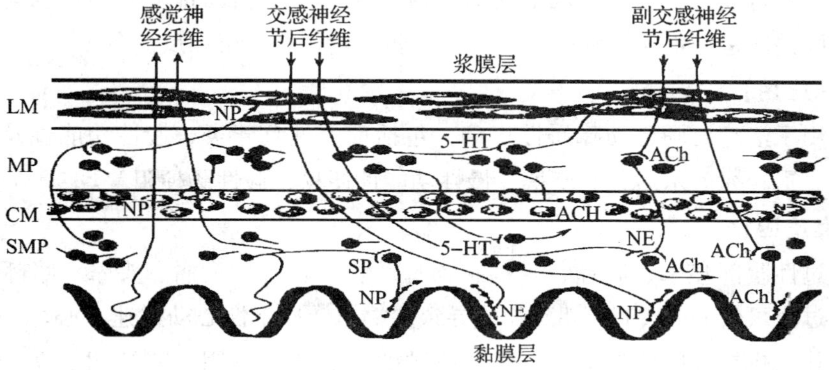

图 40－1　胃肠神经丛示意图

呕吐是一种复杂的反射活动，由延髓呕吐中枢协调完成。呕吐中枢可接受来自大脑皮层、小脑、催吐化学感受区（CTZ）、前庭器官、孤束核、内脏等传入的呕吐信息而引发呕吐。在 CTZ 及其邻近部位至少有 17 种神经递质参与传递呕吐信息，主要作用于多巴胺 D_2 受体、组胺 H_1 受体、M_1 胆碱受体、5－HT_3 受体和阿片受体；孤束核富含 D_2、H_1、M、5－HT_3 受体；前庭器官有胆碱能和组胺能神经经过小脑与呕吐中枢相联系；胃肠的嗜铬细胞受某些化学物质刺激所释放的 5－HT，通过激动胃肠 5－HT_3 受体，经迷走神经传入中枢而引起呕吐。

一、促胃肠动力药

促胃肠动力药是一类能增强并协调胃肠节律性运动的药物，主要用于胃肠运动功能低下引起的消化道症状。常用药物可分为拟胆碱药（如西沙必利）、多巴胺受体阻断药（如多潘立酮）和两种机制兼有的药物（如甲氧氯普胺）。

西沙必利

【体内过程】

西沙必利（Cisapride，普瑞博思）为苯甲酰胺衍生物，口服吸收完全，1～2h 血药浓度达峰值，血浆峰浓度为 45～64ng/ml。有首关消除，生物利用度为 40%～50%。血浆蛋白结合率为97.5%，在胃和小肠壁的药物浓度最高，脑内浓度为血药浓度的 1/3～

1/2，可通过胎盘，乳汁中有分泌。主要经肝代谢，代谢物主要经尿和粪便排泄，$t_{1/2}$为7~10h。

【药理作用】

本药的作用机制是选择性作用于胃肠肌间神经丛的胆碱能神经末梢，促进乙酰胆碱释放，从而刺激整个消化道（食管、胃、肠）运动功能。对胆碱酯酶活性无抑制作用，也无直接激动胆碱受体和阻断多巴胺受体的作用。因而本药能促进食管至结肠整个胃肠平滑肌的协调性运动。可增强食管蠕动和食管下部括约肌的张力，加强胃和十二指肠收缩与胃窦部、十二指肠的协调，改善胃和十二指肠排空，加强肠运动并促进小肠和大肠的转运，加速胆囊收缩与排空，防止食物的滞留和反流。

【临床应用】

主要用于治疗胃肠运动障碍性疾病，包括反流性食管炎、慢性功能性及非溃疡性消化不良、胃轻瘫、术后胃肠麻痹、慢性功能性便秘、假性肠梗阻等。

【不良反应】

有一过性腹部痉挛、腹痛、腹泻、肠鸣，偶见恶心、头痛、头晕、嗜睡及过敏反应。剂量过大可使心脏QT间期延长或导致尖端扭转性室性心动过速。心律失常、胃肠出血或穿孔、机械性肠梗阻患者，对本药过敏者及孕妇禁用。哺乳期妇女、儿童及肝肾功能不全者慎用。

莫沙必利

莫沙必利（Mosapride，贝络纳）属苯甲酰胺衍生物。体内过程与西沙必利相似，口服吸收迅速，0.8h血药浓度达峰值，血浆蛋白结合率为99%，在肝代谢，$t_{1/2}$为2h，其主要代谢物脱-4-氟苄莫沙必利具有5-HT_3受体阻断作用。作用机制、临床应用同西沙必利，但其主要作用是增强胃及十二指肠的协调运动，而对小肠和结肠无明显影响。不引起心脏QT间期延长和尖端扭转性室性心动过速。

红霉素

红霉素（Erythromycin）属大环内酯类抗生素，对胃肠具有胃动素样促动力作用，使胃窦部收缩增多，收缩幅度增大，显著改善胃窦部与十二指肠的协调运动，促进胃排空。可用于治疗胃轻瘫、假性肠梗阻和反流性食管炎。本药尚有促胆囊收缩作用，可用于胆石症碎石后的排石。

多潘立酮

【体内过程】

多潘立酮（Domperidone，吗丁啉）口服易吸收，血药浓度15~30min达高峰，首关消除明显，生物利用度为13%~17%。也可肌内注射、静脉注射或直肠给药。不易透过血脑屏障，可广泛分布于其他组织，以胃肠局部药物浓度最高。主要经肝代谢，代谢物无活性，由胆汁排泄，$t_{1/2}$为7h。

【药理作用】

本药为作用较强的外周多巴胺受体阻断药，对脑内多巴胺受体无明显影响，具有胃肠促动和高效止吐作用。能增强食管蠕动和食管下部括约肌张力，防止胃－食管反流；增强胃和肠道上部的蠕动，使幽门舒张直径扩大，改善胃窦－十二指肠的协调运动，促进胃肠推动作用，加快胃排空，并防止十二指肠－胃反流。对胃肠分泌功能无明显影响。

【临床应用】

（1）主要用于胃排空缓慢的功能性消化不良、反流性食管炎、胆汁反流性胃炎、慢性萎缩性胃炎和胃轻瘫等，使餐后上腹饱胀、胃肠胀气、恶心呕吐、胃部及剑突后灼热感、嗳气等症状缓解。

（2）也可用于因偏头痛、痛经、颅外伤及颅内病灶、肿瘤化疗及放疗等原因引起的恶心、呕吐。

【不良反应】

偶见短暂的轻度腹痛、腹泻、口干、头痛、乏力等。可使血清催乳素水平升高，停药后可恢复正常。无锥体外系不良反应。孕妇及对本药过敏者禁用，1岁以下婴儿慎用。不宜与抗胆碱药合用，以免降低疗效。

甲氧氯普胺

【体内过程】

甲氧氯普胺（Metoclopramide，胃复安）口服吸收良好，0.5～1h血药浓度达峰值，有首关消除，生物利用度为75%。易通过血脑屏障，也易进入胎盘和乳汁。主要经肝代谢，$t_{1/2}$为4～6h。

【药理作用与临床应用】

本药为中枢与外周多巴胺受体阻断药，并有刺激胃肠肌间神经丛胆碱能神经释放乙酰胆碱作用。

1. 胃肠促动作用　阻断胃肠多巴胺受体及促乙酰胆碱释放作用，可引起从食管至近段小肠平滑肌运动，加速胃的正向排空和肠内容物从十二指肠向回盲部的推进，发挥胃肠促动作用。可用于治疗慢性功能性消化不良、反流性食管炎、胆汁反流性胃炎、糖尿病性胃轻瘫等。

2. 止吐作用　阻断延髓催吐化学感受区（CTZ）多巴胺D_2受体，产生止吐作用。临床用于肿瘤化疗、放疗、晕动病、胃肠功能失调、脑部疾病（脑肿瘤、脑震荡、偏头痛）、妊娠等多种原因引起的呕吐。

3. 催乳作用　阻断下丘脑多巴胺受体，减少催乳素抑制因子释放，使催乳素分泌增加，有一定催乳作用。可试用于产后少乳症。

【不良反应】

常见嗜睡、乏力、头晕。偶见便秘、腹泻、皮疹、月经紊乱、溢乳、男子乳房发育等。大剂量或长期应用可引起锥体外系反应，主要表现为帕金森综合征。注射给药可引起体位性低血压。孕妇慎用。

二、胃肠解痉药

胃肠解痉药主要为M胆碱受体阻断药，能解除胃肠平滑肌痉挛或蠕动亢进，缓解痉挛性疼痛。包括颠茄生物碱类及合成解痉药，前者有阿托品、山莨菪碱等，因作用广泛，不良反应较多；后者常用溴丙胺太林（Propantheline Bromide，普鲁本辛）、丁溴东莨菪碱（Scopolamine Butylbromide，解痉灵）等，阻断胃肠M胆碱受体的选择性较高，临床主要用于胃肠痉挛性腹痛的治疗。

三、止吐药

止吐药是通过影响呕吐反射的不同环节，用于防治呕吐的药物。常用的有以下5类。

（一）H_1受体阻断药

常用药物有苯海拉明、茶苯海明、异丙嗪、美可洛嗪、布可立嗪等。主要用于预防晕动病，也可用于内耳眩晕病、妊娠及放射病呕吐。

（二）M胆碱受体阻断药

以东莨菪碱为代表，防治晕动病有效。

（三）多巴胺受体阻断药

1. 抗精神病药

常用药物有氯丙嗪、奋乃静、氟奋乃静、氟哌啶醇等。镇吐作用强，不良反应多，可在必要时用于各种疾病和药物引起的呕吐，但对晕动病无效。

2. 促胃动力药

代表药为多潘立酮和甲氧氯普胺，常用于肿瘤化疗、放疗及多种原因引起的呕吐。

（四）拟胆碱药

西沙必利、莫沙必利等能促进胃肠肌间神经丛释放乙酰胆碱，改善胃肠协调运动，主要用于治疗胃肠运动障碍性疾病引起的恶心、呕吐。

（五）5-HT_3受体阻断药

为新型高效止吐药，对肿瘤化疗和放疗引起的呕吐有强大止吐效果。常用药物有昂丹司琼（Ondansetron，枢复宁）、格拉司琼（Granisetron，格雷西龙）、托烷司琼（Tropisetron，呕必停）、阿扎司琼（Azasetron，阿扎西龙）和多拉司琼（Dolasetron）等。

【体内过程】

多拉司琼在体内迅速转化为活性代谢物氢化多拉司琼发挥作用，其余四药均为活性形式。阿扎司琼主要以原形经肾排出，其他四药则主要在肝代谢。昂丹司琼的 $t_{1/2}$ 为 3～4h，其余四药的 $t_{1/2}$ 为 6～12h。各药的给药方法不同，但均可以每日给药 1 次。

【药理作用】

5－HT_3 受体阻断药对肿瘤化疗和放疗引起的呕吐有强大镇吐作用，而对晕动病和去水吗啡引起的呕吐无效。抗癌药物或放疗可激发肠黏膜的嗜铬细胞释放 5－HT，激动迷走神经传入通路上的 5－HT_3 受体而导致呕吐反射。5－HT_3 受体阻断药能选择性阻断中枢及迷走神经传入纤维的 5－HT_3 受体，产生迅速而强大的镇吐作用。

【临床应用】

临床主要用于肿瘤化疗和放疗引起的恶心、呕吐，是目前治疗的最佳药物，明显优于甲氧氯普胺等其他止吐药。对顺铂引起的恶心、呕吐，昂丹司琼和格拉司琼控制率分别为 60%～73% 和 82%；用环磷酰胺或阿霉素合并治疗的患者，92% 的呕吐急性发作可被昂丹司琼完全控制或基本控制；昂丹司琼对放疗所致呕吐的控制率可达 100%。也可用于防治术后的恶心、呕吐。

【不良反应】

常见头痛、头晕、面部潮红、便秘、腹泻，偶见肝转氨酶升高及过敏反应等。孕妇、哺乳期妇女或过敏者禁用。

（云天佑）

第四节　泻药与止泻药

一、泻药

泻药可通过促进肠蠕动、或增加肠内水分、或软化粪便、或润滑肠道等，进而引起排便反射，使粪便易于排出。临床主要用于功能性便秘，也可用于清洁肠道或加速肠道内毒物排出。根据作用方式不同可将泻药分为容积性泻药、接触性泻药和润滑性泻药 3 类。

各类泻药的导泻特点不同，临床应用时应注意：①治疗功能性便秘，首先应调节饮食，多食用富含纤维素的蔬菜、水果，并养成定时排便的习惯，通常即能收到良好效果；必要时可应用泻药，但不宜长期依赖泻药；②应根据不同情况合理选药，如排除毒物可选用导泻作用强而快的容积性泻药如硫酸镁或硫酸钠；治疗一般便秘常用接触性泻药；年老体弱、心脑血管病患者、肛门及外科手术后患者宜选用润滑性泻药；

③诊断不明的腹痛患者禁忌盲目应用泻药，可能造成危险；年老体弱、孕妇、月经期妇女等不宜用剧烈的泻药；机械性肠梗阻、腹膜炎、严重脱水状态应禁用泻药。

（一）容积性泻药

硫酸镁

【药理作用与临床应用】

硫酸镁（Magnesium Sulfate）给药途径不同，可产生不同的药理作用。

1. 导泻应用 口服难以吸收，在肠内形成高渗透压而阻止水分吸收，使肠内容物水分增多，容积增大，刺激肠壁，增强推进性蠕动，产生快而剧烈导泻作用。一般空腹服药，并大量饮水，1～3h 排出稀便或水样便。临床主要用于排除肠内毒物、清洁肠道，或配合驱虫药应用以促使虫体排出。

2. 利胆应用 口服高渗溶液或用导管直接注入十二指肠，可刺激肠黏膜，反射性引起总胆管括约肌松弛、胆囊收缩而排空。可用于慢性胆囊炎、胆石症及阻塞性黄疸。

3. 吸收作用：注射给药可产生抗惊厥和降血压作用。

【不良反应】

本药导泻作用较剧烈，可引起失水及反射性盆腔充血，因而月经期、妊娠期及老人慎用。口服硫酸镁可有部分镁离子吸收，镁离子具有中枢抑制作用，因而中枢抑制药中毒时不宜应用硫酸镁导泻。

硫酸钠

硫酸钠（Sodium Sulfate）导泻机制同硫酸镁，作用较弱，无中枢抑制作用，多用于中枢抑制药中毒时导泻。本药是钡化合物中毒的特效解毒药，用 5% 硫酸钠溶液洗胃，可与钡离子结合成无毒的硫酸钡，而硫酸钡在消化道难以吸收；静脉注射硫酸钠可与血液中的钡离子结合成无毒的硫酸钡，经肾排出。肾功能不全者用硫酸钠导泻较用硫酸镁安全。心功能不全者禁用硫酸钠导泻。

食物纤维素

食物纤维素包括多种天然和半合成纤维素，如甲基纤维素、羧甲基纤维素等，在肠内不被消化和吸收，可吸水膨胀成胶状，使肠内容物容积增大，促进肠蠕动，有良好通便作用，可防治功能性便秘。多食富含纤维素的蔬菜、水果具有相似效果。

（二）接触性泻药

酚酞

酚酞（Phenolphthalein，果导）口服后在碱性肠液中形成可溶性钠盐，刺激结肠黏膜，增加其推进性蠕动，并抑制水钠吸收而起缓泻作用，服药后 6～8h 排出软便。适用于习惯性便秘。偶有皮疹、过敏性结肠炎及出血倾向。在碱性尿液中呈红色，用药前应告知患者。

比沙可啶

比沙可啶（Bisacodyl，双醋苯啶）结构及作用与酚酞相似，口服后在肠道被细菌迅速转化为具有活性的去乙酰基代谢物发挥作用，服药 6～10h 后排便。主要用于便秘、腹部 X 线及内镜检查及术前排空肠内容物。少数患者有腹胀感。反复应用可有腹痛。孕妇慎用。

蒽醌类

中药大黄、番泻叶、芦荟等含有蒽醌苷类，口服后被肠道细菌分解为蒽醌（anthraquinone），能增加结肠推进性蠕动，服药后 6～8h 排便。常用于急、慢性便秘。

蓖麻油

蓖麻油（Castor Oil）口服后在十二指肠水解出蓖麻油酸，刺激肠蠕动而导泻。服药后 2～3h 排出流质便。用于术前清洁肠道。大剂量可有恶心、呕吐。月经期及孕妇禁用。

（三）润滑性泻药

液状石蜡

液状石蜡（Liquid Paraffin）为矿物油，口服后在肠内不被消化吸收，并能阻止水分吸收，故能产生润滑肠道和软化粪便作用，使之易于排出。适用于老人、体弱者、儿童便秘，或腹部及肛门术后、高血压、动脉瘤、痔、疝等患者的便秘。久用可妨碍脂溶性维生素和钙、磷吸收。

甘油

用甘油（Glycerin）栓剂或 50% 溶液直肠给药，在给药的直肠内产生局部高渗透压而刺激肠壁引起排便反应，并有局部润滑作用，数分钟内引起排便。适用于老人、儿童便秘或偶发急性便秘。

临床常用的直肠灌注剂为开塞露，是将甘油、山梨醇或硫酸镁的高渗溶液密封于特制塑料容器内，使用时将药液经肛门直接注入直肠，导泻迅速、方便、安全。适用于偶发的急性便秘。

二、止泻药

腹泻是多种疾病的症状，以对因治疗为主，如肠道细菌感染引起的腹泻，应选用适当的抗菌药物治疗。但剧烈而持久的腹泻可引起脱水、电解质紊乱和营养障碍，甚至导致循环衰竭。在对因治疗的同时，可适当给予止泻药。

止泻药可通过抑制肠道蠕动或保护肠道免受刺激而达到止泻效果。按其作用机制一般可分为4类，见表40-2。

表40-2 常用止泻药

类别	药物	药理作用与临床应用	注意事项
肠蠕动抑制药	地芬诺酯（Diphenoxylate，苯乙哌啶）	为合成的哌替啶衍生物，止泻作用与吗啡相似，能提高肠张力，抑制肠蠕动，增加水分吸收；用于急性功能性腹泻	大剂量长期用药可产生依赖性
	洛哌丁胺（Loperamide，苯丁哌胺）	结构与作用似地芬诺酯，并能抑制肠壁神经末梢释放乙酰胆碱，止泻作用强而迅速；适用于急、慢性腹泻	不良反应轻微
	阿片制剂	常选用阿片酊或复方樟脑酊	易产生依赖性
收敛药	鞣酸蛋白（Tannalbin）	在肠液中释放出鞣酸，使肠黏膜蛋白质凝固形成保护层，减少有害因子对肠壁刺激而止泻；用于非感染性腹泻	
	次碳酸铋（Bismuth Subcarbonate）	铋在胃肠黏膜创面形成一层保护膜，阻止毒素与黏膜细胞的结合，产生收敛止泻作用	
吸附药	药用炭（Medicinal Charcoal）	通过表面吸附作用，吸附肠内气体、细菌、病毒及其他毒性物质而止泻	

（云天佑）

第五节 肝胆疾病辅助用药

一、肝炎辅助用药

联苯双酯

联苯双酯（Bifendate）能降低谷丙转氨酶，促进肝细胞再生并保护肝细胞，从而改善肝功能。适用于急、慢性肝炎及长期单项谷丙转氨酶异常者。对肝区痛、乏力、腹胀等症状有改善作用。但易复发，复发后再服本药仍可降低谷丙转氨酶。不良反应轻微，个别病例可出现轻度恶心等症。

促肝细胞生长素

促肝细胞生长素（Hepatocyte Growth Promoting Factors）系从乳猪新鲜肝脏中提取的小分子多肽类活性物质，能刺激正常肝细胞DNA合成，促进肝细胞再生，抑制脂质过氧化，减轻肝细胞损伤，提高机体免疫力。主要用于亚急性重症肝炎等的辅助治疗。不良反应较少，但有时可出现低热，过敏体质者慎用。

肝炎辅助用药还有核糖核酸（Ribonucleic Acid）、水飞蓟宾（Silibinin）、牛磺酸

(Taurine)、双环醇(Bicyclo1)、硫普罗宁(Tiopronin)、马洛替酯(Malotilate)等。

二、治疗肝昏迷的药物

肝昏迷也叫肝性脑病(hepatic encephalopathy, HE),是由严重肝病引起的,以代谢紊乱为基础的中枢神经系统功能失调综合征,其临床主要表现为意识障碍、行为失常和昏迷。肝性脑病的机制尚未完全清楚,但氨中毒学说依然处于中心地位。多数肝昏迷患者可见血氨升高,但血氨水平与肝昏迷的严重程度并不成比例。目前,对肝昏迷患者在综合治疗的基础上,多用降血氨药物治疗,但疗效并不十分理想。近些年来,倾向于多种因素的综合作用。

左旋多巴

左旋多巴(Levodopa, L-dopa)口服后能通过血脑屏障,进入脑细胞后对改善患者的昏迷有一定效果,部分病人可苏醒,但机制不清。多数人认为,正常情况下,体内代谢所产生的胺类如苯乙胺和酪胺在肝内分解而被清除,肝昏迷患者肝脏对其分解作用很弱,大部分经循环进入中枢,并在中枢神经脱羧后,形成了结构与多巴胺或去甲肾上腺素相似的苯乙醇胺或去甲新福林,它们以伪递质出现,阻碍了正常的神经冲动传递,从而造成精神障碍和昏迷。而左旋多巴进入中枢转化成多巴胺及去甲肾上腺素,后者拮抗伪递质的作用,恢复脑功能而易于苏醒,但对肝功能无改善作用。

谷氨酸

谷氨酸(Glutamic Acid)能与血氨结合成无毒的谷氨酰胺,再经肾小管细胞将氨分泌于尿中而排出体外,使血氨降低。此外,谷氨酸可能还参与脑中蛋白质及糖类的代谢,促进氧化过程,改善中枢神经系统功能。临床用于肝昏迷和肝昏迷前期。

谷氨酸静脉滴注过快可引起流涎、潮红、呕吐,过量可发生低血钾、碱中毒的危险。

乳果糖

乳果糖(Lactulose)口服到达结肠后,被细菌分解为乳酸和醋酸,使肠道呈酸性,释出 H^+ 与 NH_3 结合成 NH_4^+,后者从肠道排出,使血氨降低。另一方面乳果糖在小肠内形成高渗,引起渗透性泻下,利于氨的排泄。主要用于血氨升高的肝性脑病,亦用于导泻。不良反应有腹痛、腹泻、恶心、呕吐。

支链氨基酸

肝性脑病的患者血清支链氨基酸(Branch Amino Acid)减少,芳香氨基酸增多,这种氨基酸平衡失调可能与肝性脑病的发生有关。本药可补充支链氨基酸,纠正氨基酸平衡失调，促进蛋白质合成，促使肝性脑病患者苏醒，提高存活率，同时也有利于肝细胞的增生及肝功能的恢复。

临床用于急、慢性肝性脑病的辅助治疗。输注过快可引起恶心、呕吐等不良反应。

三、利胆药和胆石溶解药

胆汁中的胆固醇、胆酸、磷脂等按一定比例组成水溶性胶质微粒，当胆固醇过高或各成分比例失衡时，则从胆汁中析出而形成结石，导致胆汁排出受阻和肝胆疾病。利胆药能促进胆汁分泌和胆囊排空，而胆石溶解药则能促进胆石溶解。主要用于胆囊炎、胆石症等。

（一）利胆药

去氢胆酸

去氢胆酸（Dehydrocholic Acid）能促进胆汁分泌，使胆汁变稀，促使胆道内泥沙状物和小结石的排出，阻止胆道上行感染。也能促进脂肪的消化吸收，降低血浆胆固醇。用于胆囊炎、胆管炎、胆石症、胆道术后综合征。胆管完全梗阻及严重肝肾功能不全者禁用。

苯丙醇

苯丙醇（Phenylpropanol，利胆醇）能促进胆汁分泌，松弛胆管括约肌，促进胆汁和小结石排出。也能促进消化，增加食欲，降低血浆胆固醇。用于胆囊炎、胆管炎、胆石症、胆道术后综合征、高胆固醇血症、消化不良等。有恶心、呕吐、腹泻等不良反应。胆道阻塞性黄疸者禁用。孕妇慎用。

（二）胆石溶解药

熊去氧胆酸和鹅去氧胆酸

二者为异构体，熊去氧胆酸（Ursodeoxycholic Acid）的作用较鹅去氧胆酸（Chenodeoxycholic Acid）强2倍。能抑制胆固醇合成与分泌，减少胆酸和胆固醇吸收，使胆汁中胆固醇含量降低，可阻止胆石形成，长期应用也可促胆石溶解。主要用于胆固醇结石或以胆固醇为主的胆石症，也可用于胆囊炎、胆管炎。不良反应有腹泻、肝损害等，熊去氧胆酸较轻。孕妇及严重肝病患者禁用。

（云天佑）

小结 消化性溃疡病多指胃溃疡、十二指肠溃疡和吻合口溃疡。其治疗药物包括抗酸药、抑酸药、增强胃黏膜屏障功能药及抗幽门螺杆菌药。抗酸药在胃内直接中和胃酸，具有缓解疼痛作用，但不能抑制胃酸分泌。抑酸药中的H_2受体阻断药抑酸作用较强，尤其对基础胃酸的分泌抑制最强，临床上对十二指肠溃疡的疗效优于胃溃疡。质子泵抑制药能特异性与 H^+，K^+ - ATP 酶结合，抑制胃酸形成的最后一个步骤，产生最强的抑酸作用。增强胃黏膜屏障功能药通过促进胃黏液、重碳酸氢盐等防御因子的分泌而减轻溃疡症状，促进其愈合。抗幽门螺杆菌药能根除与溃疡发生和复发有密切关系的幽门螺杆菌，使临床上对消化性溃疡的治疗达到真正的治愈。

促胃肠动力药西沙必利及莫沙必利通过使胃肠肌间神经丛释放 ACh，促进食管至结肠整个胃肠平滑肌协调推进性运动，用于胃肠运动障碍性疾病（包括反流性食管炎、非溃疡性消化不良、慢性功能性便秘）；多潘立酮通过阻断胃肠多巴胺受体而具有胃肠促动和高效止吐作用，用于胃排空缓慢的功能性消化不良及反流性食管炎等，也用于肿瘤化疗及放疗等原因引起的恶心、呕吐。甲氧氯普胺通过阻断中枢及外周多巴胺受体，和刺激胃肠肌间神经丛胆碱能神经释放 ACh，具有胃肠促动作用、止吐作用及催乳作用。

H_1 受体阻断药苯海拉明、茶苯海明等主要用于预防晕动、内耳眩晕病、妊娠及放射病呕吐；5 - HT_3 受体阻断药昂丹司琼、格拉司琼等通过选择性阻断中枢及迷走神经传入纤维的 5 - HT_3 受体，产生迅速而强大的镇吐作用。是治疗肿瘤化疗和放疗引起的恶心、呕吐的最佳药物，而对晕动病和去水吗啡引起的呕吐无效。

口服难吸收的硫酸镁与硫酸钠，在肠内形成高渗透压而阻止水分吸收，使肠内容物水分增多，容积增大，刺激肠壁，增强推进性蠕动，产生快而剧烈的导泻作用。主要用于排除肠内毒物、清洁肠道，或配合驱虫药促使虫体排出。本药导泻作用较剧烈，可引起失水及反射性盆腔充血，因而月经期、妊娠期及老人慎用。开塞露是将甘油、山梨醇或硫酸镁的高渗溶液经肛门直接注入直肠，刺激肠壁及其局部润滑作用引起排便反应，导泻迅速、方便、安全。适用于偶发的急性便秘。

腹泻是防御性反射，多不主张采用止泻药。但剧烈而持久的腹泻可引起脱水、电解质紊乱和营养障碍，甚至导致循环衰竭。在对因治疗的同时，可适当给予止泻药。

思考题

1. 总结治疗消化性溃疡药的类别，怎样的药物治疗方案更有效。
2. 试总结出奥美拉唑的作用与临床应用的联系。
3. 总结出理想的抗酸药应具备的条件。
4. 总结出应用止吐药对晕动、内耳眩晕病、肿瘤化疗和放疗的选择。
5. 总结出新斯的明、西沙必利、多潘立酮对胃肠的效应与临床应用的特点。

制剂与用法

稀盐酸（Dilute Hydrochloric Acid）　溶液剂：10%。0.5 ~ 2.0ml/次，1.5 ~ 6ml/d。

饭前服用，服时用水稀释。

胃蛋白酶（Pepsin） 片剂：120U/g。口服，0.2～0.4g/次，0.6～1.2g/d。

鞣酸蛋白（Tannalbin） 片剂：0.25g，0.5g。口服，1～2g/次，3次/d，空腹服。

胰酶（Pancreatin） 片剂：0.3g，0.5g。口服，0.3～1.0g/次，3次/d，饭前服。

干酵母（Dried Yeast）片剂：0.2g，0.3g，0.5g。口服，1～3g/次，3次/d。

乳酶生（Biofermin） 片剂：0.3g。口服，0.3～0.9/次，3次/d。

碳酸氢钠（Sodium Bicarbonate） 片剂：0.3g，0.5g。口服，0.3～1.0g/次，1～3次/d。

三硅酸镁（Magnesium Trisilicate） 口服，0.3～0.9g/次，7次/d。

氢氧化铝凝胶（Aluminum Hydroxidegel） 白色混悬液。口服，4～8ml/次，7次/d。

哌仑西平（Pirenzepine） 片剂。50mg/次，2次/d。早、晚饭前1.5h服，疗程4～6周。严重者，可50mg/次，3次/d。

奥美拉唑（Omeprazole） 片剂。20mg/次，1次/d，疗程2～4周。治疗反流性食管炎：20～60mg/次，1次/d。卓－艾综合征：60mg/次，1次/d。

丙谷胺（Proglumide） 片剂，0.4g/次，3次/d，4～6周一疗程。注射剂，静脉注射，0.4g/次，6h一次，用于急性胃黏膜病变及急性上消化道出血。

米索前列醇（Misoprostol） 片剂，口服，200μg/次，1次/d。

硫糖铝（Sucralfate） 片剂，1g/次，2次/d。

硫酸镁（Magnesium Sulfate）） 粉末，导泻5～20g/次，同时饮用大量温水。利胆：口服，2～5g/次，3次/日，饭前服。十二指肠引流：33%溶液30～50ml，导入十二指肠。

硫酸钠（Sodium Sulfate） 粉剂：口服，5～20g/次，10～30g/d，多饮水。

酚酞（Phenolphthalein） 片剂：50mg，100mg。口服，0.05～0.2g/次，睡前服。

蓖麻油（Castor Oil） 油剂：口服，成人10～20ml/次。

液状石蜡（Liquid Paraffin） 溶液剂，15～30ml/次，15～60ml/d。

甘油（Glycero1） 栓剂，纳入肛门，成人2.67g/次，儿童1.82g/次。

复方地芬诺酯（Compound Diphenoxylate） 片剂：每片含地芬诺酯2.5mg，硫酸阿托品0.025mg。口服，1～2片/次，3～4次/d。

药用炭（Medicinal Charcoal） 粉末，1～3g/次，3次/d。解毒：一次10～30g。

甲氧氯普胺（Metoclopramide） 片剂：5mg，口服，5～10mg/次，3次/d，饭前0.5h服。注射剂：10mg/ml。肌内注射，10～20mg/次，每日不超过0.5mg/kg。

多潘立酮（Domperidone） 片剂：10mg。口服，10～20mg/次，饭前15～30min服，3次/d。注射剂：10mg/2ml。肌内注射，8～10mg/次。

西沙必利（Cisapride） 片剂：5mg，10mg。口服，5～10mg/次，3～4次/d，肝、肾功能不良者应减量。

昂丹司琼（Ondansetron）　片剂：4mg，8mg。口服，8mg/次，每 8h 一次。注射剂，4mg/ml，8mg/2ml。于化疗前30min 缓慢静脉注射或静滴8mg，以后8mg，共2 次，再改口服给药。

鹅去氧胆酸（Chenodeoxycholic Acid）　片剂：0.25g。口服，0.25～0.5g/次，2～3 次/d。

熊去氧胆酸（Ursodeoxycholic Acid，UDCA）　片剂：50mg。口服。利胆：50mg/次，3 次/d；溶胆石：450～600mg/d，饭后服用，持续6 个月。

苯丙醇（Phenylpropanol）　胶丸：0.1g，0.2g。口服，0.1～0.2g/次，3 次/d，饭后服用。

左旋多巴（Levodopa）　片剂：0.05g，0.25g。胶囊剂：0.5g。口服，常用量，开始时0.25～0.5g/d，每服3～4d，增加0.125～0.5g；维持量，3～6g/d，分4～6 次服用。注射剂：200mg。静脉滴注，药物加入5%葡萄糖溶液500ml 中，治疗肝昏迷，200～400mg/次，2 次/d。

谷氨酸（Glutamic Acid）　片剂：0.3，0.5g。口服，2～3g/次，3 次/d。

乳果糖（Lactulose）　糖浆剂（60%），30～40ml/次，2～3 次/d。

（云天佑　李佩琼）

第四十一章
作用于呼吸系统的药物

呼吸系统疾病为常见病和多发病。其主要临床症状为喘、咳、痰，多为感染或变态反应等多种原因所致。平喘药（antiasthmatic drugs）、镇咳药（antitussives）、祛痰药（expectorants）能消除或缓解相应症状，减轻患者痛苦及有效预防并发症的发生。

第一节　平　喘　药

支气管哮喘是一种慢性气道变态反应炎症性疾病，其特征为气道对刺激物的高反应性。除吸入特异性抗原引起Ⅰ型变态反应外，冷空气、烟尘、强烈气味等非特异性刺激也可诱发哮喘。哮喘发病机制极为复杂，涉及炎症、变态反应、神经调节失衡、遗传、药物、环境、精神心理等诸多因素。其基本病理是炎症细胞浸润、黏膜下组织水肿、血管通透性增加、平滑肌增生、上皮细胞脱落、气道反应性亢进。细胞浸润包括肥大细胞（起始动作用）、嗜酸性粒细胞（起关键作用）、淋巴细胞（起调节作用）、巨噬细胞和嗜中性粒细胞；炎症介质包括组胺、白三烯（LTB_4、LTC_4）、前列腺素 D_2（PGD_2）、血栓素 A_2（TXA_2）、血小板活化因子（PAF）、各种白介素（IL）、肿瘤坏死因子（TNF-α）、粒细胞-巨噬细胞集落刺激因子（GM-CSF）等多种物质。

平喘药是能缓解或消除哮喘及其他呼吸系统疾病所致喘息症状的药物。常用药分为支气管扩张药、抗炎平喘药和抗过敏平喘药3类。

一、支气管扩张药

支气管扩张药可直接松弛气道平滑肌、缓解哮喘症状。此类药物种类繁多，主要包括β肾上腺素受体激动药、茶碱类、抗胆碱药。

（一）肾上腺素受体激动药

本类药物平喘作用强大，主要通过激动气道 β_2 受体，激活腺苷酸环化酶，使平滑肌细胞内 cAMP 浓度增加，cAMP 依赖性蛋白激酶 A（PKA）激活，细胞内游离钙浓度减少而引起平滑肌松弛；同时也可抑制肥大细胞和中性粒细胞释放炎症介质，增强气道纤毛运动，促进气道分泌，降低血管通透性，减轻气道黏膜水肿，有利于哮喘治疗。

本类药物根据对 β 受体选择性的不同分为非选择性 β 受体激动药和选择性 β 受体激动药。非选择性 β 受体激动药以肾上腺素、异丙肾上腺素和麻黄碱为代表。其特点是作用迅速、强大而短暂。肾上腺素、异丙肾上腺素在临床上主要用于控制哮喘急性发作，麻黄碱口服用于预防哮喘发作及轻症治疗。由于本类药物对 β 受体的选择性低，易引起心动过速甚至心律失常等不良反应，故临床上更常用选择性 β_2 受体激动药。

选择性 β_2 受体激动药对 β_2 受体选择性强，对心脏 β_1 受体作用弱，对 α 受体几乎无作用。由于选择性高，发生心血管系统不良反应较少，具有作用强、迅速、作用持续时间长、稳定性好、可多途径给药等优点，目前已基本取代了非选择性 β 受体激动药治疗支气管哮喘的应用，成为治疗急性哮喘的一线药物。表 41－1 为常用的选择性 β_2 受体激动药。

表 41－1　常用的选择性 β_2 受体激动药

	作用与应用	药动学	不良反应
硫酸沙丁胺醇（Salbutamol Sulfate）	作用较异丙肾上腺素强。用于支气管哮喘、喘息型支气管炎及伴有支气管痉挛的呼吸道病	吸入 5～15min 起效，作用持续 3～6h，$t_{1/2}$ 为 3. 8h，口服 30min 起效	震颤、恶心、心动过速
硫酸特布他林（Terbuteline Sulfate）	作用较硫酸沙丁胺醇弱。用于支气管哮喘及其他伴有支气管痉挛的肺部疾病	吸入 5min 内起效，作用持续 4～6h，口服 60～120min 起效，持续 4～8h，静脉输入 15min 内起效，持续 1. 5～4h	震颤、强直性痉挛、心悸等
盐酸克仑特罗（Clenbuterol Hydrochloride）	平喘作用较强，有增强纤毛运动、溶解黏液的作用。用于治疗支气管哮喘	口服易吸收，15min 起效，作用可维持 6～8h。气雾吸入 5min 起效，可维持 4h。栓剂直肠给药，作用可达 24h	少数患者口干、心悸、手颤
富马酸福莫特罗（Formoterol Fumarate）	长效制剂，兼具抗炎作用。用于哮喘持续期治疗、夜间发作性哮喘、运动诱发性哮喘及其他急性哮喘发作的治疗	吸入后 2～5min 起效，作用维持 12h，口服可持续 20h	肌肉震颤、头痛、心悸、心动过速等
盐酸班布特罗（Bambuterol Hydrochloride）	适用于支气管哮喘，慢性阻塞性肺疾病。	是特布他林的前体药。口服吸收后，经缓慢代谢成活性的特布他林，2～6h 内特布他林达血药浓度峰值。作用持续 24h	肌肉震颤、头痛、心悸、心动过速等

（二）茶碱类

本类药物为甲基黄嘌呤类衍生物，是常用的支气管扩张药。茶碱难溶于水，临床常用其复盐或衍生物。

【体内过程】

各种茶碱制剂口服吸收完全，在体内释出游离茶碱而发挥作用。茶碱在消化道几乎完全吸收，口服吸收速度极快，但作用持续时间短，与血浆蛋白结合率约为 60%，表观分布容积为 0. 5L/kg。主要在肝内代谢灭活，约有 10% 的原药从肾脏排泄。由于茶碱的生物利用度与消除速率的个体差异大，导致血药浓度的个体差异大，故临床上需做到剂量个体化。

【药理作用】

茶碱对气道平滑肌有直接松弛作用。其作用机制涉及多个环节，主要环节包括：①非选择性抑制磷酸二酯酶（PDE）能抑制主要水解cAMP的PDE_3、PDE_4，使细胞内cAMP、cGMP水平升高，从而导致支气管平滑肌舒张；②抑制腺苷受体，对抗内源性腺苷诱发的气道收缩；③促进内源性儿茶酚胺释放，间接导致气道扩张，但治疗量下作用有限；④抑制细胞内质网释放Ca^{2+}，降低Ca^{2+}水平，而松弛气道；⑤增加膈肌收缩力，减轻膈肌疲劳；⑥促进纤毛运动，加速黏膜纤毛的清除速度；⑦抑制炎症介质释放，具有一定的抗炎和免疫调节作用。

【临床应用】

主要用于支气管哮喘、慢性阻塞性肺病及中枢型睡眠呼吸暂停综合征。由于本类药物扩张支气管的作用不及β_2受体激动药强，起效慢，故主要用于慢性哮喘的维持治疗，以防止急性发作。当急性哮喘病例在吸入β_2受体激动药疗效不显著时，可静脉注射茶碱，以收到相加作用的疗效。

【不良反应】

茶碱的治疗范围较窄（为10～20mg/L的血药浓度），不良反应的发生率与其血药浓度密切相关。当血药浓度超过20mg/L时，易发生不良反应。表现为上腹部疼痛、恶心、呕吐、失眠、震颤、易激动、胃食管反流、心动过速等症状。用量过大（超过35mg/L）时，可致严重不良反应，如心律失常、低血压、低钾血症、低镁血症、血糖升高、代谢性酸中毒、惊厥、昏迷等症状，甚至呼吸、心跳停止致死。偶见横纹肌溶解所致的急性肾衰竭。

1. 普通茶碱制剂

其特点是可口服，作用时间较短。临床以氨茶碱最常用。

氨茶碱

氨茶碱（Aminophylline，Euphylline，Theophyllamine）是茶碱与乙二胺形成的复盐。口服吸收较好，2～3h达最大效应，维持5～6h。因该药碱性较强，局部刺激性大，口服易产生胃肠道刺激症状。对重症哮喘可采用静脉注射或静滴，以迅速缓解喘息与呼吸困难等症状。

胆茶碱

胆茶碱（Choline Theophyllinate）是茶碱与胆碱的复盐，水溶性更大，口服吸收迅速，3h达最大效应，维持时间较长，对胃肠道刺激较小，对心脏和中枢神经系统的作用不明显。

2. 缓释与控释茶碱制剂

优点：①血药浓度稳定，峰谷值间波动小；②作用持续时间长，较适合慢性反复发作性哮喘或夜间哮喘；③胃肠道刺激反应明显减少，病人易耐受。

（三）吸入性抗胆碱药（M 胆碱受体阻断药）

各种刺激引起内源性乙酰胆碱释放是诱发哮喘的重要因素，阻断 M 受体对哮喘有一定疗效。非选择性 M 受体阻断药如阿托品、山莨菪碱、东莨菪碱对支气管平滑肌选择性低、起效慢、不良反应多，临床不用于哮喘治疗。目前用于治疗哮喘的为阿托品衍生物。

异丙托溴铵

异丙托溴铵（Ipratropium Bromide，异丙托品）是一种吸入性抗胆碱药，对气道平滑肌有较高的选择性，具有直接松弛气管作用。单独或与硫酸沙丁胺醇联合应用均可奏效。本品较短效 β_2 受体激动药起效慢，对 β_2 受体激动药耐受的病人有效，对老年性哮喘尤为适用，也用于 β 受体阻断药引起支气管痉挛的治疗。

氧托溴铵（Oxitropium Bromide，氧托品）为一新的抗胆碱类药，作用、用途与异丙托溴铵相似。气雾吸入后，对气道平滑肌有较强的松弛作用。

噻托溴铵（Tiotropium Bromide，泰乌托品）为一新的长效 M_1、M_2 胆碱受体阻断药，平喘作用较强。疗效较好，不良反应较少。$t_{1/2}$约 5 天，作用可维持 24h。

二、抗炎平喘药

糖皮质激素具有强大的抗炎、抗过敏作用，是目前治疗哮喘最有效的抗炎药物，已成为平喘药中的一线药物。其平喘机制可能与下列因素有关。①能抑制多种参与哮喘发病的炎症细胞因子和黏附分子的生成；②抑制前列腺素和白三烯的生成，减少炎症介质的生成和反应，使小血管收缩，渗出减少；③抑制免疫系统功能，减少组胺、5－羟色胺、缓激肽等过敏介质释放；④抑制气道高反应性，如降低哮喘病人吸入抗原、冷空气等引起的支气管收缩反应；⑤增强支气管及血管平滑肌对儿茶酚胺的敏感性，有利于缓解支气管痉挛和黏膜肿胀。

本类药物作用广泛，长期应用不良反应多，故只在重症哮喘或哮喘持续状态经其他药物治疗无效时使用，属于重要的抢救药物。近年来采用气雾吸入给药，在气道内可获得较高的药物浓度，充分发挥了局部抗炎作用，而避免或减少了全身性的不良反应，临床主要用于支气管扩张药不能有效控制病情的慢性哮喘病人。由于本类药物发挥作用缓慢，即使大剂量也需一定的潜伏期，因此治疗急性哮喘发作时，应与其他平喘药合用。其主要不良反应为长期吸入后，药物长时间停留在咽部和呼吸道引起的声音嘶哑、声带萎缩变形、诱发口咽部念珠菌感染。

目前常用的吸入型糖皮质激素有丙酸倍氯米松（Beclomethasone Dipropionate，

BDP）、布地奈德（Budesonide，BUD）、丙酸氟替卡松（Fluticasone Propionate，FP）、丁地去米松、布地缩松，还有长效 β_2 受体激动药昔萘酸沙美特罗与丙酸氟替卡松复方制剂。这些吸入糖皮质激素的脂溶性高低顺序为 FP > BDP > BUD。高脂溶性者在气道内浓度高，容易转运进入细胞内与局部糖皮质激素受体结合，产生较强的抗炎活性。

三、抗过敏平喘药

抗过敏平喘药通过抑制过敏介质释放和炎性介质作用而用于预防和治疗哮喘发作。本类药物包括肥大细胞膜稳定剂如色甘酸钠；H_1 受体阻断剂如酮替芬；白三烯阻断药半胱氨酰白三烯等。

（一）肥大细胞膜稳定药

色甘酸钠

【体内过程】

色甘酸钠（Sodium Cromoglicate，咽泰）口服仅吸收1%，临床采用粉剂定量雾化器方式吸入给药，约10%达肺深部组织并吸收入血，血浆蛋白结合率为60%～75%，血药浓度15min达峰值，$t_{1/2}$ 为1～1.5h，以原形从胆汁和尿中排出。

【药理作用】

本品无直接松弛支气管平滑肌作用，亦无拮抗组胺、白三烯等炎性介质的作用，故对正在发作的哮喘无效。其作用机制包括3个环节：能与敏感的肥大细胞膜外侧的钙通道结合，阻止钙内流，抑制肥大细胞脱颗粒，减少组胺、慢反应物、白三烯等多种炎性介质释放；抑制气道感觉神经末梢功能与气道神经源性炎症，抑制二氧化硫、冷空气、运动等引起的支气管痉挛；既阻断肥大细胞介导的反应，也抑制巨噬细胞、嗜酸性粒细胞介导的反应，长期应用可减轻气道高反应性。

【临床应用】

主要用于支气管哮喘的预防性治疗，能防止变态反应或运动引起的速发和迟发型哮喘反应。本品起效慢，应用2～3天能够降低支气管的较高反应性，也可用于过敏性鼻炎、溃疡性结肠炎及其他胃肠道过敏疾病。

【不良反应】

本品几乎无毒副作用，不良反应少。少数患者吸入时，可因粉末刺激引起呛咳、气急、甚至诱发哮喘。与少量异丙肾上腺素合用可以预防。

奈多罗米钠

奈多罗米钠（Nedocromil Sodium）为色甘酸钠的衍生物，作用较色甘酸钠强，口服无效，局部吸入给药，但儿童及妊娠妇女慎用。

（二）H_1 受体阻断药

酮替芬

酮替芬（Ketotifen，噻哌酮）既有类似色甘酸钠抑制过敏介质释放的作用，又有抗组胺和抗 5 - HT 的作用，对各型哮喘均有一定的预防效果，对儿童哮喘效果最好。不良反应有嗜睡、困倦、口干等，从事驾驶和高空作业者慎用。

（三）抗白三烯药

半胱氨酰白三烯（cysteinyl leukotrienes，Cys LT_1）是哮喘发病过程中的一种重要的炎症介质。肺组织受抗原攻击时，多种炎症细胞（巨噬细胞、嗜酸性粒细胞、肥大细胞等）释放 Cys LT_1。Cys LT_1 引起支气管黏液分泌，降低支气管纤毛功能，增加气道微血管通透性，引起气道水肿和嗜酸性粒细胞在组织浸润，刺激 C 神经纤维末梢释放缓激肽，引起气道炎症反应。其作用强度要比组胺强 1000 倍。抗白三烯药通过拮抗 Cys LT_1 的上述作用，与糖皮质激素合用有协同抗炎作用，并减少激素用量。对有些吸入糖皮质激素不能控制的哮喘病人有效。

扎鲁司特钠（Zafirlukast Sodium）用于成人和 6 岁以上儿童支气管哮喘的预防和长期治疗。

孟鲁司特（Montelukast）用于成人和 12 岁以上儿童支气管哮喘的预防和长期治疗。

第二节 镇 咳 药

咳嗽是机体的一种反射性保护机制，可促进异物和痰液的排出，故轻度咳嗽不必应用镇咳药，但剧烈和频繁的咳嗽不仅给病人带来痛苦，而且影响休息、工作，甚至使疾病发展，引起并发症，故在对因治疗的同时应适当使用镇咳药，以缓解症状。本类药根据作用机制不同可分为中枢性镇咳药和外周性镇咳药，有些药物兼有中枢和外周两种抑制作用。其中中枢性镇咳药又分为依赖性和非依赖性镇咳药，主要通过直接抑制延髓咳嗽中枢而发挥镇咳作用。外周性镇咳药通过抑制咳嗽反射弧中的感受器、传入神经、传出神经或效应器中任何一环节而发挥镇咳作用。

一、中枢性镇咳药

（一）依赖性中枢性镇咳药

本类药主要为阿片类生物碱。镇咳效应大，但具有成瘾性。吗啡是本类药物中镇咳作用最强的，但成瘾性大，临床主要用于：①支气管癌或主动脉瘤引起的剧烈咳嗽，②急性肺梗死或急性左心衰竭伴有的剧烈咳嗽。

磷酸可待因

磷酸可待因（Codeine Phosphate，甲基吗啡）作用与吗啡相似但较弱，具有中枢性镇咳和镇痛作用，其强度分别为吗啡的1/4和1/10，作用持续4～6h。本品因抑制咳嗽反射，使痰不易咳出，故临床上适用于无痰剧烈的刺激性干咳和中度疼痛，对胸膜炎干咳伴有胸痛者尤为适合。

本品镇咳剂量不抑制呼吸，偶有恶心、呕吐、便秘等，但大剂量可明显抑制呼吸中枢，小儿用量过大可致惊厥，长期用药可产生耐受性和依赖性。对黏痰且量多的病例易造成气道阻塞及继发感染，不宜应用。在呼吸不畅及支气管哮喘性咳嗽的病例中，由于其对支气管平滑肌有轻度收缩作用，故应慎用。

（二）非依赖性中枢性镇咳药

氢溴酸右美沙芬

氢溴酸右美沙芬（Dextromethorphan Hytrobromide，右甲吗喃）的镇咳作用与可待因相当或略强，起效快，无镇痛作用亦无成瘾性。适用于各种原因引起的无痰干咳。本品安全范围大，治疗量不抑制呼吸。偶有头晕、嗜睡、口干、便秘、恶心和食欲减退等不良反应。痰多病人慎用，妊娠3个月内妇女禁用。

枸橼酸喷托维林

枸橼酸喷托维林（Pentoxyverine Citrate，咳必清）能直接抑制咳嗽中枢，部分自呼吸道排出的药物对支气管黏膜产生微弱的局麻作用，可抑制支气管内感受器和传入神经末梢，有助于止咳，尚有轻度阿托品样作用，有利于缓解支气管平滑肌痉挛。镇咳作用约为可待因的1/3，无成瘾性和呼吸抑制。适用于急性呼吸道感染引起的无痰干咳和百日咳。偶有轻度头晕、口干、便秘、恶心等不良反应，青光眼患者禁用。

二、外周性镇咳药

磷酸苯丙哌林

磷酸苯丙哌林（Benproperine Phosphate，咳快好）既能抑制咳嗽中枢，也能抑制肺及胸膜牵张感受器引起的肺迷走神经反射，且能松弛支气管平滑肌，是中枢性和末梢性双重作用的强效镇咳药。其作用强于可待因，临床适用于各种原因引起的刺激性干咳，有轻度口干、头晕、腹部不适、皮疹等不良反应。

苯佐那酯

苯佐那酯（Benzonatate，退嗽露）为丁卡因的衍生物，具有较强的局麻作用，能抑制肺牵张感受器和感觉神经末梢。临床用于干咳、阵咳，也用于支气管镜检查前预防咳嗽。不良反应有轻度头晕、嗜睡、口干、鼻塞等，偶见过敏性皮炎。口服时勿咬碎药丸，以免引起口腔麻木。

第三节 祛 痰 药

祛痰药是一类能使呼吸道分泌物增加，稀释痰液或降低其黏稠度，使痰容易咳出的药物。根据作用机制分为刺激性祛痰药和黏痰溶解药。

氯化铵

氯化铵（Ammonium Chloride）为刺激性祛痰药，口服后刺激胃黏膜引起恶心，反射性增加支气管腺体分泌，使痰液变稀，易于咳出。本药常与其他药物配成复方制剂应用于痰多不易咳出的患者。亦用于酸化尿液和纠正代谢性碱中毒。服用后可有恶心、呕吐，过量或长期服用可造成酸中毒和低血钾。

黏痰溶解药使黏液分解或黏度下降易于咳出，临床用于痰液黏稠引起的呼吸困难、咳痰困难。乙酰半胱氨酸（Acetylcysteine，痰易净）分子中的巯基能使黏痰中黏蛋白的二硫键断裂，变成小分子肽链，从而降低痰液黏稠度，还能使脓性痰中DNA裂解，使之液化易于咳出。本药有特殊臭味，可致恶心、呕吐。盐酸溴己新（Bromhexine Hydrochloride）和盐酸氨溴索（Ambroxol Hydrochloride）能使痰液中黏多糖纤维裂解，并抑制其合成，使痰黏稠度降低，同时兼有刺激性祛痰作用，使痰液变稀，利于排出。偶见恶心、胃部不适。盐酸氨溴索有报道极少病例出现严重急性过敏反应。

小结 呼吸系统疾病的主要临床症状是喘、咳、痰。缓解或消除其症状的药物分别为平喘药、镇咳药、祛痰药。平喘药包括β肾上腺素受体激动药、茶碱类、抗胆碱药、抗过敏平喘药、糖皮质激素类药物，它们或通过直接或间接扩张支气管平滑肌、或抑制炎症介质释放、或抑制过敏介质释放等多途径发挥平喘作用。镇咳药分为抑制延脑咳嗽中枢的中枢性镇咳药和抑制外周感受器的外周性镇咳药。祛痰药则通过稀释、分解痰液，使痰液易于咳出而发挥作用。

思考题

1. 试述平喘药的分类、各类的代表药及其作用机制。
2. 试比较肾上腺素、异丙肾上素、选择性β_2受体激动药的抗喘作用优缺点。
3. 为下列病情选用合适的药物，并说明理由。

（1）剧烈的刺激性干咳；（2）支气管哮喘急性发作；（3）外因性支气管哮喘预防发作；（4）黏稠痰不易咳出的咳嗽。

制剂与用法

硫酸沙丁胺醇（Salbutamol Sulfate） 片剂，2～4mg/次，3次/d；缓释剂，8mg/次，早、晚各一次；粉雾剂，0.2～0.4mg/次，4次/d。

硫酸特布他林（Terbutaline Sulfate） 片剂，2.5～5.0mg/次，2～3次/d；气雾吸入，一次200～500μg，2～3次/d，静脉注射，250μg/次，必要时可重复注射一次，但4h不能超过500μg。

盐酸克仑特罗（Clenbuterol Hydrochloride） 片剂，30μg/次，3次/d；气雾剂，10～20μg/次吸入，3次/d。

富马酸福莫特罗（Formoterol Fumarate） 粉末喷雾吸入，4.5～9μg/次，2次/d；口服，40～80μg/次，2次/d。

氨茶碱（Aminophylline） 片剂，0.1～0.2g/次，3次/d；静脉注射或静脉滴注，0.25～0.5g/次，以25%～50%葡萄糖注射液20～40ml稀释后缓慢静脉注射（不得少于10min）或以5%葡萄糖注射液500ml稀释后缓慢静脉滴注。

胆茶碱（Choline Theophyllinate） 片剂，0.1～0.2g/次，3次/d；极量：0.5g/次，1g/d。

异丙托溴铵（Ipratropium Bromide） 气雾吸入，40～80μg/次（1～2撳），4～6次/d。

色甘酸钠（Sodium Cromoglicate） 粉末喷雾吸入，20mg/次，4次/d；气雾吸入，3.5～7mg/次，4次/d。

丙酸倍氯米松（Beclomethasone Dipropionate） 分为起始吸入剂量和维持吸入剂量。起始吸入剂量指治疗开始至治疗3个月左右的剂量；维持吸入剂量为长期治疗用量。成人和12岁以上儿童起始吸入剂量：①轻度持续，一日总量<500μg，分2次给予；②中度持续，一日总量200～1000μg，分2次给予；③重度持续，一日总量>1000μg，分4次给予。维持吸入剂量应根据能控制临床症状和气道炎症的最低吸入量确定。

布地奈德（Budesonide） 成人和16岁以上儿童起始吸入剂量：①轻度持续，200～400μg/d，1～2次/d；②中度持续，400μg/d，1～2次/d；③重度持续，800μg/d，1～2次/d。维持吸入剂量应根据能控制临床症状和气道炎症的最低吸入量确定。

磷酸可待因（Codeine Phosphate） 片剂，15～30mg/次，3次/d；注射剂，15～30mg/次，皮下注射。

氢溴酸右美沙芬（Dextromethorphan Hytrobromide） 片剂，10～20mg/次，3～4次/d。

枸橼酸喷托维林（Pentoxyverine Citrate） 片剂，25mg/次，3～4次/d。

磷酸苯丙哌林（Benproperine Phosphate） 片剂，20～40mg/次，3 次/d。

苯佐那酯（Benzonatate） 糖衣丸，50～100mg/次，3 次/d。

乙酰半胱氨酸（Acetylcysteine） 粉雾剂，临用前以 10% 氯化钠溶液溶解，喷雾吸入，1～3ml/次，2～3 次/d。

盐酸溴己新（Bromhexine Hydrochloride） 片剂，8～16mg/次，3 次/d；喷雾剂，2mg/次，3 次/d。

盐酸氨溴索（Ambroxol Hydrochloride） 片剂，30～60mg/次，3 次/d；溶液剂，10mg/次，2 次/d。

（李佩琼　王九辉）

第八篇　处方知识

第四十二章
处方的使用与管理

第一节　处方的定义与类型

《处方管理办法》规定，处方是由注册的执业医师和执业助理医师在诊疗活动中为患者开具的、由取得药学专业技术职务任职资格的药学专业技术人员审核、调配、核对，并作为患者用药凭证的医疗文书。处方包括医疗机构病区用药医嘱单。

处方（prescription，recipe）是医疗和药剂配制的一项重要的医疗文书。一般地讲，医师为患者治疗或预防需要而开给药剂科的有关制备和发出药物制剂的书面文件，皆可称为处方。医师处方可直接关系到患者的医疗效果，它也具有法律、技术和经济多方面的重要意义。医师处方的法律意义在于医师书写处方或药剂人员调配处方时，如出现差错造成医疗事故，医师或药剂人员负有法律上的责任；处方的技术意义，主要在于它写明了药品名称、规格、数量及用量用法等；处方的经济意义主要在于它是统计调剂工作量、药品消耗数及经济金额等的原始资料，尤其是贵重药品、麻醉药品和毒剧药品，可作为报销、预算和采购的依据。另外，处方书写正确与否，不仅反映了医师的诊疗水平，也体现医师是否具有高度的责任心，医师处方规范化程度同时也反映了每个医院医师的整体业务素质与管理水平。所以，在书写和调配处方时，都必须严肃认真，以保证患者的用药安全和有效。

处方按性质可分为医师处方、协定处方与制剂处方等 3 种类型。

一、医师处方

医师处方是医师为某一患者治病用药时的医疗文书，其中包括麻醉药品处方、精神药物处方及一般药物处方。医师处方的药品名称可用中文或外文名，以《中华人民共和国药典》或国家药典委员会编辑的《中国药品通用名称》或经国家批准的专利药品名为准，未收载者可用通用名或商品名。中成药和医院制剂的书写应与正式批准的名称一致。

二、协定处方

协定处方是医疗单位内部根据经常性医疗需要协商制定的一些处方，经药事管理委员会审查和院领导批准，并报当地卫生行政部门备案，可作为医院的常规处方，以便节省调配时间，提高工作效率。

三、制剂处方

制剂处方主要指中国药典、部颁标准及地方标准收载的法定制剂处方及各种地区性制剂手册中所载的处方。前者具有法定性质，在书写或配制处方时均须照此规定。制剂处方都应根据医疗需要并通过实践总结提高，经当地卫生行政部门批准注册。

另外尚有单方、验方和秘方。单方一般指比较简单的验方；验方是民间经验处方，简单有效；秘方一般指过去秘而不传的验方或单方。这些单方、验方和秘方中有不少是人们在长期与疾病斗争中所积累的经验，具有特殊的疗效。

第二节　医师处方的格式

《处方管理办法》规定处方格式由 3 部分组成。

(1) 前记　包括医疗机构名称、费别、患者姓名、性别、年龄、门诊或住院病历号，科别或病区和床位号、临床诊断、开具日期等，可添列特殊要求的项目。

麻醉药品和第一类精神药品处方还应当包括患者身份证明编号，代办人姓名、身份证明编号。

(2) 正文　以 Rp 或 R（拉丁文 Recipe“请取”的缩写）标示，分列药品名称、剂型、规格、数量、用法用量。

(3) 后记　医师签名或者加盖专用签章，药品金额以及审核、调配、核对、发药药师签名或者加盖专用签章。

处方由各医疗机构按规定的标准和格式印制。麻醉药品和第一类精神药品处方、急诊处方、儿科处方、普通处方和第二类精神药品处方的印刷用纸应分别为淡红色、淡黄色、淡绿色、白色，并在处方右上角以文字注明。

具体要求如下：

姓名，清楚写明病人的姓名，可以避免病人之间的错取或错服药品。

性别，性别对药物的反应原则上并无差异，但对于某些性激素和作用于性器官的药物，性别反应的差异是不言而喻的。此外，妇女在月经、妊娠、哺乳期等特殊的生理状态，对某些药物的反应也与一般情况不同。还应注意某些药物可能通过胎盘进入胎儿或经乳腺分泌进入乳婴体内，从而有引起畸胎或影响胎儿发育和引起中毒的危险情况。

年龄，儿童与老年人对药物的反应与成年人不同，故成人应写明实足年龄，婴幼儿应写明实足岁月或天，儿科处方上，最好在年龄后边有体重一项，这对于按体重计量给药和遇有重姓名或相似的患者时，便于鉴别。

科别，科别应书写清楚、准确，便于处方存在问题时可同该科医师联系。

处方日期，为避免病情变化，处方原则上在当日有效，故处方上应写明确切的日期。

第三节　处方书写的规范

《处方管理办法》第六条对于处方的书写规范做了以下规定：

（一）患者一般情况、临床诊断填写清晰、完整，并与病历记载相一致。

（二）每张处方限于一名患者的用药。

（三）字迹清楚，不得涂改；如有修改，应当在修改处签名并注明修改日期。

（四）药品名称应当使用规范的中文名称书写，没有中文名称的可以使用规范的英文名称书写；医疗机构或者医师、药师不得自行编制药品缩写名称或者使用代号；书写药品名称、剂量、规格、用法、用量要准确规范，药品用法可用规范的中文、英文、拉丁文或者缩写体书写，但不得使用“遵医嘱”、“自用”等含糊不清字句。

（五）患者年龄应当填写实足年龄，新生儿、婴幼儿写日、月龄，必要时要注明体重。

（六）西药和中成药可以分别开具处方，也可以开具一张处方，中药饮片应当单独开具处方。

（七）开具西药、中成药处方每一种药品须另起一行。每张处方不得超过 5 种药品。

（八）中药饮片处方的书写，一般应当按君、臣、佐、使的顺序排列；调剂、煎煮的特殊要求注明在药品右上方，并加括号，如布包、先煎、后下等；对药物的产地、炮制有特殊要求，应在药名之前写明。

（九）药品用法用量应当按照药品说明书规定的常规用法用量使用，特殊情况需要超剂量使用时，应当注明原因并再次签名。

（十）除特殊情况外，应当注明临床诊断。

（十一）开具处方后的空白处划一斜线以示处方完毕。

（十二）处方医师的签名式样和专用签章应当与在药学部门留样备查的式样相一致，不得任意改动，否则应重新登记留样备案。

另外，药品剂量与数量用阿拉伯数字书写（详见《处方管理办法》第七条）。

医师、医士的处方权由各科主任提出，经院长或医务处（科）批准有效，登记备案；

医师开具处方必须本人亲自签字、盖章，不准他人代签代盖。不准事先在空白处方上签字、盖章后交他人代开处方；

医师开出处方后，如需修改，修改处须重新签字，否则药剂科可拒绝调配；

药剂人员不得擅自修改处方，如有错误或缺药建议其他药物代替时，须经医师同意更改并重新签字后配发。凡不按规定书写，字迹潦草无法辨认或错写、误写等不符合标准的处方，药剂人员可以拒绝划价与调剂；

药剂人员调配处方须核对人员双方签字以示负责。药剂人员有权监督医师科学、合理用药；

药剂科应建立处方差错登记制度；

处方应该用蓝色或黑色钢笔或原珠笔书写。

处方中常用的缩写词如表 42－1 所示，常用药物剂型名称缩写词如表 42－1 所示。

表 42－1　处方中常用的缩写词

缩写词	中文	缩写词	中文
q. d	每日	q. h.	每小时
q. 2d	每 2 天 1 次	q. o. d.	隔日 1 次
q. 6h	每 6 小时	q. m.	每晨
q. n	每晚	h. s	睡时
s. i. d	1 日 1 次	b. i. d.	1 日 2 次
t. i. d	1 日 3 次	p. i. d.	1 日 4 次
a. c	饭前	p. c	饭后
a. m	上午	p. m	下午
p. r. n	必要时	s. o. s	需要时
Atat. l(st)	立即	citol	急速地
lent.	慢慢地	W(w)	周
i. h	皮下注射	i. m	肌内注射
i. v	静脉注射	i. v. gtt	静脉滴注
p. o	口服	p. rect	灌肠
a. d	右耳	a. l. (a. s.)	左耳
o. d	右眼	o. l. (o. s.)	左眼
o. u	双眼		
kg	千克	g	克
mg	毫克	μg	微克
L	升	ml	毫升
IU	国际单位	U	单位
cm	厘米	mm	毫米
Sig. (S.)	标记(用法)	Com. (Co)	复方的

表 42－2 常用药物剂型名称的缩写词

药物剂型名称	缩写词	
	英文	中文
注射剂	Inj	针
溶液剂	Sol	溶液
糖浆剂	Syr	糖浆
合剂	mixt	合剂
洗剂	Lot	洗剂
酊剂	tino	酊
搽剂	Tinim	搽剂
乳膏剂		乳膏
眼膏剂		眼膏
糊剂		糊
软膏剂	oint	软膏
栓剂	supp	栓
片剂	tab	片
散剂	powd	散、粉
丸剂		丸
颗粒剂		冲剂
胶囊剂	Caps	胶囊
气雾剂	Aer	气雾剂

第四节 处方调剂

处方调配的程序是：处方→审方→计价→调配→核对→发药 5 个程序。现就其主要内容分别叙述如下。

1. 审方内容

（1）收方后首先要求处方书写（科别、姓名、性别、年龄、病历号、日期，医师签名等）全部合格。

（2）处方中如有配伍禁忌、不合理的药物相互作用、妊娠禁忌，超剂量用药等，中药处方如有相反、相畏等需经处方医师重新进行签字。

（3）字迹不清的药品，不可主观猜测；生炙药品不准互代；缺货药品不要漏审，以免调配造成困难。

（4）药剂人员无权更换药品，不得自行修改处方。

2. 计价内容

（1）自费药品先经患者同意，处方上注明“自费”字样。

（2）保证药价准确，不得任意估价和改价。认真执行国家物价政策。

（3）仔细认真，杜绝处方漏费，造成医院损失。

3. 调配内容

（1）接到计价收款后的处方，仔细审核无误后方可调配。

（2）调配西药方剂，禁止用手接触药物；调配中药方剂称量要准，不得估计取药，重量误差一般不超过 ±5%，按处方药味顺序调配，以便核对。

（3）严禁调配发霉、变质或虫蛀的药品。

（4）中药方剂中先煎、后下等需特殊煎服的药品，应单包注明。坚硬药品需用铜缸捣碎。

（5）药品容量要准确，包装要完整，标签要清楚，用法和注意事项要清楚写明。

（6）中药调配要避免药斗间串药，称药后及时把药斗推回原位，轻拉轻推药斗，不得撞击或用脚踹斗。

（7）调配完毕必须自行核对一遍，并在处方上签字或盖章。

4. 核对内容

（1）十对：对科别，对姓名，对性别，对年龄，对药名，对规格，对数量，对标签，对用法、用量，对临床诊断。在核对剂量时，对老年人和婴幼儿患者尤应仔细认真。

（2）中药调剂要核对姓名，对性别，年龄，对药味，对剂量、质量、剂数，对先煎后下等特殊煎服的药品是否另包注明，坚硬药品是否捣碎。

（3）复核合格后签字或盖章。未经复核的处方不得发出。

5. 发药内容

（1）发药时要对姓名，警惕重名现象。

（2）详细交待服用方法和注意事项。

（3）如有先煎、后下等需特殊煎服的药品要交待清楚。

（4）发现问题，及时纠正。属差错事故要登记并向领导汇报，及时妥善处理。

（5）要耐心解答病人的问题。

第五节　处方的评价

医师处方中比较常见的问题：

（1）中英文合写处方　一种药不能同时用两种文字，如 APC 片，Co 丹参片等。

（2）滥用商品名、音译名，容易造成重复或错误。

（3）滥用缩写及代号，自创缩写名未被公认且易混淆。此外，不能以药物分子式当药名开处方，如氯化钾用“KCl”、碳酸氢钠用“$NaHCO_3$”，氯化铵用“NH_4Cl”等。

（4）患者年龄不详或只写“成”字，特别是老人、儿童很难核对剂量，容易造成中毒。

（5）意义含糊不清，如某处方开2%稀盐酸溶液100ml，是要取稀盐酸（含10% HCl）20ml加水到100ml呢，还是要取2ml加水到100ml呢？此处方概念含糊不清，容易引起差错。

（6）超剂量或剂量过小。处方时疏忽误写错剂量。如阿托品片0.3mg×10写成了0.3g×10，1000倍之差，患者用了就有生命危险。有的剂量过小，如成人用酵母片0.3g t. i. d，则达不到治疗目的和效果。

（7）服药方法书写不清或不完全，如用法口授、遵医嘱或按说明书服用等，皆不合要求。

（8）没有注明规格含量，如麦迪霉素片0.1g×1瓶，不清楚是要50片的一瓶还是100片的一瓶？又如匹罗卡品滴眼液10ml，是要2%、1%还是0.5%浓度的？这些皆不合要求。

（9）青霉素类一定要注明皮试或续用。某些需皮试的药物如破伤风抗毒素针或细胞色素C针等皆应注明皮试，否则出了问题医师应由负责。

第六节　处方合格的一般质量标准

（1）处方项目必须填写齐全，书写正确，符合规范要求。

（2）无配伍禁忌，无超量给药情况。

（3）特殊用药方法应注明。

（4）文字书写清晰易认，书写及签名或印章无越格、越位及倒置。

（5）医师签全名和/或盖本人印章。

（6）凡调剂、复核均应双人签名或盖章。

凡达不到上述要求之一者，均属不合格处方。

另外，中药处方与西药处方虽然要求上大体相同，但具体内容稍有不同，中药处方的质量标准如下，仅供参考。

中药处方质量标准：

（1）处方项目必须填写齐全，书写正确，符合规范要求。

（2）无配伍禁忌，无超量给药。

（3）特殊炮制、煎制或调制及用药方法应注明。

（4）文字书写清晰易认，书写及签名或印章无越格、倒位及倒置。

（5）医师签全名和/或盖本人印章。

（6）凡调剂、复核均应双人签名或印章。

上述质量标准中有一项未达标者，即为不合格处方。

第七节 处方开具的规范化示例

一、处方开具的书写规范

××医院门诊处方笺

科别：　　□病历号　□住院号　　病室/床号：

姓名　　性别　　年龄　　年　月　日

药名全称　　剂　型　　规　格　　剂　量

用法　　一次用量　　一日用药次数　　用药途径

剂数________　　配方________　　医师签字________

药费　　注射费　　药瓶费　　核对

二、处方开具的规范化示例

（一）西药处方

1. 示例一

R 速效伤风胶囊 10 粒

sig. 1 粒　b. i. d

薄荷喉片　40 片

sig.　1 片　q. 2h 含化

颠茄合剂　100ml

sig.　10ml t.　i. d

2. 示例二

R 脑嗌嗪片　25mg × 100 片

sig.　25mg × b. i. d

3. 示例三

R 月见草 E 胶丸　0. 3g × 100 丸

sig.　1. 5g　b. i. d

（二）中药处方

1. 示例一

R 清热解毒口服液　10ml × 20 支

用法：20ml　一日 3 次　口服

鲜竹沥油　30ml

用法：10ml　一日 3 次　口服

2. 示例二

R 达原散　6g

牛黄散　2g

用法：混匀 2g　一日 3 次　口服

3. 示例三

R 川贝 10g　炙桑皮 15g　炒杏仁 15g

全栝楼 15g　酒黄芩 10g　炙紫菀 15g

百部 10g　化橘红 12g　桔梗 10g

金银花（后下）15g　生石膏（先煎）30g　甘草 6g

朱砂（冲服）0. 5g　二付

用法：每日一付，水煎服

附：医院常用的处方模式

模式1

________医院处方笺

科别： □病历号 □住院号 病室/床号：

姓名： 性别： 年龄： 年 月 日

临床诊断：

· **R**

医师（签章）： 审核： 类别：□西药 □中成药 □中药材

调配： 药费：________________

护士： 核对： 注射费：________________

发药： 收费员：________________

模式 **2**

________ 医院处方笺

儿

科别：	□病历号	□住院号	病室/床号：
姓名：	性别：	年龄：	年 月 日

临床诊断：

· **R**

医师（签章）：	审核：	类别：□西药 □中成药 □中药材
	调配：	药费：________
护士：	核对：	注射费：________
	发药：	收费员：________

模式 3

________医院处方笺

急

科别： □病历号 □住院号 病室/床号：

姓名： 性别： 年龄： 年 月 日

临床诊断：

·R

医师（签章）： 审核： 类别：□西药 □中成药 □中药材

调配： 药费：________________

护士： 核对： 注射费：________________

发药： 收费员：________________

模式 4

________ 医院处方笺

精

科别：　　□病历号　　□住院号　　病室/床号：

姓名：　　性别：　　年龄：　　年　月　日

临床诊断：

· **R**

医师（签章）：　　审核：　　类别：□西药　□中成药　□中药材

调配：　　药费：________

护士：　　核对：　　注射费：________

发药：　　收费员：________

模式 5

________医院处方笺

麻

科别： □病历号 □住院号 病室/床号：

姓名： 性别： 年龄：

身份证编号：

代办人： 性别： 年龄：

身份证编号：

临床诊断： 年 月 日

· **R**

医师（签章）： 审核： 类别：□西药 □中成药 □中药材

调配： 药费：________

执行人： 核对： 注射费：________

发药： 收费员：________

（周祥富 邝少轶）

参考文献

[1] 张丹参等．药理学．第五版．北京：人民卫生出版社，2005
[2] 杨宝峰等．药理学．第七版．北京：人民卫生出版社，2008
[3] 李端等．药理学．第六版．北京：人民卫生出版社，2008
[4] 周宏灏．药理学．北京：科学出版社，2005
[5] 李嘉泰．临床药理学．第三版．北京：人民卫生出版社，2007
[6] 靳培英等．皮肤病药物治疗学．北京：人民卫生出版社，2004
[7] 陈文彬等．临床药物治疗学．北京：人民卫生出版社，2004
[8] 张石革等．抗感染药物临床应用指南．北京：化学工业出版社，2003
[9] 陆再英．内科学．第七版．北京：人民卫生出版社，2008
[10] 郝伟．精神病学．第六版．北京：人民卫生出版社，2001
[11] 徐叔云等．临床药理学．第三版．北京：人民卫生出版社，2004
[12] 陈修等．心血管药理学．第三版．北京：人民卫生出版社，2002
[13] 李雍龙．人体寄生虫学．第七版．北京：人民卫生出版，2008
[14] 杨绍基等．传染病学．第七版．北京：人民卫生出版，2008
[15] 金伯泉．医学免疫学．第五版．北京：人民卫生出版社，2008
[16] 金惠铭等．病理生理学．第七版．北京：人民卫生出版社，2008
[17] 贾建平．神经病学．第六版．北京：人民卫生出版社，2008
[18] 朱大年．生理学．第七版．北京：人民卫生出版社，2008
[19] Joel G. Hardman. The Pharmacological Basis of Therapeutics 11th ed. McGraw－Hill，2006
[20] Bertram G. Katzung. Basic and Clinical Pharmacology 9th ed. McGraw－Hill，2004
[21] 杨藻宸．药理学和药物治疗学．北京：人民卫生出版社，2000
[22] 陈誉华．医学细胞生物学．第四版．北京：人民卫生出版社，2008
[23] 查锡良．生物化学．第七版．北京：人民卫生出版社，2008
[24] 李俊．临床药理学．第四版．北京：人民卫生出版社，2008
[25] 吴在德等．外科学．第七版．北京：人民卫生出版社，2008
[26] 乐杰．妇产科学．第七版．北京：人民卫生出版社，2008
[27] 张学军．皮肤性病学．第七版．北京：人民卫生出版社，2008

[28] Bristow M. Antiadrenergic therapy of chronic heart failure: Surprises and New Opportunities. Circulation, 2003, 107 (8): 1100 ~ 1102

[29] Cleland JG. Beta - blockers for heart failure: why, which, when, and where. Med Clin North Am, 2003, 87 (2): 339 ~ 371

导航网站

1. http://www.chinapharm.com.cn/html/database/drugmanual/30/UEC252437-01092005QUV.html

2. http://www.sda.gov.cn/otc2h/x130.htm

3. http://baike.baidu.com/view/456642.htm

4. http://www.59120.com/yaopin/explain/207947.shtml